国医大师亲笔真传系列

李济仁

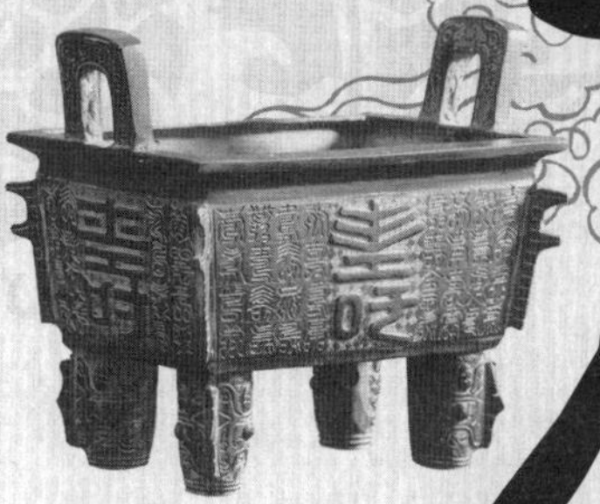

国医大师

点评名老中医肿瘤验案

李济仁 主编

中国健康传媒集团
中国医药科技出版社

内容提要

本书辑当代全国八十余家名老中医治疗肿瘤之验案201篇，治疗肿瘤病种50余种。全书共分七部分，每案以肿瘤病名为题，正文列病例、中医辨证与治法、方药、治疗经过及疗效、按语、辑者按等项。“按语”系部分作者本人对其验案的体会。“辑者按”系辑著者按肿瘤病种所加，试图按中西医的观点进行阐述，使读者阅后即明。既概括地从西医学角度介绍其一般情况，又从中医学角度论述该种肿瘤的临床证候、病因病机，探讨其辨证论治的一般规律。进而分析和探讨本组肿瘤验案的治疗经验及其共同规律和不同之处，指出其特色。

本书可供中西医临床医师和肿瘤科研工作者在工作中参考，也可为患者和医学爱好者阅读，尤为患者提供良方和求医之途径，对肿瘤患者亦可能有所裨益。

图书在版编目（CIP）数据

李济仁点评名老中医肿瘤验案/李济仁主编．—北京：中国医药科技出版社，2014.1（2024.12重印）

（国医大师亲笔真传系列）

ISBN 978－7－5067－6422－3

Ⅰ.①李…　Ⅱ.①李…　Ⅲ.①肿瘤－中医治疗法－研究　Ⅳ.①R273

中国版本图书馆CIP数据核字（2013）第237229号

美术编辑　陈君杞

版式设计　郭小平

出版　**中国健康传媒集团**｜中国医药科技出版社

地址　北京市海淀区文慧园北路甲22号

邮编　100082

电话　发行：010－62227427　邮购：010－62236938

网址　www.cmstp.com

规格　710×1020mm 1/16

印张　20 1/2

字数　349千字

版次　2014年1月第1版

印次　2024年12月第2次印刷

印刷　北京印刷集团有限责任公司

经销　全国各地新华书店

书号　ISBN 978－7－5067－6422－3

定价　61.00元

《国医大师亲笔真传系列》

总编委会

出版者的话

祖国医学源远流长，千百年来，中医药学能够传承发扬，不断创新，一代又一代的医家经验功不可没。

2009年4月由原卫生部、国家中医药管理局、人力资源和社会保障部联合评选产生了我国首届30位“国医大师”。这是新中国成立以来，中国政府部门第一次在全国范围内评选出的国家级中医大师，是中医发展历史上重要的里程碑。

国医大师是当代中医药学术的集大成者，也是当代名老中医的杰出代表，体现着当前中医学术和临床发展的最高水平，他们的学术思想和临证经验是中医药学的宝贵财富。这些大师大都在自己的学术壮年时期，就著述颇丰，并且对目前的临床工作依旧有很强的指导性。但遗憾的是由于出版时间已久，目前市场已很难见到，部分著作甚至已成为中医学习者的收藏珍品。

基于此，我社决定出版一套《国医大师亲笔真传系列》丛书，主要挑选各位大师亲笔撰写的、曾经很有影响力、到目前还对临床具有较高实用价值的图书，重新修订再版，以满足广大临床工作者的需求，同时，也为我国的中医药传承事业尽一些微薄之力。

为使读者能够原汁原味地阅读各医家原著，我们在再版时采取尽可能保持原书原貌的原则，主要修改了原著中疏漏的编辑印制错误，规范了文字用法和体例层次。此外，为不影响原书内容的准确性，避免因换算造成的人为错误，部分旧制的药名、病名、医学术语、计量单位、现已淘汰的检测项目与方法等均不做改动，更好地保持了原貌。

本套丛书第一批有15个品种，为了突出每位医家的特点，我们对原书名进行了微调，具体如下：

《任继学医学全书》：包含任老亲笔编著的两本著作：《悬壶漫录》和《任继学经验集》。其中《任继学经验集》一书，还补充了一些任继学教授晚年的随笔文章和医话。

《邓铁涛医话集》：按照邓铁涛教授的建议，将《邓铁涛医话集》和《邓铁涛医话续集》两本书合并，并对相关内容进行分类和整理，以便能够更集中地反映邓老在中医学术和教育上的主要观点。

《李济仁点评杏轩医案》：原书名为《杏轩医案并按》。《杏轩医案》本身即为中医上乘之作，《李济仁点评杏轩医案》一书不仅有经作者认真点校后的《杏轩医案》全文，而且有李济仁先生为各条案例所撰写的按语、注文，实为校按古籍医书之典范。

《李济仁点评名老中医肿瘤验案》：原书名《名老中医肿瘤验案辑按》。本书搜集当代80余位名老中医治疗肿瘤之验案201篇，尤为珍贵者，书中大部分医案，为名老中医珍藏之手迹。其中有些医案更是名老中医教授生前最后时刻亲笔成文的，从未公诸于世。

《痹证痿病通论》：为《痹证通论》和《痿病通论》两本书合订而成。是李济仁教授在20世纪八九十年代编纂出版的。

《济仁医录》：保持原书名。为李济仁教授行医期间对中医理论和临床的心悟体会。

《新安名医及学术源流考》：原书名为《新安名医考》，此书不仅是一本医家人物史志，而且是一本学术性专著，可谓新安名医各家学说集大成之作。

《班秀文妇科奇难病论治》：原书名《妇科奇难病论治》。

《班秀文妇科医论医案选》：保持原书名。

《张琪脉学刍议》：原书名《脉学刍议》。

《张学文论治瘀血》：原书名《瘀血论治》。

《张学文谈中医内科急症》：原书名《中医内科急症学简编》。

《张学文临证心得手记》：原书名《张学文医学求索集》

《实用温病学》和《感证治法与类方》：此两本书是张灿玾教授早年的临床教学心得，又经近两年亲笔修改补充而成，属于第一次出版。

希望本套丛书的出版能够在一定程度上满足广大临床工作者对名医经验学习的渴求，对推动中医事业的继承和发展、弘扬民族医学和文化，做出一定的贡献。

中国医药科技出版社

2014年1月

前　言

肿瘤是机体在各种致癌因素作用下，局部组织的某一个细胞在基因水平上失去对其生长的正常调控，导致其克隆性异常增生而形成的新生物。学界一般将肿瘤分为良性和恶性两大类，而后者习惯称为癌症。肿瘤发生是由于细胞电子平衡失调所致。西医认为只要能做到“三早”（早期发现、早期诊断、早期治疗），癌症并不可怕，但遗憾的是现实中发现时多为中晚期。治疗癌症西医学有三大法宝即手术、放疗、化疗，并经不断努力、实践、研究及发展，虽使之日趋正规与尽善，但其适应证受到较大限制，毒副作用也较明显。中医药治疗肿瘤，因其毒副作用较小，适应证没有明显限制，而凸显其优势。有大量研究证明，对于中晚期癌症患者，运用中医药治疗虽然见效慢，难以看到肿瘤缩小，甚至肿瘤还在继续长大，似乎客观疗效差，但患者生存期和西医治疗一样长，且生活质量更好，花费更小，即达到“以人为本，与癌症和平共处”的目的。故发挥中医药的优势，挖掘名老中医治疗肿瘤经验显得十分必要且迫切。

二十多年前，吾父李济仁先生率其研究生程宜福等搜集当代八十余家名老中医治疗肿瘤之验案201篇，并按解剖部位及八大系统进行初步的分类，以便于查询。书中的50余种肿瘤，均经西医学X线、细胞学、放射性核素、病理或手术确诊。在中医诊断上体现“辨证求因”，在治疗重视“理法方药”，以保持中医特色。全书共分七部分，每案以肿瘤病名为题，正文列病例、中医辨证与之治疗、方药、治疗经过及疗效、按语、辑者按等项。其中，“按语”系医案原部分作者本人对其验案的体会。“辑者按”系辑著者按肿瘤病种所加，试图按中西医的观点进行阐述，使读者阅后即明。

该书出版后，受到同道和患者的高度评价，并很快售罄。后有不断来信，有切磋技艺者、有拜师学艺者，亦有病友索取书者，不一而足，但由于各种原因未再出版。本次应中国医药科技出版社的邀请，又因原书中存在瑕疵，故对原书进行修订校对印刷出版。虽多次校对，力争完美，但难免挂一漏万，祈请同道斧正，不胜感谢。

李艳

于皖南医学院弋矶山医院国医大师工作室

癸巳蛇年初秋

目录

头颈部肿瘤 …… 1
一、左上眶黄色瘤 …… 1
刘柏龄案 …… 1
二、右眼眶内肿瘤 …… 3
张尧贞案 …… 3
三、鼻腔恶性肿瘤 …… 5
郭振球案 …… 5
郑长松案 …… 6
四、上颌窦癌肺转移 …… 8
潘明继案 …… 8
五、舌癌 …… 10
王泽时、鲍严钟案 …… 10
六、舌下囊肿 …… 11
易玉泉案 …… 11
七、口腔黏膜白斑病 …… 13
曾应台案 …… 13
八、扁桃体癌 …… 15
易玉泉案 …… 15
张赞臣案 …… 17
九、腭部涎腺混合瘤 …… 20
刘炳凡案 …… 20
十、软腭右侧黏液表皮样瘤 …… 22
刘炳凡案 …… 22
十一、右颊腺样囊性癌肺转移 …… 24
张宜麟案 …… 24

十二、左下颌恶性混合瘤 …… 25
朱曾柏案 …… 25
十三、下唇鳞癌 …… 28
刘炳凡案 …… 28
十四、鼻咽癌 …… 30
薛盟案 …… 30
张鹏举案 …… 31
段凤舞案 …… 33
赵金铎案 …… 34
文琢之案 …… 35
十五、中线恶性网织细胞增生症 …… 39
曾应台案 …… 39
十六、喉癌 …… 42
刘炳凡案 …… 42
王泽时、鲍严钟案 …… 43
林芹璧案 …… 43
十七、左下颌骨造釉细胞瘤 …… 47
李景顺案 …… 47
十八、甲状腺腺瘤 …… 49
孙宜麟案 …… 49
夏少农案 …… 50
门纯德案 …… 50
杜晓云案 …… 51
秦德平案 …… 53
林起铨案 …… 54
十九、甲状腺良性肿瘤 …… 55
张凤郊案 …… 55
二十、甲状腺癌 …… 57
许国华案 …… 57
潘明继案 …… 58

胸部肿瘤 …… 62
二十一、乳腺癌 …… 62
梁国卿案 …… 62

桂晓云案 …… 62
段凤舞案 …… 63
吴圣农案 …… 65
二十二、食管癌 …… 69
朱良春案 …… 69
史兰陵案 …… 69
孙宜麟案 …… 82
潘明继案 …… 83
张凤郊案 …… 84
尚启东案 …… 85
高光案 …… 87
林芹璧案 …… 88
汪寄岩案 …… 90
邹伟俊案 …… 91
刘应州案 …… 91
张鹏举案 …… 92
二十三、食管贲门癌 …… 99
张鹏举案 …… 99
张丽峰案 …… 101
陈增铨案 …… 102
二十四、贲门癌 …… 104
谢海洲案 …… 104
刘应州案 …… 105
二十五、肺癌 …… 107
艾儒棣案 …… 107
刘炳凡案 …… 109
张凤郊案 …… 109
任国顺案 …… 110
鲍严钟案 …… 112
吴定言案 …… 113
孙宜麟案 …… 114
林起铨案 …… 118
张志坚案 …… 120
郑长松案 …… 122
许国华案 …… 124

二十六、右侧多发性胸膜间皮瘤 …… 128
吴定言案 …… 128
二十七、纵隔障淋巴瘤合并上腔静脉阻塞证 …… 130
陈苏生案 …… 130

腹部肿瘤 …… 132
二十八、胃癌 …… 132
段凤舞案 …… 132
巴坤杰案 …… 133
潘明继案 …… 135
孙宜麟案 …… 137
洪子云案 …… 139
张丽峰案 …… 140
沈敏南案 …… 140
陈增铨案 …… 141
朱良春案 …… 142
陈苏生案 …… 143
吴定言案 …… 144
二十九、原发性肝癌 …… 150
孙宜麟案 …… 150
张又良案 …… 151
邓以林案 …… 154
林宗广案 …… 155
段凤舞案 …… 158
张志坚案 …… 160
许国华案 …… 162
林芹璧案 …… 165
李仲守案 …… 170
班秀文案 …… 172
三十、结肠癌 …… 178
王泽时、鲍严钟案 …… 178
刘志明案 …… 179
林芹璧案 …… 180
徐星高案 …… 182
吴定言案 …… 183

吴圣农案 …………………………………………………… 184
三十一、直肠癌 ……………………………………………… 188
张鹏举案 …………………………………………………… 188
薛盟案 ……………………………………………………… 189
吴定言案 …………………………………………………… 190
文琢之案 …………………………………………………… 191
王泽时、鲍严钟案 ………………………………………… 192
三十二、家族性大肠多发性腺瘤 ………………………… 196
叶朗清案 …………………………………………………… 196
三十三、晚期胰腺癌广泛转移 …………………………… 198
高肇基案 …………………………………………………… 198
三十四、胰头癌 ……………………………………………… 199
邓以林案 …………………………………………………… 199
三十五、左腹膜后肿瘤 …………………………………… 202
华廷芳案 …………………………………………………… 202
三十六、腹腔恶性肿瘤 …………………………………… 204
高肇基案 …………………………………………………… 204

泌尿生殖系统肿瘤 ……………………………………… 207
三十七、膀胱上皮细胞瘤 ………………………………… 207
洪子云案 …………………………………………………… 207
三十八、膀胱癌 ……………………………………………… 209
孙宜麟案 …………………………………………………… 209
郑长松案 …………………………………………………… 210
三十九、右睾丸精原细胞瘤纵隔转移 …………………… 212
宋道儒案 …………………………………………………… 212
四十、子宫颈癌 ……………………………………………… 214
何任案 ……………………………………………………… 214
许国华案 …………………………………………………… 216
张鹏举案 …………………………………………………… 217
桂晓云案 …………………………………………………… 217
陈苏生案 …………………………………………………… 219
孟磊案 ……………………………………………………… 220
许菊秀案 …………………………………………………… 221

谌运甫 …… 222
四十一、子宫绒毛膜上皮癌 …… 226
任国顺案 …… 226
四十二、子宫肌瘤 …… 228
查国科案 …… 228
桂晓云案 …… 231
沈仲理案 …… 234
郑长松案 …… 235

神经系统肿瘤 …… 239
四十三、脑瘤 …… 239
段凤舞案 …… 239
张明权案 …… 240
胡安邦案 …… 241
赵冠英案 …… 241
王道安案 …… 242
刘炳凡案 …… 246
许菊秀案 …… 247
言庚孚案 …… 248

造血、淋巴及内分泌系统肿瘤 …… 254
四十四、白血病 …… 254
邓以林案 …… 254
忻德宇案 …… 255
裴正学案 …… 256
洪子云案 …… 259
吴圣农案 …… 260
胡安邦案 …… 262
四十五、何杰金病 …… 266
许履和案 …… 266
易菊清案 …… 267
关幼波案 …… 269
四十六、网织细胞肉瘤 …… 272
易菊清案 …… 272

鲍严钟案 …… 273
四十七、肾上腺嗜铬细胞瘤 …… 275
路志正案 …… 275

皮肤、软组织及骨肿瘤 …… 280
四十八、皮肤癌 …… 280
王品三、田素琴案 …… 280
张鹏举案 …… 282
四十九、粉瘤癌 …… 286
邓以林案 …… 286
五十、多发性脂肪瘤 …… 288
施今墨案 …… 288
陈苏生案 …… 288
五十一、后腹腔脂肪肉瘤 …… 290
叶朗清案 …… 290
五十二、左股部滑膜肉瘤 …… 292
林芹璧案 …… 292
五十三、横纹肌肉瘤伴肺、心包及骨转移 …… 295
高肇基案 …… 295
五十四、血管瘤 …… 298
赵敖大案 …… 298
门纯德案 …… 298
秦德平案 …… 299
宋道儒案 …… 301
夏少农案 …… 301
唐庆恩案 …… 304
五十五、尤文肉瘤 …… 307
戴求义案 …… 307
五十六、盆骨转移性癌 …… 310
屠揆先案 …… 310

头颈部肿瘤

一、左上眶黄色瘤

刘柏龄案

曹某某，男，18岁，青岛市某中学学生。1968年3月29日初诊，病历号：03978。

[西医学检查] 1967年青岛医学院附属医院X线摄片（X线号：1257）示：左眼眶骨质密度减低区，左上眶外缘有2cm×1.5cm骨质破坏区。病理诊断：黄色瘤。

[临床证候] 左上眼眶高突、疼痛10余年，症状加重1年多。患者出生后即发现左上眼眶隆突，皮色淡黄，触压不疼痛，无自觉不适。10年来出现疼痛，近2年肿物明显增大，疼痛加重，并有尿频现象，眼稍突。于1967年在青岛医学院手术切除，病理确诊黄色瘤。术后不久病变复发，出现左上眼睑下垂，经针刺治疗好转。近来手术区再次突起、疼痛，头晕痛日增。遂来我院就医。

患者全身状况尚好，双眼裂等宽，左上眶突起，皮肤有3cm横行手术瘢痕，眼睑稍下垂，自主上抬受限，局部压痛（+），皮肤触之光滑。舌质淡少苔，脉细数。血白细胞12.8×10^9/L。其母孕期多病。

[中医辨证与治法] 先天禀赋不足，复感毒邪挟阳明经蓄积于眶上。立化痰解毒，软坚散结，祛邪助正之法。

[方药]

（1）内服方

1方：夏枯草、玄参、重楼、生牡蛎、薏苡仁、忍冬藤各25g，蛇蜕10g，两头尖、山豆根、桔梗各15g，蜈蚣1条，川芎5g。水煎450ml分3次温服，日2次。

2方：夏枯草、忍冬藤、生牡蛎各200g，玄参、重楼、蛇蜕、白芷、甲珠各50g，山豆根7g，蜈蚣15条，两头尖、僵蚕各60g，川芎35g，薏苡仁100g，菊花65g，薄荷35g，桔梗40g。诸药共为细末，炼蜂蜜为丸，每丸10g，每服1丸，日服2次。

（2）外用方：露蜂房30g（炒黑），紫荆皮（炒）、重楼、香附、三棱、莪术、山慈菇各20g，生南星10g。共为细末，蜂蜜（炼）调膏外敷。

［治疗经过及疗效］

4月4日复诊：内服1方4剂，外敷药膏，肿胀未消，疼痛略减，头晕痛仍然。检查：局部无红热现象，压痛（+），脉滑，舌质红苔薄白。按证属毒邪深居，故肿痛难消。治遵前法，1方略增减，夏枯草、生牡蛎各改50g，两头尖改10g，去桔梗，加白芷10g，菊花15g，薄荷5g，余药不变。2剂水煎服，日2次。继续外敷药膏。

4月6日三诊：疼痛减轻，尿次减少。上方加桔梗、僵蚕各10g。2剂水煎服，仍敷药膏。

4月9日四诊：疼痛大减，压痛明显减轻。上方加甲珠7.5g，水煎服，日3次。局部仍敷药膏。

4月11日五诊：诸症大减，血白细胞9.6×10^9/L，继服上方，连续服药20天。于5月3日来诊，患者自觉症状基本消失，尿量及次数接近正常，改用2方丸剂以巩固疗效。X线摄片复查：骨密度减低区已缩小。

痊愈。至1983年12月已随访15年9个月未复发。

【按语】 本案因患者先天禀赋不足邪毒蓄积于内，日久不能排除，一旦机体抵抗力下降，复感外邪，则毒邪得以滋长。因其病邪之深，故治疗以祛邪为主，并用软坚散结、化痰解毒之品。方选夏枯草、生牡蛎、忍冬藤、两头尖为主药，有解毒并使病灶软化，结聚消散之功；重楼、蛇蜕、蜈蚣以解除外入之病邪，增强主药的攻坚作用；山豆根、薏苡仁、玄参、桔梗消除痰积，是在上药作用下化除残余之邪；川芎可通散疏达瘀滞之邪，引药上行直达病所，以除痼疾于外。在内服攻邪基础上，制定祛邪解凝的外敷药膏，以求速效。方中的露蜂房、紫荆皮、重楼解毒力量较强，并能直接透达病所；三棱、莪术、山慈菇、生南星可攻邪软坚散结，合用之渗达病所与解毒药并捣病邪，使毒邪无藏身之地；香附为通达病所之枢药，助上药以峻除邪之功。

【辑者按】 黄色瘤属眼科良性肿瘤的一种，多发于眼睑，一般发生在上、下睑内眦部，以上睑为多。常两侧对称，生长缓慢，局部呈圆形或椭圆形扁平隆起，色黄质软，表面略粗糙，状如橘皮。临床上多见于老年妇女。本病属中医学“胎赤”、“目珠子突出”，“赤瞎”等证范畴。《圣济总录》曰：“目胎赤者，缘在胎时，母嗜五辛，及饵热药，传移胞脏，内禀邪热，及至生长，两目赤烂，至大不瘥，故名胎赤。”又曰：“目珠子突出，因风热痰饮，攻渍腑脏，阴阳不和，肝气蕴积，热毒之气上冲于目，使目睛疼痛，甚者突出。”《景岳全书》说：“目眶岁久赤烂，俗呼为赤瞎是也。”

刘老精读医典，洞察复杂病情，虽患者之母孕期多病，必服药过多，既至其先天不足，又内禀邪热，复感风热邪毒，灼津成痰，热毒挟痰上冲于目，故眼突，蓄积眶上，故目眶高突疼痛；血象升高，脉数均为热毒蕴积之象；舌淡少苔脉细为实中挟虚之征，并非本案之症结。因毒邪深居，故复诊时，舌红脉滑之真象显露。因此，本案致病之因在于“胎毒挟风热痰饮”而为之，病变部位在目，累及脏腑在肝。故“治宜先服寒药，以泻肝气”（《圣济总录》），辅以疏散风热，解毒散结、化痰软坚，其治疗大法为泻肝、疏解、化痰。以夏枯草为首药以泻肝，忍冬乃疏风散热解毒之首选佳品，牡蛎咸寒入肝胆经，长于化痰软坚，消散痰结。因本案病程日久，复诊时嫌药轻病重，故加大夏枯草、生牡蛎剂量各至50g，另加僵蚕、甲珠，以增蜈蚣、蛇蜕等虫类搜剔祛邪之功，而获显效，使疼痛大减。终以丸药巩固，内外合治，而病愈。已15年余未复发。

二、右眼眶内肿瘤

张尧贞案

勾某某，男，44岁，干部。1973年5月初诊，病历号73719。

[西医学检查] 右眼球向正前方突出，转动不受限。眼球突出度：右20.5mm，左14mm；低头试验，右眼突出度比原来增加3mm，转动自如，视力正常，右眼球结膜充血，血管迂曲扩张，轻度水肿，眼底检查视乳头正常，视网膜颞下枝静脉充盈扩张，黄斑中心凹光反射存在，其下方有黄色斑，无水肿及皱折等，将眼球向眶内压之，稍有抵抗感，未触及肿块，左眼正常。第一次超声波检查：右眼球后杂乱反射波较左眼多，但未见占位性病变回波；第二次超声波检查：右眼比左眼球后波宽2cm，杂波较多，诊断为眶内肿瘤。

[临床证侯] 1972年初发现右眼球渐突出，曾服甲状腺素片数月无效，嗣后眼球突出更明显，右眼眶内胀感，右眼球结膜充血，血管迂曲扩张，轻度水肿，又考虑为炎性所致而按眼眶内假性肿瘤治疗，连治20天，自觉症状及征象均未见好转。

[中医辨证与治法] 痰凝气郁，聚于眶内而成肿瘤。立软坚散结之法。

[方药] 夏枯草、海藻、昆布、土茯苓、石韦、牡蛎、三棱、莪术等为基本方，随证加入赤芍、白芍、归尾、石决明、炒白术等，每日1剂，水煎服。

[治疗经过及疗效] 患者自1973年5月起用中药治疗，至1973年底共服药145剂，患者已自觉右眼眶内不胀，眼球突出度，右18mm，左14mm；

右眼球结膜仅下方稍有血管扩张。至1974年6月共服中药223剂，眼球突出度，右16mm，左14mm。1977年11月超声波检查：双眼轴距相等，球后波型相同，右眼球后未见占位性病变回波。眼球突出度：右15mm，左14mm，低头试验阴性。

显效。

【辑者按】眼眶肿瘤系指发生在眼眶范围以内的肿瘤和瘤样病变，是比较少见但却又相当复杂的一种眼病。在临床上有原发、继发之分，有良性、恶性、真性、假性之异。其临床症状最常见为眼球突出，以及眼球运动障碍、不同程度的视力下降、疼痛、眶缘触到肿块、眼底改变等。证属中医学“目珠子突出”范畴，乃痰凝气滞，聚于眶内，迫珠突出。

痰的形成凝聚，与气血水湿密切相关。气机壅滞，则脉道闭塞，瘀血内阻，水湿停聚，不得宣行，结而成痰。正如王纶所说：“痰者，病名也……唯夫气血浊逆，则津液不清，熏蒸成聚而变为痰焉。痰之本，水也，原于肾；痰之动，湿也，主于脾。”（《明医杂著》）又王节斋谓：津液者血之余，痰乃津液之变，血浊气浊则凝聚而为痰。（《景岳全书·杂证谟》）浊者，瘀滞也，血浊气浊即血瘀气滞，故有“痰挟瘀血”（《医学正传》）之说。又痰随气行，遍身上下无处不到。目为肝之外候，痰随肝气上扰于目，凝聚眶内，乃成肿瘤。因此，本案之病机在于肝经气滞、血瘀、水停、湿聚、痰结。

治痰之法，仲景有汗吐下温，但不知理气治血，利湿行水。然《圣济总录》曰：“善疗此者，要以宣通气脉为先，则水饮无所凝滞。”《丹溪心法》亦曰：“善治痰者，不治痰而治气，气顺则一身之津液，亦随气而顺矣。”

张老把握痰之病机、病位，以治气治血为先。立理气、活血、利湿、行水、消痰、泻肝为法。组方遣药，熔于一炉，乃治痰独到之处。用三棱、莪术、赤芍、归尾、土茯苓、昆布、海藻、夏枯草、牡蛎、石决明等，诸药均入肝经，三棱破气散结，通肝经积血以行血；莪术行气破血，入肝治气中之血；赤芍入肝通顺血脉，散恶血，行血中之滞；当归尾专入肝以助血海，破血下行；土茯苓长于利湿，入肝通络以搜剔湿热之蕴毒；昆布、海藻咸寒入肝，软坚化痰以消顽痰积聚，且利水道，但其利水之力不强，与石韦合用，以增利水之功；石决明入肝经以凉肝镇肝，为治疗眼病常用之药；夏枯草、牡蛎泻肝消痰。合用则恰中病机，药证相符，故获显效，右眼球突出基本消失。

综上可见，张老治病，思维敏捷，遵古且善取各家之长，精于辨证求因，审因论治，用药灵活，尤以土茯苓、昆布、海藻、石韦用治眼科肿瘤，实为经验之谈和独创，足为医者效法。

三、鼻腔恶性肿瘤

郭振球案（左鼻腔癌）

周某某，男，69 岁，干部，住长沙市西长街宿舍。1981 年 10 月 14 日初诊。病历号 727118。

［西医学检查］1981 年 11 月 11 日长沙市立第一医院检查：左鼻腔纤维肉瘤（低度恶化）。湖南医学院第一附属医院病理诊断：鼻癌。

［临床证侯］近 2、3 年来，患者常因受凉或劳累后即感冒，鼻塞不通，伴咳嗽、咯痰。1981 年 9 月 30 日，复鼻孔堵塞不通，继而出血，开始时血量不多，塞以纱布可以止血。嗣后逐渐加重，出血旬日不止，昨起出血更多，不能制止而来就诊。

神识清楚，表情淡漠，面容憔悴，其色晦暗萎黄，形体消瘦，头晕疲乏。鼻出血以左鼻为多，填入纱布压迫止血，迅即染红。脉象六部均见细涩，舌质干燥，色淡少津。

［中医辨证与治法］热结肺胃，迫血妄行，津伤化燥。立清热润燥，宁血活络，滋养肺胃之法。

［方药］沙参、麦冬、生地、山药、百合、薏苡仁、石斛、女贞子、旱莲草各 15g，白茅根、白花蛇舌草各 30g，菊花 10g。水煎服，每日 1 剂。

［治疗经过及疗效］连续服上方至 1981 年 10 月 29 日，鼻仍有或多或少、时断时续的出血，乃于 11 月 11 日住长沙市立第一医院，行左鼻腔肿瘤切除术。术后继服上述药物加减方。至 1982 年 1 月 2 日复查，左鼻腔少量黑褐色痂皮，取出后黏膜充血，光滑湿润，左鼻中甲后端有一小长条赘生物，未见出血点及其他肿块。唯形体甚瘦，但精神尚可，饮食如常，睡眠亦佳，脉象细弱，舌干少津，咽喉干燥，显示气阴两虚，津液不足之象。仍拟滋养肺胃，润燥存津之剂，原方去女贞子、旱莲草、白茅根，加胡桃肉 15g，连翘、蜂蜜（炖冲）各 10g，薄荷 6g（后下），作煎剂服，并嘱长期坚持服药治疗。

显效。至 1983 年 7 月 29 日追访，体质恢复，并参加了日常工作，至 1984 年 1 月已存活 2 年 3 个月健在。

【按语】本案鼻癌衄血，乃热乘气血，伤津化燥所致。足阳明胃经，为多血多气之海，其经脉起于鼻，交頞中，旁约太阳之脉，下循鼻外。而肝藏血；肺主气，开窍于鼻。血之与气相随而行，循于经脉，荣于脏腑。若劳伤脏腑，气血生热，肺胃郁结，热壅于鼻则为鼻癌；血热流散妄行，随气发泄于鼻，则为鼻衄。脏虚不复，劳热停积，则形体日益消瘦。此案手术前后配合滋养肺胃，清热润燥，从本施治，且患者能坚持服药，曾不间断，因此，对控制鼻癌病灶的恶化与转移，促进机体恢复，获得较为满意的效果。

郑长松案（右鼻腔肉瘤）

阎玉娥，女，50岁。山东省惠民地区惠民县大桑公社程家口大队农民。1978年4月28日初诊。

［西医学检查］山东省惠民地区人民医院病理诊断（病检号：686/78）：鼻腔肿瘤（恶性肿瘤——肉瘤的可能性大）。

［临床证候］1977年8月起，自觉右侧鼻腔内如物堵塞，嗅觉迟钝。入冬后，气息不通，香臭不闻，伴同侧额及眼眶胀痛，两眼及口鼻干燥不适，上半身常有热感。今年2月以来，患侧鼻腔不断出血，微有痛感，有时心悸胸闷，患侧耳聋加重，嘴向左侧㖞斜更为明显。近两旬来，精神萎靡不振，说话鼻音，声音嘶哑，左侧鼻腔亦如物塞，气息欠畅，且流臭味浊涕；右侧鼻翼明显高突，皮色如常，鼻腔内有一暗红色肿块堵塞，表面凸凹不平，且有血迹，鼻中隔被迫挤移向左侧，压按肿块坚硬，轻微作痛。张口呼吸，双唇焦燥，舌胀暗红，苔白乏津，脉象弦数。患者素嗜烟，病后戒除。

［中医辨证与治法］热毒内蕴，阴虚津亏，痰聚肺窍，瘀血壅滞。立清热解毒，益阴养津，化痰祛瘀，宣通肺窍之法。

［方药］自拟攻坚散加味：夏枯草、牡蛎、半枝莲、玄参、生地、沙参、草河车、茅根、旱莲草、昆布各30g，姜半夏12g，紫草、青陈皮、川军各9g，荆三棱、莪术各6g。水煎服，每日1剂。（自拟攻坚散由牡蛎、昆布、海藻、夏枯草、玄参、半夏、陈皮、青皮、三棱、莪术组成。）

［治疗经过及疗效］

6月4日二诊：服药3剂，右侧鼻腔肿硬减轻，未再出血，上半身热感已瘳，余无进退。上方去除生地、草河车、茅根，加海藻15g，橘核、女贞子各12g，制乳没各9g，生牡蛎增至60g，三棱、莪术各增至9g。共为细末，每服9g，日服3次。

6月6日三诊：右侧鼻翼压按松软，肿块色变红润，明显缩小，说话鼻音减轻，声无嘶哑。仍鼻息不通，张口呼吸，同侧额及眼眶胀痛略减。上方去半枝莲、旱莲草、女贞子、海藻、紫草，加炒桃仁12g，红花、苍耳子、辛夷、香白芷各9g。用法同上。

9月9日四诊：患侧鼻腔内肿块缩如豆粒，额及眼眶胀痛消失，两鼻腔气息通畅，唇舌红润，脉象弦细。继服上方以消除遗留肿块，巩固疗效。

临床治愈。临床症状及肿块消失，至1983年11月随访，已5年半未复发。

【按语】本案鼻窍生疮之肇端，盖因素日吸烟频仍，肺窍久受熏灼之故。参合脉症，是属热壅为毒，结于肺窍。以自拟治疗肿瘤验方“攻坚散”加半枝莲、草河车、紫草、大黄清热解毒，荡涤瘀结滞留之实邪；加生地、沙参、茅根、旱莲草、女贞子以凉血育阴，滋补肝肾；加桃仁、红花、乳香、没药、橘核以活血化瘀，软坚散结；肿块缩小后，加白芷、辛夷、苍耳子以宣通肺窍而奏效。

【辑者按】鼻腔癌及鼻腔纤维肉瘤均系鼻腔恶性肿瘤，在鼻、副鼻窦恶性肿瘤中，发生率次于上颌窦，原发性少见，从副鼻窦及鼻咽部继发者较多，发病年龄在40岁以上。其临床表现有：鼻腔肿块，鼻腔阻塞最多见，一般为单侧；脓性或血性分泌物，有恶臭、易出血；疼痛表现为鼻内痛、上牙痛、头痛、眼及面颌部痛等；可继发鼻泪管阻塞而致流泪，或合并泪囊炎或副鼻窦炎；晚期可侵入筛窦或眼眶，使眼球移位，侵入颅底，产生颅神经症状。

本组验案二则，属中医学“鼻鼽”、“鼻渊”、“鼻齆”、“鼻衄”、“鼻瘜肉”等证范畴。《景岳全书》云：“鼻为肺窍，又曰天牝……若其为病则窒塞者，谓之鼽。时流浊涕而或多臭气者，谓之鼻渊，又曰脑漏。或生瘜肉而阻塞气道者，谓之鼻齆。”《医宗金鉴》谓：“鼻出血，曰鼻衄。”《韩氏医通》曰：“鼻中肉赘，臭不可近，痛不可摇，束手待毙，肺虚而壅鼻生瘜肉。”

综审本病之病因病机，乃热毒、气滞、血瘀、血热、痰聚、阴亏所为。病变部位在鼻，累及脏腑经络在肺、心、肝、胆经、太阳经、阳明经。

郭振球案术前以鼻出血为主，故从鼻衄辨治。诊脉细舌干少津，乃肺胃阴虚血热，迫血上溢，此鼻衄之阴虚格阳证者。故立滋肺清胃，养阴（肾）制热，宁血和络，佐以清心平肝为法，方用沙参、麦冬、百合、石斛为君，入肺胃经以滋养肺胃之阴，清热润燥；又用生地、山药、女贞、旱莲、胡桃为臣，入肾以滋补先天肾阴，凉血清热。肾阴乃人体阴液之根，肾阴足则肺胃之阴有源，浮阳得制，血热得清，不止血则血自静矣，此即《内经》“高者抑之”之法。佐薏苡仁上清肺热而排脓；蜂蜜润肺清热而解毒；白茅根清热凉血而止血；白花蛇舌草清热解毒而抗癌；连翘清心解毒而消痈，为疮家圣药；菊花、薄荷均入肺肝二经为之使，前者甘苦微寒，以养肺滋肾，平肝制阳；后者气味辛凉，入肺经以开鼻窍而通气，且能疏散气热，阳制气清则血自宁矣，此乃画龙点睛之妙。全方虽用药一般，但配伍精良，君臣佐使周密，乃治本之法，故长期服药而奏效。足见郭老立方遣药之精，以示后学。

郑长松案属热毒、气滞、血瘀、血热、痰凝之实证，与上案迥然有别，故立清热解毒、理气行滞、活血化瘀、化痰散结、凉血滋阴为法，综合施治。故郑老以其治疗肿瘤验方“攻坚散”为主方，取消瘿瘤瘰疬之常用要药牡蛎、昆布、海藻、夏枯草为主，入肝胆胃经以化痰散结消鼻瘤，颇有新意；辅玄参甘苦寒入肺胃经，以凉血泻火解毒；佐半夏、青皮、陈皮、三棱、莪术以破气化痰，乃治痰先治气，治血必理气之法。加入半枝莲、草河车、紫草、大黄以清热（气）解毒、凉血活血，攻逐瘀滞，荡涤心肺肝胆及阳明实邪，乃釜底抽薪之法；又佐生地、沙参、茅根、旱莲以凉血育阴。则气热血热得清，顽痰坚积得攻，故首服3剂，鲜见其功，邪去则瘤自减血自安矣。遂加大三棱、莪术、牡蛎剂量为散剂，增强破气化痰、散结消瘤之力，服药月余，鼻瘤明显缩小；又加桃、红、乳、没以活血化瘀，软坚消瘤，乃治气必理血，此破气破血之两相须而相得也；再以苍耳、辛夷、白芷为之使，入肺经而通鼻窍，引药上行，且为专治鼽、齇、渊、瘜肉之良药。故气滞血瘀得消，痰聚得散，鼽、齇、渊、瘜得解，则瘤自除，窍自畅矣。郑老辨证准确，审因无误，紧紧抓住热、气、血、痰之实邪而攻之，巧妙地将下法运用其中，用药丝丝入扣、步步为营，终获痊愈。

由上可见，同一病种的恶性肿瘤亦有虚实之异，医者必须明察。前案为虚，后案为实，治有不同，已如上解。然两案“使药”之运用，虽病位相同，但用药有别，前选菊花、薄荷，后选苍耳、辛夷、白芷，均恰中病机，耐人寻味，可为后学借鉴。

四、上颌窦癌肺转移

潘明继案

罗小愚，女，46岁，福州冶金工业局职工。1963年诊治，本科病历存档号：0083。

[西医学检查] 1957年福州第一医院病理诊断：上颌窦癌。1963年福州第一医院胸部X线摄片示：双肺有棉花团状阴影，计6个，直径1.5～3.5cm不等。诊断：肺转移癌。

[临床证候] 患者于1957年因左上颌窦癌手术，术后情况良好。1963年因咳嗽，X线诊断肺转移癌。现左鼻腔流脓性鼻涕，左上颌窦相应部位隆起，局部皮肤烘热、红肿。舌质红，苔微黄腻，脉象弦数。

[中医辨证与治法] 热毒移肺，聚为积瘤。立清热解毒，破瘀散结，佐以健脾之法。

[方药] 金银花、连翘、白英、夏枯草、枇杷叶、七叶一枝花、党参、茯苓、淮山药各15g，三棱、莪术各10g。水煎服，每日1剂。

［治疗经过及疗效］患者1963年发病后，经内服抗生素，同时配合化疗，其中环磷酰胺总量4g，氟脲嘧啶10g，左上颌脸部皮肤症状消退，隆起稍平，肺部转移灶未见缩小，说明化疗不敏感，遂改用中医治疗。内服上方，随证加减，每年服药160剂以上，连续治疗8年，肺转移癌未见增大，能坚持家务劳动。

显效。临床症状消失，肿瘤未增大，治后存活16年，肺转移后存活10年。但1972年停服中药1年，1973年肿瘤迅速增大，出现全身癌毒刺激和感染之症，治疗无效，1973年8月死亡。

【辑者按】上颌窦癌是五官科较常见的一种恶性肿瘤。绝大多数为鳞状细胞癌，少数为恶性神经鞘瘤、腺样囊性癌、腺癌、纤维肉瘤，也有恶性混合瘤。在鼻、副鼻窦恶性肿瘤中，发生于上颌窦者最多，约占75%以上，其次为鼻腔。上颌窦癌占全身恶性肿瘤的1.6%～3.5%，男性多见，居男性恶性肿瘤的第7～8位，发病年龄于40～60岁。

本病根据各期不同的症状，分属中医学的鼻渊、鼻衄、鼻鼽、鼻䶌、颧疽、齿漏、风疳等证。《证治准绳》云："忽颧骨上初觉如松子、渐大如胡桃，不甚肿，微赤微痒，是名颧疽。属阳明经积热所致。"《诸病源候论》曰："手阳明之支脉入于齿，风邪客于经脉，流滞齿根，使龂肿脓汁出，愈而更发，谓之齿漏。"《圣济总录》谓："风疳之病，其候䐢龂虚肿，牙齿动摇，侵蚀齿根，腐殨脱落，下攻龂颊损烂，脓血俱出也。"渊衄鼽䶌之典籍所论已如前案辑述。

本案症见左鼻流脓涕，左上颌面部瘥肿，咳嗽，系上颌窦癌术后复发并肺转移。其病变部位在鼻左颌面及肺，累及肺脏及手足阳明经，病因为风热积毒。胃足阳明脉，起于鼻之交頞中，下循鼻外，上入齿中；大肠手阳明脉支者，从缺盆上颈贯颊，入下齿中，故鼻齿及颌面部均为阳明经所系，风热邪毒客于阳明经脉，熏灼鼻间，攻其所系，故成斯疾。虽患者已经手术治疗，但邪毒难以完全清除，余毒蕴积日久而发，且传之于肺。中医学认为，鼻乃肺之外窍，鼻病传肺，即窍病传脏。太阴、阳明相表里，手足阳明属表，手足太阴属里，邪毒客于手阳明大肠之表，传于手太阴肺之里，此即仲景"经络受邪入脏腑"。因此，潘老紧紧掌握疾病传变规律，遣银、翘、白英、夏枯草、枇杷叶及七叶一枝花之属，清解肺胃热毒；辅三棱、莪术破气破血以消瘀散积；佐参、苓、山药健脾实脾，以绝邪毒从足阳明胃表传入足太阴脾里之途径。此乃截断扭转之法，且有培土生金之妙。故连续治疗8年获显效，肺转移后存活10年，癌灶未见增大。但终因停服中药1年，癌毒迅速播散而死亡。可见，中医中药疗法对控制恶性肿瘤的发展，延长患者生命具有重要的临床意义。

五、舌癌

王泽时、鲍严钟案

冯柱英，女，63 岁，家务，杭州人。1967 年 9 月 4 日初诊。

［西医学检查］1967 年 8 月杭州肿瘤医院病理报告（病理号：867-2553）：右侧舌缘鳞状细胞癌Ⅰ～Ⅱ级。

［临床证候］右侧舌缘溃烂 2 年，肿块 4 个月，吃饭时稍痛，脉象细数。检右侧舌缘溃疡面约 1.5cm×0.8cm，肿块隆起呈杨梅状。

［中医辨证与治法］心火上炎，火炽灼津，舌肿糜烂。故立清心解毒，养阴生津，消肿生肌之法。

［方药］北沙参 12g，生地、当归、川石斛、虎杖各 15g，半枝莲、白花蛇舌草、水杨梅根、香谷芽各 30g，甘草 9g。水煎服，每日 1 剂。

［治疗经过及疗效］前进上方半月，舌缘糜烂好转，继之配合^{60}Co放疗 1 个疗程，再服上方 3 个月，舌缘糜烂已敛，肿块消失。

痊愈。临床症状及肿块消失，健康存活 7 年，于 1974 年因心肌梗死突然死亡。

【辑者按】舌癌为常见的口腔癌之一，是口腔中恶性度最高、转移率最大的一种恶性肿瘤。其发生率占口腔癌的 32.3%～50.6%，在口腔癌中居第一位，占全身恶性肿瘤的 0.8%～1.5%，占头颈部恶性肿瘤的5.0%～7.8%。好发于40～60岁，男性稍多。其病理以鳞状细胞癌占绝大多数，一般分化程度较高，少数为腺癌，肉瘤罕见。舌癌一般较早及较多发生颈淋巴结转移，转移率为 60%～80%。因此，舌癌一般恶性度高，病程短，生长快，浸润性强，转移早。其病因尚不明确，可能与以下因素有关。如牙的残根或残冠、锐利的牙尖或不合适的假牙等长期刺激舌黏膜产生慢性溃疡癌变；口腔重度白斑；长期烟酒及营养代谢障碍等。

舌癌属中医学“舌疳”、“舌菌”、“瘰疬风”等证范畴，尤以《医宗金鉴》对本病全过程描述的最具体而逼真。其谓：“舌疳，其证最恶，初如豆，次如菌，头大蒂小，又名舌菌。疼痛红烂无皮，朝轻暮重，……若失于调治，以致焮肿、突如泛莲，或有状如鸡冠，舌本短缩，不能伸舒，妨碍饮食言语，时津臭涎。再因怒气上冲，忽然崩裂，血出不止，久久延及颈颔，肿如结核，坚硬且痛，皮色如常，……甚至透舌穿腮，汤水漏出，是以又名瘰疬风也。”这说明舌疳（舌菌）性恶，早期局部浸润，晚期邻近淋巴结转移，最后溃破穿腮，与西医学所见舌癌甚为接近。

本案症见右侧舌缘溃烂、肿块如杨梅、进食疼痛，病理确诊为鳞状细胞癌。其病变部位在舌，累及心、脾，由心脾毒火所致。舌为心之苗；心开窍于舌，舌本属心，心脉系于舌根；舌边属脾，脾脉络于舌旁。外盛六淫，内伤七情，均可化火，火性炎上，结成舌毒，致生舌癌。故拟清心泻火，解毒散结，养阴生津，化瘀消肿为法。方中半枝莲、白花蛇舌草、水杨梅根、虎杖之属以泻火解毒，抗癌消肿；火毒之盛，必灼阴液，故辅以生地、沙参、当归、石斛之属以清心泻脾之阴火，凉逾育阴，使火毒清而阴液存；佐以大剂谷芽顾护中州，故服药半月舌糜好转，再服3个月，配合放疗而愈。总之，本案作者抓住“火毒伤阴”之病机。以大剂泻火解毒、养阴护津之品，遣药有的放矢，精一不杂，可资借鉴。

六、舌下囊肿

易玉泉案

陈治平，男，29岁，湖南长沙市红星文具厂工人。1979年6月4日初诊。

［西医学检查］湖南医学院附属一院检查示：舌下囊肿大约1.6cm×1.5cm，淡黄色，表面光滑，根基部有微细紫脉缠绕，触之软滑。

［临床证候］患舌下囊肿数月，微胀不痛，妨碍饮食和讲话。曾在湖医附院两次手术切开，但术后不久又逐渐增殖如故。舌尖因被囊肿搁置而翘起，舌体活动障碍，舌淡苔薄黄而腻，脉象沉滑。

［中医辨证与治法］脾运失健，痰湿凝结，聚为痰包。立燥湿化痰，消肿散结之法。

［方药］

（1）内服方：加味二陈汤：法半夏、当归、昆布、海藻、白僵蚕、木通各10g，陈皮、白术各12g，白茯苓15g，苦参6g，黄连、甘草各3g。水煎服，每日1剂。

（2）外用方：冰麝散（家传方）：苦瓜霜、硼砂各15g，原砂（水飞）、冰片、胆矾、雄精、人中黄各5g，白僵蚕（姜制）、麝香各3g。上药共研极细末，瓷瓶储藏备用，吹患处，每日吹药2次。

［治疗经过及疗效］

1979年6月14日二诊：内服加味二陈汤10剂，并于囊肿高突处用三棱针刺破稍微掀动，排出稠黏痰液，用棉球压迫挤尽，患处吹冰麝散，每日吹药2次。现舌下囊肿转平坦，但针痕周围微有凸起，宗上法，原方继服10剂，吹药如上。

6月25日三诊：舌下囊肿消失，舌体活动良好，拟陈夏六君丸4瓶以善其后。

痊愈。囊肿消失，至1983年12月，已4年半未复发。

【按语】古有“怪病多生于痰”之说，痰浊之生，多因饮食失节，损伤脾胃而成。因脾主运化，喜燥恶湿，脾胃既伤，则运化失健，不能升清降浊，故湿浊不化而为患。临床上治疗这类肿瘤，运用燥湿化痰之法，往往可收到较好的效果。

【辑者按】舌下囊肿不是真性肿瘤，而是类肿瘤性病理性囊腔，内含液体或半流体样内容物，是由于舌下腺导管阻塞或腺泡破裂，分泌物潴留而致。此病，临床上多见于青少年，常发生于口底一侧，少数也波及对侧。缓慢增大，无任何症状，其表面有口底黏膜覆盖，囊壁薄，触之柔软，有波动感。部分囊肿可以穿过口底肌肉而膨隆于颏下或颌下区。当囊肿过大或继发感染时，可引起舌的功能障碍。囊肿易破裂，流出无色半透明黏液，此后囊肿可暂消，破口愈合后囊肿再现。西医学对本病的治疗，主要是手术切除，但术后易复发。

舌下囊肿与中医学“痰包”极为相似，《医宗金鉴》曰：“痰包生于舌下，结肿如匏，光软如绵，塞胀舌下，有妨饮食言语，色黄不痛，由火稽痰涎，流注而成。”本案症见舌下囊肿数月，微胀不痛，妨碍饮食言语，舌体活动障碍，曾2次手术后而复发。审其病变部位在舌，病因为痰饮，累及心脾。手少阴经心气通于舌，心脉系舌本；足太阴经脾气通于口，脾脉连舌本，散舌下。又脾主运化水湿，脾虚不运，为生痰之源，痰饮随脾脉流注舌下；心为火脏，心火随经熏灼舌本，痰饮乘火流行，凝注舌下，聚为痰包。故本案病机为脾失健运，痰涎凝结，心火稽留所致。易老医学经验丰富，精通医典，辨证确凿，立健脾消痰、清心泻火为法，方以《金鉴》加味二陈汤化裁内服，又以家传冰麝散外用，内外合治以取效。“二陈”、白术健脾燥湿以化痰，昆布、海藻咸寒软坚，清顽痰积聚，为治痰要药；白僵蚕消风痰结核。全方合用则消痰散结之力尤强；脾运得健，以绝痰源，乃治本之法。此处以昆布、海藻消舌部肿瘤；乃易老独创经验，可供后学师法。木通、苦参、黄连均苦寒入心，泻心经之火，乃治标之法，同用最妙。《珍珠囊》曰：“黄连泻心脏火”；《本草经百种录》曰：“苦参专治心经之火，与黄连功用相近，但黄连以去心脏之火为多，苦参似去心腑小肠之火为多”；王孟英称：“凡心经蕴热用犀角、黄连等药，必兼木通，其效乃捷，以能引心经之热，从小肠出也”。可见易老药性娴熟，用药如神，此三味可谓泻心火之“三宝”足为后学者范。当归破恶血，养新血，祛痰中之血瘀，为其之佐。全方谨守病机，内外合治，其效相得益彰，而获神效。

七、口腔黏膜白斑病

曾应台案

陈心国，男，38 岁。住川煤普查队。

[西医学检查] 1978 年四川省人民医院五官科检查：颊黏膜有不规则之白色斑块。喉镜检查示：声带水肿，咽后壁黏膜发白发干，且有淋巴滤泡增生。口腔黏膜病理检查示：上皮过度角化棘层肥厚，上皮下组织中有少许白细胞浸润。病理诊断：口腔黏膜白斑病。

[临床证候] 患者反复咳嗽，喉痛，两颊侧黏膜疼痛，双颊黏膜咬殆线及咽喉部有多数不规则白色斑。给予浓鱼肝油涂剂，口服浓鱼肝油，多贝尔液漱口等，症状未减，且喉部发痒、干涩，牙龈起白点，出血，咽部灼痛，发胀，进食时口腔疼痛，吞咽时喉痛，痛沿胸前后壁，每于进食时痛苦万分。确诊口腔黏膜白斑病，于 1978 年 6 月 3 日来我院诊治。追诉其口臭，鼻塞有分泌物溢出，头晕，头汗出，面部麻木，时有背胸梗痛，胃脘不适，吐酸，大便干涩，小便黄少，舌质淡白，苔白腻而厚，脉涩迟。

[中医辨证与治法] 湿热积聚上焦，热极反兼湿胜之化。立清利湿热，化瘀解毒，破结通腑之法。

[方药]

1 方：仙鹤草、蒲公英各 31g，滑石 18g，青黛、瓜蒌仁、黄柏各 12g，生石膏（先煎）、薏苡仁各 24g，杏仁、桃仁各 9g，酒军（后下）6g。水煎服，每日 1 剂。

2 方：薏苡仁、银花各 30g，杏仁 10g，桃仁、酒军（后下）、红花各 9g，黄柏、大青叶各 15g，胆草、茯苓、泽泻、黄芩各 12g，滑石 18g，蒲公英 24g。水煎服，每日 1 剂。

[治疗经过及疗效]

6 月 8 日二诊：服 1 方 4 剂后，吞咽梗塞感及口干咽干减轻，饮食有增，口腔之黏膜白斑无明显改变，咽有灼热感。1 方去杏仁、瓜蒌仁，加黄连 9g，茯苓、虎杖各 12g，继服。

6 月 23 日三诊：服上方 10 剂后，诸症减轻，口腔白斑减退，但后咽间仍有紧缩感。上方去虎杖，加赤芍 12g，黄芩 9g，继服。

7 月 4 日四诊：服上方 20 剂后，颊黏膜白斑大减，仅可见散在点状白斑，但原有白斑之处呈粗糙之状，色不白。口干、咽干、灼痛、吞咽疼痛等症均已消失，但仍有口腔不适，鼻塞。服药中大便稀溏，便时有热感，日行 5、6 次。上方加旱莲草 20g，胆草、贝母各 10g，继服。

7月29日五诊：服上方20剂后，口腔黏膜白斑消失，但仍黏膜粗糙，鼻已不塞，舌色转淡红，舌苔转薄白，吞咽不受阻，亦无不适感，大便次数减少。守1方出入，遂拟2方，嘱其服6剂后去省医口腔科检查。

9月19日六诊：省医口腔科检查称：口腔黏膜白斑已完全消失。姑拟调理脾胃之剂善其后。

痊愈。至1984年3月已5年9个月未复发。

【按语】 本案证候，如前所载，口腔黏膜白色，舌质淡白，舌苔白腻而厚，脉象涩迟。盖白色属寒属湿，这是一般规律，但亦有属热属燥的，则是特殊规律。《内经》五行学说认为：亢则害，承乃制，已亢过极则反兼胜己之化。故白色是热极之化、燥极之化，因此作热、作燥施治，获得疗效；如果作寒作湿施治，则反误病机，造成不良后果。五行学说又认为，白色属肺属金。故本病重点在肺金、在气，而肺与大肠相表里，太阴与阳明之热移于少阴，喉间为少阴之通路。所以本案以治肺为主，治大肠为辅而奏效。

【辑者按】 口腔黏膜白斑病，是口腔黏膜上皮增生和过度角化而形成的白色斑块，略高于黏膜表面，好发于颊部，其次为唇、舌、龈、腭等部，患者自觉有粗涩感。其发病原因，一般认为与吸烟，牙成残冠及不合适假牙刺激，维生素A缺乏，营养障碍及内分泌失调有关。口腔黏膜白斑分为三度：一、二度白斑多表现为上皮过度角化，不全角化和棘层细胞增生；三度白斑可见上皮高度增生，形成内翻性乳头状瘤，并常见异常角化（即增大的上皮细胞内出现角化珠），细胞出现不典型增生，甚至恶变成为早期浸润癌。西医学对本病的治疗，认为一度白斑去除病因后可自愈；二度白斑局部可涂抹0.3%维生素A酸或用液氮冷冻治疗；三度病变需手术切除，但很难根治。

本病属中医学"口舌生疮"范畴。古医籍还有赤口疮、白口疮、鹅口白疮、口破等名称。口疮均为火热所致，但有虚实之分：赤色而满口糜烂、腮舌俱肿者为实火；色淡白斑细点，甚至陷露龟纹者为虚火。口疮又与脏腑有关，赤者，心热；白者，肺热。本案应属白口疮。患者口腔两侧颊黏膜见多数不规则白斑，西医学病理确诊为"口腔黏膜白斑病"。但患者舌口生疮，灼痛、口臭，牙龈出血，大便干涩，小便黄少，均属实热之象，应发赤斑，何以见白斑？曾老则从阴阳转化规律和五行学说的"亢害承制"生化规律的观点着眼，"阴极必阳，阳极必阴；寒极生热，热极生寒"，已亢过极则反兼胜己之化。口疮为心热、肺热所致。今心火亢极，其胜己之脏为肾水，水为寒为湿，白色亦属寒属湿，但此为热极之生，火极之化，故见口腔黏膜白斑，且舌质淡白，舌苔白腻；又白色属肺属金，故为肺热所化；再者，肺与大肠相表里，肺热下移大肠则腑气不通，邪无所出。又脾热至盛，其胜己之脏为肝木，故兼肝火之化。因此，本案病变部位虽在口舌，但累及脏腑主要在肺，次在大肠，再在肝，病机为肺热至极，腑结不通，肝火上冲，故从肺与大肠论治，辅以治肝。方中所选药物大部分入肺与大肠经。如1方用石膏、仙鹤草、薏苡仁入肺，清热利湿，凉血散瘀。石膏乃“治发斑之要品”；仙鹤草寒以清营止血，芳香透络散瘀；薏苡仁“上清肺热，下理脾湿”。用杏仁、瓜蒌仁同入肺与大肠，宣肺通腑，散结降火，再用黄柏、桃仁、大黄专入大肠，泻火通便，凉血散瘀。全方辅以蒲公英、青黛入肝，清热解毒，凉血消斑；佐滑石利水通淋，引火下行。2方加金银花、大青叶、黄芩、龙胆草、红花以加强清肺泻肝之力，增进凉血消斑之效。大青叶“疗大热口疮”，并随证加入黄连，贝母“疗口疮”，又加赤芍、旱莲等以清热散结，凉血活血而收全功。仅治疗3个月余，口腔黏膜白斑完全消失。并随访近6年未复发。

本案乃曾老运用阴阳五行的特殊规律指导临床辨证施治的典范，思路敏捷、清晰，辨证独到确凿，立法遣药紧扣病机，且运用灵活。如选用石膏、黄柏、大青叶、黄连等专治发斑口疮之品寓其中，又有辨证辨病结合之意，这些为本案特点，亦为晚辈学习之处。

八、扁桃体癌

易玉泉案（左侧扁桃体鳞癌）

杨炳云，男，61岁，湖南零陵地区土产公司干部。1981年3月13日初诊。

［西医学检查］1978年7月湖南省零陵地区医院、湖南医学院附属二院均病理报告：扁桃体鳞状细胞癌。

［临床证候］患者于1978年7月间，咽喉左侧生一肿块，吞咽梗阻，间有隐痛，渐感耳胀，病理确诊为扁桃体癌。曾用深度X线及^{60}Co放射治疗，症情未获控制。近来患处表面溃疡，伸舌不便，张口及进食半流质饮料困难，吞咽时痛引耳窍及头顶，慕名前来就诊。

形体消瘦，面容憔悴，左侧喉核处生一肿块，约2cm×2cm，略高而厚，状子浮萍，又如秋海棠叶背，中央浅表溃疡，口臭。左侧下颌及颈项可扪及臖核（淋巴结），质硬，触之不痛。尿短而黄，大便干结。舌质绛，苔薄黄，脉弦细而数。

［中医辨证与治法］肝郁化火，气血凝滞，火毒困结，发为喉关菌。兼年老体弱，气血两亏。立疏肝泻火，行气活血，解毒散结，兼益气补血之法。

［方药］

（1）内服方

1方：加减柴胡疏肝汤：柴胡、薄荷、山慈菇各6g，生地、浙贝母、夏枯草各15g，玄参、白僵蚕、当归、陈皮、连翘各10g，川芎、生甘草各5g，白芍12g。水煎濒服，每日1剂。

2方：加味八珍汤：生熟地、白茯苓、浙贝母、夏枯草各12g，赤芍、白芍、当归、白术、白僵蚕、陈皮各10g，川芎5g，白参、山慈菇、甘草各6g，黄芪15g。水煎服，每日1剂。

（2）外用方

1方：咽喉漱涤剂（家传方）：荆芥、防风、薄荷、连翘各6g，硼砂（冲兑）、金银花各15g，甘草3g。上药煎水冲兑待凉，含嗽或用洗疮器吸之洗涤患处。

2方：珠黄散（家传方）：苦瓜霜、硼砂各15g，冰片、麝香各3g，朱砂（水飞）、牛黄、珍珠、壁钱炭、人中黄各5g，人指甲（滑石烫）1g。上药共研极细末，瓷瓶储藏备用，吹患处，每日2次。

3方：龙珠散（家传方）：煅龙骨、煅牡蛎、青黛（水飞）、西瓜霜、硼砂各10g，儿茶、人中白（煅）、珍珠各5g，冰片、麝香、壁钱炭各3g，牛黄2g。上药共研极细末，瓷瓶储藏备用，吹患处，每日2次。

4方：消肿止痛药酊：天南星、大黄各20g，半夏、川乌、草乌、薄荷油、牡丹皮、赤芍、延胡索、枳壳各15g，冰片5g，麝香外壳1个，乳香、没药各10g，红花6g。上药装瓶，浸酒1个月后备用，用时加热后外搽患处。

［治疗经过及疗效］

1981年3月28日二诊：内服1方15剂，另每日用补法针刺颊车、合谷穴，以利张口；外用咽喉洗涤剂洗涤患处，再吹珠黄散以祛腐生肌。现牙关开阖改善，吞咽时疼痛减轻，患处浅表溃疡面缩小近一半。宗上法，用原方，继续治疗半月。

4月14日三诊：牙关开阖度虽受限，但较为自如，咽喉、耳窍及头部疼痛均减轻，患处浅表溃疡面基本愈合，但肿块大小及硬度依然如故。舌苔转薄白，脉象细缓。嘱内服2方15剂，以冀滋肾培元，软坚散结。患处吹龙珠散，颌下及颈项臖核处外搽消肿止痛药酊。

4月29日四诊：前症平稳，纳食稍增，继以三诊方药治疗半月。

5月14日五诊：患者在长沙生活不习惯，要求带方回家乡继续治疗。嘱继续内服2方30剂，服完后，用橘饼煎汤，兑红糖吞服归脾丸以善后。

显效。临床症状显著好转，治后存活1年4个月，于1982年7月患重感冒后病逝。

【**按语**】本案乃肝郁化火，气血凝滞，火毒困结喉关而成。因其形如菌样，状似浮萍，故名喉关菌。本病多属难治之证，贵在早期发现，早期诊断，早期治疗，根据证情，采用内外并治、针药兼施的综合措施，得以延缓生命。辨治时，如属痰浊结聚的，宜祛痰化浊，软坚散结；如属气血凝滞的，宜行气活血，柔肝养阴；如属火毒困结的，则宜清热解毒，疏肝健脾。该病若迁延日久，身体渐衰，往往因元气耗尽而致死亡，故临床上还应适当参以滋肾培元之法。

张赞臣案（右侧扁桃体未分化癌）

周宝义，女，40岁，裁缝。1961年5月25日入院于上海市立第一人民医院五官科，住院号：10276。

[西医学检查] 1961年5月25日上海市立第一人民医院五官科检查示：右侧扁桃体肿大，质坚硬，小窝明显，其周围黏膜有浸润现象，无明显波动，左侧扁桃体正常。病理诊断：右侧扁桃体未分化癌。

[临床证候] 12年来经常咽痛，发作时咽饮困难，或发烧、咽干，未曾治疗，往往休息几天后自然减轻。现右侧扁桃体肿胀疼痛，虽不显著，但咽饮梗塞不利，来院请求手术切除扁桃腺，因门诊未根治而入院。入院后，抽脓未及，给予药物治疗，肿胀越来越大，6月2日邀请中医会诊。

察其右侧扁桃体肿胀散漫，形如核桃，焮红坚结，人迎部亦有肿胀，按之微痛，咽部咽饮时不利，屡发屡辍，大便经常干燥，睡中多梦。脉象濡细，舌质红而起刺。

[中医辨证与治法] 肝火郁遏，营滞痰瘀，凝结不化。发为石蛾。兼化疗伤阴。立清肝降火，和营化痰，软坚消肿，兼养阴清热之法。

[方药]

（1）内服方

1方：细川连、生甘草各2.5g，赤芍、白芍各6g，炙僵蚕、山豆根、嫩射干、肥知母、京玄参、天花粉各9g，白桔梗、山慈菇（切片）各3g，藏青果4.5g，土牛膝根12g。水煎服，每日1剂。

2方：生白芍、带心连翘、京玄参、川石斛、天花粉、肥玉竹、酸枣仁、淡竹叶各9g，细川连1.5g，制首乌、瓜蒌皮各12g。水煎服，每日1剂。

（2）外用药

①上品冰硼散，吹咽部患处，一日3～4次。

②喉科牛黄散，吹咽部患处，一日3～4次。

③芙蓉软膏，外敷人迎部，一日1换。

［治疗经过及疗效］

6月9日二诊：内服1方6剂，外用1、3药，颈外人迎部肿块略瘥，右侧扁桃体肿胀依然，其形如卵，下垂至后壁，压之则有气堵感，且根盘散漫而坚结。1方去知母、青果，加牛蒡子、老月石（冲）各6g，夏枯草9g，皂角刺3g，煎服，日1剂。外用2、3药，以观动静。

6月16日三诊：颈外肿块经手术检查，取出形如豆渣物质，咽内肿胀坚硬依然，且蔓延及舌根下，咽饮不利，颔腮均有浮肿，口干无液，脉滑苔薄，痰瘀凝结不化，姑再予消肿软坚治之。上方去山慈菇、土牛膝根，加象贝母、忍冬藤各9g，芙蓉花4.5g，继服。外用药同上。

6月23日四诊：颔腮部浮肿已退，颈侧肿块及咽关肿胀如上，大便色黑黏腻，水溲觉热，脉右濡左带弦，舌红起刺，头晕而重，此肝火郁遏所致。治以平肝降火，化痰软坚，证情复杂，非能速瘳。再予上方出入，去玄参、夏枯草、老月石，加黑山栀9g，海浮石12g，继服。外用药同上。

10月20日五诊：上方服3剂后，停用内服中药，改用^{60}Co放射治疗一疗程，共照光53次，右侧颈外硬块渐消，但颔下肿胀复起，按之软绵，底有硬块而不痛，喉干觉痒，唇舌干燥，口无津液，神烦不寐，大便干结。舌尖舌中有裂纹及刺点，心肝两经郁火，治以清心降火育阴，遂拟2方内服，停止^{60}Co放疗。

10月27日六诊：颔下肿块较软，根盘未缩，舌下廉泉部尚微肿，唇舌干燥较减，舌尖舌中裂纹略瘥，睡眠有梦而不酣，大便通润，再从清心育阴兼化痰热施治。2方去瓜蒌皮，加老月石3g，忍冬藤9g，继服。

11月2日七诊：颔下肿块、根盘均已渐缩，唯近日脑后及颈椎部均有酸楚之感，舌干转润，痰黏色白，胸闷气滞。肝郁不疏，治以平肝解郁，化痰通络。上方加广郁金、嫩钩藤（后下）、丝瓜络各9g，继服。

11月8日八诊：口燥已瘥，颔下肿胀消退未尽，咽部焮红，夜寐不安，再从原意治之。

12月1日九诊：咽部干燥及肿块已消，颔下尚有作痒之感，乃病瘳之征，勿须处理，可望痊愈。遂予青橄榄5只（打），白萝卜60g，煎汤，日服3次，嘱其常服一段时期。

临床治愈。

【按语】 本案属中医学“石蛾”范畴，历代医家均认为主要因七情郁结，痰火凝滞所致。其发病缓，根治不易，必须针对病因，庶可获效。本案之治，是在标本兼顾的原则下进行的。治本即是平肝解郁，清除痰火，此法始终未变；治标则以活血消肿，化痰利咽，配合^{60}Co放疗，其效果确较显著，但反应亦大，使其咽热焮红，唇舌干燥，头目眩晕，神情烦躁。显系引动心肝两经之火更灼，以致阴液不能上承，阳气不能下降，气热相搏之候也。更配以清热养阴之品，同时停止放疗，以免引起其他不良反应。

关于吹喉药的应用，中医认为非常必要。若单凭内服汤剂，不予局部施治，奏效缓慢。尤其在照射^{60}Co后，更有润喉解毒，消除反应的作用。但在选用吹喉药方面，应为性质和平之品，切忌峻烈之剂，否则反易引起局部刺激或腐溃，增加治疗上的困难。

【辑者按】 扁桃体可发生鳞状上皮癌、淋巴肉瘤、网织细胞肉瘤等恶性肿瘤，一般发生于单侧。据国内统计，鳞癌较多见，其病理类型有高、低、未分化型。扁桃体癌多生于40岁以上，肉瘤则以青年人为多，儿童也可发生。扁桃体鳞癌西医学对其无根治疗法，主要为放疗。手术治疗仅适用于早期，且要病变局限于扁桃体，分化程度较高，又无颈淋巴结转移者。因此，中医疗法亦为治疗本病的主要方法之一。

扁桃体癌属中医学“石蛾”、“喉菌”等证范畴。因其局部肿硬如石，故名石蛾。又因其状如菌，故名喉菌，有生于喉关内和喉关外之不同。本病生于喉关外，初起时局部仅有一小硬块，其状如菌，或如浮萍，略高而厚，吞咽有异物梗塞现象，或有疼痛，日后逐渐增大，坚硬更甚，痛疼日增，以致不能饮食，也有痛引耳窍者。当病情发展到后期，则可见高低不平，坚硬如石的肿块，顶部透紫色，内含肉丝的现象；亦有先腐后溃，污水时流，异臭难闻，痛引头顶，日晡潮热，形瘦肉削者。更可因怒气上冲，忽然崩裂，血出不止而成危急之证。本病病因病机，一般认为由七情郁结，肝火上冲，痰凝气滞，气血瘀阻所致，治疗采用药物内外合治、针灸等综合疗法。

本组两案均经西医学病理确诊为扁桃体鳞癌。易玉泉案在运用放疗无效的情况下，求治于中医疗法而获显效。张赞臣案在手术切除扁桃体而未根治时，运用中医疗法，配合放疗而治愈。在中医内治法的运用中，两案均从肝、气、血、痰论治。夫肝之经脉循喉咙入颃颡，肝之经气上于咽喉。若七情郁结，内伤于肝，疏泄失常，以致气滞痰凝，碍于咽喉，郁而化热化火，久郁则气血结聚，瘀阻喉关脉络，发为石蛾、喉菌。故两案均采用疏肝泻火、行气活血，化痰散结治本之法；主要药物的选用亦极相似，均以夏枯草、赤芍、白芍、玄参、连翘以泻肝解毒，行气活血。夏枯草为治肝实证首选要药；赤芍、白芍皆入肝经，赤芍尤能泻肝火，散恶血，行血中之滞，白芍则有敛阴益营，土中泻木之功；玄参色黑属肾而性寒，能除泻浮游上升之火，此乃滋水涵木之意，连翘入心，其轻清气浮，为泻火要药，心为火主，心清则诸脏皆清，此即实则泻其子。又拟山慈菇、浙贝母、白僵蚕以化痰散结，软坚消聚，则菌平蛾消。

然而，共性寓于个性之中，每一具体事物又有其特殊性，此正是中医辨证施治，因人制宜之特色。易玉泉案患者年老体弱，面色憔悴，脉象弦细数，乃实中挟虚之象，故1方在上述药物中加入柴胡、薄荷疏肝解郁；辅以补法，针刺频车、合谷，以利张口；黄芪、八珍益气补血，达扶正祛邪之效。张赞臣案患者因先行手术，不仅未能根治，反使病情更加复杂，右侧扁桃体肿块越来越大，肿胀散漫，焮红坚结，颌腮及颈部亦肿，咽饮不利，舌红起刺，乃热毒痰凝滞重之证，故在1方及二、三、四、五诊中，于前药基础上，加入黄连、土牛膝、忍冬藤、芙蓉花、山栀等以加强清心泻肝，降火解毒；又加山豆根、射干、桔梗、青果、牛蒡子、老月石、海浮石等以增清热解毒，消痰利咽；更用皂角刺消肿托毒，为治痈疽、妒乳、疔肿未溃之神药，使颌腮肿胀已退。再行^{60}Co放疗1个疗程，颈部肿块渐消，疗效较著。但其反应颇大，显见损阴耗液之副作用，患者见有喉干发痒，唇舌干燥，口无津液，神烦不寐，大便干结等症，遂停止放疗，改服2方，配以石斛、花粉、玉竹、淡竹叶、酸枣仁、首乌、蒌皮等养阴清热之品，冀生津除烦之效。七诊时又加郁金、钩藤以平肝解郁，丝瓜络以化痰通络，终致肿块消失而愈。

至于外用，药物的运用，两案均较重视，协同内治法而相得益彰，唯用药稍有不同。易老运用其家传方咽喉漱涤剂、吹剂、酊剂外擦，张老运用喉科常用吹剂、外敷剂，均为宝贵经验。尤其易老将其家传方贡献于世，济世救民的、无私的高尚医德值得晚辈所学。

九、腭部涎腺混合瘤

刘炳凡案

曹德成，男，69岁，湖南省江南机器厂干部。1972年6月3日初诊。

［西医学检查］1972年4月湖南医学院附属一院检查：右侧硬软腭交界处有一肿块约4cm×3cm×1.3cm大小，周界清楚。病理报告（病理号：179502）：腭部涎腺混合瘤。低度恶变不能排除。

华南肿瘤医院检查：肿块表面有少许溃烂。诊断：软腭混合瘤。

［临床证候］上腭部生一肿块，发现4天，于1972年4月来长沙求治，确诊腭部涎腺混合瘤。建议手术切除，但称术后说话功能可能有障碍，患者拒绝，于6月3日来我所门诊。

患部表面灰白，质坚硬如雀卵大，棉签刺之不痛，吞咽困难，语不成声。自诉患本病后，即头痛渐加剧，口干喜饮，便秘尿赤，心烦不眠。脉象弦数，察其结膜充血，舌红苔黄。

［中医辨证与治法］伏热内炽，心肾火炎，瘀毒结瘤。立清热解毒，凉

血活血，消肿软坚，脱腐去着之法。

[方药]

1方：生地20g，赤芍、丹皮、紫草、银花、连翘、麦冬、山豆根、川楝肉、夏枯草各10g，玄参15g，马勃、甘草各6g。水煎服，每日1~2剂。

2方：信枣散（自制）1/10，地虱婆（鼠妇）9/10。二药共研极细，涂于肿块上（先用苦参15g，甘草5g，米醋100ml，熬汁噙漱去涎后再涂此药）。

[治疗经过及疗效] 服1方20剂（每日2剂），同时外涂2方药，口渴烦热减退。1方去玄参、麦冬、丹皮、赤芍、山豆根，加生首乌30g，丹参12g，蚤休5g，天葵子10g，露蜂房3g，全蝎1只，又服10剂，头痛等全身症状消失，大便通畅，眠食正常。至8月上旬，肿块触之可动（+），内服药仍守1方，外涂药于2方中加蛞蝓（鼻涕虫）焙干，乌梅炭适量，共研极细末，续涂于患部。至10月上旬肿块触之可动摇（++）。患部正常组织与肿块组织业已分离，似线吊一颗圆球可旋转，即用电动手术针拔出肿块，仍如雀卵太，质坚硬，创口未出血，将上腭表皮牵引缝合（历时20分钟），6天后拆线，局部愈合无瘢痕，吞咽进食，语言发声均正常，用养阴和胃药善后，重返工作岗位。

痊愈。临床症状完全消失，肿块拔除，至1983年底已11年半未复发。

【辑者按】 涎腺混合瘤是来源于唾液腺上皮的肿瘤，肿瘤除上皮成分外，还有黏液或软骨样组织，故称混合瘤，带有恶性倾向，属于临界性肿瘤。本病多发生在40岁左右男性或女性，好发于腮腺、腭部小涎腺、颌下腺。西医学主要治法是手术切除，但因其常累及骨质，故手术难度较大，术后可能影响说话功能。放疗对本病疗效不佳，中医内外合治疗法可取得较满意疗效。

本病生于腭部者属中医学“上腭痈”范畴。《医宗金鉴》曰：“此证又名悬痈，生于口中上腭，形若紫葡萄，舌难伸缩，口难开合。”本案症见上腭部肿块，形如雀卵，质地坚硬，表面灰白，刺之不痛，病理确诊为涎腺混合瘤，并低度恶变。其“由心肾经积热而成”。盖心手少阴脉支者，从心系上挟咽，肾足少阴脉直者，循喉咙挟舌本。腭部乃两者循经之道，故心肾积热，循经炎上，炼血成痰，故热瘀结聚于腭，积累成瘤。瘤悬腭下，使舌体伸缩不便，口腔开合受阻，吞咽困难，语不成声；头为诸阳之会，邪热上扰清阳则头痛；扰心则烦乱不寐；灼津则口干喜饮，便秘溲赤；脉舌象均为邪热蕴积之征。故治拟清热解毒，凉血活血为法，以冀软坚消肿；外治以脱腐去着。在内服方中，所用药物大部分入心、肾两经，使药力直达病所，以金银花、连翘、山豆根、玄参入心、肾以清热解毒，直折火毒之上炎，而消肿散结；生地、赤芍、丹皮、紫草入心、肾以凉血活血，通血脉中结热，而化痰消痈；麦冬入手太阴、手少阴，以清心降火，去心经烦热，而养阴生津；楝实入心及小肠，苦寒降泄，引心火下行，而泻火止痛，兼“利小便水道”（《本经》），此为用楝实之独到经验；夏枯草、马勃虽非入心、肾，但有散结消肿之功。刘老认证准确，组方遣药紧扣“心肾火炎，热瘀互结”之本，药证相符，以每日2剂的大剂量给药法，配合外涂药，仅10天日渴烦热减退。加蚤休、天葵子、露蜂房、全蝎以毒攻毒，散结消瘤；生首乌通便解疮毒；丹参降而行血，血热而滞者宜之。又服10剂，全身症状消失，肿块动摇。继续内外用药，终使肿块与正常组织分离，拔除而愈，随访11年半未复发。

十、软腭右侧黏液表皮样瘤

刘炳凡案

胡兆平，男，34岁，湖南省制药厂干部。

［西医学检查］湖南医学院附属一院连续3次病理切片报告（检查号：14750）：软腭右侧黏液表皮样瘤。

［临床证候］1973年普查，发现软腭部偏右侧肿块，圆径1.5cm×0.5cm（深），质硬，边缘不清晰。湖南医学院附属一院劝其手术，患者不愿接受，来我所服中药治疗。住院7个月，虽无明显进步，但控制了恶化转移，患者要求去外地治疗，于1974年9月出院。外地诊治，未见疗效，机体更差，复于1975年4月来我所就诊。

局部肿块大小如故，分泌血性液体。胃部喜温，双下肢有冷感，癌灶溃口色淡，蒙上灰白色恶液。面色苍白，形体消瘦，腰酸腿软，视物模糊，夜尿频多。舌质淡红而润，苔薄白，脉弦细。

［中医辨证与治法］肾阴亏耗，阴损及阳，脾肺气虚，毒邪上犯。立滋肾生精，柔阴养阳，健脾补肺，以毒攻邪之法。

［方药］

1方：熟地15g，淮山药12g，茯苓、泽泻、菟丝子、怀牛膝各10g，山萸肉、丹皮各6g，制附片6g。水煎服，每日1剂。

2方：党参、黄芪各12g，白术、茯苓、当归各10g，炙甘草、壁虎各5g，蛇蜕3g（焙）。

［治疗经过及疗效］服1方15剂后，双下肢渐温，腰腿有力。1方加壁虎5g，全蝎1只，蛇蜕（焙）、皂刺炭各3g。再服15剂，面色好转，癌灶溃口分泌物减少，未再渗血，但觉精神疲乏，行路气短，且食纳不佳，舌质

淡红而润，脉缓弱无力。下元虽固，目前脾肺气虚，易服2方。

服2方20剂，精神振作，饮食起居正常，再服30剂，溃口逐渐缩小如芥子大，已无分泌物，黏膜颜色正常，仍坚持原方90剂，溃口已基本愈合，全身状况良好。

痊愈。临床症状及肿块消失，至1983年19月已8年8个月未复发，疗效巩固。

【按语】本案与腭部涎腺混合瘤案均属软腭肿瘤。前案偏于“火炎上，性急速”，用药按补上制上治以缓之旨；大剂清热解毒，凉血化瘀以治其外。本案属肾虚阴损及阳，首用柔阴养阳法以固其根本，继用健脾益气以增强其本身的免疫能力，但本案未用外治药，即于内服方中加入壁虎、全蝎、蛇蜕等虫类以通络，皂刺炭以达病所，补“后天”以托毒生肌，坚持久服以收效。

【辑者按】黏液表皮样瘤是来源于唾液腺管上皮或黏液上皮的恶性肿瘤，常发生在小唾液腺。多见于20～30岁，女性居多。西医学的主要治法为手术切除，但因粘连不清，手术也尚难根治，术后易复发。

本案患者无自觉症状，而于普查时发现。症见右侧软腭圆形肿块，质硬，边缘不清，连续3次病理切片确诊。患者拒绝手术，接受中医治疗。又因其愈病心切，辗转外地，延误病机，致瘤毒深入，严重耗损机体精气。再诊时瘤灶已溃，溃口色淡，见白色恶液，属中医学“腭疽”范畴，乃阴寒之证。盖肾藏精，肾精乃人体阴气之根，瘤毒耗损肾阴，阴耗必损及阳，肾阳虚衰，则脾肺失煦，全身一派阴寒之象，面色苍白，形体消瘦，肢体逆冷，腰腿酸软，胃部喜温，夜尿频多，舌淡而润。因此，本案病机为毒邪上犯，肾阴亏耗，阴损及阳，脾肺气虚耳。故立滋肾生精，柔阴养阳，健脾补肺，以毒攻邪为法。1方用六味地黄丸平补肾阴，加制附子、怀牛膝、菟丝子以平养肾阳，此乃“柔阴养阳”之法，即景岳“善补阳者，乃于阴中求阳；善补阴者，乃于阳中求阴”，此之谓也。故服15剂，则阴生阳复，下肢渐温，腰腿有力。即加壁虎、全蝎、蛇蜕等以毒攻邪；皂角刺消肿托毒排脓，以达病所，因其性锐力利，故炒炭为用。再服15剂，先天之本已固，则正胜邪去，面色好转，溃口分泌物减少。唯气短乏力，纳谷不佳，乃脾肺气虚之象，遂改2方，拟归芪六君汤健脾补肺，加壁虎、蛇蜕攻邪，继续坚持服药70剂，后天之本得健，则正胜邪祛，分泌物消失，溃口愈合，临床症状及肿块消失而愈，随访8年零8个月未复发。

由上观之，本案之特色有三：善于治病求本；善补阴阳；善用虫药祛邪。因此，病本得求，阴阳平秘，正胜邪祛，邪去正安，疾无不愈矣。

十一、右颊腺样囊性癌肺转移

张宜麟案

王淑珍，女，49 岁，沈阳市螺钉厂工作。1978 年 3 月 23 日初诊。

［西医学检查］1974 年 3 月中国医大第一附属医院病理诊断：右颊腺样囊性癌。

1974 年 6 月中国医大一附院胸部 X 线正侧位片示：两肺见多个 1.0～5.0cm大小不等球形病灶。诊断：多发肺内转移癌。

［临床证候］患者于 1974 年 3 月发现右颊部肿块，住医大手术治疗，确诊腺样囊性癌。术后放疗 2 个月，但近期出现胸闷，有时微疼，X 线诊断颊黏膜癌肺转移，遂来我院中医内科诊治。

面色微赤，前胸疼痛，胃内嘈杂，疲倦无力，有时鼻衄，纳呆不欲食。舌质赤，无明显苔，脉象沉缓。

［中医辨证与治法］癌毒移肺，肺内郁热，灼伤血络，煎熬津液，气机不畅，痰与气搏，形成肺疽。立清肺益气，开痰散结，软坚消肿之法。

［方药］

1 方：康复丸：马齿苋浓缩为丸，每丸 10g，每次 1 丸，每天 3 次。

2 方：山慈菇、炒僵蚕、昆布各 250g，大贝 150g，茶叶 100g。共研细末，炼蜜为丸，每丸 10g，每次 1 丸，每天 3 次。

3 方：天花粉、枇杷叶、炒僵蚕、瓜蒌、仙鹤草各 25g，白花蛇舌草 50g，紫草 40g，沙参、山慈菇各 30g，桔梗、杏仁、大贝各 20g，五味子、甘草各 15g。制、服法同 2 方。

［治疗经过及疗效］

1978 年 7 月 13 日二诊：服 1 方后病情无明显变化，摄正侧位胸片示：两肺野内可见散在结节状阴影，密度较高。继服 1 方。

1980 年 5 月 13 日复诊：鼻衄已止，但口腔有时有血水，右颊骨下按之有压痛。嘱 1、2 方同服。

1981 年 2 月 97 日再诊：精神较前好转，能料理家务，但鼻涕有时带少许血。摄正侧位胸片示：两肺布满大小不等约 2.0～6.0cm 圆形与椭圆形影，较前有增大，改服 3 方。

1989 年 1 月 28 日再诊：精神食欲较好，病情较稳定。胸片同前对比无明显变化。

显效。临床症状基本消失，但 X 线摄片无明显变化。1983 年 7 月追访，患者未坚持服药，病情较前有发展，治后带癌生存 5 年余。

【辑者按】 腺样囊性癌是发生在唾液腺的恶性肿瘤，亦属恶性涎腺肿瘤之一，多发生在舌下腺、腭腺、颌下腺等。男女发病无大差别，30～50岁居多。肿块生长缓慢，但侵袭性较强，常侵入血管壁，发生血行转移，其中肺转移占67%；极少发生淋巴结转移。西医学对本病的诊断和治疗方法与颌恶性混合瘤基本相同。

本病发生在颊部者大致与中医学“颧疽”、“颊疡”、“颊疽”之证相似。“此证初小渐大如瘤，色紫，漫肿，坚硬，麻木，疼痛，名为颧疽，毒甚根深难愈”；“颊疡始发如粟，色红渐大如榴，坚硬难消难溃，或牙关紧急不开，或致生多骨，经年缠绵难愈”（《医宗金鉴》）。颊疽之证“多者皆出于附骨，亦名附骨疽，若不速治，渐剉其骨，久后必致成漏，终不能瘥”（《疮疡全书》）。其病“由阳明胃经积热而生”。本案患者右颊肿块，病理确诊为腺样囊性癌。经手术和放疗后，见胸闷、胸痛、鼻衄等肺系之症，X线诊断为肺内转移癌。此阳明胃经蕴热传于太阴肺也，致肺内郁热，煎熬津液成痰，气机阻滞，故胸闷、胸痛；肺热灼伤血络则出血，从其窍溢而为鼻衄；热痰气血搏结，乃成肺疽，此亦即母病传子之证。本案病因病机乃肺胃郁热，热痰血结所致，故法拟清解肺胃，下气化痰，凉血散结，以冀软坚消肿为治。1方用马齿苋，取其散血消肿之功，用治于肿瘤，则瘀血散而鼻衄止，实属独到经验，马齿苋“治痢疮，杀诸虫”（《开宝本草》）。世医只知治痢，而不知疗疮。复诊以1、2方同服，用马齿苋以散血结，山慈菇、僵蚕、昆布、大贝、茶叶散血结痰结，使原发病灶得解，口腔血水已止，颊骨压痛见瘥，精神好转，能料理家务。但X线摄片示肺内阴影增大，似嫌上方解毒抗癌及治肺之力不足，故改服3方，加白花蛇舌草、天花粉、枇杷叶、瓜蒌、沙参、桔梗、杏仁等均入肺经，专以清肺解毒，化痰散结；紫草、仙鹤草入血分，以凉血、散血、止血；佐五味子酸收敛肺，以防肺气耗散太过。又因患者经手术和放疗伤正，故见乏力、纳呆、脉缓等肺脾气虚之证，故2、3方均用蜜丸，润肺补中，缓急解毒，以扶正祛邪，缓图其功，症状消失，肺转移后带癌存活五年余。

十二、左下颌恶性混合瘤

朱曾柏案

杨鲁，男，38岁。武汉市青山区青山印刷厂会计。1971年3月25日初诊。

［西医学检查］1970年6月28日武汉医学院第一附属医院病理诊断（病检号：0073174）：左下颌恶性混合瘤。

1970年10月27日湖北医学院第二附属医院病理诊断（病检号：700932）：左下颌恶性混合瘤。

［临床证候］1970年初发现左下颌处有一硬块，3个月后增大至约10cm×10cm大小，高出表皮，推之不移，除时感左侧鼻孔呼吸不利外，无红肿痛痒。约1个月后，肿块增大至25cm×25cm大小，质地坚硬如岩，遂致鼻孔呼吸受阻，头脑胀痛。殆至10月，自觉症状加重，身体进行性消瘦，遂至湖医二附院手术（1970年10月27日），因肿块位于颈总动脉与颈内外动脉间，此处血管较多，出血多，分离肿块时，血压下降，故未能摘除，彻底止血后缝合。嗣后告知其单位，谓治疗不易，劝其出院。出院后约半年，体重由病前62kg锐减至44kg，自觉肿块稍有增大，经介绍来我处诊治。

头胀头晕，血压偏高，鼻孔呼吸不利。直观之下，左下颌肿块大于25cm×25cm大小，质地坚硬如岩，推之不移，肿块皮色正常，伤口愈合良好，全身浅表淋巴结未扪及。咽喉、口舌干燥，饮水较多。精神尚好，情绪乐观，毫无恐惧心理。颜面、舌质暗晦，脉象沉滑有力。

［中医辨证与治法］顽痰死血结聚，久遏化毒成癌，但精神旺盛，真气内存。立化顽痰祛死血，清热解毒，破瘀攻坚之法。

［方药］夏枯草90g，丹参、海藻各30g，黄芩12g，白花蛇舌草100g，三棱、莪术、玄参各15g，生蒲黄、甘草各10g，钩藤24g（后下）。

每剂药加水约1200ml，小火煎成约500ml，去渣，加蜂蜜100g微煎，每日分多次随意服完。另药液送服六神丸10~15粒，每日3次。

［治疗经过及疗效］告慰患者在服药的同时精神要乐观，要有战胜疾病的信念；并嘱其禁食公鸡、鲤鱼、虾、蟹、猪头肉等发物，烟酒等刺激物亦应为戒。

服药调治2个月后，肿块略见缩小，根底始见松软。患者见服药有效，情绪更为乐观。药既见效，当守方，加浙贝母15g。外用黄药子油涂搽。

经治半年后肿块明显缩小，非仔细观察难以发现左下颌处有新生物高于表皮。病退药减，上方小其制，嘱一剂药服2天，间隔2天再服药1剂，以资巩固。嗣后药物增损在生山甲、土鳖虫、川蜈蚣、蒲公英、连翘、野菊花、黄芪、鸡内金之间。精神食欲旺盛时，酌加生山甲、土鳖虫、川蜈蚣；食欲精神欠佳时，加黄芪、鸡内金；心情烦躁，头脑晕胀时，加蒲公英、野菊花、炒栀子。患者间隔服药3年，体重恢复，除正常工作外，并时有加班，然无任何不适。

临床治愈。肿块消失，至1983年6月已健康存活12年余。

【按语】本案两次病检，确诊癌症无疑。其之所以用中药取得根治之效，可能有多方面原因，主要有三，如下。

一发挥中医辨证施治优势，注重立法遣药。肿块发生在肝胆经之分野处，故始终用夏枯草入肝解郁散痰结，与玄参为伍，散、养并举，适宜于久服。毒，中医的概念很广，但概括起来有二种涵义：一是外来病毒侵入机体致病之毒；二是体内病理产物化毒。本案隶属后者，即顽痰、死血遏久化毒，痰中有瘀，瘀中有痰，故解毒、破瘀与化痰兼行，取白花蛇舌草、蒲公英、野菊花、蜈蚣等清热利湿解毒；三棱、莪术等化瘀攻坚；钩藤平肝清热化痰，药性轻扬走上，且有舒筋活络之功，用之有引经报使之意。值得重视的是，特取海藻、甘草为伍，使二药之性相激，以提高本方化散痰结之效，古称二药相反，笔者凡治顽痰怪证时，专以二药相配，几十年来，未见不良反应。黄药子解毒消肿，化痰散结，古代方书中，认其能治“恶肿疮瘘”、“瘿疾结核”，但因其久服对肝脏有害，故取外用。六神丸是一种解毒消肿的有效药物，亦有抗癌作用。

二心情开朗，情绪乐观是本案长期使用攻伐而取效的内在条件。心为一身之大主，从中医学理言，这个“心”的概念是广义的，因此精神舒展，可使血脉流畅，津液运化，体内阴阳气血按序而升降出入，故痰、瘀得以分消，正盛邪怯，癌肿消散。据有关资料报道，肿瘤患者在情绪乐观时，体内分泌一种物质，能控制肿瘤恶化和转移，故常告慰患者保持其高度的乐观情绪。

三忌口的作用。对于肿瘤病人禁食发物，中医历来都很重视。中医医籍中，常有“忌鸡虾，戒郁怒”等记载。我国民间对生病忌口的问题也很注意，但有一种偏向是禁忌太多，甚至连一切鱼类和豆腐都在禁戒之内，人为地减低机体抵抗力，这就大可不必了！本案患者多年来对确有诱发、扩散肿瘤之食物禁忌甚严，并能做到“自摄”以“全真”“仁寿”，这对保持病情稳定，资助长期服药，不伤败胃气，都有一定作用。

【辑者按】 口腔颌面部肿瘤多来源于上皮组织和间叶组织，有良性和恶性之分。常见的良性肿瘤有乳突状瘤、血管瘤、淋巴管瘤等。恶性肿瘤以鳞状细胞癌、肉瘤等较为常见。涎腺肿瘤也并不少见。据国内资料统计，占口腔颌面部肿瘤的19%（包括良、恶性）。颌恶性混合瘤属恶性涎腺肿瘤之一，是发生于颌下腺的恶性肿瘤，多发生在40岁左右男性或女性。本病的诊断单从临床检查往往很难肯定，行涎腺X线造影对判断肿瘤的部位、范围及性质有参考价值。一般不主张术前活检，因切取活检有可能造成瘤细胞种植，播散及面神经损伤。西医学对本病的治疗主要采用外科手术，但因颌面部功能复杂，手术难度较大，且术后易复发。

本案患者症见左下颌肿块，迅速增大到10cm，乃至25cm，质硬不活动，两次病理确诊均为恶性混合瘤，手术未能摘除而缝合。并见血压增高，头痛晕胀，左鼻阻塞，咽干舌燥，口渴饮引，此乃肝火上冲所致。肿块发生部位正在足厥阴少阳肝胆经之分野处，肝胆火炽，自郁成积，自积成痰，自血成瘀，痰挟瘀血，遂成顽痰死血，化毒成癌，病位虽在颌下，但累及脏腑在肝胆。故治则始终立足肝胆，法拟清肝解毒，化痰散结，破瘀攻积。以大剂量夏枯草为君药，每剂90g，而建奇功，《本草经疏》谓其“为瘰疬鼠瘘之要药，入足厥阴少阳经”；辅海藻亦入肝，散颈下硬核痈肿，特与甘草同用，取其相反之性而相成，以增化散顽痰结聚之效，海藻、甘草为“十八反”之戒，但朱老临证几十年用之有奇效而无不利；又辅以大剂量白花蛇舌草100g，亦入肝经，以解毒抗癌，消痈散瘀；佐玄参性凉多液，滋阴解毒，乃攻养并举而不伤正，宜于久服。治疗中，精神食欲旺盛时，则酌加山甲、蜈蚣、土鳖虫等虫类搜剔之品，以破瘀攻邪；精神食欲欠佳时，则加黄芪、内金以益气健脾，顾护胃气；肿块明显缩小，邪退正复时，则以原方小其制，一剂服2天，隔2天服一剂的给药方法，间隔服药3年，并嘱患者做到精神愉快，忌食发物，终使肿块消失，病愈效捷，且随访至1983年6月已健康存活12年余。

本案从辨证立法到组方遣药，从给药方法到饮食宜忌，从药物治疗到精神摄养，均是治愈本案患者的关键，亦是朱老的宝贵临床经验。

十三、下唇鳞癌

刘炳凡案

杨正桃，男，65岁。1978年6月诊治。

[西医学检查] 1978年4月湖南医学院第一附属医院病理诊断：鳞癌。

[临床证候] 患者下唇肿核，初起一粒胡椒大，6个月后渐如梅核大，质坚硬，发展迅速，在湖医附一院手术治疗，病理确诊鳞癌。术后2个月复发，因白细胞在3.5×10^9/L以下，不能进行化疗，遂来我所请求中医治疗。

唇肿大如覆杯，原切口处翻花如剥开的石榴状，溃烂流水，诉进食困难，疼痛牵引到右侧头面部，右颌下淋巴结肿大如豌豆大，口干大便结，小便黄短，舌质红，苔薄黄，脉弦细带数。

[中医辨证与治法] 阴伤热炽，毒滞血瘀。立养阴清热解毒，活血通络化瘀之法。

[方药]

(1) 内服方：太子参、首乌、生地、黄精、女贞子各15g，沙参、丹皮、旱莲、蒲黄、天葵子各10g，白芍、土茯苓各12g，甘草、蛇蜕（焙）各6g，皂角刺炭3g。水煎服，每日1剂。

(2) 外用方：蚰蜒（鼻涕虫）、鼠妇（地虱婆）等份，烘干，加冰片少量，研极细，撒布癌灶溃烂处，每日涂药4次。初涂痛重，坚持即缓。

[治疗经过及疗效] 内服上方20剂，同时外涂药，溃烂面已消平缩小，

头痛缓解，病势即定，进食不感困难，大便通畅，尿转淡黄。坚持原方继续内服外涂，2个月后复诊，癌灶已全部平复，收口生肌，颌下淋巴结肿大也相继消失，口不渴，二便如常，舌质淡红，苔薄白，脉弦小缓，改用六君子汤加沙参、石斛，调理脾胃善后。3个月复查，疗效巩固。

痊愈。临床症状及肿块均消失。

【辑者按】 唇癌是口腔癌中较常见的一种。占口腔恶性肿瘤的7.1%～15.0%，在口腔癌中居第三位，占全身恶性肿瘤的0.9%～2%。多见于老年人，年轻者少见，高发年龄50～70岁。绝大多数为男性，女性较少，男女比例为7:1。本病病因尚未肯定，一般认为长期暴晒、嗜吸烟者，及上皮角化、白斑、肉芽肿、口腔裂口等疾病长期不愈，可引起本病。西医学对本病的治疗，主要有药物、放疗和手术等治法，运用得当，疗效良好，一般5年生存率在70%以上。

唇癌属于中医学的“茧唇”范畴。《疮疡全书》（1569年）明确记载：“茧唇者，此证生于嘴唇也……若肿起白皮皱裂如蚕茧，故定名曰茧唇也，始起一小瘤，如豆大，或再生之，渐渐肿大，合而为一，约有寸厚。或翻花如杨梅，如疙瘩，如灵芝，如菌，形状不一”。这些包括了唇癌的主要症状。早期如豆粒大小，继则向外发展，肿起，黏膜皱裂，描绘为为“如蚕茧”很形象，中医学以此而命名该病为茧唇很有意义。特别是翻花如杨梅等的记载很象唇癌后来出现的菜花状溃疡型肿块，故可认为茧唇即是唇癌。本病病位在口唇；病因乃过食炙煿煎炒食物及醲酒厚味，长期反复刺激及灼伤嘴唇，与西医学认为长期吸烟或暴晒过久甚为相似，加之思虑暴急，均致毒火内结，气滞血瘀，痰火注唇而成；累及脾、胃、心、肝、肾及其所属之经脉。胃足阳明之脉下循鼻外，入上齿中，还出挟口环唇，脾气通于口，脾之合肉也，其荣唇也，是故脾胃之经与唇相应，脾湿痰凝，胃火结毒，乘经而冲发，留注于唇，故成斯疾；心为火脏而主神明，心思太过，则心火亢盛，传之于脾，母病传子；肾为水脏而济心火，心火独亢，则肾水不济，水不制火也。心手少阴之支脉，从心系上挟咽，肾足少阴脉直者，循喉咙挟舌本，二经皆通于口，口之荣唇也，故肾水枯竭，不济心火，则发为肾虚茧唇；肝足厥阴之支脉，从目系下颊里环唇内，思虑暴急，则肝经怒火，循经而径灼于唇，则罹是病。亦可传脾而克之，木乘土也。

本案病理确诊为鳞癌，术后复发转移。瘤大如覆杯，翻花如石榴，溃烂疼痛，伴见口干面痛，进食困难，溲黄便秘。乃脾胃心肝火炽，热毒灼伤肾阴，脉络瘀阻所致。舌红苔黄脉细弦数，乃热炽阴伤之征。故拟养阴清热解毒，活血化瘀，内外合治为法。内服方用土茯苓入肝胃二经以清热解毒，入络搜剔湿热之蕴毒，治“恶疮痈肿”；天葵子入脾经以清热解毒，消肿散结，排脓定痛；生地、丹皮、蒲公英入心肝二经以清热解毒，凉血行瘀，消痈疮毒，且生地、丹皮又入肾经以滋阴补水；蛇蜕入肝脾二经，以毒攻毒，消恶疮肿，诸药合用，共达祛邪之功；辅何首乌、女贞子、旱莲草、白芍、太子参、黄精、沙参以滋补肾水，补脾生血，共奏扶正之功。肾水补，脾血生，则火自除，热自清，瘀自化，肿自消矣。佐皂角刺引药直达病所，以建消肿托毒排脓之功，因其性锐力利，故炒炭为缓其性。外用方以蛞蝓、鼠妇等份烘干，加冰片少许，研末外敷，以消肿敛疮，生肌止痛。全疗程仅3个月，临床症状消失，癌瘤全部平复，而获痊愈之效。

十四、鼻咽癌

薛盟案

马某某，男，40岁，杭州市石油公司干部。1981年2月12日初诊。

[西医学检查] 1980年3月杭州市第某医院五官科检查：发现左上软腭部耳咽管附近有结节状物存在，黏膜溃疡面不大。病理诊断：低分化癌。EB病毒VCA－IgA抗体滴度：1∶80，阳性。

[临床证候] 1980年初大扫除时，突然鼻腔大出血，涔涔而下，经纱布填塞暂时控制。此后每隔数天即反复发作，鼻道闭塞不通，确诊鼻咽癌，住肿瘤医院放射治疗2个月。出院后仍鼻腔少量衄血，咽喉有梗阻感，吞咽困难，牙龈肿痛，口干，血象明显下降[白细胞3×10^9/L，血小板（50～60）$\times10^9$/L]，脉弦细，苔灰腻少津，舌体胖大。

[中医辨证与治法] 邪毒上攻，气阴两伤，升降失司，血液妄行，发为衄血。立清热解毒，益气养阴，凉血止血之法。

[方药]

1方：党参、白花蛇舌草各30g，七叶一枝花、干地黄、鱼脑石（先煎）、紫珠草各15g，鲜石斛（先煎）18g，天冬、麦冬、骨碎补各10g，辛夷9g。水煎服，每日1剂。

2方：南沙参、北沙参、丹参、辰茯苓、葎草、鱼腥草（后下）各15g，鲜石斛（先煎）18g，党参30g，辰麦冬10g，五味子、蜂房各9g，川芎7g。水煎服，每日1剂。

3方：苏叶、小川连、蜂房、辛夷、蔓荆子各9g，制全蝎5g，山豆根10g，生地、白花蛇舌草各20g，生白芍、北沙参各16g，野菊花12g。水煎服，每日1剂。

4方：广角片（先煎）、生地各20g，生白芍15g，丹皮、玳瑁片（先煎）各9g，天冬、麦冬各10g，香茶菜、边条参、生黄芪各30g，川贝粉6g（吞），六神丸10粒（吞）。水煎服，每日1剂。

［治疗经过及疗效］盖鼻咽为肺气出入之清窍，今邪毒上攻，浊不降则清不升，况气阴已伤，正其本，俾邪热之势得戢，血亦不致妄行矣。遂拟1方投治。

服1方调治1个月，鼻衄已止。不久，自觉胸闷心悸，眩晕头痛阵作，神疲乏力，干嗽咯痰不畅，此心气渐衰，热毒炽盛，肺阴被灼，仍以扶正祛邪，两顾为宜，拟2方治之。

上进药饵，诸症已解，唯头痛、鼻衄间作，拟对证投药，以缓其急，姑予3方。

服后，头痛瘥。病程已历时2年9个月，各项见证互有进退，但眠食精神显有起色。至1983年6月间，出现痰带血丝，喉间不时吐出脓性分泌物，口干灼热，左目视力锐减。复查EB病毒VCA－IgA抗体阳性，提示癌细胞又在活动，拟犀角地黄汤加味，为4方，以抑制病情发展。

连服15剂，痰血及脓性渗出物完全消失，余症亦次第好转，后去六神丸，嘱常服喉炎丸（成都中药厂制品，主要成分有犀角、珍珠、熊胆、牛黄、麝香、蟾酥、黄连、制硼砂等）及羚羊角粉；配合煎方以参、芪益气，归、芍补血，沙参、石斛、二冬养阴，香茶菜、蛇舌草、蜂房等制癌，并加山豆根、马勃、射干等引经药，随宜加减。近2个月来，病情基本稳定，现正在继续观察中。

临床治愈。临床症状消失，至1984年2月已存活3年健在。

【按语】 本案经放疗后，真阴被劫，热邪窜扰无制，故出现鼻衄、头痛、胸痹、心悸、咳嗽等合并证候。尽管病情复杂，“病千变，药亦千变”，终能发挥中医辨证施治的特色，达到缓解病情的目的。

张鹏举案

赵崇元，男，34岁，陕西省米脂县龙镇人，包头钢铁厂工人。1974年1月20日初诊。

［西医学检查］1971年3月内蒙古医院诊断：鼻咽癌。1971年12月北京解放军总医院诊断：鼻咽部大圆形细胞癌（病理号：145746）。1974年1月7日内蒙古一机厂职工医院诊断：鼻咽癌头部转移。1974年1月18日榆林县医院五官科检查示：左面部上弓下，头中部，前至口，后至耳后5cm广泛肿大，以放疗处为中心皮肤发硬，色变暗黑，有横行纹沟，皮肤无溃烂。鼻内镜检：靠左耳上方有1～1.5cm边界不清之肿物，表面坏死，呈灰白色假膜，无出血。诊断：鼻咽癌头部转移。

［临床证候］患者1971年2月左鼻孔出血，颈部有杏子大肿块，本厂医务室和包头市291医院均认为是淋巴结核，治疗1个月无效。嗣后多处确诊

为“鼻咽癌”，并于1971年冬在北京解放军总医院住院放疗3个月（住院号：140746），肿块消失，但病情反复发作，3年内去北京治疗3次，总医院认定病属晚期，再无良法。患者心情悲观，回家探亲，前来求诊。

面目皆肿，左腮坚硬，皮肉不变，局部发紫，左臂麻木疼痛，体惫耳鸣，口张二指，龃龉不灵，咽内黏痰特多，进食如常，舌红苔薄，脉象沉涩。

［中医辨证与治法］肺经火郁，气血郁滞，凝结成癌。内外合治，内以清热解毒，开上宣郁，咸降滋阴；外以拔毒消肿。

［方药］

（1）内服方

1方：银花15g，连翘、牛蒡子、夏枯草、侧柏炭、紫花地丁各10g，贝母、漏芦、白芷、山豆根各6g，蛇蜕2g，百草霜、山慈菇各3g。水煎服，每日1剂。

2方：黄石蜈丹

雄黄25g，月石30g，蜈蚣50条，共研细末，蜜丸梧子大，分1个月服之，每天随汤药2次送下。

3方：牛黄2g，黄连、侧柏炭、西红花各16g，黄芩、栀子、硼砂、犀角、石菖蒲各10g，郁金、雄黄各6g，朱砂、珍珠、羚羊角各5g，麝香3g，焙蜈蚣50条，玄明粉30g。共研细末，蜜丸，每丸3g，早晚各1丸，含化。

（2）外用方：血竭花、胆矾、蟾酥各3g，朱砂、麝香各2g，京墨10g。共研细末，调膏外敷。

［治疗经过及疗效］内服1方6剂并黄石蜈丹及外敷药后，左腮部摸之已软，但仍感头痛，脸肿麻木疼痛并发痒，吐黄稠痰块，口唇发干，诊脉沉涩。继予内服1方去蛇蜕、百草霜，加半枝莲30g，水煎服，每日1剂，同服黄石蜈丹。外用如前。

又服上方20剂，脸部发紫转为黄色，坚硬肿块渐渐缩小，推之能动，头痛减轻，进食如常，休息尚佳，舌润口和，二便自调，唯鼻涕发黄带血，诊脉沉弦而涩。患者要求回家治疗，继以内外皆治之法，内服3方，外用如前。

有效。临床症状好转，治后存活2年，因转移脑肿瘤死亡。

【按语】本案火郁日久，气血失畅，凝结成癌，故内服1方用连翘散十二经血凝气聚，银花解毒散结，牛蒡子味苦清上热，贝母辛散肺郁、散结泄热，配白芷和利血脉，夏枯草、紫花地丁、山豆根、山慈菇解内热、散结消痈肿，百草霜、侧柏炭凉血消瘀，蛇蜕引诸药攻积散结；内服2方黄石蜈丹破瘀血、消肿痛、化痰涎；外用方以血竭花行瘀活血，朱砂入血分解毒，胆矾发散风火，蟾酥味辛气热，可拔毒消痈，麝香辛香走散、通行十二经，配京墨消肿行瘀，祛瘀生新，合而获效。

段凤舞案

孙述善，男，35岁，住北京市龙潭北里五条5楼3单元13号。1967年9月18日初诊，病历号：222565。

[西医学检查] 1967年9月北京友谊医院病理诊断：鼻咽部鳞癌。日坛肿瘤医院病理诊断同。

[临床证候] 患者1967年2月出现鼻塞，并时有头痛，未加注意，延至9月初出现鼻衄，确诊鼻咽部鳞癌，遂来我处诊治。

头痛鼻塞，形瘦纳差，乏力体倦，左颌下淋巴结肿大约1cm×2cm大小，质硬。舌质红、苔薄黄，脉弦细。

[中医辨证与治法] 土虚木乘，肝阳上扰。立柔肝潜阳，健脾治本之法。

[方药]

1方：钩藤、生荆子、当归、白芍、党参、玉竹、桑枝、桑叶、苍耳子、白蒺藜、生黄芪、炒白术、远志、枣仁各9g，天麻6g，大枣5枚。水煎服，每日1剂。

2方：天麻、钩藤、桑叶、阿胶珠、全当归、蚤休、生牡蛎各9g，金银花、生黄芪各15g，白茅根、仙鹤草各30g，玉桔梗、小蓟炭各6g，川芎3g。水煎服，每日1剂。

3方：生黄芪30g，潞党参、云茯苓、生地黄、麦门冬、杭白芍、杭菊花、天花粉、生牡蛎、苍耳子、全蝎各9g，炒白术、桑寄生、草河车各15g。水煎服，每日1剂。

4方：黄药子、草河车各60g，山豆根、夏枯草、败酱草、白鲜皮各30g。诸药共为细末，炼蜜为丸，每丸6g，早晚各服1丸半。

5方：野菊花、生地黄、粉丹皮、云茯苓、蔓荆子各9g，枸杞子、钩藤、灵磁石各15g，淮山药、桑椹子、白蒺藜各12g，细辛3g，白芷6g。水煎服，每日1剂。

另，蜈蚣1条，冰片0.6g，共研细末和匀，少许外贴头痛处。

6方：生首乌、土茯苓各30g，冬桑叶、杭菊花、蔓荆子、莲子肉、石斛、炒栀子、远志肉、焦三仙各10g，女贞子、灵磁石、太子参各25g，苍耳子15g，龙胆草、细辛各3g。水煎服，每日1剂。

[治疗经过及疗效]

1967年12月8日二诊：服1方3个月，并用放疗，头痛减轻，精神好转，仍鼻塞，左侧鼻衄较甚。舌苔薄黄，脉仍弦细，肝阳未平，肺热又炽，宗原法再佐清肺止血之味，拟2方继服。

1968年1月18日三诊：鼻衄已止，鼻塞流涕，前额跳痛，气短乏力，纳谷不佳，脉细苔薄，中焦运化无力，又热毒为患，上扰清阳，当扶正祛邪同施，不能忍受放疗而中止。予3、4方，汤丸并进。

四诊：纳谷转香，头痛仍甚，午后为著，甚则不能低头，腰酸腿软，脉细苔薄。肾水亏损，水不涵木，宜滋水涵木，遂拟5方煎服。

五诊：头痛减轻，口苦心烦，下肢酸沉无力，脉弦细，苔薄黄。守前法加大清肝之力，予服6方，以冀巩固。

显效。临床症状显著好转，至1983年10月已存活16年余，仍在门诊随治，间断服药。

赵金铎案

周传盛，男，42岁，贵州安顺虹山机械厂冶金科干部。1980年5月5日初诊，病历号：031428。

［西医学检查］贵阳医学院及中国人民解放军总医院病理诊断：鼻咽癌。

［临床证候］患者确诊为鼻咽癌后即来京于某某医院作放射治疗（放疗号211901），1个疗程后，因发生口苦咽干、张口困难，语言难出等症而终止放疗，前来求中医诊治。自感口中干涸难忍，外出时必须携带小水瓶，时时以水润口，否则舌体木涩，难以转动。不时咳唾脓血性分泌物，并出现两次大吐血。口腔黏膜遍生溃疡，灼热疼痛。头晕耳鸣，睡中易惊，心悸胆怯，憎憎不安。小便微黄，大便微溏，舌鲜红少苔，舌面龟裂少津，声音低怯嘶哑，面色黧黑萎黄，脉弦细无神。

［中医辨证与治法］热壅上焦，熏灼煎熬津液，心肺俱伤，气阴两虚。立益气养阴，清热解毒，标本兼顾之法。

［方药］生晒参、丹皮、侧柏炭、百合各9g，玄参、南沙参、北沙参各15g，鱼腥草、藕节各20g，重楼、生甘草各6g。水煎服，每日1剂。

［治疗经过及疗效］守服上方20剂，鼻咽腔脓血性分泌物减少，口苦咽干之症消失，外出已不需携带水瓶，语声洪亮，体魄皆感明显恢复。唯苦胃脘嘈杂，口中木然乏味，大便稀溏，微觉形寒畏冷。舌红少苔有裂纹，脉弦细而数。乃气阴渐复，胃气不和，故于前方中再加益气建中之生薏苡仁30g，砂蔻仁各3g，山药20g，黄芪15g与服。服至7剂，嘈杂、便溏、形寒之症著减。嘱其以此方配制丸药带回原地，坚持服用。并定期以信函往来的办法，指导其调养。

痊愈。临床症状消失，1981年北京某某医院检查：双耳及鼻部无异常，咽部轻度充血，双侧扁桃体不大，双咽鼓管清晰可见，咽隐窝光滑，未见肿物，余（－）。近期追访，存活4年健在。

【按语】在浩如烟海的中医学文献中，早有专方专药治病的记载，如茵陈退黄，常山截疟，使君子杀虫，半枝莲治毒蛇咬伤……现代临床及实验研究又发现了大量具有抗癌、降压、抗过敏、抗炎等作用的中药和方剂，更丰富了专方专药的内容。诚然，专方专药不能代替辨证论治，然足以成为辨证论治的重要补充。

本案之治，即依照辨证论治的基本法则，以益气养阴之剂扶正培本，酌加具有解毒、抗癌、消炎作用的重楼、鱼腥草等取得了满意的疗效。虽属千虑之一得，亦借此足以说明，辨证与辨病相结合，辨证论治与专方专药相结合，是攻克肿瘤难关，不断丰富和发展辨证论治指导原则的重要途径之一。

文琢之案（鼻咽部上皮样癌）

杨某某，男，61岁，四川省成都市红星中路89号。1977年9月26日初诊。

［西医学检查］1976年12月四川医学院病理检查报告：鼻咽部上皮样癌。

1977年9月成都中医学院临床检查：右颈部胸锁乳突肌中份包块，质硬，不活动，位深，表面不光滑，大4cm×3cm，右鼻内尚有血痂。

［临床证候］右颈部包块半年，伴鼻出血3个月。患者于1976年底，无意中发现右颈部包块，经川医活组织病检，乃鼻咽部上皮样癌。放疗后，包块由鸭蛋大小而消失。半年来包块复现，且渐渐长大，近3个月右鼻常出血，消瘦，又去川医24科（肿瘤科）诊治，建议改用中药治疗。

面色少华，形体消瘦，乏力声低，食少眠差，二便正常，包块疼痛，近1个月来长大明显。舌质淡红，苔薄白，脉弦细。

［中医辨证与治法］气血两虚，血瘀毒凝，发为失荣。立补益气血，和营解毒，软坚散结之法。

［方药］八珍汤加减：黄芪、党参、淮山药、半枝莲、牡蛎各30g，茯苓、当归、大蓟、小蓟、赤芍、淡海藻、淡昆布各15g，白术、陈皮、地龙各10g，仙鹤草、玄参各20g，甘草3g。水煎服，每日1剂。

［治疗经过及疗效］服上方8剂，纳增痛减，鼻血减少，余症同上，病势微有起色，宜守方再进，加山慈菇10g，继服。

又服12剂，鼻血已止，包块未长大，精神较前明显好转，面部仍苍白少华，体重未继续下降。上方去大蓟、小蓟，继服。另服消核浸膏片，每日

3次，每次3片（消核浸膏片是文老经验方，治疗多种肿瘤有效。本品临床研究获1982年四川省重大科技成果奖，本院药房有售，对外函购）。汤片并进，至1978年8月10日复查右颈包块消失，面色红润，体重增加。

临床治愈。临床症状及包块消失，2年后复发，继用中药施治。至1984年2月已带癌存活6年5个月。

【按语】文老治肿瘤包块，喜用调其气血、疏肝散结之品，不主张用峻猛之剂。因肿瘤所生非一日之物，其形之消亦非一二日之功，需长期服用药物。峻猛之品攻病虽力足，短期运用尤为可谋，若长期使用，正气堪虑，如正气一失，肿瘤之物何能消？生命之延长从何谈起？因此多采用扶正祛邪之法，法正、药缓、力均，可长期使用。留得一分正气，则有一分生机，此乃治肿瘤之要法也。

【辑者按】鼻咽癌为我国多发肿瘤之一，占头颈部恶性肿瘤的首位。发病率以华南地区为高，在某些高发地区，发病率已居恶性肿瘤之首。发病年龄在30～60岁之间，男多于女，男女之比为2.35∶1。病理以低分化鳞状上皮细胞癌为最多（占85.6%），未分化癌和较高分化癌都较少见。大体形态可呈结节型、菜花型、黏膜下型、浸润型和溃疡型。本病早期即可发生颈淋巴结转移，晚期可出现血行远处转移，如肺、肝及骨、关节转移等。对可疑病例须及时施行活检以确诊。由于鼻咽癌患者的EB病毒远较其他恶性肿瘤及正常人高，VcA－IgA抗体测定已作为普查及治后监护的手段。西医学对本病以放射治疗为主，放疗后6年成活率为50%左右。本病病因尚未明确，经研究表明与遗传、病毒及环境因素有关，特别是与EB病毒有密切的抗源性关系，从癌肿活体组织培养的淋巴母细胞中分离出EB病毒。

在中医学历代医书中，有许多类似鼻咽癌不同阶段产生不同症状的描述，可属“鼻渊”、“鼻衄”、“鼻齆”、“耳鸣”、“控脑砂”、“上石疽”、“失荣”等证范畴。《素问·气厥论》曰：“鼻渊者，浊涕下不止也，传为衄蠛瞑目。”此处说鼻渊可传为鼻衄，并使目暗（瞑目），与鼻咽癌向邻近窦腔扩展，侵犯视神经而出现复视或视物模糊等的表现吻合。明·王肯堂《证治准绳》曰：“鼻塞久而成齆。”王纶在《明医杂著》中说：“耳鸣证，或鸣甚如蝉，或左或右，时时闭塞，世人多作肾虚治不效，殊不知此是痰火上升，郁于耳中而鸣，郁甚则壅闭矣。”说明此一耳鸣并非肾虚所致，而是痰火所生，可能是鼻咽癌的耳鸣闭塞之症。《医宗金鉴》中“鼻中淋沥腥秽血水，头眩虚晕而痛”，“必系虫蚀脑也，即名控脑砂”，此述与鼻咽癌所引起的头痛类似。又曰：“上石疽，生于颈项两旁，形如桃李，皮色如常，坚硬如石，臖痛不热。……此证初小渐大，难消难溃，既溃难敛，疲顽之证也”；明·陈实功《外科正宗》云：“失荣者，……其患多生肩之已上，初起微肿，皮色不变，日久渐大，坚硬如石，推之不移，按之不动，半载一年，方生阴痛，气血渐衰，形容瘦削，破烂紫斑，渗流血水，或肿泛如莲，秽气熏蒸”，这些证候与鼻咽癌颈淋巴结转移的症状非常相似。

中医学认为，鼻咽癌的主要病机为肺热痰火及肝胆毒热上扰，痰火瘀血互结所致。盖肺主气，其经手太阴之脉也，开窍于鼻，肺和则鼻气通利。肺气不和则上焦热盛，肺热乘于太阴之经而蕴积于鼻，迫血离经而鼻衄；气血凝滞，津液停结，变生疮疽，则鼻塞成齆。肝足厥阴之脉，循喉咙之后，上入颃颡，忧思恚怒，则肝气郁结，肝火上逆，熏灼颃颡；又肝胆之脉相连，肝病则胆必受累，肝胆毒热，移行于脑，则为鼻渊、脑砂。胆足少阳之脉下耳后循颈至肩上，其支者，从耳后入耳中，郁火灼津液为痰，痰火上结，郁于耳中，出现耳鸣闷塞；痰火搏于少阳，阻塞经络，日久血瘀，痰火瘀血互结，形成肿块，而成上石疽，失荣。故治疗应以清消为主。

本组验案5则：患者均为男性，年龄34~61岁，均经病理检查而确诊。其中1例（薛盟案）测定EB病毒VCA-IgA抗体阳性。2例出现头颈部转移（张鹏举案、文琢之案）。5例均接受放射治疗后，改用中医疗法，而获较好疗效。除1例治后存活2年因脑转移死亡外，余4例治后随访已分别存活3、4、6、16年，并在继续治疗中。

综观各案，其临床上均见不同程度之鼻衄、鼻塞、头痛、耳鸣及颈项肿块等鼻咽癌的典型表现，病机与“肺热痰火及肝胆毒热上扰。痰火瘀血互结”相符。经放射治疗，耗气灼津劫液，出现不同程度的气阴两虚之证，故5案中仅张鹏举案纯用清消攻邪，内外合治之法，其余4案均采用清消益养，扶正祛邪之内治法而效彰，兹简辨之。

张鹏举患者因放疗失败，病情反复，心情悲观，致肺热肝郁火盛，痰火瘀滞结毒已深，进入晚期，则面目皆肿，颈块坚硬，臂麻痛疼，张口受限，龃龉不灵，咽内痰甚，胃气尚存，但痰涎壅盛，故纯用清解消痰为主，内外合治，以冀祛邪存正。内服剂中，清热解毒用银花、连翘、紫花地丁、黄连、黄芩、栀子，1方中佐白芷开上宣郁，蛇蜕引药达所；以毒攻毒用黄石蚣丹（《拔萃方》不二散即用蜈蚣同雄黄配伍，疗毒恶疮，此又加月石化痰消肿，乃张老古为今用之发挥）；凉血、化瘀、止血用侧柏炭、百草霜、红花；消痰散结、咸降软坚用夏枯草、牛蒡子、贝母、漏芦、山豆根、山慈菇、硼砂、玄明粉；凉血解毒，开窍豁痰，熄风定惊用牛黄、犀角、羚羊角、菖蒲、郁金、麝香、辰砂、珍珠等，以防癌毒入脑；辅以外用方拔毒消肿。治后获显效，存活2年，终因癌毒已深，脑转移而死亡。

薛盟案患者因突发鼻衄、鼻塞成齆，放疗后虽衄血减少，但口干咽阻，吞咽困难，牙龈肿痛，血白细胞及血小板下降，舌胖少津，脉弦细。乃邪毒犯肺，放疗劫阴，气阴两伤，升降失司，瘀血内阻，血热妄行，发为衄血之证。故拟清热解毒，益气养阴，化瘀生新，凉血止血，宣肺清肃，扶正祛邪为法。内服4方中，清热解毒酌用白花蛇舌草、七叶一枝花、鱼腥草、黄连、香茶菜、六神丸、喉炎丸等（现代药理研究，白花蛇舌草、七叶一枝花、香茶菜、六神丸均有抗癌作用）；以毒攻毒用露蜂房、全蝎、合蔓荆子、野菊花散风热止头痛；益气养阴用党参、生地、石斛、天麦冬、沙参、五味子、白芍、黄芪；凉血止血用犀角地黄汤，加玳瑁以增清热凉血之功；化瘀止血用紫珠草、骨碎补、丹参（现代药理研究，紫珠草可使血小板增加，出血时间、血块收缩及凝血酶元时间缩短）。骨碎补性降，补肾而收浮阳，《开宝本草》谓其“主破血止血”，《本草求真》称其“破瘀生新”，此薛老治疗鼻衄出血之独特经验。1、2、3方中尚有鱼脑石、辛夷、葎草、苏叶四味，在方剂组成中均属使药，但起着重要作用。鱼脑石、葎草利尿通淋，辛夷、苏叶入鼻宣肺，水道得通，浊气得降，清气自升，肺气通调，升降相依，宣肃有序，则血自止矣。又《本草汇言》谓鱼脑石“治久年脑漏”，始得一箭双雕之效。终获痊愈，治后存活3年健在，仍在治疗中。段凤舞案症见鼻塞头痛，鼻衄颌肿，放疗不能忍受而形瘦纳少，体倦乏力，舌红苔黄，脉弦细，乃土虚木乘，肝阳上扰，肺热内炽、肾水不涵所致。故拟抑肝扶脾，清肺滋肾，扶正祛邪之法治之。养血柔肝平阳选用归、芍、天麻、钩藤、桑叶、菊花、夏枯草、蔓荆子、蒺藜、远志、磁石、枣仁；健脾益气扶正用参、芪、术、枣、玉竹、茯苓、山药、莲子、石斛，清热解毒抗癌选用银花、蚤休、黄药子、败酱草、白鲜皮、土茯苓、生首乌、龙胆草、栀子、全蝎、蜈蚣等；益肾滋水涵木用生地、丹皮、桑寄生、栀子、桑椹、女贞子；凉血止血用白茅根、仙鹤草、小蓟、阿胶珠；消痰软坚用生牡蛎、山豆根；引药入肺通鼻选用苍耳、桔梗、细辛、白芷。段老辨证紧凑，用药平和，扶正祛邪并进，长期间断给药，故获显著远期疗效。患者已存活16年余，创中医疗恶性肿瘤之伟绩。肝之为病，不仅治肝，当以实脾滋肾同用，脾实则肝木无以相乘，肾滋则肝阳无以上亢，使肝气恢复柔和条达之本性，其病自愈。

赵金铎案见放疗后口苦咽干，黏膜溃疡，灼热疼痛，唾咳脓血，头晕耳鸣，心悸胆怯，溲黄便溏，舌体木涩，舌质鲜红少苔，舌面龟裂少津，脉象弦细无神。证属心肺热盛，煎熬津液，气阴两伤，胃气受损，故主益气养阴，健脾益胃，清热解毒，标本兼治之法。药用生晒参、黄芪、玄参、沙参、百合益气养阴；山药、砂蔻仁、薏苡仁健脾和胃；酌加鱼腥草、重楼清热解毒；丹皮、侧柏、藕节凉血止血。全方药性平稳，以扶正为主，祛邪为次，正胜则邪去病愈矣，治后已存活4年健在，继以原方配丸药长服。

王琢之案因放疗后病情复发，右颈肿块明显增大，伴有鼻衄，面色少华，形体消瘦，声低乏力，食少不寐，舌淡苔薄，脉弦细。乃气血两虚，血瘀毒凝之证。故拟补益气血，和营解毒，软坚散结为治。方拟“八珍”加黄芪、山药、玄参补益气血，养阴和营；大蓟、小蓟、仙鹤草化瘀止血；牡蛎、昆布、海藻、地龙、山慈菇软坚散结；半枝莲解毒抗癌。全方亦重在补益扶正，少佐抗癌攻伐，故能长期服用，以达“法正，药缓，力均”之效而病愈，已存活6年余。

由上可见，治疗恶性肿瘤，亦应辨证施治。本组各案虽属同病，总病机大体相同，但各案又有痰涎壅盛，气阴两伤，土虚木乘，胃气受损，气血两虚之别。故各拟清解消痰，益气养阴，抑肝扶脾，健脾益胃，补益气血为主法，辅以解毒抗癌，凉血止血，软坚消肿等不同治法，各获其效，此即同病异治，其一也；又因肿瘤形成非一日之物，癌毒蕴积日久，必大量耗伤人体气阴，故抗癌消瘤亦非一日之功，需长期用药。因此，扶正祛邪乃治癌第一要法也，正如文琢之教授所说，“留得一分正气，则有一分生机”，其二也。同病异治，扶正祛邪，乃中医治疗肿瘤之特色和优势，医者必明鉴而扬之。

十五、中线恶性网织细胞增生症

曾应台案

任淳智，男，11岁，住南充县城关公社医院。1977年4月14日初诊。

[西医学检查] 1977年1月南充医专咽部活检报告：中线恶网。1977年4月四川医学院五官科会诊：中线恶网细胞增生症。

[临床证候] 患儿2岁时因农药中毒，昏迷1小时复苏，以后眼睛经常发痒，有红血丝，鼻涕带血，甚至流鼻血，肝脾大，咽喉部溃疡，有时化脓，声音嘶哑，说话困难，吐词不清，消瘦，低热或高热，曾作慢性卡他性结膜炎、慢性鼻炎、急性肝炎、肺门感染等病治疗，效果不显。1977年1月突发高热，咽喉部化脓，作溃疡性咽喉炎治疗无效。继则确诊中线恶网，经环磷酰胺、泼尼松、鲨肝醇、利血生等药物和^{60}Co放疗1个疗程，未见效果，遂来我处诊治。

面色黧黑，唇焦齿燥，面部静脉微露张，两眼红丝侵袭瞳仁，声音嘶哑，舌质绛红有深裂纹，舌前段无苔，后段呈现颗粒红珠如黍米大堆集，咽喉部更多。气上逆，咳嗽时咯出痰和血。小便赤短，大便秘结，饮食尚可。六脉弦数。

[中医辨证与治法] 喉痹重证，君相火炽，燔灼营血，上冲咽喉。立清

营凉血，泻火解毒，气血两攻之法。

［方药］

1方：生地、夏枯草、滑石各18g，丹皮、赤芍各12g，黄连、酒军（后下）、龙胆草、桃仁各9g，青黛15g，蒲公英、仙鹤草、生石膏（先煎）各30g，犀角1.5g，明党参60g。水煎服，每日1剂。

2方：蒲公英30g，生地、赤芍各24g，木通、丹皮、桃仁各9g，黄柏、桑皮、地骨皮各15g，红花6g，木贼12g，青葙子18g。水煎服，每日1剂。

3方：蒲公英、夏枯草各30g，生地、玄参各24g，木通、丹皮、甲珠、青黛、酒军（后下）各9g，犀角1g，赤芍18g，桃仁、胆草各12g。水煎服，每日1剂。

4方：蒲公英30g，茵陈24g，滑石、薏苡仁各18g，胆草、焦栀子、黄柏各12g，土鳖虫、贝母、大青叶各9g。水煎服，每日1剂。

［治疗经过及疗效］5月3日二诊：服1方20剂，面色转白，唇有润色，舌质裂纹消失，舌前段有黄滑苔，舌后段颗粒减退，咳嗽痰血消失，小便微黄而长，便秘消失，脉数象不显，胃纳转佳，眼睛红丝明显减少。药已见效，守1方加入甲珠6g，麦冬24g，北沙参18g。继服8剂。

5月11日三诊：眼睛红丝消退大半，咽喉部颗粒显减，唯颈部有淋巴结数颗，舌苔黄滑。嘱服2方，以冀清解化瘀。

5月29日四诊：服2方16剂，症情无明显改善，予3方继服。

6月6日五诊：服3方6剂，诸症均又减退，3方去木通、胆草、玄参，加蒲公英30g，土鳖虫9g，莲须15g。继服。

6月15日六诊：川医检查鼻咽部、咽部增生物已全部消失，肝肋下1.5cm，肝功能正常。上方加天冬、麦冬各18g，白芍15g，继服3剂。

6月18日七诊：诸症消失，饮食大增，二便正常，面色转润，身高由治前1.28m增长到1.32m，体重由26kg增加到32kg。遂拟4方，继续清解湿热以巩固，另嘱其服六味地黄丸1个月善后。

痊愈。临床症状及咽喉增生物全部消失，至1984年3月已7年未复发。

【辑者按】中线恶性网织细胞增生症（简称中线恶网）是恶性肉芽肿的一种类型。恶性肉芽肿是少见的进行性坏死性溃疡，其为非特异性肉芽肿性病变，破坏性甚于恶性肿瘤。此病始发于面部中线器官，尤以鼻部多发，从而毁损面容，向下可累及咽喉，但不累及舌；亦有少数病例始发于咽喉，而无损于外貌。一般均于数月或数年后死于大出血、脓毒血症、尿中毒或全身衰竭，预后恶劣。

恶性肉芽肿目前分为类肿瘤型和自身免疫型两大类。类肿瘤型又分为类肉瘤型和类恶网型。类恶网型即中线恶性网织细胞增生症。类肿瘤型恶性肉芽肿临床上分为前驱期、活动期和末期。前驱期表现为单侧鼻塞、流清涕或黏液性涕，有时带血或有臭味。活动期鼻塞加重，流脓性或血脓性涕，恶臭；鼻腔被覆胶性痂皮，去痂后即见肉芽组织；坏死病变继续发展，可致骨质暴露，死骨脱落，面容改观，但局部一般无疼痛。原发于咽部者，软腭初呈硬性肿胀，活动性减低，继呈浸润性粒性肿块，进而坏死，悬雍垂脱落，软腭穿孔。如病变累及不同器官，可出现声嘶、咳嗽、咯血、蛋白尿、血尿和关节痛等，脓液潴留时，可有周期性发热。末期面中部可能全毁，甚至包括咽喉等部，并有持续性高热（39℃～40℃），消瘦衰竭，精神萎靡，贫血，终死于大出血、恶病质、肺部或颅内并发病。本病诊断主要依靠“排除法”，即通过病史、病理切片、细菌培养等排除恶性肿瘤和特异性肉芽肿，血清免疫学检查可鉴别其类型。目前，西医学对本病尚无有效的疗法。

本病病因未明，但有肿瘤，自身免疫和感染等学说，此外，陈旧性外伤对本病有一定诱发作用。

中医学虽无此病名，但从其临床症状看，可属“鼻齆”、“鼻渊”和“喉痹”范畴。鼻齆、鼻渊已如前论。喉痹名称首见于《内经·阴阳别论》，曰：“一阴一阳结，谓之喉痹。”隋·《诸病源候论》和唐·《外台秘要》均谓“喉痹者，喉里肿塞痹痛，水泉不得入也”，并说“令人壮热而恶寒，七八日不治则死”，宋·《圣济总录》亦说“治稍缓杀人”，这些与恶性肉芽肿发于咽部者，及与末期出现高热直至死亡相似。《圣济总录》指出其病因病机是“由脾肺不利，蕴积热毒，外犯寒邪，二经壅热，结于喉间，痹而不通。明·《医学入门》有“喉痹失音”的记载，与本病出现声嘶相同。夫一阴者，王冰注谓厥阴心主及肝之脉也；一阳者，少阳胆及三焦之脉也。四脉皆有火，心主之火者，君火也；肝胆三焦之火者，相火也。故君相之火皆主于脉，竝络于喉，气热则内结，甚则肿胀。肿胀甚则痹，痹甚而不通则死矣。张景岳将喉痹分为火证喉痹、阴虚喉痹、格阳喉痹和阳虚喉痹等。因此，从中医学看，本病成因，脾肺蕴热，外犯寒邪，或君相火炽，内结咽喉所致。辨证中又有阴阳寒热虚实之异，故治当别论。

本案患者为一男童，因农药中毒而诱发本病，经化疗、放疗无效而接受中医治疗的。此案为喉痹重证，由君相火炽，气营两燔，上冲咽喉所致。热入营血，则迫血妄行，故见鼻血咳血，两目红丝，舌质红绛，咽喉部见颗粒状红珠肿块；热入气分，则见高热，咽部溃疡化脓，唇焦齿燥，便秘溲赤；热结喉窍，则声音嘶哑，气上逆；热灼津枯，则形体消瘦，面容憔悴；脉弦数，舌红无苔均为热入气血伤阴之征。故治宜清营凉血，泻火解毒，气血两清。方用犀角地黄汤加桃仁、仙鹤草清营凉血、行瘀止血，生石膏、黄连、大黄、栀子、大青叶清泻心主之君火，夏枯草、龙胆草、青黛、蒲公英清泻肝胆之相火，木通、滑石、茵陈、黄柏、薏苡仁则清利湿热，引三焦相火下行；佐桑白皮、地骨皮、玄参、贝母、甲珠、土鳖虫以养阴清热、软坚散结，党参益气护胃。故君相火清，气血两平，余热得解，正气得扶，喉痹即愈，已7年未复发。

十六、喉癌

刘炳凡案

王金晖，男，61岁。老红军。

[西医学检查] 湖南医学院附属一院病理诊断：喉癌。

[临床证候] 1973年患声音嘶哑，喉部隐痛，吞咽时有异物感，确诊喉癌。曾去广州部队医院放疗，因白细胞降低，体力不支，病情未改变，于1973年4月回湖南就诊中医。

披裂水肿，假声带充血，咽后壁滤泡密布，右颈淋巴结2cm×2cm，右胸闷痛，咽干口燥，眠食俱差，大便干结，小便黄赤。舌质绛红无苔，脉弦细带数。

[中医辨证与治法] 肾阴亏损，虚火上炎。立滋阴降火，理肺清咽之法。

[方药] 太子参、生地、女贞子各15g，沙参、丹皮、旱莲草、白芍各10g，甘草、冬虫夏草、川贝各5g，木蝴蝶3g，藏青果（另噙咽）。水煎服，每日1剂。

[治疗经过及疗效] 上方日夜服1剂，治上焦如羽，嘱每隔2小时一次，小量呷服。并针对其悲观情绪，反复讲解毛主席给王观澜同志的信，以增强其战胜疾病的信心。连服40剂，喉痛减轻，声音渐出，吞咽不困难，情绪乐观，大便已不结，小便淡黄，舌质转淡红而润，仍无苔，脉弦细不数。原方去生地、丹皮，加熟地15g，淮山药、金樱肉各12g，又服30剂，病情进一步好转。1974年7月经湖医附一院复查，喉部基本良好，声带变白，披裂未见异常。根据下肢冷感、便溏、小便夜多、腰酸、膝软等症状，为阴损及阳，治宜柔剂养阳，用金匮肾气丸去桂加牛膝、菟丝子。蜜丸梧桐子大，每服30丸，日夜4次。连服3个月后，下肢冷感等症消失，语言嘹亮，吞咽无阻。每年秋冬，仍间服中药，心情乐观。

临床痊愈。临床症状完全消失，至1984年3月已存活11年健在，疗效巩固。

【按语】 中医学认为，心理、社会因素对疾病，包括肿瘤病的发生、发展有很大的影响。因此，必须在加强中医学研究的同时，要加强精神医学和社会医学的研究。这在《内经》中早已指出：“恬淡虚无，真气从之，精神内守，病安从来”。毛主席给王观澜同志的信：“既来之，则安之，自己完全不着急，让体内慢慢产生抗力，与它作斗争，直至战而胜之。”战胜肿瘤，国外学者曾详查了1900～1965年所报道的世界文献，在65年间有176例经病理组织学确诊无疑的多种癌瘤，而得到自然获愈的“脱癌”。本案即用鼓舞病人战胜癌症的斗志，让病人了解精神心理因素对疾病的作用，使病人精神振作，配合药物治疗而获愈。

王泽时、鲍严钟案

张培德，男，49岁，辽宁省营口市跃进街3组工人。1970年8月18日初诊。

[西医学检查] 1970年8月沈阳医大附属第一医院五官科喉镜检查示：右侧声带指头大肿块。病理报告（病理号：86149）：鳞状上皮癌Ⅱ级。

[临床证候] 发音嘶哑，语言困难6个月，舌质红，苔薄黄，脉象滑数。

[中医辨证与治法] 热毒灼喉，炼液为痰，凝而成肿，阻塞音门，发为失音。立清热解毒，软坚消肿，佐以养血活血之法。

[方药]

1方：白花蛇舌草、藤梨根各60g，虎杖、生薏苡仁各15g，水杨梅根、白英、威灵仙、牡蛎、海藻各30g，金银花12g。水煎服，每日1剂。

2方：1方加当归、党参、白芍、延胡索、白芷各9g，山豆根6g。水煎服，每日1剂。

[治疗经过及疗效] 连服1方3个月，以清热解毒，软坚消肿为治，声音嘶哑好转。至1970年11月24日改服2方，以冀益气养血，活血消肿为用，服至1971年1月8日，声音恢复，精神亦好。再以2方服至1971年5月，发音完全正常。为巩固疗效，改为每周服3～5剂。

痊愈。临床症状及肿块消失。1971年1月8日沈阳医大一院五官科喉镜复查示：右侧声带处肿瘤消失，披裂运动良好。1971年4月6日上海第一医学院五官科镜示：披裂运动良好，未见赘生物。1971年4月10日浙江省中医院五官科镜检：咽喉部未见肿块。1972年2月27日信函，患者已参加轻便劳动。后自动停药2年左右，于1975年6月复发，行气管切开术，带气管插管，丧失说话能力，同年9月死亡，成活5年余。

林芹璧案（晚期喉癌）

周志昇，男，72岁，农民，住洛阳矿山厂邮电局。1972年6月90日初诊。

［西医学检查］1972年6月12日河南医学院病理诊断：喉部鳞状上皮细胞癌（病检号：2015）。

［临床证候］声音嘶哑3个月余。病初咽干口渴，喉部似有物阻，干咳阵作，声音嘶哑，逐日加重。1972年河南医学院耳鼻喉临床检查，发现左侧声带有花生米大肿瘤一个，病理确诊喉癌。活检后9天，喉颈部疼痛难忍，咽干口燥益甚，连水也极难咽下，曾注射争光霉素未效，前来就诊。

现声音全失，精神抑郁，周身乏力，头晕眼花，脸面青黄，两颊潮红，咳嗽气短，吐黄白稠痰，大便已7天未解。颈部两侧淋巴结如花生米大数个，质硬不活动，压痛明显，肋间隙变宽，心界略小，有散在性干鸣。舌质绛，舌苔黄白厚腻，脉滑数。素嗜烟酒，既往有慢性支气管炎及肺气肿病。

［中医辨证与治法］肺中痰热蕴蒸，壅塞气道，肺失肃降，熏燎咽喉所致。治宜先清肺泄热，攻下存阴，引火归源；继则养阴生津，健脾润肺。

［方药］

1方：白花蛇舌草60g，山豆根、黄芩、生地、连翘、北沙参、生川军（后下）各30g，玄参21g，天花粉、金银花各25g，文术9g，生栀子12g，桔梗、昆布、海藻、玄明粉（分冲）各15g，肉桂（后下）3g。另加：核桃树枝、柳树枝各60g。水煎服，每日1剂。

2方：北沙参、天花粉、土茯苓、玄参、紫草根各30g，天冬、麦冬、生地、白茅根、百合各15g，板蓝根、石斛各24g，山豆根、当归各21g，栀子18g，甘草9g。水煎服，每日1剂。

3方：北沙参、石斛各18g，天冬、麦冬、生地、熟地各9g，天花粉12g，黄精、板蓝根、山豆根各15g，太子参、紫草根各24g，土茯苓30g，玄参21g。水煎服，2日服1剂。

4方：柳枝、核桃枝各30g，桔梗12g，甘草6g。泡茶频饮。

［治疗经过及疗效］

二诊：服1方2剂后，喉部疼痛消失，已能发音，头晕减轻，大便次频，便下泡沫状黏条样物极多。舌质红，苔黄白少津，脉沉数。1方去生川军、玄明粉、肉桂，加女贞子21g。

三诊：又服4剂，发音已完全复常。经矿山厂职工医院及洛阳市三院五官科检查，肿瘤消失，声带上留有少许瘢痕。颈部淋巴结缩小如黄豆大，压痛不著。舌质稍红，有裂纹，脉微数。治拟清肺泄热，养阴生津，改服2方。

四诊：服2方6剂，病情稳定，唯口咽稍干，夜欲饮水，头晕气短，舌质稍红，右脉濡，颈部淋巴结（－）。治宜健脾润肺，拟服3方。另拟4方，泡茶频饮，以善其后。

痊愈。患者共服药20余剂，临床症状及肿瘤和癌细胞均消失。洛阳市三院五官科行直接喉镜检查：咽喉已不红，未发现肿瘤，左声带边留有少许瘢痕；擦咽喉部上皮作细胞学检查，涂片数张见有少许咽上皮核异质细胞，未发现癌细胞。后经随访，患者于1973年底亡故，家人对其死亡原因不明。

【按语】本案确诊喉癌，活检后9天，喉颈疼痛不堪，颈部淋巴结转移，声音闭塞，汤水难下，7天未便，病情危急，恐喉部阻塞窒息。故急用清肺泄热，急下存阴，引火归源，以挽危局。除应用大剂量清热解毒药外，又凭肺与大肠表里关系，用大剂生川军、玄明粉通肠逐邪，以肃肺气，急存阴液。肺主呼气，肾主纳气，两尺脉弱，肾阳虚焉能纳气归肾；真阴不足，水不制火，以致虚火上炎，熏蒸咽喉，故用生地滋养肾水，肉桂引火归源。辨证论治，疾安而瘥，药中肯綮，如鼓应桴。

【辑者按】喉癌是耳鼻喉科比较常见的恶性肿瘤。发病率约占全身恶性肿瘤的1% ~5%，占头颈部恶性肿瘤的3.3% ~8.1%，在耳鼻喉科领域中比鼻咽癌和鼻腔、鼻窦癌之发病率为低，居第三位。高发年龄为50 ~70岁。男性较女性多见，约为8:1。病理以鳞状细胞癌为主（95%），少数为腺癌。按形态分为菜花状、结节状、糜烂及溃疡、包块状四型。按所发部位不同，可分为声门上型（声带以上）、声门型（声带）和声门下型（声带以下），尤以声带为多。本病病因尚未清楚，长期吸烟，与有害气体接触，均为易发因素。喉白斑病及厚皮症等可能转变为癌，临床上被视为癌前病变。间接和直接喉镜检查可发现早期病例，X线和病理活检可确诊。西医学对本病的治疗主要为手术和放疗，对早期声门型癌5年存活率达90%以上，但对各型中晚期癌，要保留喉功能，手术难度较大。放疗效果也不稳定。

中医学对喉部肿瘤有不少记述，其中与喉癌有关的有喉痹、缠喉风、烂喉风、喉菌、喉百叶、喉疳等证。喉痹失音嘶哑与喉癌声嘶相同；缠喉风咽喉内外皆肿，颈项肿胀如蛇缠绕，与喉癌结节型和颈淋巴结转移相似；烂喉风咽喉肿胀溃烂成潭与糜烂溃疡型接近。《喉科指掌》谓喉菌“生于喉内，状如浮萍，略高而厚、色紫”，《囊秘喉书》称喉百叶是“咽喉中有生肉，层层相叠，渐肿有孔出臭气者”；《医宗金鉴》载喉疳“初觉咽嗌干燥，如毛草常刺喉中，又如硬物隘于咽下，呕吐酸水哕出甜涎，淡红微肿微痛。日久其色紫暗不鲜，颇似冻榴子色，……肿痛日增，破烂腐衣，叠若虾皮，声音嘶哑，喘急多痰，臭腐蚀延，其痛倍增，妨碍饮食”，与喉癌一系列症状及晚期临床表现甚为吻合。

盖喉主天气，司呼吸，而属于肺，又为音之府，乃人体呼吸和发音的重要器官，紧关之橐籥门户也。肺脉从这里通过，又是肝肾经络循行之处，故喉癌的发病与肺及肝肾有关。若长期嗜烟，熏灼咽喉，复感风热之邪，从口鼻直袭咽喉而伤肺，相搏不去，结于喉咽，发为喉痹喉风。肝足厥阴脉上贯膈布胁肋，循喉咙之后，肾足少阴脉直者，入肺中循喉咙，素禀虚弱，肾阴久亏，肝肾不足，阴虚阳亢，相火炎上，消灼肺金，熏燎咽喉，痰火毒结，而成喉菌喉痹。因此，中医学认为，喉癌的病因病机，外邪以风热袭肺为主，内伤责之肝肾不足，相火炎上，内外合邪，痰火毒结所致，故治疗应从清肺滋肾着眼。

本组验案3则，均为男性，年龄从49～72岁。其中颈淋巴结转移2例，1例曾接受放疗，采用中医疗法后，均获显效。

3案均见声嘶，甚则失音或伴有喉部异物感，或喉痛，或咳嗽，或语言困难，或颈部肿块等喉癌共同症状，其病因病机符合上论“肺热及肝肾不足”之喉癌总病机，但因各案兼证有别，肺热及肝肾不足，每有偏颇，临证必辨其所异。

刘炳凡案症见声嘶、喉痛、吞咽异物感，放疗后体力不支，白细胞下降，咽干口燥，颈部肿块，不寐纳差，便结溲黄，舌质绛红无苔，脉弦细而数。乃肾阴亏耗，虚火上炎之证，故拟滋阴降火，理肺清喉为法。药用生熟地、丹皮、女贞、旱莲、白芍、山药、金樱子等补肾滋阴以降火，太子参、沙参、冬虫夏草、川贝、木蝴蝶、青果等滋阴补肺以清咽，以“每隔2小时1次小量呷服”法给药，使药物停留喉咽部位时间延长，药力直达病所，药效持久，这是刘老治疗喉科疾病内服给药法的特点，对提高疗效起着较好作用。故仅服药40剂，阴液已复，虚火已降。但中医学认为，阴阳互根，阴虚常损及阳，见肢冷便溏，夜尿增多，腰酸膝软，故用金匮肾气丸去桂加牛膝、菟丝子以柔剂养阳，而防再损及阴。经曰：“壮火食气，少火生气”，此之谓也。终使阴平阳秘，癌肿消失而愈，每年秋冬，间服中药，获存活11年仍健在的显著远期疗效。

王泽时案因风热袭肺，肺热灼喉，炼液为痰，痰火毒结，而致喉痹，故见喉部肿块，声嘶难言，舌红苔黄腻，脉滑数的典型肺热之证。故治拟清热解毒，化痰散结，软坚消肿。药用白花蛇舌草、藤梨根、水杨梅根、白英、虎杖、金银花等以清热解毒抗癌；威灵仙、牡蛎、海藻、薏苡仁、山豆根等化痰散结消肿，威灵仙本为治风湿痹证之良药，但《本草图解》谓其“消痰水破坚积”，故本案用治喉痹，取其消痰破积之功。为防癌毒耗气损血，故加用党参、当归、白芍、延胡索、白芷等以益气养血，活血消肿，而奏扶正祛邪之效。经喉镜检查，肿块消失，发音正常而愈。治后存活5年余，因自行停药2年，复发死亡。这一教训告诉我们，无论良恶性肿瘤，癌消痊愈后，仍应坚持长期间断服药，以防癌毒复发，方可获远期疗效。

林芹璧案因活检后使癌毒扩散、颈淋巴结转移，肺中痰热壅阻，气道闭塞，肺失宣肃，腑气不通，而见声音全失，汤水不下，喉颈剧痛，大便7日未解等危急症状，故1方急用大剂硝黄以釜底抽薪，急下存阴，即泻出大量黏痰样便；又以大剂白花蛇舌草、黄芩、连翘、银花、栀子等以清泄肺热；再以大剂生地、玄参、沙参以滋肾水，少佐肉桂以引火归源，肾水充足，则火有寄托，不可上炎；山豆根、昆布、海藻以消痰散结。全方共奏攻下，清肺，滋肾，消痰之功。热结得解，肺火得清，肾火得制，痰结得散，则病情转危为安。仅服2剂，喉痛消失，已能发音，遂去硝黄、肉桂，又服4剂，发音复常，肿瘤消失。继以土茯苓、紫草根、板蓝根、柳枝、核桃枝加入常用健脾润肺、养阴生津之品，共服20剂，而获桴鼓之效，存活1年半死亡，但死因不明。

综上述3案的病机特点分别以肾阴亏损，肺热痰结，和肺热壅阻，腑气不通为主，故分别治以滋阴降火，清肺化痰，清肺泄热，急下存阴为重，各辨其证，各宗其法，谨守病机，均获效焉。

十七、左下颌骨造釉细胞瘤

李景顺案

周某某，男，9岁，1977年7月10日初诊。

［西医学检查］经河南省平顶山市某医院摄片诊断为左下颌骨造釉细胞瘤，并经省某医院口腔科复诊确认。

［临床证候］患儿于1个月前与同学玩耍时，被人用头撞到左下颌，于此开始发觉左下颌微痛，余无他症，脉细微数，舌红苔微黄。

［中医辨证与治法］热邪化火，火郁为毒，损伤骨络，使气滞血凝，阴邪阳毒互结发为瘤核。

清热养阴佐以解毒化瘀→滋阴清热兼软坚化瘀→补肾散结，行瘀通络。

［方药］

（1）内服方：玄参15g，银花15g，连翘10g，蛇蜕9g，蜂房9g，沙参15g，石斛15g，地丁15g，当归9g，红花9g，甘草3g。

外用方：雄黄散（雄黄9g，生姜2块，生姜挖洞，放入雄黄，由黄焙焦后共为细面）每次0.5～1g贴患处。

（2）内服方：生地15g，熟地15g，沙参15g，银花16g，炒山甲9g，地丁15g，当归9g，红花9g，白商陆9g。

外用方：鲜鱼肉30g，鲜山药30g，麝香0.6g，共捣如泥贴患处。

（3）内服方：熟地15g，石斛15g，沙参16g，山药15g，丹皮9g，茯苓12g，昆布12g，红花6g，地丁15g，炒山甲9g。

［治疗经过及疗效］内服（1）方30剂，并配合运用外敷方后，左下颌微肿消除。摄片示下颌骨骨质破块已大有好转。继以（2）方内服方30剂，同时外用方敷贴。患儿感觉良好，无任何不适，即以（2）方内服方去红花加龟板并改为每3日服1剂，停用外敷方。上方服24剂后，摄片复查结果：左下颌骨骨质正常。继以（3）方补肾散结，行瘀通络以巩固疗效。

【辑者按】造釉细胞瘤是颌骨内较为常见的牙源性良性肿瘤。一般认为由造釉器或牙板上皮以及牙周上皮剩余发生所致，亦可来自于牙源性囊肿或口腔黏膜上皮的基底层。本病占口腔肿瘤的2%，占牙源性肿瘤的59.6%。多发生于成年人，以20～40岁居多，男女无甚差别。下颌骨发生率较上颌骨为高，其比例为8∶1，下颌骨又多发生于下颌骨及下颌支，颏部少见。西医学对本病采用手术疗法，常用切除术或刮治术，但手术不彻底时易复发。类似造釉细胞瘤组织病理表现的肿瘤尚可见于身体其他部位，如垂体、卵巢、胫腓骨等处，其组织来源尚不明了。

中医学文献中虽无与此病类似的记载，但大略可属“骨疽”范畴。《圣济总录》论曰：“骨疽者，由风入骨解，与热相搏，复为湿冷所折，风热伏结，不得发散，蕴积成毒。”本案患者系9岁男童，在临床上属于少见的早期病例，平素尚无症状，亦未被家长发现，因玩耍而被同伴撞击左下颌，感微痛来就诊，经X线明确诊断为左下颌骨造釉细胞瘤。诊其舌红苔黄，乃感受风热之征，化火伏结，蕴积成毒，损伤骨胳，气滞血凝，发为骨疽。盖骨为肾所主，髓为精所生，患儿肾气不足，肾精未充，故肾虚则骨病。因此，本案辨证为风热伏结，肾虚精少所致。故立清热解毒，化瘀散结，滋阴补肾为法。内服1、2、3方均宗其旨，以金银花、连翘、紫花地丁等清热解毒，消痈散结；蛇蜕、露蜂房、炮山甲等以毒攻毒，搜络散结；当归、红花、昆布等活血化瘀，消痰散结，热毒血痰之结皆散，则疽自消矣。以生地、熟地、玄参、石斛、沙参、山药、丹皮、龟板等滋阴补肾，则骨自生矣。上述方药虽为常用之剂，但其辨证无误，恰中病机，则药到病除，X线摄片显示骨质恢复正常。然须指出一点，即2内服方中内商陆一味，常医只知其属峻下逐水药，具通便行水之功，用于水肿胀满之实证，但《本经》称其“主疝瘕，除痈肿”，《日华诸家本草》谓其“熁肿毒，敷恶疮”，因此，本品尚能消肿毒，如《千金方》用其与食盐共捣敷肿毒。又本品有赤白两种，白色者入药，赤者甚毒，不堪内服。李老以白商陆配伍其中内服，取其消肿毒之功，用治骨疽之证，是为独到之处。此外，本案外用药方的运用，对治愈本患者无疑亦起着重要作用。

十八、甲状腺腺瘤

孙宜麟案

孙生力，男，44 岁，辽宁省盖县风光机械厂工会主任。1975 年 9 月 18 日初诊。

［西医学检查］1975 年 9 月辽宁省盖县医院检查示：前颈偏左侧圆形肿块 4.5cm×4.5cm 大小，质稍硬，随吞咽可上下移动。诊断：甲状腺腺瘤。中国医科大学诊断同。

［临床证候］患者发现颈部肿物半年多，开始如杏核大，逐步发展如鸡卵大，常有低热，有时高热，T38.5℃～39℃之间，经多种抗生素治疗效果不显。经中国医大诊断甲状腺腺瘤，因高血压未予手术，遂至我院中医内科求治。

精神忧郁，面色微赤，形体肥胖，头晕，不能低头，颈部疼痛，伴肩背痛，体温 38℃，食欲不振。舌苔白，脉象弦数有力。四肢满布大小不等的牛皮癣。

［中医辨证与治法］忧郁伤肝，气郁化火，阻遏经络，痰凝结聚，发为瘿瘤。立清热开痰，散郁软坚之法。

［方药］夏枯草 50g，香附、昆布、海藻、射干、连翘各 20g，牡蛎 35g，黄药子 25g，龙胆草 15g，海浮石 30g。水煎服，每日 1 剂，2 煎早晚饭后服。

［治疗经过及疗效］

1975 年 9 月 28 日二诊：服药后发热渐退，现体温正常，脉弦略数，上方继续服用。

10 月 1 日三诊：头晕好转，颈部肿块见软，且缩小如杏核大，继服上方观察。

12 月 8 日四诊：头晕、颈疼及肩背痛均消失，脉弦缓，颈肿块消失，周身牛皮癣亦消。继服上方 1 周以巩固。

痊愈。临床症状及肿块消失，1979 年 11 月 24 日随访身体健康，颈肿块已 4 年余未复发。

【按语】本案属中医学“瘿瘤”范畴。瘿瘤之疾，中医文献论之甚详，然虽有五瘿六瘤之分，但往往病因病机则大同小异。如《杂病源流犀烛》谓：“瘿瘤者气血凝滞，年数深远，渐长渐大之症。”又云：“瘿瘤本异症也，共症皆隶五脏，其源皆由肝火，盖人动怒肝邪，血涸津挛，又感外邪搏击，故成此二症。”因此，治以清热开痰、散郁软坚之剂，则气血得以流行，经络得以疏通，而肿块得以消散获愈。

夏少农案

王某，女，21 岁。1981 年 5 月 19 日初诊。门诊号：8177079。

［西医学检查］上海中医学院附属曙光医院 A 型超声波示：右侧颈部肿块探及平段 1.5cm，为实质性。诊断：甲状腺腺瘤。

［临床证候］发现右侧颈前肿块 1 周，高突，约 3cm×3cm 皮色不变，表面光滑，质软，无压痛，随吞咽上下活动。舌质红，苔薄腻，脉象细弦滑。

［中医辨证与治法］气阴两虚，气痰郁阻。立益气养阴，疏气化痰之法。

［方药］夏枯草、海浮石、土茯苓各 30g，白芍、白芥子、玄参、制香附、泽漆各 12g，黄芪、石见穿、瓦楞子各 20g，党参、北沙参各 15g，僵蚕 9g。水煎服，每日 1 剂。

［治疗经过及疗效］服上方治疗 8 周，肿块缩小一半以上；再服 40 剂，肿块全消。

痊愈。肿块消失，治后超声波亦未探及肿物，至 1983 年 11 月已 2 年半未复发。

【按语】 甲状腺腺瘤和囊肿在中医称为“肉瘿”，中医学应用海藻玉壶汤治疗瘿瘤历史悠久，但夏老积累了近 20 年治瘿经验，以益气养阴、疏气化痰法取得了较好的疗效。方用参、芪、条参、白芍、玄参以益气养阴；制香附疏气解郁；夏枯草、海浮石、白芥子、僵蚕以化痰通络；石见穿、瓦楞子以软坚；攻毒可加土茯苓、蜀羊泉、木馒头；调冲任可加仙茅、仙灵脾等。

肉瘿之证，其肿块可软如馒，硬如木，或界于馒、木之间，块形可随吞咽而上下活动，皮色不变，有轻微压痛，喉部有梗塞、干燥等感觉。夏老认为，病位在厥阴经循行之所，属气滞；皮色不变属痰凝；块形久不消失为顽证，属毒攻；体质虚则属气虚或阴虚；妇女有经信不调则属冲任失调。所以，总的治则应为养阴、疏气、化痰，佐以攻毒、益气、调冲任。我们于 1972～1976 年即应用此法治疗 30 例肉瘿，其总有效率可达 93.3%。

门纯德案

余俊焕，女，37 岁，山西省大同市城区卫生局干部。1978 年 3 月 29 日初诊。

［西医学检查］1978 年 3 月山西大同医专甲状腺放射性核素扫描示：甲

状腺温结节。病理诊断：甲状腺腺瘤。

［临床证候］1977 年 2 月，颈部右侧发现一硬结，逐日增大。今见其肿物有 4.5cm×3.5cm 大小，并有压迫感，边界清楚，胶样硬度，随吞咽上下活动。形体消瘦，面色无华，性情暴躁易怒。脉沉弦略紧，舌红少苔。

［中医辨证与治法］肝气郁滞，气血凝聚。立疏肝理气，行滞祛瘀，活血通络，软坚散结之法。

［方药］

1 方：柴胡、当归、海藻、海浮石、生白芍各 12g，黄芩、半夏、党参、川贝、生姜各 9g，夏枯草 30g，牡蛎、玄参各 15g，三棱、莪术各 3g，红枣 4 枚。水煎服，每日 1 剂，饭前服。

2 方：生白芍、柴胡、川贝母、海藻、昆布各 30g，玄参、牡蛎各 60g，当归、半夏各 15g，三棱、莪术各 12g，黄药子 6g。上药共研细末，与夏枯草 1000g 之流浸膏制丸，每丸 12g，早晚饭前各服 1 丸。

［治疗经过及疗效］

1978 年 4 月 20 日二诊：服 1 方 8 剂后，局部肿痛加重，但触之较前变软，脉象仍沉弦，但弦而不紧。考虑此乃药到病所，邪散病除之兆。遂拟 2 方制成丸剂，长期服用。

10 月 7 日三诊：服丸药后，局部肿痛渐消，肿物日趋缩小，现已全部消失，颈部柔软。唯近日胃脘不适，食纳欠佳，故以逍遥散与六君子汤交替服用，调理肝脾以善其后。

痊愈。临床症状及肿块完全消失，至 1983 年随访，已 6 年余未复发。

【按语】中医学对肿瘤的认识，多建立在强调整体、重视内因、辨证施治基础上的。概括起来，认为肿瘤的发生，主要是由于肝郁气滞、脏腑失调、气血瘀阻、痰结湿聚、热毒蕴结等病机所致。目前，我们研治肿瘤，多采用自拟消瘤汤或消瘤丸（生白芍、夏枯草、煅牡蛎、玄参、川贝母、莪术）为基方，其主要作用清热化痰、软坚散结、养阴柔肝、行气活血。临床根据患者体征和肿瘤的部位辨证用药：如甲状腺腺瘤，多与小柴胡汤加减；乳腺纤维瘤常与逍遥散配伍；子宫肌瘤多与桂枝茯苓丸加味；上唇肿物与泻黄散相伍；若颅内脑垂体腺瘤或上颌窦血管纤维瘤，则常加入两头尖、葛根、花蕊石、辛夷、麻黄等治疗。

杜晓云案

钱某某，女，47 岁。1980 年 11 月 25 日初诊。门诊号：0012612。

［西医学检查］1980 年 11 月湖北省肿瘤医院甲状腺放射性核素 ^{131}I 扫描示：甲状腺左叶冷结节。诊断：甲状腺腺瘤。

[临床证候] 颈部左侧一肿块，质地较硬，随吞咽动作移动不明显，局部疼痛，吞咽时加重，平时易郁怒，口干。苔黄腻，脉弦细。

[中医辨证与治法] 情志内伤，肝郁脾虚，痰湿瘀积，气滞不行，凝成石瘿。立理气解郁，化痰行瘀，软坚散结，佐以清热之法。

[方药]

1方：夏枯草、牡蛎、玄参各15g，柴胡、香附、昆布、海藻、赤芍、郁金、青皮各9g，丹参10g。水煎服，每日1剂。

2方：1方加薄荷、桔梗各6g。水煎服，每日1剂。

3方：夏枯草、玄参、牡蛎、茯苓、射干各15g，昆布、海藻、橘红、半夏、黄芩、炒栀子、淡豆豉、枇杷叶各9g，青果5枚。水煎服，每日1剂。

4方：夏枯草、丹参各30g，昆布、海藻各10g，香附、青皮、赤芍、牛蒡子各9g，牡蛎、玄参、瓜蒌、蒲公英各15g。水煎服，每日1剂。

5方：夏枯草、玄参、牡蛎各15g，贝母、桔梗、瓜蒌、黄芩、牛蒡子、青皮各9g，昆布、海藻各10g，黄连6g。水煎服，每日1剂。

[治疗经过及疗效]

1980年12月2日二诊：进1方6剂后，吞咽疼痛已止，唯耳闭不舒，胸痞郁闷。此乃络脉痹阻，遂拟2方，即1方加薄荷、桔梗各6g，以通达之。

12月15日三诊：服2方12剂，“结节”已缩小，痰多，不易咯出，唇干，心烦，苔腻，脉弦细。改服3方，加强清热化痰之力。

1981年2月14日四诊：服3方50余剂，经省肿瘤医院复查，“冷结节”已缩小。患者感觉颈部仍转动欠灵，痰多，苔腻，脉滑。继续理气化痰，软坚散结，嘱服4方。

7月21日五诊：服4方后，症状继续好转，但中途因故停药近半年。现自觉热重，舌红苔腻，脉滑。姑拟5方，守原法加入清热之品。

后以5方为主，随症略有加减，连续服药。

显效。临床症状显减，肿块逐消退。1981年12月14日武汉医学院第二附属医院甲状腺放射性核素^{131}I扫描（检查号：3398）示：甲状腺右叶形态正常，左叶较右叶图形面积小，形态不甚完整。

【按语】本案属中医瘿瘤之石瘿，瘿是在颈绕喉之病也。目前尚无有效的治疗方法。但桂老立足于辨证施治，仅用中药控制了病情的发展，而且还减轻了原有的症状，使之逐渐消退。这类病种及其治法是值得进一步研究的。

秦德平案

孔某某，女，50岁，教师。1983年8月6日初诊。

[西医学检查] 1983年8月5日皖南医学院附属医院外科检查示：右甲状腺有一4cm×5cm大小肿块，质韧，表面光滑，边缘清，无触痛，可随吞咽上下移动。诊断：甲状腺腺瘤。

[临床证候] 右颈部肿块8个多月，诊断如上，建议待机手术治疗，患者拒绝，要求中医治之，遂来求诊。

自觉肿块胀满，微痛，低热不解，舌苔黄腻，脉弦。

[中医辨证与治法] 肝气郁结，化火灼津生痰，痰火互结，酿成瘿瘤，久则耗气伤阴。立疏肝利气，化痰软坚，散结消瘿，益气滋阴之法。

[方药]

1方：藻药散合消瘰丸加味

夏枯草、玄参、左牡蛎、生鳖甲各15g，黄药子、浙贝母、青皮各9g，昆布、海蛤壳各12g。水煎服，每日1剂。

2方：夏枯草12g，生黄芪、党参、紫丹参、云茯苓、海蛤壳，炙甘草6g，红花、京赤芍、当归各9g。水煎服，每日1剂。

3方：生黄芪、浮小麦、糯稻根各30g，太子参、北沙参、麦冬各15g，丹皮、炙甘草各9g，生地12g，五味子6g。水煎服，每日1剂。

[治疗经过及疗效]

1983年8月27日二诊：每服1方后约20分钟即觉肿块局部似虫钻样疼痛，服5剂后肿块胀满、微痛等症即消，低热亦除，瘤体略见缩小。效不更方。

9月2日三诊：又服1方5剂，甲状腺腺瘤明显缩小，近日感心悸手颤，头晕目眩，舌淡苔白，脉弱，改服2方，以冀益气消瘿为治。

9月14日四诊：服2方5剂后，诸症轻减，肿块缩小仅如黄豆大。现盗汗甚，舌质暗红，苔少，脉弱，故予益气滋阴敛汗之剂，遂拟3方服之。

10月23日五诊：甲状腺腺瘤于9月底完全消除，因工作、家务繁忙，未能及时相告。现觉头晕目眩，乏力思睡，姑拟益气滋阴之剂善后。

痊愈。临床症状和肿瘤均消失。

【按语】 本案属中医学“肉瘿”范畴。其病因，《医宗金鉴》云：“多外因六邪，荣卫气血凝郁；内因七情，忧恚怒气，湿痰瘀滞，山岚水气而成。”其治法，《内经》云：“结者散之。”故以软坚散结消瘿为主，方以藻药散（海藻、黄药子）合消瘰丸（玄参、贝母、牡蛎）加味，其中黄药子、夏枯草软坚消瘿，牡蛎、海蛤壳、贝母化痰散结，昆布、海藻消痰结，散瘿瘤，玄参

“散瘤瘘瘰疬”（《药性本草》），鳖甲味咸、散结消癥，青皮疏肝利气，故使瘤体明显缩小。后因患者出现气阴两虚之证，故以参、芪、苓、草、沙参、麦冬、生地、五味子等药益气滋阴扶正，以夏枯草、海蛤壳、丹参、红花、赤芍、当归等药软坚活血消瘿，终使甲状腺腺瘤完全消除而愈。

林起铨案

彭某某，女，47岁。合肥小汽车修配厂工人。1977年7月30日初诊。肿瘤门诊号：168。

[西医学检查] 1977年6月安徽省立医院外科检查示：甲状腺右叶肿块约为3cm×3cm大小，扁圆形，质中，活动度尚好。7月29日该院放射性核素扫描示：甲状腺右叶下极向中线越过，峡部肿块为“凉”结节。诊断：甲状腺右叶下极腺瘤。

[临床证候] 患者1977年6月间发现颈部正中有肿块，经检查，诊断甲状腺腺瘤，因顾虑手术，遂来本院门诊治疗。

平素精神抑郁，体倦乏力，喉中有痰，纳谷不香，二便尚调，颈部肿块如上，舌苔薄白，脉象细弦。

[中医辨证与治法] 七情伤正，脾不健运，气血瘀滞，痰湿凝结，聚为瘿瘤。立益气健脾，软坚散结，化痰消瘿之法。

[方药] 甲瘤煎：生黄芪、潞党参、生白术、天门冬、天花粉、海浮石、海藻各13g，云茯苓15g，紫草根、荆三棱、鸡内金各10g，明乳香、明没药各6g。水煎服，每日1剂。

[治疗经过及疗效] 患者连续服用本方4个多月，肿块全部消散，临床症状消失。

痊愈。临床症状及肿块完全消失，至1981年12月随访，已4年余，未见复发。

【按语】 本案属中医学“瘿瘤”范畴。《释名》谓：“瘿，婴也，去颈婴喉也。”宋·陈无择著《三因方》中对瘿瘤有石瘿、肉瘿、筋瘿、血瘿、气瘿之分。总的来说，瘿瘤的成因，多由于七情伤正，气血瘀滞，痰湿凝结而成，治当以益气健脾、软坚散结化痰为主。自拟甲瘤煎中黄芪、党参、白术、茯苓、鸡内金具益气健脾之功；三棱、乳香、没药、海藻、海浮石具软坚散结化痰之力；佐以天花粉、天冬、紫草养阴清热之品，经临床应用，具有缩小瘤体，渐致消散瘤体的作用。本方选用药物无毒剧药物，可连续内服，无副作用，并有明显的增强精神体力和增进食欲的作用。

十九、甲状腺良性肿瘤

张凤郊案

杨绮霞，女，52岁，家务。1962年12月28日初诊。

［西医学检查］1962年12月上海第一人民医院放射性核素检查示：甲状腺良性肿瘤。

［临床证候］患者于1961年春发现左侧颈部有蚕豆大小肿块，渐而增大。现按之如核桃大，有根脚，质坚无痛感，皮色如常。面色皖白，畏寒，舌淡苔白腻，脉弦细。

［中医辨证与治法］阳虚寒凝，瘀痰结聚筋脉。立温阳解凝，消痰化瘀之法。

［方药］炮附块、姜半夏、象贝母、鹿角霜、桃仁各9g，炙细辛、生麻黄、白芥子各3g，香白芷4.5g，海藻、炙甲片各12g，西河柳30g。水煎服，每日1剂。

［治疗经过及疗效］服上方加减2个月后，左颈肿块缩小如枣子般大小，续服半载左右，颈部肿块全部消失。

痊愈。放射性核素复查示：甲状腺肿瘤消除。

【按语】 先师曾曰："筋脉之处，皆气血津液所养，若有积聚，当咎之瘀痰相搏。然瘀痰凝聚，非气郁，即火热煎熬，或阳虚寒凝为患。"该患者以其阳虚之征显见，故予麻黄附子细辛汤合鹿角霜以温阳解凝，配诸消痰化瘀之品，共取除积之效。方中消痰药多于化瘀之品，乃先师主张缓消之旨。其认为，瘀痰相搏，必先本于痰，故主于消痰，瘀亦随之分化。

【辑者按】 甲状腺腺瘤是良性肿瘤，较常见，占甲状腺疾患的38%～56%，在甲状腺肿瘤中亦最多见。此瘤多见于甲状腺功能活动期，故多在青壮年发病，多为女性，男女比例约为1∶3。肿瘤多为单发，呈圆形或椭圆形，有完整包膜，表面光滑，直径一般为数厘米，偶可巨大，多为实体性，质韧实，有些为囊性，易与周围甲状腺组织分离。吸^{131}I率测定可分为"热结节"、"温结节"和"冷结节"；超声探测能鉴别其物理特性；X线检查常见气管受压移位。本病癌变率约为10%，西医学的治疗方法为手术切除，但因与早期癌难以鉴别，故手术应慎重。中医药疗效可使腺瘤缩小或消失。

中医学对本病的记述散见于瘿瘤范畴。《诸病源候论》载曰："瘿者，由忧恚气结所生，……，搏颈下而成之。初作与樱核相似，而当颈下也"，明确指出了瘿的发病部位、病因病机和初发时的形态，并将瘿分为血瘿、息肉瘿和气瘿三种。《圣济总录》将瘿分为“石瘿、泥瘿、劳瘿、忧瘿、气瘿，是为五瘿”，并指出其病因为“石与泥则因山水饮食而得之，忧劳气则本于七情，情之所至，气则随之，或上而不下，成结而不散是也。”宋代陈无择著《三因方》将瘿分为五瘿六瘤，五瘿即“坚硬不可移者名曰石瘿，皮色不变者名曰肉瘿，筋脉露结者名曰筋瘿，赤脉交接者名曰血瘿，随忧愁消长者名曰气瘿。瘤则有六，骨瘤、脂瘤、气瘤、肉瘤、脓瘤、血瘤。”从关于瘿的病因和症状的描述来看，与现代的甲状腺腺肿、甲状腺腺瘤、甲状腺癌等病颇为相似，其中所说的“息肉瘿”和“肉瘿”很可能就是西医学所称的甲状腺腺瘤。

本病病因尚未明确，中医学认为多由于情志内伤和肝脾功能失调有关。夫肝足厥阴脉上贯膈布胁肋，循喉咙之后，脾足太阴脉上膈挟咽连舌本，二脉均从颈部经过。若情志抑郁，肝气郁结或怒动肝火，使营卫气血瘀滞；脾主肌肉，肝郁伤脾，肌肉淡薄，土气不行，痰湿凝聚，逆于肉里，经络阻隔，结于颈部，致生肉瘿。正如李梃《医学入门》所说“瘿皆痰与气相结而成”，其治应以化痰行气，疏肝理脾为主。

本组验案7则，女性6例，男性1例；年龄从21～52岁。用纯中医内治法，7例瘤体均消失，随访2～5年以上无复发。

分析7例临床证候，其总病机不越痰气内结和肝郁脾虚之机，7例辨证可大略分为四型。

一、肝郁痰热型（孙宜麟案、门纯德案、桂晓云案）

精神忧郁，或暴躁易怒，面色微赤，发热或低热，头晕胸闷，口干纳谷不振。甲状腺旁肿核突起，大如杏核，或如鸡卵，边界清楚，胶样硬度或较硬，随吞咽可上下移动，有压迫感或有痛疼。舌红苔薄白或薄黄腻，脉象弦数或弦细或弦紧。证属肝郁化热，灼津成痰，痰热胶结致成肿核。治拟疏肝清热，开郁化痰，软坚散结为法。疏肝开郁用柴胡、香附、当归、白芍，酌加三棱、莪术、青皮、郁金、薄荷；清肝泻热用夏枯草、玄参，选加龙胆草、连翘、黄芩、栀子、蒲公英、黄连、淡豆豉；化痰散结多用昆布、海藻、牡蛎、黄药子、海浮石、贝母、半夏，或选加射干、桔梗、茯苓、橘红、牛蒡子、瓜蒌等，共奏疏肝清热化痰，以冀消瘤之效。

二、气阴两虚型（夏少农案、秦德平案）

低热不解，头晕目眩，心悸盗汗，乏力思睡。单侧颈部肿块，大如核桃，皮色不变，边缘清，表面光滑，质软而韧，随吞咽上、下移动，无压痛或觉胀满微痛。舌质红苔薄，或少苔，脉细弦。证属气阴两虚，肝郁痰结。法拟益气养阴，开郁化痰为法。益气养阴用党参、太子参、北条参、黄芪、玄参，或加白芍、生地、丹皮、麦冬、五味子、浮小麦、糯稻根；疏肝开郁用香附、青皮；化痰散结软坚亦用夏枯草、昆布、海藻、牡蛎、黄药子、海浮石、贝母，或酌加白芥子、泽漆、石见穿、瓦楞子、僵蚕、生鳖甲、海蛤壳等。《本草纲目》谓白芥子能“利气豁痰”，《本草经疏》谓其“搜剔内外痰结”，《本草求真》更赞其治“皮里膜外之痰，非此不达”，可为治痰要药，但少被医者重用；泽漆行水消痰，其行水退肿之力虽强，而毒力则较甘遂，大戟为逊，亦为治痰佳品，《金匮要略》泽漆汤重用本品配合半夏、紫菀、前胡等，即是在消痰方面的应用；《本草衍义补遗》谓瓦楞子“消血块，化痰积”；《本草纲目》谓白僵蚕“散风痰结核”。夏老以此四味治气痰、水痰、血痰、风痰，再合石见穿以软坚、土茯苓以攻毒，夏老治痰之经验也，合益气养阴，疏肝之法，共治甲状腺瘤30例，总有效率达93.3%。

三、脾虚痰湿型（林起铨案）

肢体倦怠，乏力懒言，纳谷不香，喉中有痰，颈部肿块，质中活动，舌苔薄白或白腻，脉细。证属脾气虚弱，痰湿凝结。治以健脾益气，化痰散结法。方用自拟甲瘤煎，选用无毒副作用的药物，连续内服，以增强正气而瘤消。

四、阳虚寒痰型（张凤郊案）

面色㿠白，畏寒肢冷，单侧颈部肿块如蚕豆大，渐大如核桃，皮色如常，质坚无痛感，舌淡苔白腻，脉弦细。辨证为阳虚寒凝，痰瘀结聚。治以温阳解凝，消痰化瘀。药用麻黄附子细辛汤合鹿角霜、白芷、西河柳以温阳解凝，辛温散寒；海藻、白芥子、半夏、贝母以化痰散结；桃仁、山甲以化瘀消聚，共取温消寒痰之功，而收瘤除痊愈之效。甲状腺腺瘤在临床上属此型者较少，医者必须认真诊察，细心辨证，方能无误。

综上所述，甲状腺腺瘤辨证论治要点在于“痰”，其因有肝郁、肝热、气阴两虚、脾虚、阳虚、气滞、血瘀之异，综合各家用药之经验，辑者姑拟出治痰为主，辨证治疗甲状腺腺瘤系列方：甲瘤主方由夏枯草、昆布、海藻、牡蛎、黄药子、海浮石、贝母、半夏、白芥子、泽漆、瓦楞子、僵蚕组成，肝郁加柴胡、香附、青皮、郁金、薄荷；肝热加龙胆草、蒲公英、土茯苓、栀子、淡豆豉；脾虚气虚选加党参、黄芪、太子参、白术、茯苓、鸡内金；阴虚加玄参、北沙参、白芍、生地、丹皮、五味子；气阴两虚加党参、黄芪、北沙参、玄参、五味子；阳虚加附子、麻黄、细辛、鹿角霜、白芷、西河柳；气滞加三棱、莪术；血瘀加当归、赤芍、桃仁、红花、山甲、石见穿，可供临床参考。

二十、甲状腺癌

许国华案

徐某某，男，42岁，浙江省温州市供销社干部，住温州市康乐坊。

1972年6月14日初诊。门诊号：85310。

［西医学检查］1972年5月上海肿瘤医院病理诊断：甲状腺癌。

［临床证候］患甲状腺癌，颈两侧肿块坚硬如拳大，经上海肿瘤医院放疗后，右侧肿块消散，左侧肿块因迫近颈动脉，不能放疗，嘱其回原籍服中药，遂来我处求治。

左侧肿块石硬，表面高低不平，不活动，大约6.2～8.4cm，无自觉痛，大口吞咽时有阻滞感。头因肿块影响不能正位，向右侧倾斜约30°。眠食尚可，大便稍结。舌苔厚浊腻，两脉沉滑有力。

［中医辨证与治法］郁痰化毒，聚久成癥。立解毒化痰，开郁散结，软坚消癥之法。

［方药］消瘰丸加味：升麻、天葵子、重楼各10g，玄参、连翘、野荞麦各12g，浙贝、黄药子、蒲公英、香茶菜、海藻、昆布各15g，生牡蛎20g。水煎服，每日1剂。

［治疗经过及疗效］服药后无不适，遂连续服药80多剂，肿块消失，头已能正位。

痊愈。临床症状及肿块消失，随访5年无殊变。

【按语】本案乃因甲状腺癌左侧肿块迫近颈动脉，不能镭疗，而接受中医中药治疗的。方用升麻、重楼、连翘、玄参、野荞麦、蒲公英以清热解毒，黄药子、浙贝母、天葵子、香茶菜以消肿散结，牡蛎、海藻、昆布以软坚消癥，坚持服药，终获痊愈。

潘明继案1（甲状腺癌颈肺广泛转移）

肖炎炎，男，25岁，原福州玻璃厂工人，家住福州济南桥11号。1958年6月就诊，病历存档号：00552。

［西医学检查］1958年6月福州市第一医院病理诊断（病检号：58－2162）：甲状腺乳头状癌并双侧颈部转移。

1959年3月上海肿瘤医院肺部X线摄片发现4个如鸡蛋大转移癌灶。诊断：转移性肺癌。

［临床证候］患者1956年发现甲状腺肿大，1958年6月就医本院，确诊甲状腺癌并双侧颈部转移。口渴喜饮，舌质红绛苔少，脉象滑数。

［中医辨证与治法］热毒内蕴，阴虚火旺。立清热解毒，滋阴降火之法。

［方药］

1方：爵床草、夏枯草、紫草根、半枝莲、野蔷薇各15～30g，水煎服，每日1剂。

2 方：爵床草、叶下红、半枝莲、夏枯草、紫草根各 30g，煎汤装入热水瓶内，代茶饮服，每天 1 剂。如出现脾胃虚寒证可加服香砂六君子汤（丸）或四君子汤即可。

［治疗经过及疗效］患者从 1958 年 6 月起服 1 方治疗 3 个月，症状缓解。停药半年后，颈部肿物进行增大，就医于上海肿瘤医院，发现肺部转移癌，未能手术及放射治疗而返家。1959 年 4 月，颈部肿块压迫气管，肺转移癌并发感染，出现呼吸困难，肺部啰音，口渴喜饮，舌质红绛，病情危重，经抗生素及内服清热解毒、生津润燥之品，病情缓解，随即将压迫气管的巨大转移癌作姑息切除，颈部的残留癌及肺转移癌未行处理，经中西医对症治疗 1 个月，病情稳定而出院。出院后坚持内服 2 方，每年服药 200 剂左右，每周服药 3 剂，间歇服药 20 年。

显效。临床症状消失，肿块未增大，病后生存 27 年。1970 年结婚，生育男女各 1，坚持家庭手工业。自 1959 年出现肺转移至 1980 年之间，先后胸部 X 线摄片 18 次，肺转移癌及颈部肿块，未见明显增大，单纯用中医中药治疗后生存 24 年。但 1982 年因家庭纠纷，精神刺激较大，放弃治疗 10 个月，病情迅速发展，转移癌增大，证情险恶，抢救无效，于 1983 年 6 月 10 日死亡。

潘明继案 2

严锦华，女，44 岁，福州市冶金局干部。1962 年诊治，本科病历存档号：0057。

［西医学检查］1966 年福州市第一医院病理诊断：甲状腺滤泡型癌。

［临床证候］患者 1956 年发现颈前肿块，经单纯手术切除，送病检确诊甲状腺癌。1958 年局部再发，并向双颈淋巴结转移，即行 ^{60}Co 放射治疗，总剂量 3500 拉德。因并发热毒阴亏证候，而配合清热、养阴、生津中药内服，症状改善。1962 年局部再发，肿物约 2.5cm × 2.6cm × 2.8cm 大小，舌质红，苔薄白，脉象濡数。既往有哮喘病史。

［中医辨证与治法］热毒内蕴，肺脾两虚。立清热解毒，凉血活血，健脾补气之法。

［方药］

1 方：单味紫草根 30g，每天煎汤代茶。

2 方：紫草根 30g，党参、白术、黄精、生黄芪各 15g，淮山药 20g，茯苓、夏枯草各 12g，黄药子 10g，甘草 6g，大枣 4 枚。水煎服，每日 1 剂。

［治疗经过及疗效］1 方连服 90 天，病情改善，肿物缩小 2/3，又间歇服药半年，肿物消失。1968 年下放山区，因吃较多野山羊肉，局部又复发，

肿瘤周围有炎症征象，投以清热解毒，软坚散结中药，同时使用抗生素，周围炎症消除，唯肿块未消，再内服1方。因紫草属寒凉之品，久服导致脾胃虚寒，又诱发寒喘旧疾再发，遂改服2方，共服150剂，局部肿物消失，哮喘亦未再发生。

痊愈。临床症状及肿块消失，1962年中医治疗后已存活22年。

【辑者按】 甲状腺癌是最常见的甲状腺恶性肿瘤。约占全部癌瘤的1.2%～3.2%，占甲状腺肿瘤的5%～10%。女性较多，男女比例约为1:2。7～20岁和40～45岁为两个发病高峰。按其病理分类为乳头状腺癌、滤泡状腺癌、未分化癌和髓样癌四型。前三型各约占甲状腺癌总数的60%、20%和15%；多分别见于年轻人、中年人和老年人；恶性度分别为低度、中度和高度。髓样癌少见。本病病因一般认为服放射性核素碘、低碘饮食、致甲状腺肿物质或放射线照射以及甲状腺部分切除等易诱发。诊断主要依据临床表现，特别是甲状腺肿块质硬、固定，或合并压迫症状者，应高度怀疑。放射性核素扫描显示^{131}I缺损“冷结节”区；X线检查可见肿瘤内散在钙化及气管受压和移位；病理活检可确诊，但一般不做术前活检。西医学对本病治疗仍以手术为主，对乳头状和滤泡状腺癌早期而未转移者，疗效较满意，术后5年存活率可达80%以上，转移者效果不满意。未分化癌则不宜手术切除，可行放疗或内分泌治疗。

中医学对本病的认识亦属于“瘿瘤”范畴。本病与五瘿中的石瘿相似。《三因方》曰：“坚硬不可移者，名曰石瘿”，并强调“五瘿者皆不可妄决，破则脓血崩溃，多致夭枉”，又提出“按之推移得动者，可用取法取之。如推之不动者，不可取也。瘤无大小，不识可否而妄取之，必妨人命”。《医宗金鉴》说：“瘿瘤诸证，用药缓之消磨，自然缩小。”又指出本病“多外因六邪，荣卫气血凝滞；内因七情，忧恚怒气，湿痰瘀滞，山岚水气而成”。中医学认为，甲状腺癌是因外邪七情，致肝郁气滞，血瘀痰凝所为，又有化火伤阴，气血两虚之亚型，故治以解毒祛邪，行气活血，化痰解凝为主，或佐以养阴清热，益气补血。

本组验案3则，男性2例，女性1例；年龄从25～44岁。其中颈肺广泛转移1例，术后复发并颈淋巴结转移1例，术后复发并颈淋巴结转移1例；2例行放疗无效而采用中医疗法，1例用纯中医疗法，取得满意疗效，分别存活5年、24年、22年健在。

分析3案证候，均为热毒痰凝之癌肿重证，但又有虚实和兼证不同，分别为痰毒积聚、热毒兼阴虚火旺和肺脾两虚，故辨而治之。

许国华案因甲状腺癌左侧颈部肿块，迫近颈动脉不能放疗而纯用中医治疗的。症见肿块坚硬如石，高低不平，便结，脉沉滑有力。脉症俱实，痰毒积聚，实则泻之，故治以解毒化痰，消积攻聚。方用消瘰丸加味，药用升麻、天葵子、重楼、玄参、连翘、野荞麦、蒲公英、香茶菜以清热解毒抗癌［《本经》谓升麻“主解百毒，辟温疾障（瘴）邪”，现代药理研究，香茶菜中提出之延命草素有抗肿瘤作用］；浙贝、黄药子、昆布、海藻、牡蛎以化痰软坚消积，服药80多剂，肿消邪去而愈。

潘明继案1在甲状腺癌颈肺广泛转移致肿块压迫气管、呼吸困难、并发感染、病情危急的情况下，行姑息切除术后，采用中西医结合，以中医辨证治疗为主的方法。主症仍有颈部残留癌及肺转移癌病灶，兼见口渴喜饮，舌质红绛少苔，脉象滑数。乃热毒内蕴，阴虚火旺之证。故拟清热解毒，滋阴降火为治。药用爵床草、半枝莲、野蔷薇以清热解毒（爵床草咸辛寒，入肝胆二经，《本草汇言》称其“解毒、杀疳、清热”）；叶下红行气活血（《云南中草药》）；紫草根长于凉血活血，血热毒盛宜用之（《本草纲目》）；夏枯草消热降火，又能“滋养厥阴之脉，疏道结气”。全方合用，煎汤代茶，则能清热解毒，滋阴降火，凉血活血，行气散结而奏效，病情稳定后长期间歇服药20年，带癌生存24年，并结婚生育，终因家庭纠纷，放弃服药10个月，病情迅猛发展而死亡。

潘明继案2因手术后，2次复发，并颈淋巴结转移而行放疗，后食入野味发物诱发哮喘痼疾，舌红苔薄脉濡数，证属热毒内蕴，肺脾两虚。故治以清热解毒，凉血活血，健脾补肺之法首方单用紫草根煎汤代茶，以凉血解毒，而获神效，半年肿物消失。此为潘老治疗肿瘤之经验。再复发仍重用紫草根，合夏枯草、黄药子以清热解毒、凉血活血、化痰软坚，用参、术、苓、草、黄精、山药、大枣以健脾补肺，共服150剂而愈，中医治疗后已存活22年。

胸部肿瘤

二十一、乳腺癌

梁国卿案

刘方玉，女，38岁，沈阳市石油化工厂技术员。1982年4月5日初诊。

[西医学检查] 1982年4月辽宁医大附属一院及肿瘤医院于右乳头溃出的血液中查见癌细胞。

[临床证候] 1个月前，右乳房发胀不舒，以后从乳头流出淡红色汁液，逐渐增多，现流出血液，确诊乳腺癌。因患者拒绝手术而来诊。

乳房肿胀，按之尚软，微痛，内有小结节，乳头流出血液，纳谷二便尚调，体力尚好，现仍工作，脉弦，舌质红，苔薄黄。

[中医辨证与治法] 肝气郁滞，邪入血中，阳滞于阴，凝结成毒，发为乳岩。立养血和血，理气解毒之法。

[方药] 当归、白芍、香附、天花粉、防风、甘草、蒲公英、紫花地丁、小蓟、青皮各15g，熟地20g，川芎10g，金银花20g。水煎服，每日1剂。

[治疗经过及疗效] 进前药饵3剂，乳房胀减轻，流血亦渐减少。继服6剂，乳房渐小，血亦不流，乳房无胀感。坚持服用此方3个月，乳房内小节消失。

显效。临床症状消失，随访1年半，至1983年11月，一切正常，继续在工作中。

【按语】 本案属中医学“乳岩”范畴，乳头属厥阴，乳房属阳明，为肝气犯胃，阴阳相滞为患。妇人多郁，肝主怒而藏血，因气郁怒则伤肝，而使血亦瘀，肝气郁滞即邪入血中，为阳滞于阴，阴阳不调，互相凝结，酿成毒素，发为乳岩，故治以养血柔肝，疏肝解毒之剂而奏效。

桂晓云案

童罗撒，女，53岁，聋哑人，缝纫工，住武昌侯补街郎家巷2号。1978年4月16日初诊。门诊号：3834，住院号：0041526。

[西医学检查] 1973年7月20日湖北医学院附属二院病理诊断：乳腺单纯癌。

[临床证候] 患者于1973年7月行左乳腺癌根治术，术后放疗3年半。近周来，旧恙复萌，卧床不起，由家属按其手势代诉：手术部位疼痛，嗯心呕吐，纳呆不食，大便不畅。触其胸部肿块，坚硬拒按，脉弦滑，苔腻。

[中医辨证与治法] 气郁痰凝，脉络瘀阻。立理气降逆，化痰软坚之法。

[方药]

1方：旋覆花（布包煎）、陈皮、橘核、姜竹茹、法半夏、赤芍、延胡索、川楝子各9g，赭石、夏枯草、蒲公英、海藻、牡蛎各15g，白茅根、白花蛇舌草各30g。水煎服，每日1剂。

2方：夏枯草、蒲公英、海藻、牡蛎、当归、丹参、山慈菇各15g，陈皮、橘核、姜竹茹、法半夏、赤芍、延胡索、川楝子、贝母、三棱、莪术各9g，白茅根、白花蛇舌草各30g，全瓜蒌18g。水煎服，每日1剂。

[治疗经过及疗效]

1978年4月21日二诊：上进1方5剂，患者已能起床，自行前来就诊，面带笑容，呕吐已止，纳食已思，遂拟2方，继服5剂。

4月26日三诊，诸症消失，肿块软化，腻苔已退，嘱服2方。

6月30日四诊：服2方2个月余，肿块消散，无不适之症，已能在家做缝纫。

临床治愈。症状消失，肿块消散未除，恢复工作，治后存活5年余，至1983年底健在。

段凤舞案

张某某，女，66岁。1968年4月4日初诊，病历号：226466。

[西医学检查] 1967年北京日坛肿瘤医院病理诊断：乳腺癌。

1968年4月4日北京中医研究院广安门医院肿瘤科临床检查示：左乳外上方可扪及大小约6cm×6cm之肿块，中央部突出一块约2cm×2cm大小，质硬，表面如栗色，与皮肤粘连，边缘不整，压痛不著，左腋下可扪及肿大之淋巴结约1.5cm×1.5cm大小。诊断：乳腺癌。

[临床证候] 发现左乳上方肿块2年余，确诊“乳腺癌”，因拒绝手术而一直未予积极治疗，肿块逐渐增大，遂来求治。近1个月余，左乳针刺样疼痛，牵及左臂，纳谷不香，舌苔薄，脉弦细。

[中医辨证与治法] 肝郁脾虚，气郁凝结。立疏肝健脾，软坚散结，解毒清热之法。

[方药]

1方：醋柴胡、生甘草各6g，当归、白芍、生牡蛎、玄参、青皮、茯苓、土贝母、炮山甲各9g，金银花、蚤休、公英、夏枯草各15g。水煎服，每日1剂。

2方：醋柴胡、木香、陈皮各30g，当归、白芍、生牡蛎、玄参、青皮、土贝母、橘核、橘叶各45g，公英、夏枯草、瓜蒌各90g，蚤休、黄药子各60g。诸药共为细末，水泛为丸，如绿豆大，早晚各服6g。

3方：生黄芪、当归、白鲜皮、败酱草、草河车、黄药子各60g，夏枯草30g，山豆根90g。诸药共为细末，水泛为丸，早晚各服9g。

[治疗经过及疗效]

1968年4月18日二诊：再三劝其手术，坚决拒绝，愿服中药治疗。述周身乏力，食后胃脘胀满不适，时有呕噁，二便如常，苔薄脉弦而细，仍遵前法减苦寒之味，去金银花、公英、、土贝母、炮山甲，加枳壳、川楝子、白术、焦三仙各9g，木香6g等健胃之品再进。

5月4日三诊：胃脘胀满减轻，呕噁已除，纳谷亦增，左乳之肿块略有缩小。舌苔薄黄，脉弦细。仍守前法，稍作调整。上方去蚤休、川楝子、枳壳，加紫花地丁、香附、橘叶各9g，煎服。

6月8日四诊：全身症状已渐见好转，左乳之肿块无显著变化，病情稳定，宜进丸药，遂拟2方，缓慢图之。

1969年2月5日五诊：左乳上方之肿块无明显增大，然中央部之突出肿块增大至3cm×3cm，质硬，色如栗子，局部疼痛，劳累加重，纳谷尚可，苔薄脉弦细。上方加忍冬藤90g，仍制水泛丸服用。

1971年3月4日六诊：左乳上方肿块溃破，溃疡面约9cm×6cm大小，局部色红，殊臭、疼痛。正气已虚，复热毒为患，拟内外兼治，攻补并用。密陀僧、炉甘石各30g研成细末和匀外用；人参归脾丸每日早服1丸；消瘤丸每日晚服1丸。

3月20日七诊：溃疡面缩小，疼痛减轻，但未能愈合，宜益气养血，清热解毒为务，急拟3方为丸继服。

9月6日八诊：左乳局部变化不明显，溃疡面仍未完全愈合，亦未恶化。近日来又添肝区疼痛，吸气尤著，苔少脉弦细，续服上丸。另，醒消丸早晚各服3g；鳖甲煎丸早晚各服1丸。

1972年1月25日九诊：病情加重，已不能亲自来门诊，家人代诉其左乳溃破处流臭水，局部疼痛，肝区疼痛，心烦。气血俱败，预后极差，勉处方一试，上丸方加忍冬藤60g水泛丸服，外用五味去湿散。

显效。病情一度减轻，治后存活5年余，于1972年5月16日死亡。

吴圣农案（乳腺癌广泛转移）

胡月清，女，41岁，上海5703厂车工。住院号：57256，1982年4月7日初诊。

［西医学检查］1979年6月11日上海瑞金医院右乳房癌根治标本病理检查示（病理切片号：79-002341）：在原肿块处未见癌肿残留，在乳腺组织中见一癌灶，为导管内癌。

1982年4月12日上海龙华医院胸部后前位X线摄片示（X线片号：74186）：右第二前肋下一片致密阴影内有肺纹理，同侧肋膈角消失，心影推向健侧。意见：右胸腔大量积液，考虑为转移性病变可能。骨盆X线摄片示（片号同上）：左侧髋关节各骨及右侧骶髂部、右耻骨、坐骨均有化冰样骨质破坏改变。意见：盆骨转移性骨瘤。

［临床证候］患者于1979年因右乳腺癌作广泛根治术，1981年初自觉左侧髋关节疼痛，行走不便，尤在上楼抬腿时更觉困难。近3个月来，胃纳明显减退，经常呕吐白色黏稠液体或胃内容物，且右下肢足趾常间歇性发作抽搐，两下肢外展及下蹲极难。检右胸有一手术瘢痕，胸骨右缘第二肋软骨处可见一枚3cm×4cm×2cm硬块，压痛明显，左腋下扪及1.5cm淋巴结一枚，质硬有触痛。摄骨盆及胸部X线摄片，诊断为右乳腺癌手术后，胸膜、骨盆转移。

近一个月半来，两下肢踡曲，不敢伸缩，稍一伸展，右下肢足趾即发生拘挛引及阴股，甚则抽搐，左下肢自足趾至阴股亦有挛急之感，两腿不能分开，妨碍大小便，形体消瘦，面色萎黄，饮食减少，时有泛恶。舌质淡，白腻苔满布，脉象弦滑。

［中医辨证与治法］久病伤正，脾胃升降不利，寒湿郁滞，邪毒内结，气血痹阻，筋脉失养。立内外合治之法，内以益气和血，温经通络；外以活血化瘀，软坚消结。

［方药］

内服方：桂枝、陈皮各6g，炙黄芪15g，当归、赤芍各12g，酒地龙、姜半夏各9g，鸡血藤30g，制川草乌各4.6g（先煎），水煎服，每日1剂。另蝎蜈片10片，2次分吞。

外用方：当归、赤芍各12g，红花4.5g，生香附15g，制乳香、川芎各6g，白芥子9g，共研细末，加蜂蜜及适量面粉，调成糊状，敷左髋部，用纱布固定，一昼夜换药一次。

［治疗经过及疗效］1982年4月23日二诊：经内服外敷药治疗半月以后，恶心呕吐已止，左侧髋骨疼痛明显缓解，两腿能分开，转动已自如，唯右胸骨连及肩背微微作痛，稍有咳嗽，痰白，舌质淡、苔薄白，脉弦滑。原

意参治，去制川草乌、陈皮、蝎蜈片，加桃杏仁各12g，白花蛇舌草30g，水煎服，每日1剂。外敷药物同。

继续治疗1个月余，不仅髋骨疼痛明显好转，且能下床在室内缓缓行走，足趾及小腿亦未再发生抽搐现象。5月29日出院后继续在门诊随治，目前髋骨及小腿病情稳定，虽胸骨右侧肿块略较前增大，但不感十分疼痛。

显效。临床症状基本消失，唯胸骨右侧肿块未消，治后已存活2年余，病情稳定。

【按语】本案系乳房癌根治术后骨盆、胸膜转移致髋骨、胸骨疼痛，局部扪及肿块瘰疬，皮色不变，舌苔白腻，脉弦滑，当属邪毒内结，气血瘀痹，而出现寒湿痰瘀，凝结于经隧、关节之证。寒湿阻络，闭塞不通，局部肿痛乃常见之症，但拘挛抽搐既非一般的血虚风动，又非寒湿痹阻之常症，故方用益气温阳，散寒通络化瘀之品，并配合外敷以增强消结软坚之功，获显效。

【辑者按】乳腺癌又称乳癌，是女性乳房最常见的恶性肿瘤。在乳癌中，女性占99%，男性占1%。在我国女性恶性肿瘤中，仅次于子宫颈癌，居第二位，在欧美则占第一位。乳癌在我国占全身各种恶性肿瘤的7%～10%。发病年龄以40～60岁居多，其中又以45～49岁（更年期）和60～64岁为最多，20岁以下患者极少。西医学对本病的治疗，仍是早期手术，或手术加放疗。乳癌根治切除术为其主要手段，5年生存率约有50%，10年生存率约为30%。乳癌的病因尚不明确，一般认为与卵巢功能和性激素变化有很大关系，雌、雄激素产生过多都可引起乳房腺体上皮细胞过度增生而癌变。独身妇女、婚后未生育、晚生育、未哺乳或哺乳不正常（过短或过长）的妇女患乳癌者较一般妇女多（但有些学者认为生育和哺乳可促进乳癌的发生），还与遗传和乳腺良性肿瘤转化有关。另外西医学研究发现一种B型RNA病毒能引起小白鼠乳腺癌，近年在人类乳腺癌患者乳汁中也找到了B型RNA病毒颗粒，但因其传染而产生乳腺癌情况尚来证实。

中医学对乳腺癌早已有详尽的记载，以乳石痈、妒乳、乳岩、妳岩等命名。《诸病源候论》中说："石痈者……其肿结确实，至牢有根，核皮相亲，不甚热、微痛，……鞕如石"，"乳中结聚成核，微强不甚大，硬若石状"，"肿结皮强如牛领之皮"，形象地描述了乳腺癌肿块质硬、固定不移、与皮肤粘连，局部皮肤"桔皮样改变"等特点。《千金方》、《外台秘要》叫做"妒乳"，"妇人女子乳头生小浅热疮，搔之黄汁出，浸淫为长，百疗不瘥者，动绝年月，名为妒乳病"，与乳腺癌乳头湿疹样癌相似。《妇人良方大全》首次将本病命名为"乳岩"，指出乳岩初起"内结小核，或如鳖棋子，不赤不痛”，“积之岁月渐大，巉岩崩破如熟石榴，或内溃深洞，血水滴沥，……名曰乳岩”，此与乳腺癌晚期破溃，“外翻似菜花”相同。《格致余论》曰：“忧怒抑郁，昕夕积累，脾气消阻，肝气横逆，遂成隐核，如大棋子，不痛不痒，数十年后方疮陷，名曰妳岩，以其疮形嵌凹似岩穴也”，此又与乳腺癌晚期“凹陷似弹坑”吻合。《外科正宗》关于乳癌症状的描述更详尽而一致，“初如豆大，渐如棋子，半年一年，二载三载，不痒不痛，渐渐而大，始生疼痛，痛则无解。日后肿如堆栗，或如覆碗，色紫气秽，渐渐溃烂，深者如岩穴，凸者若泛莲，疼痛连心，出血则臭，其时五脏俱衰，……名曰乳岩。”《医宗金鉴》中记载“乳中结核，……耽延数月，渐大如盘如碗，坚硬疼痛，根形散漫，串延胸胁腋下”，这些描述不仅说明了乳腺癌的病情发展过程，而且还指出了晚期可出现腋窝、锁骨下淋巴结及胸肺转移等情况。

中医学理论认为，乳房属阳明经，乳头属厥阴经，乳腺癌的病因病机是由外因和内因两方面。外因即感受风寒之气、乘阳明经气虚弱所袭，胃足阳明脉直者，从缺盆下乳，血气郁滞于乳，而成乳石痈。正如《诸病源候论》所说：“足阳明之脉，有下于乳者，其经虚，为风寒气客之，则血涩结成痈肿。……但结核如石，谓之石痈。”内因则由“忧郁伤肝，思虑伤脾，积想在心，所愿不得者，致经络痞涩，聚结成核。”（《外科正宗》诱乳癌多见于更年期及经绝期后妇女，故冲任失调，气血紊乱亦为其发病内因之一。因此，寒袭阳明，郁伤肝脾，冲任失调，则脏腑功能紊乱，邪毒蕴内，郁而化热，气滞血瘀，痰浊交凝，结滞乳中，则致乳岩。晚期气血亏损，阴极阳衰，乃至脏腑俱衰。故治疗应以疏肝化痰，调理冲任，清热解毒，化瘀解凝，扶正祛邪。清代吴谦更强调指出，“若患者果能清心涤虑，静养调理，庶可施治”（《医宗金鉴》），说明精神因素对提高本病的疗效起着重要作用。

本组验案4则，案1~3病机均有肝郁热毒之同，又有气血不和，痰凝血瘀，脾虚不健之异，案4则由寒湿郁滞，气血痹阻所致，故应分辨不同情况而施治。

梁国卿案症见右乳房肿胀，内有结节，软而微痛，乳头流出溃血，查见癌细胞，脉弦舌红苔黄。乃肝郁热毒，邪入血中，气血不和所致。故治以疏肝解郁，清热解毒，养血和血。疏肝用香附、青皮、防风，清热解毒用银花、公英、地丁、天花粉（《日华诸家本草》谓天花粉能“消肿毒，排脓生肌长肉”），养血和血用“四物”、小蓟（《新修本草》谓“小蓟专主血”，“能破血生新”，凉血止血）。全方共服9剂，则乳头流出溃血即止，连服3个月，乳房肿块消失而愈。随访1年半，仍在工作中。

桂晓云案因左乳腺癌根治术加放疗后复发，肿块坚硬，疼痛拒按，乃肝郁热毒，痰凝血瘀所致，为其本；又见恶心呕吐，纳呆不食，乃肝气犯胃，胃气上逆，痰浊上泛，为其标；脉弦滑苔腻亦为痰浊之征。故首方即用旋覆代赭合温胆汤加减以和胃降逆为主，先治其标，辅延胡索、川楝以疏肝理气，蒲公英、白花蛇舌草以清热解毒，夏枯草、海藻、牡蛎以化痰软坚，仅服5剂，呕吐即止，纳谷已思。遂改2方，去旋覆、代赭，加山慈菇、贝母、瓜蒌以增化痰散结之力，三棱、莪术、当归、赤芍、丹参以破气化瘀，治其本。服药2个月余，癌消症除而愈，存活5年余健在。

段凤舞案因左乳腺癌并腋窝淋巴结转移拒绝手术而纯用中医治疗。症见肿块逐渐增大，针刺样疼痛，后期破溃殊臭流脓水，伴有周身乏力，胃脘胀满，时有呕嗯，纳谷不香等全身症状，舌苔薄，脉弦细。证属肝郁热毒，痰气凝结，脾虚不健，气血已亏。治宜疏肝理气，清热解毒，化痰散结，健脾和胃，益气益血，扶正祛邪。治程中，疏肝健脾用逍遥散酌加青皮、木香、枳壳、川楝子、香附等，清热解毒用银花、蚤休、公英、地丁、败酱草、忍冬藤、白鲜皮等。《本草纲目》谓“败酱乃手足阳明厥阴药也，善排脓破血，故仲景治痈及古方妇人科皆用之”，又谓白鲜皮乃“足太阴阳明经去湿热药也”，《肘后方》用治鼠瘘破出脓血者，此二味段老用之最宜。化痰散结用夏枯草、玄参、牡蛎、贝母、黄药子、山豆根、瓜蒌、炮山甲、橘核、橘叶及成药消瘤丸、醒消丸、鳖甲煎丸等，《本草纲目》谓“橘核入足厥阴”，《本草衍义补遗》谓橘叶“导胸膈逆气，入厥阴，行肝气，消肿散毒，用之行经”，此二味又段老用药之妙也。益气养血用黄芪、当归、人参归脾丸以扶正祛邪，溃后同用外治法，获治后存活5年的显著疗效，终因癌毒深陷，气血俱败而死亡。

吴圣农案因右乳腺癌根治术后胸膜及骨广泛转移，症见左髋关节疼痛，两下肢踡曲，至足趾拘挛抽搐，不能下蹲，行走困难；右胸肿块质硬，压痛明显，另见形体消瘦，面色萎黄，咳嗽痰白，时有泛恶，饮食减少，舌质淡，苔白腻，脉弦滑。此久病伤正，气血亏损，脾胃失司，寒湿郁滞，邪毒内结，气血痹阻之证。治宜内外合治之法，内治以益气和血，温经通络；外治以活血化瘀，软坚消结。内服方用黄芪桂枝五物汤合乌头汤去麻黄，以防耗散正气，加当归、鸡血藤、地龙等益气和血，温经通络，以冀蠲痹止痛；辅陈皮、半夏健脾化痰以和胃；蝎蜈片、白花蛇舌草以解毒抗癌。配合外用方以化瘀软坚，仅治疗半月，即获显效，髋骨疼痛明显缓解。继治1个月，下肢抽搐已止，能缓慢行走，诸恙基本消失，唯右胸肿块未消，存活2年余，病情稳定。

二十三、食管癌

朱良春案

胡宪良，男，65 岁，住江苏省无锡县杨市桃林大队。1984 年 11 月诊治。

［西医学检查］1984 年 4 月 26 日江苏省无锡市崇安人民医院胃镜示：食道下段见 1.5cm×1.5cm 增生性癌瘤，表面如菜花样，有坏死物。诊断：中晚期食道癌（波及范围单侧 2～3cm）。

［临床证候］进食困难，逐渐加剧，至 1984 年 11 月已不能进食，呕吐痰涎频繁，形体羸弱，卧床不起，家属前来求方以挽之。

［中医辨证与治法］癌症极期，气阴耗竭，痰涎上逆，积聚成膈。立益气扶正，降逆安中，消癥抗癌，汤散并进之法。

［方药］

1 方：太子参 20g，煅赭石、白花蛇舌草、半枝莲、生薏苡仁各 30g，姜半夏 10g。水煎服，每日 1 剂，呕止即停服。

2 方：红参须、炙蜈蚣各 20g，炙守宫、炙蜂房、炙僵蚕各 30g。上研极细末，每日 3 次，每次 3g。

［治疗经过及疗效］1984 年 12 月 15 日诊：前进药饵，呕吐渐止，能进稀饭及烂面，此佳象也。嘱其继续坚持服用 2 方，以巩固疗效。

显效。治后仅 1 个月，临床症状显著好转。

【按语】 本案为膈证晚期，似难措手，但以扶正降逆、消瘕散绪之品，既可缓解梗阻，又有消瘤抗癌之功。因此，仅治 1 个月，获得近期显效。至于是否可以根治，尚须继续观察。其中虫类药之抗癌消瘤作用，是比较显著的，值得进一步探索与总结。

史兰陵案 1

孟某某，男，57 岁，农民。1961 年 4 月 21 日初诊。

［西医学检查］1961 年 4 月山东省肿瘤防治研究院 X 线食道钡剂摄片示（X 线号：0222）：食管中段相当 4～5 胸椎处长 10cm 轻度狭窄，黏膜僵硬，充盈缺损。诊断：食管癌中 1/3 髓质型。

［临床证候］进行性吞咽困难 6 个月余。患者于 1960 年 10 月咽食痛，硬食噎，逐渐加重，消瘦明显。3 个月后呕吐黏液，胸背疼痛，大便干燥，食后膜胀不适。现进流汁、稀饭均感勉强，面色萎黄，舌红无苔，脉象弦

缓。曾患肺结核病，胃痛 20 年，嗜酒，好生闷气，其父因患食道癌死亡。

［中医辨证与治法］肝郁血燥，脾不健运。立活血润燥，清热渗湿，养阴健脾之法。

［方药］

1 方：金银花、辽沙参各 15g，紫丹参、炒山药、广玉竹各 12g，云茯苓 9g，生杷叶、石菖蒲、金石斛、乌梅肉、谷芽、芽麦芽各 10g，青竹茹 6g，生甘草 3g。水煎服，每日 1 剂。

2 方：将军散：清热解毒，扶正宽膈。

硇砂、朱砂、生水蛭、青黛各 6g，硼砂、黑丑白丑各 9g，人参、砂仁、大黄、芒硝、柿饼霜、紫蔻各 15g，蛤粉 30g，白糖 60g，蜈蚣 10 条。共研细末，每日 3 次，每次 3g。

3 方：神农丸：消炎止痛，止血护膜。

制马钱子粉 10 份，甘草粉 2 份，糯米粉 3 份。共研匀水泛为丸如黄豆大（以 4 粒重 1 克为准），每晚 6 ~ 12 粒，白水吞服。

马钱子制法有 8 道工序：①拣，即拣诚实者，去霉雾，因一面光一面毛者毒性太强；②泡，即开水浸泡，春天泡 5 天，夏天泡 3 天，秋天泡 7 天，冬天泡 10 天（春 6、夏 3、秋 7、冬 10）；③刮，即刮去粗皮；④切，即切成薄片约 3mm 厚；⑤晒，即晒干；⑥炸，即油炸。一般要在 240℃沸点下，将马钱子片炸成老枣红色；⑦渗，即渗去油质，马钱子片炸至棕红色即捞出，渗入预制糠麸皮内搅拌，以渗去油质；⑧粉碎。

［治疗经过及疗效］1961 年 5 月 2 日二诊：服 1 方 6 剂，同服 2、3 方后，下咽阻挡瘥，仍吐黏液，胸背痛轻，大便稍干，脉弦。1 方加玄明粉 6g，半枝莲 10g 继服。治疗 9 个月停药观察，症状消失，咽下普食顺利，胸背不痛，二便正常。

痊愈。临床症状消失，X 线复查未见病变，随访 14 次，可从事轻体力劳动。1974 年 10 月因并发感染死亡，生存 12 年。

【按语】 本案患者由于性格急躁，兼气郁酒湿熏蒸，肾肝阴虚，阴液枯竭所致，故以滋补肾阴与平泄肝郁，借以清热解毒，驱逐燥热而育脾阴，以获愈，后因并发感染而终肇殒躯。

史兰陵案 2

赵上钦，男，41 岁，济南东风煤矿工人，住济南经七路上二路乐山街 134 号。1960 年 1 月 12 日入院，住院号：1144。

［西医学检查］1960 年 1 月山东省肿瘤防治研究院食道 X 线摄片示（X 线号：0142）：见食管中下段 1/3 第 6 椎体处有长 3cm 残缺不规整充盈缺损，

黏膜粗乱。诊断：食管癌下1/3髓质型。

［临床证候］进行性吞咽困难1个月余，加重6天。患者于1959年下半年进硬食偶有阻挡，须水冲即下，同时咽痛，身体逐渐消瘦，吐黏液多，胸背痛，大便干。现面色苍黄，消瘦呈恶病质，口黏无味。脉细数。有烟酒嗜好20年。

［中医辨证与治法］久嗜烟酒，郁而化火，火盛伤阴，津枯乃膈。立清热解毒，养阴润燥，散郁宽胸，软坚消肿之法。

［方药］

1方：清火散郁汤：金银花30g，连翘、葛花、全瓜蒌各15g，云茯苓、肥知母、大寸冬、广陈皮、清半夏、炒枳壳、乌梅肉、柿饼霜、薤白、白药子各10g，青黛6g。水煎服，每日1剂。

2方：神农丸（见上案），每晚1次，每次8～10粒。

［治疗经过及疗效］服上方治疗5个月，进软饭顺畅，不吐黏液，胸背痛消失，精神体力倍增。出院后停汤药，带噎症丸继服（本院成药）。

痊愈。临床症状消失，出院后半年和1年9次X线摄片未见病变，1964年恢复工作，1977年1月16日随访，进食软饭顺畅无阻，治后已存活17年。

【按语】 本案患者素嗜烟酒，不避辛辣，郁久化火，致火盛阴亏，津液枯槁，故以清热解毒，养阴润燥，软坚消壅而取殊效。方中银、翘、知、柿、白药子清热解毒，陈、夏、苓、枳宽胸顺气，又加葛花解酒毒以制湿，薤、蒌除痹制胸痹之痛，青黛、乌梅解除噎膈凭借抗癌之力，又以神农丸之马钱制剂独有斩关夺门之将，抗癌软僵，故获殊效。

史兰陵案3

马松年，男，35岁，德州市自来水公司工人。1959年6月26日入院，住院号：1007。

［西医学检查］1959年6月1日山东省人民医院食道X线钡剂摄片示（X线号9798）：见食管中上1/3狭窄，钡不易通过，长有6cm充盈缺损，周围见软组织阴影。诊断：食管癌上1/3。

1959年6月26日山东省肿瘤防治研究院食道X线钡剂摄片示：右前斜位见食道中上1/3段轻度或不明显狭窄，长约6cm。狭窄部黏膜呈断续状。诊断：食道癌中上1/3浸润型。

1959年7月2日该院食管镜检查示（在局麻下进行）：距门齿27.4cm于食管12.1cm处模糊肿胀而突起，他处黏膜亦稍充血、肿胀，因结硬不能再深入肿胀处下段之食道，左前壁波动明显，涂片送检。病理报告：鳞状上皮癌。

［临床证候］吞咽阻挡逐渐加重4个月余，左面颊部肿痛2个月余；全身关节疼痛1周。患者于本年4月自觉全身发热，出虚汗，四肢无力，以后进食时咽部不适，进硬食时咽部阻挡。当时未加注意，渐见咽食困难，5月中旬吃馒头时须用水泡方能慢慢咽下。4月底开始，两侧牙痛厉害，经检查为龋齿，拔去右上齿3个、左上齿1个，引起左右颊肿痛麻木。另患者2年前曾有轻度关节痛，发热，服药治愈。近6、7天来下午恶寒发热，T 38.4℃，自汗出，全身关节酸痛，以右侧上、下肢为重。面色潮红，形体消瘦，口苦咽干。脉沉弦数有力，舌质红嫩，苔黄厚干燥。有吸烟史、嗜茶，不饮酒。检右颌下淋巴结肿大如枣大，约3cm×2cm，质软尚活动，轻度压痛；两颊不对称，左侧有肿块高超，压之有麻木感；左鼻孔不通气，牙齿缺$\frac{3|1}{\ |\ }$；腹软平坦无明显包块，肝脾不大；两下肢内侧有压痛，活动受限，腹股沟淋巴结肿大，明显压痛。副鼻窦区X线摄片示：左上颌窦区弥漫性模糊，右上颌窦及两侧筛窦、额窦清晰，未见异常。印象：慢性上颌窦炎（左）。后前位X线胸片示：见右侧膈肌位置较为升高，右侧之心膈触及，肋膈角均见有浓密增厚之状态，边缘不清，肺纹理增多。结论：右侧胸膜炎。

［中医辨证与治法］风湿久稽，毒邪郁结，升腾食道，发为噎膈，久则损血伤阴。立祛风胜湿，清热解毒，养血育阴，和血和络之法。

［方药］

1方：小青蒿、生苍术、赤小豆、紫丹参、黑玄参各15g，炙鳖甲、汉防己、地骨皮、全当归、青连翘、蒲公英、紫花地丁、乌梅肉各10g，生黄柏、真青黛各6g，黄芪、生桑枝、忍冬藤、金银花各30g。水煎服，每日1剂。

2方：神农丸（见上案），8~10粒，每晚1次。

3方：将军散（见上案），每天3次，每次3~5g，食后白开水冲服。

4方：小青蒿15g，炙鳖甲、地骨皮、川牛膝、粉丹皮、青连翘、制乳香、制没药各10g，春柴胡9g，栀子6g，金银花、山楂核各30g，橘核13g。水煎服，每日1剂。

5方：忍冬藤、嫩桑枝各30g，丝瓜络、全当归、紫丹参、桑寄生、生苍术各15g，明没药、制乳香、白芥子、宣木瓜各10g，生黄柏6g，川牛膝9g。水煎服，每日1剂。

6方：生黄芪60g，当归、威灵仙、制乳香各10g，桂枝尖、生黄柏、杭白芷、延胡索各6g，羌活、防风、广木香、春柴胡各3g，生苍术15g，生薏苡仁12g。水煎服，每日1剂。

7方：春茵陈、赤小豆、生桑皮、生地、伸筋草各15g，生黄芪、忍冬藤各30g，汉防已、地骨皮、粉丹皮、赤芍药，生橘络、生佩兰各10g，生黄柏6g。水煎服，每日1剂。

8方：炙龟板、大寸冬各9g，小青蒿、杭白芍、大生地各15g，肥知母、地骨皮、川秦艽、生紫菀、川贝母各10g，生黄柏、生甘草各6g，浮小麦30g。水煎服，每日1剂。

[治疗经过及疗效]

1959年7月1日二诊：服1方5剂，同服2、3方，全身关节疼轻，唯两下颌仍肿痛，两侧腹股沟淋巴结肿大压痛，发热汗出。1方加升麻9g，杭白芍12g，以冀升发郁积之火、敛阴退热止汗为治。

7月4日三诊：服上方3剂，身热减，全身疼瘥，自汗停止，两腿压痛。原方正理，予服4方。

8月9日四诊：服4方1个月，未再发热，精神食欲改善，牙疼已愈，口能张开，咽食较前顺畅，能吃泡馒头，两腿仍痛，内侧较重，蹲下不能立起。改以活络祛湿，注重活血通经止痛，予服5方。

8月20日五诊：两下肢痛愈，能下床活动，但结节仍存在，面颊部肿消退，精神食欲增进，下咽普食顺畅，唯右下腹痛。5方加春柴胡9g，赤芍、白芍各10g，广木香6g，紫蔻仁3g，以升举发散，理气止痛。

8月24日六诊：一般情况好转，下地活动自如，下肢无异常，近2天右上臂内侧皮下见5cm×3cm大小结节，有麻痛感，每餐进食3个馒头无阻挡，余同前。上方去宣木瓜、川牛膝，继服。

9月11日七诊：右臂肿块已消，疼痛减轻，下肢腓肠肌疼痛无力，不能行走。拟6方，壮气活血为治。

9月14日八诊：服6方3剂，右臂肿消疼止，双下肢疼瘥，活动有力，唯食后闷胀感。暂停中药观察。

9月24日九诊：停药10天，全身未感肿痛，精神食欲均佳，咽食顺畅，未再发热。予服7方。

10月19日十诊：服7方20余剂，吞咽无噎感，唯胸背痛，2天来，下午又现低热，胸透为胸膜炎。改服8方。

11月9日十一诊：吞咽顺畅，体重由43kg增至58kg，X线示食管癌病变已不明显，胸膜炎吸收。嘱11月11日出院，3～6个月随访1次。

痊愈。临床症状消失。1962年1月9日来院复查，食管X线钡剂摄片无器质性变化，之后共随访11次良好，治后已存活8年余健在。

【按语】治病必求其本。本案患者不避寒暑之侵，肇致风寒湿痹之患，步履艰辛，周身挛彻，然而体质素强，邪陷化燥，因而邪毒升腾，结郁食道，故重以活血活络，利湿解热为治。因其湿盛于热，故渗利祛湿为主，湿祛热亦除，不治热而热自清。以资生肾气丸化裁之苍术、黄柏清除湿热，佐以黄芪、防己、薏苡仁助气加大利湿之功，丹皮、赤芍、忍冬活络活血，又加桃仁，加速行血之功，特《本草经》提示，地黄、白术为腰膝之用生者为良，使以佩兰、伸筋借助开发之气以成火郁则发之义。

史兰陵案4

崔爱生，男，62岁，山东长清县万德公社人。现济南市南大槐树北街11号豆腐坊工人。1962年12月4日初诊，门诊号：2-491。

[西医学检查] 1962年11月山东省肿瘤防治研究院食道X线钡剂摄片示（X线号：1047）：见食管中1/3，长约2.5cm明显狭窄，黏膜粗乱，充盈缺损。病变部位相当第7胸椎。诊断：食管癌中1/3，缩窄型。

[临床证候] 进行性吞咽困难4个月余。患者于1962年9月初开始硬食咽噎，继之软饭亦阻挡，逐渐加重，吐黏涎多，便秘，消瘦明显。现软饭不能咽下，改食流汁，面色萎黄，口和无味，舌质暗紫，脉象沉涩而滞。

[中医辨证与治法] 情志抑郁，气滞痰凝，阴津不润，阻膈成噎。立先以开郁散结，宽膈理中；次以养阴润燥，化痰软坚之法。

[方药]

1方：金银花30g，春连翘、大寸云各15g，肥知母、天花粉、广陈皮、生半夏各10g，炒枳壳、白蔻仁、苦杏仁、川厚朴各9g，生甘草3g。水煎服，服2剂间隔1日再服。

2方：将军散（见上案）：每日3次，每次3~5g，饭后白开水送服。

3方：神农丸（见上案）：每晚1次，每次8~15粒。

[治疗经过及疗效] 服上方治疗5个月，进食顺畅，X线摄片对照，见病变缩小为2cm，因经济困难，自行停药，半年随访1次。

显效。临床症状消失，普食尚好，能参加轻劳动。1964年3月本院食道X线摄片见原病变略加大约3.5cm，但黏膜较整齐，蠕动恢复，钡剂通过顺畅。后随访4次，已存活4年健在。

【按语】 本案患者饱受旧社会贫困煎熬，情志抑郁，以致梗塞噎膈，津液枯竭，先以开郁散结，宽膈理中，次以养阴润燥，化痰软坚收功。药用陈、杏、知、朴宽中利气，枳、桔、蔻仁散结解郁，佐以寸云、花粉润燥养阴，使以抗癌三砂（硼砂、硇砂、朱砂）、青黛（均系将军散成分）具有控制癌肿软坚之用，故获显效。

史兰陵案5

边玉琳，男，63岁，山东邹平县城关公社溏子街10号。1960年11月

10日初诊。门诊号：74763。

［西医学检查］1960年11月山东省肿瘤防治研究院食道X线钡剂摄片示（X线号：6072）：见食管中段，相当于第7、8胸椎水平，长有3.5cm狭窄区，黏膜僵硬，钡通过极度受阻，充盈缺损，蠕动消失。诊断：食管癌中1/3髓质型。

［临床证候］下咽阻挡2个月余，声哑1个月余。患者2个月前始有进硬食噎，1个月后进软饭亦阻挡，且加重，吐黏涎多，胸背痛，又2个月声音嘶哑，曾去山东省人民医院检查，不能手术，转我院就诊。面色潮红，舌淡暗紫，苔白厚腻，口苦咽干，便秘，脉象细数。左锁骨上淋巴结肿大，如花生大，尚活动，不痛。患者嗜酒20年，性格急躁，母亲因噎病故。

［中医辨证与治法］脾肾阴阳兼虚，气血不足，情志饮食失节蕴热致膈。立脾肾双补，气血兼备，润燥清热，抗癌开膈之法。

［方药］

1方：金银花、大寸云、怀山药、生白术各15g，云茯苓、炒杭芍、海螵蛸各10g，春连翘、野台参、全当归各12g，生半夏、生甘草各6g。水煎服，每日1剂。

2方：神农丸（见上案）：每晚1次，每次8～10粒。

3方：将军散（见上案）：每日3次，每次3g。

［治疗经过及疗效］连续服上药3个月，又间断服药半月停药半月，至2个月停药观察，随访至1964年，普食尚好。

临床治愈。治后至1964年，临床症状消失，已存活4年。1976年12月7日随访，未找到此人，下落不明。

【按语】本案患者性情暴躁，暴食暴饮，皆系诱因，因此除药物治疗外，避免精神之刺激，暴怒与思虑等，尤为重要；减少食用辛辣，以防止扩散。故药以四君、归、芍培土养血，山药、寸云滋肾润燥，佐以银、翘清其蕴热，“将军”、“神农”控制癌肿而奏效。

史兰陵案6

翟展友，男，50岁，山东历城县陈家庄人，系济南石料厂工人，1960年10月诊治。

［西医学检查］1960年10月山东省人民医院食道X线钡剂透视示：见食管下段确长6cm狭窄僵硬。同年同月山东省肿瘤防治研究院食道X线钡剂摄片示（X线号：112）：见食管中段相当于8～9胸椎体处。有长3cm狭窄区，黏膜粗糙，蠕动缓慢，充盈不良，极度狭窄。诊断：食管中段癌。食管镜检查阴性；取活体病理检查（病理号：0114）示：食管癌型前期。

[临床证候] 进行性吞咽困难10个月。患者于1960年1月开始，咽食有噎感，逐渐加重，继以吐黏涎多，胸背痛。10月转来我院门诊。面黄消瘦，口苦咽干，进食阻挡，舌红暗紫，脉沉滞细涩。

[中医辨证与治法] 情志抑郁，气滞痰凝，阴虚郁热，炼痰阻膈。立养阴扶脾，疏利解郁，清热散结，化痰软坚，抗癌开膈之法。

[方药]

1方：金银花30g，春连翘、怀山药、大寸云各15g，云茯苓、肥知母、炒枳壳、淡豆豉各10g，广陈皮、生半夏、春薄荷（后下）各6g，川厚朴、牛蒡子各9g。水煎服，每日1剂。

2方：将军散（见上案），每日3次，每次3g，饭后服。

3方：二红液：生姜汁250ml，蜂蜜、红糖各250g，加水2000ml煮沸，每次50ml，每日3次。本液开关止涎作用较好，在突然关闭，水液不下，大量吐涎时可用。

[治疗经过及疗效] 服上药2个月，症状好转，带药回家，间断服药半月，停药观察。1962年前各次摄片见病灶略有加长，约4.5cm，但活动度改善。进食阻挡显著好转，继续间断服药半年，以观后效。

痊愈。临床症状消失，1962年第4次食道X线钡剂摄片，病灶已不可见，进普食。1964年7月23日复查良好，普食顺畅无阻。1971年9月1日和1972年19月18日随访，普食顺畅，坚持全日工作。至此治后已存活12年。

【按语】本案患者平时健康，素无嗜好，唯情志抑郁，好生闷气，不爱多言，统系肝郁气滞之象。故以养阴扶脾，疏利解郁，清热散结，化痰软坚而收全效。苓、陈、夏、药扶脾健胃，枳、朴理气宽中，知母、苁蓉（大寸云）滋肾养阴，藉其咸能软坚，使以荷、豉、牛子升发解郁，有火郁则发之义。配以“将军”抗癌，“二红”开膈。

史兰陵案7

胡庆贵，女，45岁，山东淄博市张店区石桥村农民。1960年9月26日入院，住院号：5095。

[西医学检查] 1960年9月山东医学院附属医院食道X线钡剂透视及摄片（X线号：10637）示：见食管下段相当于第10椎体处水平有长2.8cm环形狭窄，黏膜僵硬，充盈缺损，管径0.6cm，蠕动消失，黏膜粗糙，上端明显扩张。诊断：食管癌硬型下1/3。食管镜检查示：距门齿40cm有突起菜花状。因病人不合作未能取到活检。

[临床证候] 吞咽阻挡5个月余。患者于1960年5月始，食后上腹饱胀，有时呕吐饭食，继之咽食阻挡硬食饮水方下，吐黏涎多，胸背痛。9月

份只能吃流质食物。面色苍黄，形体消瘦，体重39.3kg，口和无味。舌暗紫，苔白腻，脉沉滞。

［中医辨证与治法］肝郁气滞，蕴毒内络，脾不健运，湿热阻膈。立调中扶脾，理气开郁，清热解毒，宽膈散结。

［方药］

1方：金银花、云茯苓各15g，春连翘9g，陈皮、炒枳壳、川厚朴、乌药各6g，生半夏3g，大寸云12g，真青黛、炒香附各4.5g，水煎服，每日1剂。

2方：将军散（见上案）：每日3次，每次2～5g，饭后服。

3方：神农丸（见前案）：8～15粒，每晚1次。

［治疗经过及疗效］服上药近2个月，症状显好，能进软食，体重增加为43kg。1960年11月23日出院时摄片对照，病灶明显缩小，稠钡尚能通过，舒张良好。带药出院，间隔服用1个月，停药观察。

痊愈。随访10次，临床症状消失，粗食无挡，身体健康，正常劳动。1969年8月来院行食道X线钡剂摄片复查，原病灶消失。至1976年12月随访，已存活16年余。

【按语】妇女多疑虑，抑郁伤肝，木火炎上，经久蕴结则僵硬阻塞，故以清解泄肝，宽膈理气，佐以扶脾散结，略加抗癌之品，鲜现辨证与辨病之关系。

史兰陵案8

张志友，男，43岁，山东泰安西朱家山谷子村人，济南第二搬运站6中队搬运工人。1960年6月诊治。门诊号：2653。

［西医学检查］1960年5月山东省肿瘤防治研究院食道X线钡剂摄片示：见食管中段相当第7胸椎有长3.5cm狭窄僵硬，充盈缺损。诊断：食道癌中1/3。

［临床证候］进行性吞咽困难1个月余。患者于1960年5月20日生气后，即进硬食噎，上腹剧痛，并吐血2口。5日后下咽噎痛甚，吐黏涎多，口苦咽干，上腹痛，面色潮红。舌质红暗，有瘀斑，苔薄白，欠润，脉弦滑。嗜酒，有胃病史。

［中医辨证与治法］阴虚郁热，气滞血瘀。立清热润燥，活血解郁之法。

［方药］

1方：辽沙参、代赭石（先煎）、山药、刘寄奴、大生地、黑玄参、山豆根各15g，金银花、白花蛇舌草各30g，真青黛6g，旋覆花（包煎）、海浮石、全瓜蒌、肥玉竹、金石斛、莱菔子、蒲公英、威灵仙各9g，紫丹参10g，空白蔻4.5g（后下）。水煎服，每日1剂。

2方：将军散（见前案）：每日3次，每次3g，饭后服。

3方：神农丸（见前案）：8~10粒，每晚1次。

[治疗经过及疗效] 1960年8月中旬二诊，服上药治疗月余，病情好转，软饭下咽不挡。嘱带药回家，继续服药至12月停药观察。

痊愈。临床症状消失，普食无阻，全日劳动，随诊4年无复发，4次X线摄片复查均无器质性病变。

史兰陵案9

鲁桂英，女，30岁，山东泰安县道朗公社高家庄农民。1973年7月4日初诊。门诊号：64584。

[西医学检查] 1973年7月5日山东省肿瘤防治研究院食道X线钡剂摄片示（X线号：6709）：见食管中段相当7、8椎体有长6cm钡剂通过微弱，呈半阻挡状态，黏膜紊乱中断，蠕动消失，充盈缺损，狭窄不对称，不规则，呈锯齿状，上端扩张，大3.8cm。诊断：食管癌中段1/3髓质型。

[临床证候] 进行性吞咽困难4个月余，加重6天。患者近半年来食欲下降，饮食无味，纳量减少，全身乏力，逐渐消瘦。喜冷食，热食则觉胃中烧灼感，渐见咽下噎。其初偶有阻挡，逐渐加重，吐黏涎多，胸背痛。9个月后，大便经常干燥色黑。近几天不能饮食，喝水亦吐，面色苍黄，消瘦，呈恶液质。舌绛苔黄干燥，脉软沉缓而滞。双锁骨上淋巴结不大，右腋下有肿大之淋巴结。腹软无明显包块，肝脾不大。既往有胃病史。

[中医辨证与治法] 燥热熏蒸，阴津耗竭，阳气将殆。立滋阴清热，润燥降逆，护阴救阳，软坚开膈之法。

[方药]

1方：食管癌汤

真青黛、广陈皮各6g，紫丹参、辽沙参、生山药、海浮石、旋覆花（包煎）、代赭石、大寸云、半枝莲各15g，云茯苓、小枳实各9g，生半夏4g，白蔻仁4.5g，白花蛇舌草30g，威灵仙、山豆根各10g。水煎服，每日1剂。

2方：二红液（见前方）：每日3次，每次30ml。

3方：硇砂散

硇砂、硼砂、朱砂各6g，青黛15g，柿霜、蛤粉、白糖各9g。先将朱砂研极细，硇砂放豆腐内蒸过凉干研细，各自分研，再加柿霜混合研匀。每日3次，每次3g，食后含化。此系秘方，具有清热抗癌，宽膈止涎，养阴护膜作用。

4方：辽沙参30g，山豆根、板蓝根、紫花地丁、蒲公英各15g，海浮石12g，半枝莲10g，生甘草3g。水煎服，每日1剂。

5方：将军散（见前案）：每日3次，每次2g。

［治疗经过及疗效］1973年7月16日二诊：服1方12剂，同服2、3方，下咽稍好，能喝稀饭，恶液质稍改善。大便干燥已7天，方解1次，色深黑。改服4方，2、3方继服。

7月20日三诊：精神振作，能进流质，脉象缓和。间接喉镜检查：见咽喉部充血，光滑，未见新生物，声带活动良好。再服1方，成药改服5方。

7月29日四诊：下咽好转，能进半流质，胸背痛瘥，仍吐黏涎，舌红苔黄厚腻，脉象细数乏力。以其胸闷气逆缓解，1方去赭石、旋覆花，加谷芽、麦芽、甘草和胃增食。同服3方。

8月30日五诊：软饭较顺，硬食仍挡，吐黏涎减少，精神佳，体力倍增，大便干。继服1、3方。

9月20日六诊：门诊服药2月半，咽下普食无阻，吞咽顺畅，吐黏涎基本停止，大便软润，体质逐渐恢复。食道X线钡剂透视：见瘤体缩小为4cm。嘱继服1方6剂，5方60克后停药，给噎症丸（该院成药）1000g，每日3次，每次9g，以资善后。

临床治愈。临床症状消失，普食顺畅，X线示肿瘤缩小。至1978年，随访5年良好。

史兰陵案10

史金峰，男，53岁，济南市食品公司职工。1973年7月12日初诊。住院号：24820。

［西医学检查］1973年3月山东省人民医院食道X线钡剂摄片示：见食管中段有长6cm狭窄区。黏膜充盈缺损。诊断：食管癌中1/3。4月4日该院行食管癌探查术，术中见肿瘤与脊柱、主动脉粘连固定，无法切除，取淋巴结送病理检查示：食管腺癌。

1973年7月山东省肿瘤防治研究院食道X线钡剂透视：见术后吻合口狭窄并现水肿。印象，食道癌探查术后。

［临床证候］食管癌探查术后半年，腹泻半年，饮食不入，饮水即吐2个月余。患者于1971年初上腹经常隐痛，食后闷胀，不吐酸，常有嗳气。2年后，即1973年2月下咽阻挡，吐黏液，胸闷痛嗳气加重，确诊食管癌，

手术探查无法切除而关闭。术后下咽困难加重，不能进食，1个月来食入即吐，大便稀频，每天4～5次，无脓血，腹微坠痛。曾用化疗（5－氟尿嘧啶）未效，同年了月12日转入我院中医科住院治疗。

面色苍黄黧黑，消瘦明显，呈恶液质，体温38.9℃，口苦咽干不渴，舌绛红，苔灰黄干燥，脉沉细数无力，左寸有间歇。浅表淋巴结未见肿大，肝脾不大，腹软无明显包块。有烟酒史。

[中医辨证与治法] 长期未进饮食，靠输液维持，耗阴至甚，阴亏阳竭，气血两虚，癌毒内蕴，为衰竭危重之证。先行滋补阴液，清热解毒；次以健脾养胃，扶正祛邪。

[方药]

1方：辽沙参、白花蛇舌草各30g，淮山药、薏苡仁、海浮石、大生地、紫草根、大寸冬、代赭石（先煎）、黑玄参各15g，山豆根、板蓝根、蒲公英各9g。水煎服，每日1剂。

2方：潞党参、白扁豆、淮山药各15g，焦白术、鸡内金、苦桔梗各10g，云茯苓12g，缩砂仁（杵，后下）、草蔻仁各6g，生甘草3g。水煎服，每日1剂。

3方：四神丸，每日2次，每次9g。

4方：神农丸（见前案），8～10粒，每晚1次。

5方：5－氟尿嘧啶500mg，静脉注射每周2次。

[治疗经过及疗效] 服1方20剂，同服4方，进食稍顺，大便仍稀，吐黏涎多。汤剂改服2方，加服3方，半月后，大便次数减少，软饭顺畅。继服2、3、4方3个月，精神体力倍增，带药回家调养。

临床治愈。1976年10月、12月两次来门诊复查，普食无阻，体重增加，大便日1次，仍常稀。1978年12月随访，仍健在，治后已存活5年5个月。

【按语】 本案系经手术探查而肿瘤不能切除之危证，若不控制肿瘤则正气难复，故首先抗癌；又患者气血阴阳大伤，扶正养血亦当急务，故次以气血双补，培土健脾，正气进则邪气除而奏效。

史兰陵案11

李元臣，男，65岁，山东省腊山疗养院职工。1971年5月17日初诊。门诊号：8657。

[西医学检查] 1971年1月山东省人民医院食道X线钡剂摄片示（X线号：54619）：见食管下1/3相当于9、10椎体处有长2.5cm之狭窄区，钡通过缓慢，黏膜消失，充盈缺损，上端略有扩张，管径1.5cm。诊断：食管癌

下1/3。

［临床证候］下咽阻挡6个月余。患者于1970年10月进硬食咽噎，须用水冲，容易疲劳，渐见消瘦，省人民医院X线诊断“食管癌”，拒绝手术治疗，转我院中医门诊。

面色苍黄，形体消瘦，进食咽噎，口和无味。舌红苔薄白，脉左关弦数，右关缓涩，两尺弱无力。

［中医辨证与治法］脾阳不振，气滞痰凝，郁结阻膈。立健胃醒脾，渗湿化痰，开郁散结之法。

［方药］

1方：辽沙参15g，云茯苓、生山药、杭白芍、海浮石、谷芽、麦芽各12g，生半夏、生甘草各3g，广陈皮、金石斛、广玉竹、青竹茹各9g，益智仁、广木香（后下）、白蔻仁各6g，代赭石（先煎）24g，刘寄奴、白花蛇舌草各30g。水煎服，每日1剂。

2方：神农丸（见前案），8～15粒，每晚1次。

3方：将军散（见前案），每日3次，每次2～3g。

［治疗经过及疗效］服药2个月，症状大减，下咽略顺。服药半年，普食顺畅。又间隔服药半年，停药观察。

临床治愈。临床症状消失，精神体质增强，唯食道X线钡剂摄片示病灶由2.5～4cm有变长之象，但进普食顺畅。1976年5月19日至10月20日来诊健在，治后已存活5年5个月。

【按语】本案系脾阳不振，湿痰所困致膈，治以健胃醒脾，软坚散结而愈。首以香砂六君之陈、夏化痰健胃，益智仁易砂仁补肾阳以醒脾；佐以赭石、寄奴降逆活郁散结，辅以石斛、玉竹、竹茹软润育阴，防益智渗燥之弊，合“神农”、“将军”解毒抗癌，终奏效。

史兰陵案12

沈庭生，男，60岁，连云港人，济南市交通学校退休职工。1973年10月18日初诊，住院号：1758。

［西医学检查］1973年10月初临沂县医院食道X线钡剂透视诊断：食管癌。

1973年10月8日山东省肿瘤防治研究院食道X线钡剂摄片示（X线号：7368）：见食管下1/3相当8、9胸椎处有长1.5cm狭窄区，黏膜不整，钡剂通过缓慢，充盈缺损，对称尚规则。诊断：食管癌下1/3型前期。

［临床证候］上腹痛3年，下咽阻挡3个月余。患者经常胃脘隐痛，吐

酸嗳气，近3年内吐血2次。今年8月吐血一次，量多，约1000ml而致昏厥。近3个月来，下咽硬食噎痛，吐黏涎多，胸背痛，大便干黑，X线诊断“食管癌”。10月24日收入放化科住院，准备放射治疗，经检查发现心音钝，心电图示陈旧性心肌梗死，非放疗适应证，改中药加化疗2个月，效果不显，且反应较重，咽噎转重，又吐血1次约300ml，食管X线摄片对照见病灶加长，动员出院。患者要求转中医科治疗，遂于1974年2月1日转入我科。

面色苍青，略显浮肿，进食噎痛，口淡无味，心慌气喘，失眠不寐。舌质暗紫，苔薄白，脉象细数，左寸浮大中空无力。表浅淋巴结不肿大，腹软膨隆，无包块，下肢浮肿（橡皮腿）。

［中医辨证与治法］心阳颓丧，肾阴胃阴俱竭，心肾不交，脾不健运，血郁气滞，发为噎膈。立强心益肾，扶脾养胃，软坚解郁，行滞开膈之法。

［方药］

1方：金银花30g，云茯苓12g，炒远志、生地、熟地、紫丹参各10g，炒枣仁、大寸云、淮山药、代赭石（先煎）、海浮石各15g，巴戟天、益智仁、桃仁泥各9g，生白术、川红花各6g。水煎服。隔日1剂，与2方交替。

2方：海螵蛸、郁李仁、大枳壳、草蔻仁、谷芽、麦芽各9g，鸡内金、黑玄参、山豆根、紫草根各10g，川厚朴、广陈皮、建神曲各6g，生甘草3g，板蓝根、代赭石（先煎）各15g。水煎服，隔日1剂，与1方交替服。

3方：将军散（见前案），每日3次，每次3g，食后白开水冲服。

［治疗经过及疗效］服上药治疗2个月后，症状消失，吞咽自如，普食无阻，体重增加，给噎症丸（本院成药）1000g，每日3次，每次10g，以资善后，出院调养。

痊愈。1974年3月22日食道X线摄片示原食管下段癌灶消失。1974年11月来院复查，精神体力均佳，全身无不适，普食无阻。X线象正常。

【按语】本案系心阳颓丧，肾阴胃阴俱竭，心肾不交，脾不健运，脾胃大伤，血郁气滞所致。故先补心阳，用远志、枣仁振作心阳，酸甘养血，心血阳气双旺，则心肾即交；佐以山药、巴戟、寸云、益智、熟地滋肾醒脾；丹参、桃仁活血养血，心火旺盛，则能生土运化而病自愈。

孙宜麟案

彭福田，男，67岁，沈阳市储运公司二库职工。1980年3月4日初诊。

［西医学检查］1980年9月6日沈阳医大第一附属医院食管X线钡剂摄片示：食管中段有6.0cm充盈缺损，黏膜破坏。诊断：食道癌。

［临床证候］患者于1979年11月初出现进食堵塞感，X线钡检食道癌。

现进食噎，吃干稀食物都困难，嗳气口干，大便有时干燥，精神忧郁，舌赤有黄白苔，脉象弦细略数。曾患十二指肠球部溃疡，嗜烟酒。

［中医辨证与治法］素嗜烟酒，湿热蕴结，煎熬津液，痰与气搏，上冲咽嗌，发为噎膈。立清热开痰，理气化瘀，软坚启膈之法。

［方药］

1方：枇杷叶50g，橘红、葛根各30g，杏仁20g。水煎服，每日1剂，2煎服。

2方：壁虎50条，黄酒1kg。将壁虎泡入黄酒内，将瓶封口，7天后煎沸时即取酒。每次饮酒20ml，每日3次。

3方：陈皮、大贝、海浮石、昆布、五灵脂各100g，鸡内金200g，蜈蚣30条。共研细末，每次5g，每日3次。

［治疗经过及疗效］

1980年4月16日二诊：口干减轻，咽食物较前通畅，但有时噎。脉弦细已不数。1方加紫草30g，鸡内金20g，橘络15g以增加清热理气之功，同服2方。

6月8日三诊：进食仍有时噎，能进面条及稀粥，但食后须用水送，大便已不燥。食道X线钡剂摄片示：食管未见狭窄，未见充盈缺损，扩张正常。仍按上方观察。

7月21日四诊：患者能进食面条及稀粥之类食物，但仍有时进食微噎。改服3方。

1981年3月31日五诊：进食有时微噎，能进米粥、面条之类食物，其他无何明显症状。继服3方巩固。

显效。临床症状基本消失，食道X线钡剂摄片示：食管中上段扩张能力佳，未见充盈缺损，黏膜皱壁整，通过好，但蠕动较差。1982年6月3日追访，患者已停药，能进一般饮食，治后已存活2年3个月。

潘明继案

庄明妹，女，32岁，福州惠安山腰公社锦联大队原党支部书记。1964年诊治，病历存档号：00556。

［西医学检查］1964年福建晋江地区第二医院食管镜及病理诊断（病检号：64－2356）：食管鳞癌。

1964年4月5日福建省立医院行剖胸探查示：食管中段癌块长7cm，且侵犯肌层，穿透纤维膜与主动脉粘连，肺门及纵隔淋巴结均见转移。

［临床证候］患者1964年因进行性吞咽困难，确诊食道癌，并剖胸探查，发现肿瘤广泛转移，无法切除而关胸，手术后2周，施行^{60}Co放射治

疗，连续5次，出现头晕乏力，恶心呕吐，时冒虚汗，面色苍白，胸闷痞痛，白细胞下降至$3.6\times10^9/L$，不能坚持放疗，转来我院中西医结合治疗。

精神不振，四肢逆冷，口中多黏液，仅进少许流汁饮食。舌披白腻苔，质稍淡，脉软无力。

[中医辨证与治法] 素体虚弱，又经手术刺激，使体内阴阳俱伤，在元气未复之际又使用放疗，遂致阴阳两虚。立健脾益气，调补阴阳，佐以清热解毒之法。

[方药]

1方：党参、白术、茯苓、黄芪、枸杞、黄精各15g，白参10g（另煎），白毛藤、白花蛇舌草各30g，桂枝9g，甘草6g，生姜4片，大枣4枚。水煎服，每日1剂。

2方：云南白药，每日3次，每次1.5g，口服。

[治疗经过及疗效] 服1方7剂，同时静脉滴注林格液，葡萄糖溶液加入电解质、维生素、抗生素等，治疗1周，全身情况转佳，从仅能吃流质，进步到能吃半流质。继之，改服云南白药1周后，胸部疼痛减轻，口吐黏液明显减少，饭量增加。再连续服用云南白药半年，间歇服用1方，X线摄片复查，原病灶缩小2/3，精神、体力、进食等均恢复正常。此后，单纯使用云南白药，每天量4.5g，连续服用2年半，以资巩固。

痊愈。临床症状已瘥，X线复查癌灶完全消失，恢复劳动，1969年生育一女孩。治后至1984年4月已健康存活20年。

【按语】 我科于1964～1965年之间，曾以云南白药治疗食管癌40例，其中10例取得减轻症状的近期疗效，其他病例无效。我们以本药作抑瘤实捡，对S180抑瘤率达66.5%。本案是有效病例之最佳者，获治愈之效，除对药物有特殊敏感外，坚持较长疗程也是重要因素之一。

张凤郊案

廖广宇，男，54岁，干部。1960年7月11日初诊，门诊号：7482。

[西医学检查] 1960年7月上海肿瘤医院X线钡剂摄片示：食管下段癌。

[临床证候] 咽鲠半载余，由渐而剧。近1个月来感吞咽困难，食入则吐，胃脘嘈杂、灼热，口苦痰多，纳呆，大便日行不畅，面色灰暗，形体消瘦，脉弦滑，舌偏红，苔黄腻。

[中医辨证与治法] 素嗜酒肥甘，湿痰内盛，郁久化热，瘀热相搏，积聚而膈。立清泄痰热，化瘀消积，和胃降逆，益气生津之法。

[方药]

1方：川雅连1.5g，淡子芩、新会皮、炒枳壳各4.5g，仙半夏6g，茯苓12g，乌梅、桃仁各9g，西河柳30g，清炙甘草3g。水煎服，每日1剂。

2方：炙黄芪、炒潞党参、麦冬、玄参、焦白术、乌梅、桃仁、西河柳各9g，珠儿参、云茯苓各12g，仙半夏6g，新会皮4.5g。水煎服，每日1剂。

[治疗经过及疗效] 服1方3剂，咽鲠略见好转，胃嘈、灼热得减。续服10剂，咽哽、呕吐减之大半，脉弦，苔转薄腻。

1960年9月20日再诊：叠进清泄痰热，化瘀消积之剂，呕吐、咽哽、胃馇、灼热大致尚半，纳谷亦馨。唯形气怯弱，气短乏力，脉弦细，舌淡红质胖苔薄。瘀痰久积，胃气虚弱，气津渐耗。治拟益气生津，消痰化瘀，改服2方。

约经1年治疗，病情基本稳定，面色转华，体重增加，精神亦佳。其间，虽或见咽哽、呕吐反复，然投1方清泄痰火之剂，即可得除。

显效。临床症状消失，1962年1月X线钡剂摄片复查示：食管未见异常。

【按语】 本案属中医学“噎膈”范畴。析其病因，不外瘀痰气火诸因。然积之所成，则以瘀痰为本，瘀痰久郁，蕴热化火，则瘀痰气火相合，更令胃失和降，加剧病情，而得食则呕矣。张老师尝谓：“病虽在胃，治当清泄肝胆为宗”，即胃失和降，可借肝胆疏泄之机得治。故方用芩连温胆汤清泄痰火，配乌梅和胃化痰；桃仁、西河柳化瘀消积，俾瘀、痰分消，气火得泄，可缓和病势进展。西河柳一药，《本草从新》载道：“消痞解酒毒”，吾师常用于瘀血癥块，寓有攻不伤正的优点。但在气火得泄之后，对瘀痰的分消，则非朝夕可效。况病久胃气受损，若一味化痰消瘀，恐难耐受，故主以益气生津，辅以化痰消瘀，标本兼治，又为先师治疗该病的善后之策。他认为，肿瘤一病，若病情稳定，当缓而消之，切勿伐其胃气，宜扶正与消积，并济行之，确有推陈致新，相辅相成之功。

尚启东案1

沈训焕，男，47岁，安徽省合肥市郊区义城公社人，合肥郊区人民窑厂行政科长。1978年初冬诊治。

[西医学检查] 1978年4月安徽医学院附属医院、安徽省立医院食管X线钡剂摄片示：食管中下段变细，并有多处不规则小粒。诊断：食管中下段癌。

[临床证候] 素有胃痛史，常发作，40岁左右发现吞咽困难，并逐渐加重，始则食粥感觉尚好，后则只能食用糊状食物和流质，X线诊断食管

癌，先后治疗半年，服用中药及单方，症状无改善。1978 年初冬，被介绍来诊。

形体羸瘦，面色暗黄，但精神尚可，大便干少且困难，口干唇红，舌色微暗兼紫，切其脉来无力而数，重按又有弦意。询其嗜酒，常常醉无人事，酒后爱吃冷食。

[中医辨证与治法] 嗜酒食冷，热毒熏灼，津液枯槁，胃逆不降，瘀血停滞，发为噎膈。立清热凉血，育阴养胃，活血化瘀之法。

[方药] 生地榆、粉甘葛、枳椇子、小生地、光桃仁、紫丹参、红曲米、杵头糠各 10g，粉丹皮、生蒲黄各 6g，水煎服，每日 1 剂。

[治疗经过及疗效] 上方连服 3 剂，症状大减，可食粥，口已不干，舌如常，唯脉仍无力而数。原方去小生地、丹皮、光桃仁，加明党参、肥玉竹各 10g，玫瑰花 6g，继服之。又 3 剂，可食烂饭。1 周后再诊，诸症俱退，脉象已复常态，精力渐见充沛，食用干饭已不觉得困难，续以扶正养阴调胃之剂，调理善后。

显效。临床症状消失，1 年后恢复工作，至 1983 年 11 月底已健康存活 5 年。

尚启东案 2

曹学施，男，60 岁，安徽全椒县八波乡邱塘大队农民。

[西医学检查] 1982 年 3 月安徽省立医院食管 X 线钡剂摄片诊断：食管癌早期。

[临床证候] 患者 1982 年春开始出现食欲不振，渐渐感觉食物受阻，经全椒县医院钡餐透视怀疑为食管癌。3 月中旬经省立医院肿瘤科检查，并 X 线诊断为食管癌早期，建议手术治疗，因本人不愿手术，遂扶至我处就诊。

吞咽困难，略进稀饭，时时嗳气，面黄身瘦，入睡不易，精神不振，口干，大便干燥，舌光而枯，少苔，脉来细小无力。

[中医辨证与治法] 年老气血两衰，胃阴枯耗，肝气上逆，发为关膈。立益气生津，活血润化，疏肝利膈之法。

[方药] 全当归、肥玉竹、焙内金、麦门冬、松子、黑芝麻各 10g，光桃仁、粉甘草、玫瑰花、苏薄荷各 6g，明党参 12g。水煎服，每日 1 剂。

[治疗经过及疗效] 服药 2 剂后，口干嗳气大减，食欲稍增，精神尚可，唯倦怠无力，入睡不易。上方加太子参 10g，远志肉 6g，又服 5 剂，各恙诸退，自行走来复诊，述每日饭量增至半斤，进扶正养阴之剂，上方去桃仁、薄荷，继服 10 剂，并嘱其忌辛、椒、酒、虾等刺激之品，3 月底返

回全椒。

显效。临床症状消失，1983 年 10 月，带其子前来治疗咳嗽，述至今感觉尚好，已治后存活 1 年半。

高光案

孟五四，男，53 岁，福州丝织厂技工，老家住浙江绍兴城内。1974 年 5 月诊治。

［西医学检查］1974 年 4 月福建省人民医院、福州军区医院 X 线钡剂造影示：食管上端梨状窝下有 5cm 大小肿块。诊断：食管癌。

［临床证候］患者于1974 年春初进食梗阻，至4 月间日趋严重，不能进食，诊断食管癌晚期，由厂方护送回家乡，5 月邀余诊治。

见其卧床不起，骨瘦如柴，频频呕吐，汤水难进，喉痛，便溏，苔腻，脉细弱。

［中医辨证与治法］气血大衰，正气耗竭，热毒壅塞，发为噎膈。立补益气血，清热解毒，开喉利膈，软坚散结之法。

［方药］

1 方：蜒蚰精肉汤：每日用蜒蚰 20 条，加精猪肉数片，盐少许，煮汤，调以味精，徐徐饮食之。

2 方：野百合、猫人参（镊合猕猴桃的根）、白毛藤各 30g，潞党参、炙黄芪、昆布各 18g，黄药子、半边莲、龙葵各 15g，穿山甲 12g，鸡内金、象贝母各 9g。水煎服，每日 1 剂。

［治疗经过及疗效］患者经蜒蚰精肉汤加中药煎剂服用月余，病情逐渐好转，渐可进食流质，且渐能起坐。嗣后，继续坚持服用蜒蚰精肉汤，并从四方面随证加减：①清热解毒，用野百合、半边莲、半枝莲、猫人参、白英、龙葵、七叶一枝花；②软坚破结，用黄药子、穿山甲、天花粉、象贝、昆布；③清喉利膈，用桔梗、牛蒡子；④补益气血，用白参、潞党参、太子参、黄芪、当归、白术、琼玉膏、黑归脾丸等。

经过 6 个月的治疗，共服中药 180 余剂，蜒蚰 3600 余条，病情显著好转。至 10 月份，每餐能吃两碗干饭，可步行数里，做些家务劳动。

痊愈。1974 年 11 月 23 日浙江绍兴地区人民医院 X 线钡剂造影示：钡剂顺利通过食管，黏膜皱壁清晰，蠕动及扩张度无殊，未见明显器质性病变。福建省人民医院、福州军区医院、福建省中医院等 X 线钡剂造影结论同。至 1978 年初已恢复工作 3 年余，健康情况良好，以后未追访。

【按语】食管癌生于食管中，阻碍饮食，如不能及时开膈进食，很快就会饿死。在治疗过程中，必须首先抓住这一矛盾，攻破开膈关，才能及时抢救患者的生命，并创造进一步投药治病的条件。本案用蜒蚰精肉汤开膈，确有较好疗效。

食管癌患者，特别是晚期病人，因不能进食，营养缺乏，正气已十分虚弱。纯用猛攻峻破之法，恐病人难以支持。笔者在治疗过程中，始终掌握攻补兼施的原则，将清热解毒、软坚破结与扶正培元、益气补血结合起来，从增强人体自身的抗病能力着眼，因而收到较好的效果。

林芹璧案

潘维岳，男，64岁，洛阳孟津县长华公社庆山大队第8队，医务工作者。1971年3月30日初诊。

［西医学检查］1971年3月24日132医院食管X线钡透示：贲门处近胃底部有轻度狭窄，扩张度不好，钡剂通过迟缓，该处黏膜不规则，长度略为两个横指。诊断：食管癌。

1971年3月25日洛阳第三人民医院食管X线钡透并照片示：食管下端局限性管腔较硬，扩张欠佳。诊断：食管下段癌。

1971年3月27日洛阳卫校食管拉网脱落细胞检查示：食管上皮细胞恶性变化（检验号：71－98）。

［临床证候］上腹烧心，痞闷胀痛1年，加重2个月余。患者因丧子过度悲痛，后感胃脘烧心，胀满疼痛，嗳气反酸，嘈杂不安。继之上腹痛逐日加重，呈持续性刺痛，入夜尤甚，深夜被迫坐起用双手按压稍能缓解。近来胃部食物阻塞不下，食后经常呕吐，大便干结，极不通畅，纳食差，疲乏无力，精神抑郁，面黄肌瘦，体重锐减30多斤。舌质淡红，苔白厚，脉左沉弦，右濡。左锁骨上及左右两侧颈部有蚕豆大之肿大淋巴结多个，质硬，不活动，压痛。心肺肝脾未见异常，剑突下及右上腹部明显压痛。实验室检血红细胞$3.47\times10^{12}/L$，血红蛋白68g/L。病后曾服用各种西药及中药百余剂未见良效，确诊食管癌后，曾注射环磷酰胺半月，因反应极大而停用。患者既往有多年溃疡病史。

［中医辨证与治法］肝胃失和，脾胃升降失司，痰气交阻。立调和肝胃，理气降逆，化痰行瘀，解毒散结之法。

［方药］

1方：海螵蛸150g，瓦楞子15g，田三七24g，象贝母、白及、半枝莲各30g，吴茱萸3g，川黄连、枳壳各6g，陈皮、广木香、甘草各9g。上药研细末，蜜丸，每丸6g，每次1丸，每日4次，含化缓下。

2方：海螵蛸150g，瓦楞子、白及、太子参各30g，象贝母60g，三棱、莪术、广木香各6g，田三七24g，鸡内金15g，陈皮、砂仁各9g。研细末，蜜丸，每丸6g，每次1丸，每日4次，含化缓下。

3方：海螵蛸150g，瓦楞子、白及、玄参各30g，象贝母60g，枸杞子12g，当归18g，白芍、田三七、太子参、鸡内金各15g，甘草6g。研细末，蜜丸，每丸6g，每次1丸，每日4次，含化缓下。

4方：海螵蛸150g，瓦楞子、象贝母、半枝莲、制首乌、太子参各30g，当归、熟地各15g，白芍、枸杞子各12g，夏枯草24g，甘草6g。研细末，蜜丸，每丸6g，每次1丸，每天2~3次含化。

[治疗经过及疗效] 开始对患者应用中西医结合疗法，中医穴位割治法，如穴：公孙、然谷、支沟、足三里、中脘、脾俞、上脘、鸠尾、三焦俞(双侧)，每次割治4穴，每周1次；口服蟾蜍粉0.5g，每日2次；抗癌片1片，每日2次。西医化疗法，环磷酰胺200mg，加生理盐水2ml肌内注射，每日1次。经上法治疗半月，梗阻及呕吐明显加重，原能进半流质而今只能饮流质，患者坚决要求更换治疗方法。遂予中医辨证施治，拟1方为丸含服，配服多种维生素，以观效果。

1971年5月11日复诊：服1方后，烧心、呕吐腹痛、腹胀明显减轻，近日又能稍进细面条，但大便仍干结。舌质嫩，边有齿痕，苔薄白，脉右濡，左弦。患者要求继服上药，稍予出入，嘱服2方，仍配服多种维生素。

8月20日再诊：除偶有烧心、发胀外，其余症状消失，已能进稠面条和泡馒头，体重增加4.5kg，但有时头晕。舌质稍红，苔薄黄，脉右濡，左细弦数，左右两侧颈部淋巴结消失，左锁骨上有黄豆大淋巴结1个，质稍硬，不活动，有压痛。剑突下及右上腹部压痛已不明显。宜继续柔肝和胃，消痰散结，嘱服3方。

1972年11月随访来诊：无任何不适，能进任何普食，上班已年余，体重从47kg增至66.5kg，再拟4方巩固。

痊愈。临床症状和癌细胞均消失。1972年11月洛阳地区人民医院食管X线摄片复查示：钡剂通过顺利无阻，扩张度良好，黏膜正常，未发现病变。洛阳卫校食管拉网细胞复查（检验号：727-397）：贲门腺上皮轻度增生，另见少数鳞状上皮轻度核异质细胞，未发现癌细胞。1974年9月、1977年10月洛阳卫校二次食管细胞学复查（检验号：274-197；277-203）：见炎症细胞少数，未查见癌细胞。1984年1月随访，患者身体健康，已存活13年。

【按语】 本案主要运用乌楞散辨证加减而治愈。海螵蛸性味咸而微温，成分含磷酸钙、碳酸钙、胶质、有机物及氯化钠等，有止痛、止血、制酸及收敛溃疡面作用，并能祛腐生新，促进溃疡愈合；瓦楞子性味咸平，走血分而软坚，体燥化湿而散结，故生用消痰散结。乌楞合用，配合三棱、莪术以行气活血，攻坚散结，共收祛腐生新，散结消肿之功，故能消除肿瘤，长期服用，食管癌得以痊愈。

汪寄岩案

童某，男，43岁，教师，住合肥市长江剧院平房1号。1966年1月5日初诊。

［西医学检查］1965年12月安徽中医学院附属医院病理诊断：食管鳞状上皮癌。

［临床证候］胸骨区疼痛4个月余，吞咽困难，嗳气频作，脉弦数有力，苔薄微黄。

［中医辨证与治法］情志不舒，肝失疏泄，气郁化火，气滞血瘀。气滞、郁热、血瘀相互交杂，久则结成有形之块。立化滞行瘀，软坚清热。

［方药］

1方：粉剂

天然牛黄3g，元寸1.8g，制乳香、制没药各6g，梅冰片0.6g，柿霜15g。共研细末，每日2次，每次0.9g（方中天然牛黄可用人工牛黄代之，剂量为之4倍）。

2方：粉剂

急性子30g，昆布、硼砂、玄明粉各15g，黄连12g，紫金锭、参三七各4.5g，冰片0.15g。共研细末，每日4次，每次0.6g。

3方：煎剂

夏枯草、生薏苡仁各30g，昆布、海藻、生代赭石、蒲公英、紫草根各15g，海浮石、旋覆花、金钱草、延胡索各12g，广郁金6g，威灵仙、省头草各9g。水煎服，每日1剂。

［治疗经过及疗效］1、2、3方同时服用，治疗年余，临床症状消失。继之，采用间歇服药疗法施治。如出现感冒发热、失眠等兼症时，则予随证加减。

显效。临床症状消失，肿块显著缩小，治后已存活20年余健在。

【按语】先父汪寄岩，晚年专攻癌症20余载，他治癌严格实行辨证与辨病相结合，力求病理确诊。其治癌基本观点是消癌，基本治法是软坚，化滞行瘀、清热解毒，再加辨证施治，讲究中药的加工与服法。此外，尚十分注意护理。叮嘱患者随时预防风寒、暑热、过劳及七情的侵袭。尤其讲究饮食的宜忌，主张患者完全素食，严禁一切动物类食物，禁绝烟、酒及其他香燥性、刺激性饮食。对食管癌及胃癌，则忌进硬食。

笔者在随父临床治癌及观察疗效中有几点体会，①饮食禁忌，不宜过严。否则将加速患者正气之虚衰，但公鸡、鲤鱼、鹅之类：则应禁食。②清内热与消癌须同时并进。临床有时企图待内热退清后方予消癌，结果一拖数月，内热仍存，再予消癌，为时已晚。③癌症患者的发热，除感冒引起者外，尚有癌性发热、各种感染等多种原因，临床必须正确鉴别，方可提高疗效。④癌症患者在治疗过程中，往往症状明显改善而癌块仍在发展。症状改善时，癌灶的变化有三种可能：缩小、维持原状或扩大。切勿认为症状改善就等于病灶缩小。

邹伟俊案

某左，54岁，南京江浦人。1978年8月20日初诊。

［西医学检查］1978年8月南京江浦县医院食管X线钡剂摄片示：食管下段有1/3部分明显狭窄。诊断：食管癌。

［临床证候］患者吞咽食物困难，食则反胃，食下则吐，只能缓饮流质，稍硬食物下咽则吐出。浑身乏力，唯神尚清。舌质稍瘀紫，苔薄，脉象细弦。

［中医辨证与治法］肝气郁逆，胃气衰弱，木旺乘土。立扶正祛邪疏和，佐以心理疏导之法。

［方药］旋覆代赭汤加味：炒潞党、茯苓、炒苡仁、代赭石（先煎）各16g，黄芪、炒白术各10g，旋覆花（包煎）、焦六曲各9g，陈皮、法半夏、佛手各6g，焦锅巴1块。水煎服，每日1剂。

［治疗经过及疗效］处上方5剂，又是类疾病，因患者信息传感，未有不悲切恐惧者，而心理疏导疗法似不可忽也。故以善言导之，大病轻述，并坚语谓日后必能治愈（患者尚不知道患癌症），是谓乐胜悲，火胜金也。5日后患者前来复诊，反映经治后已能食面条。乃复以扶正疏和原方踵进，依然言语疏导之以乐，使之坚信病之能愈也。10日后又来复诊，谓已能食软饭，精神亦见佳。如是调治近1个月，患者症情大缓，食欲亦未见减。后笔者离开江浦，并拟益气疏和丸方1料，之后便未进一步诊治。

显效。临床症状基本消失，治后存活5年。后随访，患者于1983年病故。

【按语】 治癌目下多纯以药物。然笔者临床体会，似觉治癌非徒药物疗法，余如古之导引、暗示疏导等似均可兼用之也。本案即以药物合心理疏导疗法而获显效。

刘应州案

河南省清丰县供销社王保善之妻，58岁，农民。1975年9月14日初诊。

［西医学检查］1975 年 8 月河南省清丰县人民医院食管 X 线钡剂摄片示：食管中、下段狭窄。诊断：食管癌。

［临床证候］患者吞咽困难半年，仅能吃少量流质食物，时有呕吐，呕吐物如赤豆汁，胸膈疼痛，大便坚如羊矢，形体消瘦，肌肤枯燥，舌红少津，有瘀点，脉涩。

［中医辨证与治法］瘀血内结食道，发为噎膈。立理气行瘀，破结开膈之法。

［方药］丹参、郁金、三七粉、川贝母、甘松、鸡内金各 30g，水蛭、虻虫各 10g，穿山甲 15g。共研细末，每次 3g，每日服 3 次。

［治疗经过及疗效］

1975 年 10 月 10 日二诊：前进药末，呕吐除，胸痛减，进食半流质食物顺利，继予原方一料。

11 月 6 日三诊：进食干饭，食量倍增，原方加当归 30g，以冀滋阴养血，巩固疗效。

临床治愈。临床症状消失，治后存活 1 年 3 个月。于 1976 年 12 月死于空洞型肺结核大咯血。

张鹏举案

王某某，女，54 岁，陕西省榆林县城关镇人。1970 年 1 月 4 日初诊。

［西医学检查］陕西省某某医院食管 X 线钡剂摄片示：食管中段，相当第 7 ~ 9 胸椎等高处，充盈缺损，有中断现象。诊断：食管癌。

［临床证候］患者年少寡居，生活依靠针工劳力，加之忧思多愁，积久成患。于去年夏季以来，自感吞咽困难，至秋增重，汤水难下。形体消瘦，行走艰难，头晕身倦，咳嗽声嘶，饮食难下，食入复吐，吐如牛涎，大便干结，粪如羊矢。舌质绛红，脉象涩小，鼠溪部及锁骨淋巴结均肿大。

［中医辨证与治法］热伤津液，痰瘀相结，阻塞咽管，发为噎膈。立开肺养胃，清热祛痰，化瘀软坚之法。

［方药］

1 方：加味射干散（《太平圣惠方》）

昆布 12g，天冬、诃子、陈皮各 7g，麦冬、苏子、郁李仁各 10g，木通、射干各 15g，杏仁、芒硝、韭汁炒大黄各 5g。水煎服，每日 1 剂。

2 方：夺关丸

西红花 1.5g，月石粉 1g，大枣 5 枚。大枣劈开去核，将红花、月石纳入枣内，蒸熟去皮，每次含化 1 丸，1 日 2 次。

3 方：生地、射干各 15g，当归、昆布各 10g，赤芍、桃仁、枳壳各 7g，红花、月石、酒炒大黄各3g，韭菜汁半杯。水煎服，每日1剂。

4方：杷叶、半夏、茯苓、麦冬、昆布、生地各10g，枳实、桃仁各7g，红花6g，射干15g，硇砂0.7g，月石1g。水煎服，每日1剂。

5方：化瘀散结丸Ⅰ号（《太平圣惠方》，原名朱黄丸）

珍珠、西红花、玄明粉、朱砂、雄黄、干姜、焙蜈蚣、生鸡内金、硇砂、月石，共为细末，蜜丸梧子大，每服7g，日服2次。

6方：党参15g，麦冬、乌梅、生白芍、生地、浙贝各10g。水煎服，每日1剂。

7方：党参15g，半夏、干姜、藿香各10g，乌梅12g，桂枝8g，黄连3g。水煎服，每日1剂。

8方：西瓜露

西瓜瓤5000g，桑叶500g，鲜芦根、大梨各1000g，苏子90g，莱菔子120g，煎水收膏，霜降前埋地下，约1米深，次年春天取出滤汁备用。每晚睡前服，每次50ml。

[治疗经过及疗效]

二诊：前进1、2方后，进食流质，徐缓而下，约需半时，大便已通；唯头晕牙痛，咳嗽呛食，脘中滞塞。当再拟清热祛痰，养血化瘀，软坚散结，予3方煎服，同服夺关丸。

三诊：每日可进流质一碗，唯头晕体惫，咳嗽痰喘，此为痰瘀搏结。遵费伯雄“治痰先理气”之意，拟理气祛痰，化瘀散结，嘱4方煎服，继服夺关丸，另西瓜露50ml，每晚睡前一次服。

四诊：近日知饥欲食，稀粥可进，每餐2碗，咳嗽呛食大减，大便通畅，唯稠食难下，小便短赤，仿丹溪润养津血，降火散结法，嘱3方去月石，水煎服，并服6方丸剂，另每晚睡前服西瓜露50ml。

五诊：汤丸并用，已达2个月，精神好转，诸症向愈，食欲增加，二便如常。唯锁骨上淋巴结肿大突出。现标证渐解，当以丸剂缓图，停服汤剂，继用化瘀散结丸，配服西瓜露。

六诊：服用化瘀散结丸Ⅰ号1个月，症状大减。某某医院X线钡剂摄片复查示：食管中段狭窄部钡剂通过尚无中断现象。唯自感头晕身热，七窍干燥，饥饿之时，胃脘有灼热感。此为胃液枯槁，当用酸甘化阴，切忌开破之品，以防损伤脾胃，遂拟6方煎服，继服化瘀散结丸Ⅰ号。

七诊：食欲渐增，已进稠食，每餐稀饭2碗，蒸馍100g。唯腹痛胃酸，气逆痰多，吐蛔一条。此由胃气阻膈，上下不通。治宜辛开苦降，以酸泄之，改用7方煎服，继服化瘀散结丸Ⅰ号。

八诊：患者经上述治疗，诸症悉除，进食馍菜，亦无不适之感。面色明润，精神充沛，体质渐复，近日操劳家务，亦不觉疲惫。

痊愈。临床症状消失，食管X线钡剂摄片复查示：食管原狭窄部明显增宽，钡剂通过无阻。随后追访，延寿5年，1975年病故于心肌梗死。

【按语】本案按津血亏虚，痰瘀阻膈论治，故以汤剂滋阴润燥，化瘀软坚。且因痰瘀搏结有形，先后加用夺关丸、化瘀散结丸，以助活血化瘀，祛痰散结之力。另加西瓜露内服，意在攻其积而润其燥，无伤于胃。徐灵胎云："噎膈之证，必有瘀血、顽痰、逆气，阻膈胃气。"张景岳云："唯内伤血气，败其真阴者乃有之，即噎膈之属是也。"故"治法始终以养血润燥为主，而辛香燥热之品概勿轻下。"(《杂病源流犀烛》)临证用药，值得借鉴。

【辑者按】食管癌是我国最常见的恶性肿瘤之一，北方发病率较南方为高，男多于女，发病年龄大多数在40岁以上，尤高发于50～69岁之间(占60%)，30岁以下者较少。食管癌分布以食管中段最多见(57.2%)，下段次之(29.6%)，上段最少(13.1%)。上中段多为鳞癌，下段可为腺癌，或由贲门部腺癌向上延伸所致。以病理形态可分为髓质型、缩窄型(硬化型)、蕈伞型和溃疡型四型。

本病经X线检查、食管脱落细胞带网气囊法细胞学检查(阳性率90%左右)、食管镜检查(中晚期明确率100%)，及其切取活检可确诊。西医学对本病的治疗，有手术、放疗和化疗三种，但都有一定的适应证和限制，疗效尚不满意。手术疗法仅适用于早期病例，5年生存率可达90%，一般食管癌术后5年生存率约为22%～29%，贲门癌的5年生存率更低。放疗只适用于上、中段早期，对中、晚期食管癌5年生存率只有10%左右。化疗尚无显著疗效的药物。因此，中医疗法，或中西医结合疗法，对中晚期食管癌可能是一种重要的治疗方法。

食管癌病因迄今尚未明确。慢性刺激与创伤，如食物过硬、过热，进食过快，长期饮烈性酒，口腔不洁或龋齿等，可能是本病诱因。实验资料证明，长期进食含亚硝胺量高的食物(腌酸菜、霉变食物)，可引起食管癌。维生素A、C缺乏，使致癌物质在体内形成增加，微量元素钼缺乏，可使硝酸盐在体内聚积。污染食物的白地霉素等霉菌也有致癌或促癌作用。食管炎、食管黏膜白斑病、腐蚀性食管灼伤和狭窄等均可为食管癌的前期病变。

在中医学文献中，食管癌多属"噎膈"、"膈中"范畴。远在二千年前的《内经》中就有不少关于食管癌症状的描述：如"三阳结谓之膈"，"饮食不下，膈噎不通，食则呕"，"阻塞闭绝，上下不通"，"膈中，食饮入而还出，后沃沫"等，这些症状与食管癌的症状吞咽困难或食入即吐，并有泡沫，黏液沫随吐而出等很相似。《诸病源候论》将噎膈分为五噎五膈。五噎即气、忧、食、劳、思；五膈即忧、恚、气、寒、热。具体描述了食噎、气噎及五膈的症状，食管癌尤与食噎接近。《食噎候》曰“饮食入则噎塞不通，故谓之食噎。胸内痛，不得喘息，食不下。”唐代《千金方》、《外台秘要》均引《古今录验》，具体描述了五噎证候，其中称“食噎者，食无多少，唯胸中苦寒常痛，不得喘息。”宋代《济生方》论噎膈说：“其为病也，令人胸膈痞闷，呕逆噎塞，妨碍饮食，胸痛彻背。”这些描述又与食管癌出现持续性胸背痛的临床症状相同，清代杨素园更指出：“食管中系有形之物阻扼其间，而非无故狭隘也明矣！”明确指出了食管内长了有形之物。特别有意义的是，在宋代严用和已提出预防食管癌的方法，他指出“饮食有节度，七情不伤，阴阳平均，气顺痰下，噎膈之痰无由作矣。”《医贯》噎膈论又指出“男子年老者有之，少无噎膈，”与食管癌的发病年龄完全相吻合。可见在预防食管癌和流行病学方面中医学亦有很多宝贵的记载。

关于食管癌的病因病机，中医学认为与七情内伤、劳倦疲损、饮食不节和脏腑功能失调有密切关系。《素问》曰：“隔塞闭绝，上下不通，则暴忧之病也。”《千金方》云：“此皆忧恚嗔怒，寒气上入胸胁所致也。”明代李梴指出“病因内伤忧郁失态，及饮食淫欲，而动脾胃肝肾之火”（《医学入门》），李中梓又提出“悲思忧恚，则脾胃受伤，血液渐耗，郁气生痰，痰则塞而不通，气则上而不下，妨碍道路，饮食难进，噎塞所由成也”（《医宗必读》）。戴思恭谓“噎膈乃是痰为气激而上，气又为痰所隔而滞，痰与气搏，不能流通”（《证治要诀》）。说明七情内伤，可致肝气郁结，寒邪上犯，脾胃受损，肝肾火炎，痰气搏结，而成噎膈。徐灵胎又说：“噎膈之证必有瘀血，顽痰逆气，阻膈胃气。”说明噎膈与瘀血有关。中医文献中论及噎膈成因机制时，还认为劳倦疲损、饮食不节和外感六淫有联系。《局方发挥》说：“夫气之初病，或饮食不馑，或外冒风雨寒暑，或内感七情，或食味过厚，偏助阳气，积成膈热。”李梴又说此病“因饮食淫欲，或因杂病误服辛香燥药”，《医统》说：“噎膈始因酒食过度，伤阴而成。……阴伤则精血枯涸，气不行，则噎膈病于上。”《医门法律》说：“过度滚酒，多成膈证，人皆知之。”从上所述，噎膈的病因病机与气、血、痰、火、饮食及六淫有关。又因本病多发于老年人，故脏腑虚弱，气血亏损，精亏阴伤亦为其病机所在。因此，食管癌的总治则应为行气开郁，活血祛瘀，化痰散结，清火解毒，祛除六淫，补益虚损。

本组病案24则，男性18例，女性6例，男女比例为3:1；年龄40岁以下3例，40~49岁5例，50~59岁7例，60~69岁9例，其中50~69岁共16例占66.7%，可见，40岁以上，随年龄增大，发病有递升之势。24例均经X线、食管镜、或病理确诊。20例为中晚期患者，除5例曾经手术放疗或化疗，全部患者均采用中医疗法，治疗1个月获显效1例，随访存活1~2年健在5例（其中1例因大咯血死亡）3~4年健在4例（死亡1例，死因不明)，5年健在6例（死亡2例，其中1例死于心肌梗死)，8年健在1例，12~13年健在3例（1例因感染死亡)，15~17年健在2例，20年健在2例。存活5年以上共14例，6年生存率为58.0%；存活10年以上7例，10年生存率为29.2%；存活率15年以上4例，15年生存率为16.7%；存活20年以上2例，20年生存率为8.3%。

分析本组24则验案的临床证候，按中医辨证施治可分以下六型。

一、气（脾）阴（血）两虚型（朱良春案，史兰陵案1、5、10、11，潘明继案，尚启东案2，高光案)

进行性吞咽困难，仅进软食或流质，食入即吐，甚至不能进食，面色萎黄或苍白，头晕乏力，时出虚汗，形体羸弱，卧床难起，呕吐痰涎，胸背疼痛，声音嘶哑，口苦咽干，大便干秘或泄泻，舌光红少苔或无苔，或舌质暗红苔腻，或黄干，脉沉细数无力，或见锁骨上或肺门及纵隔淋巴结转移。证属脾气虚弱，阴虚血亏，并有热毒痰结。治宜益气健脾，养阴补血，降逆安中，佐以清热化痰，解毒抗癌。益气健脾可选用太子参、小红参、野台参、潞党参、白参、黄芪、白术、山药、薏苡仁、内金、谷芽、麦芽；养阴润燥用沙参、麦冬、玉竹、石斛、乌梅、生地、玄参；补血和血用当归、白芍、枸杞、黄精、黑芝麻；降逆安中用代赭石、旋覆花、姜半夏、海螵蛸；清热解毒用白花蛇舌草、半枝莲、金银花、连翘、紫草根、龙葵、白毛藤、猫人参；化痰散结用石菖蒲、竹茹、杷叶、海浮石、山豆根、贝母、昆布、黄药子。本型验案之特色有，朱老验案用药简单味少，味味紧扣病机，善用虫类搜剔之品（蜈蚣、守宫、蜂房、僵蚕)，汤散并用，使濒于死亡的危重患者而获生机。史老验案4则（案1、5、10、11）在辨证的基础上加用个人验方将军散、神农丸及马钱子制剂等以解毒抗癌，则效如桴鼓，且疗效持久，其中1例存活12年。潘老验案除用益气养阴，清热解毒之汤剂外，合用云南白药，获存活20年的远期疗效，并对云南白药作抑瘤试验，抑瘤率达66.5%。高老验案中为我们提供了有效的开膈验方，即蜒蚰精肉汤，《本草崇原》谓蜒蚰“治咽喉肿痛，纳入喉中，令吞下”。可见，治疗晚期食管癌不能进食者，用人参益气固之，虫类搜剔之剂开噎启膈，对挽救生命，提高疗效具有重要作用。

二、郁火伤阴型（史兰陵案2、4、6~9)

进行性吞咽困难，进软食或流质，且喜冷食，热食觉胃中烧灼，面色苍黄或潮红，形体消瘦，烦躁易怒，口苦咽干，咽痛，胸背痛，呕吐黏液，或有呕血，大便干秘或色黑。舌质红暗，或有紫斑，苔黄干，脉象细弦数，或沉滞而涩。或有锁骨上或腋下淋巴结转移。证属肝郁化火，火盛伤阴，并有痰火气结。治宜清热泻火，滋阴润燥，佐以疏肝开郁，化痰散结。本型均为史老验案，清热泻火酌用银、翘、知母、青黛、白药子、蒲公英、白花蛇舌草、半枝莲，《本草求真》谓："青黛大泻肝经实火，及散肝经火郁"，《药性论》谓白药子"治喉中寒热，噎痹不通，胸中隘塞"；滋阴润燥选用麦冬、乌梅、柿霜、花粉、沙参、生地、玄参、玉竹、石斛；化痰散结酌用陈皮、半夏、瓜蒌、薤白、杏仁、牛蒡子、旋覆花、代赭石、山豆根、海浮石、莱菔子、威灵仙，《开宝本草》谓威灵仙"去心膈痰水"；疏肝解郁可用枳壳、厚朴、白蔻、豆豉、薄荷、乌药、香附；活血化瘀可用丹参、刘寄奴；再配合将军散、神农丸、二红液、硇砂散等以解毒抗癌，启噎开膈，均获存活4年以上的显著疗效，3例分别存活17、12、15年健在。

三、风湿稽留型（史兰陵案3）

全身关节酸痛，恶寒发热，T 38.4℃，继之咽部不适，进硬食阻挡，渐见吞咽困难，只能进软食或半流质，需饮水方能咽下，面色潮红，形体消瘦，口苦咽干，舌质红嫩、苔黄厚干燥，脉沉弦数有力。或见颌下及腹股沟淋巴结肿大。证属风湿稽留，热毒蕴结，上犯食管，久则损血伤阴。治宜祛风胜湿，清热解毒，佐以养血和营。祛风胜湿活络用"四妙"、黄芪、防己、忍冬藤、桑枝、寄生、丝瓜络、木瓜、威灵仙、桂枝、羌活、防风、秦艽、乳没，清热解毒用银、翘、公英、地丁、青黛、栀子，化痰散结用橘核、橘络、白芥子、贝母、紫菀，养肝和血用青蒿鳖甲汤加当归、乌梅、麦冬、地骨皮；火郁则发之，再少佐升麻、柴胡、佩兰、伸筋，同用"将军"、"神农"以抗癌。获痊愈之效，治后存活8年健在。此案由外感风寒湿邪痹郁而成，可见其发病与六淫有关，为研究食管癌的发病学提供了新的线索和临床依据。史老谨守中医辨证施治，治病求本之轨，有其证必立其法，终以治疗痹证方药为主而治愈本病。

四、心肾两衰型（史兰陵案12）

面色苍青，或见浮肿，进食噎膈，胸背疼痛，心慌气喘，失眠不寐，呕吐痰涎，或有呕血，口淡乏味，大便干秘或有黑便，舌质暗紫，苔薄白，脉象细数，或左寸部浮大，中空无力，或有心电图异常。证属心肾两衰，脾胃不健，血郁气滞，治宜强心益肾，扶脾养胃，行滞开郁。方用远志、枣仁以振益心阳，濡养心血；赭石入心包血分，能镇逆气而止血（《衷中参西录》谓其"能生血，又善镇逆气，降痰涎，止呕吐，通燥结，用之得当，能建奇效。"）；熟地、山药、巴戟、益智以滋补肾阴，温养肾阳；白术、茯苓、麦冬以健脾养胃；海浮石、丹参、桃仁、红花以化痰散结，活血开郁；金银花以清热解毒。又方用草蔻、内金、谷麦芽、神曲、海螵蛸以健脾温胃；枳壳、厚朴、陈皮、紫草根、山豆根以行滞活血、化痰开郁；板蓝根清热解毒，郁李仁润肠通便，两方交替服用，心肾阴阳平秘，则脾胃得健，气血得和，痰自化，郁自开，噎膈除矣。

五、痰热瘀结型（孙宜麟案、张凤郊案、尚启东案1、汪寄岩案、刘应

州案、张鹏举案）

进食梗阻，吞咽困难，食入则吐，或仅进软食和流汁，胸背疼痛，胃脘嘈杂灼热，嗳气频作，口苦痰多，形体消瘦，肌肤枯燥，大便干秘，舌质红赤，或暗紫有瘀点，苔黄腻，脉弦滑数，或涩。或见锁骨上淋巴结肿大。证属痰热互结，瘀毒凝滞。治宜化痰散结，清热解毒，行气化痰。证型立法虽同，但组方遣药又各家独有经验。孙老验案用葛根、杷叶、橘红、杏仁、陈皮、贝母、海浮石、昆布以清热化痰散结，壁虎、蜈蚣解毒开膈，五灵脂行气化瘀，内金健脾胃而获效。张（凤郊）老验案用芩连温胆汤以清热化痰散结，西河柳、桃仁以行气化瘀，尤以西河柳透邪之力颇佳，故能开膈。尚老验案因患者嗜酒食冷，热毒瘀血痰涎而致噎膈，故用生地、丹皮以清热凉血，桃仁、丹参、蒲黄、地榆、红曲米、枳椇子以活血化瘀（《本草备要》谓红曲米“入营而破血，燥胃消食，活血和血”，《滇南本草》谓枳椇子“能解酒毒，痰火闭结于胸中，用此可解”），党参、玉竹、葛根、杵头糠以健脾育阴养胃而扶正，标本兼治而愈，存活5年健在。汪老验案善用牛黄、麝香、冰片、硼砂、玄明粉、紫金锭、急性子等为散剂以清热化痰，行滞化瘀，软坚开膈（《本草逢原》谓急性子“软坚搜顽痰”，《纲目》谓其“治积块噎膈”）；合用汤剂以夏枯草、昆布、海藻、旋覆、代赭、海浮石、威灵仙等化痰散结，蒲公英、紫草根、金钱草、省头草等清热解毒，郁金、延胡索行滞开郁。汤散合用。获存活20余年健在的远期疗效。刘氏验案用郁金、甘松、丹参、三七、水蛭、虻虫、山甲为散剂以理气行瘀，破结开膈而奏效。张（鹏举）老验案善用古方加味射干散、夺关丸和化瘀散结丸等以祛痰散结，化瘀软坚而开膈，又用党参、麦冬、白芍、乌梅、当归、生地、西瓜露等以益气养胃，滋阴润燥而获愈，治后存活5年余，死于心肌梗死。

六、肝胃不和型（林芹壁案、邹伟俊案）

进食梗阻或吞咽困难，食则反胃，食下则吐，仅进软食或流质，胃脘烧灼，胀满疼痛，嗳气反酸，精神抑郁，面黄肌瘦，疲乏无力，大便秘，剑突下压痛明显，舌质淡红，或暗红瘀紫、苔薄白，脉弦。或有锁骨上及颈淋巴结肿大。证属肝气横逆，胃气虚弱，痰气胶结。治宜疏肝理气，健脾和胃，消痰散结。林老验案用“左金”、木香、枳壳、归、芍、杞子、首乌以疏肝柔肝，乌楞散合贝母、白及以和胃消痰，加三棱、莪术、三七以行气活血，攻坚散结。肝气得疏，胃气得和，则噎膈得解，已存活13年体健。邹氏验案用旋覆代赭汤加佛手、黄芪、苓、术等以疏肝理气，健脾和胃，心理疏导疗法而获愈，存活5年后病故。

二十三、食管贲门癌

张鹏举案1

王世芬，女，64岁，陕西省神木县人。1981年6月11日初诊。

［西医学检查］陕西省立医院病理诊断：食管贲门癌。

［临床证候］进食噎膈，逐渐加重，历时半年，经省医院确诊为食管贲门癌，不愿手术，回榆治疗。

平素情志不遂，易怒多虑，头晕目眩，气短乏力，形体消瘦，面色晦暗，纳呆呕吐，口苦口臭，大便干燥。舌质紫暗，边有瘀点，苔黄腻，脉弦大。

［中医辨证与治法］肝郁气逆，津伤痰阻。立疏肝和胃，降逆化痰之法。

［方药］

1方：红参（另煎兑服）、干姜各8g，姜半夏12g，麦冬、姜竹茹、蜂蜜（冲服）各15g，荜茇3g，桔梗10g，吴萸1g，黄连2g（先煎），半枝莲30g。水煎服，每日1剂。

2方：红参、制半夏、石斛、汉三七各45g，赤芍、陈皮、干姜、没药、硇砂、玄明粉、血竭花各30g，木香25g，朱砂6g，焙蜈蚣20条。用半枝莲500g，夏枯草250g，煎水浓缩，浸泡上药，干燥后研末，蜜丸梧子大，每服5g，每日2次，开水送下。

3方：乌梅、生地、海藻、山慈菇、夏枯草各12g，党参、麦冬、石斛各15g，杭芍10g，瓦楞子30g，汉三七末（冲服）、红参末（冲服）各1g。水煎服，每日1剂。

［治疗经过及疗效］服1方4剂后，呕吐止，进食噎膈稍减，食量增加。原方加硼砂1.5g，再进7剂，噎膈基本消失。患者要求回家休息治疗，故配丸药一料（2方），处汤剂一方（3方），令其久服，以资巩固。

有效。临床症状基本消失，治后存活1年11个月，于1983年2月因生气又出现噎膈，同年5月死亡。

【按语】本案因肝郁气滞，气滞则血瘀；忧思伤脾，脾伤失运则聚湿生痰，痰瘀搏结，阻塞胃口，乃成噎膈。《临证指南医案》云："噎膈之证，必有瘀血、顽痰，逆气阻膈胃气。"故以丸剂和胃降逆，祛瘀化痰；以汤剂滋阴清热，软坚散结。攻积无伤于气，散结无伤于胃，实属知常达变之治。

张鹏举案2

王杰拉，男，54岁，内蒙古伊盟乌审旗索密兔公社干部。1978年3月14日初诊。

［西医学检查］1978年8月28日内蒙古鄂托克旗医院食管X线钡剂摄片示：食管下段及贲门区可见明显狭窄区，其上方明显扩张。余（－）。印象：食管下段及贲门区肿物（癌）。

1978年10月10日陕西省人民医院食管X线钡剂摄片示：食管贲门部环形狭窄，钡剂通过受阻，逆蠕动明显，食管边缘光滑，无明显充盈缺损。肌内注射解痉剂654－2一支后，钡剂检查，钡通过仍然受阻，呈环形狭窄。诊断：食管下段及贲门癌。食管拉网诊断同。

［临床证候］近2个月来形体逐渐消瘦，吞咽困难，食入即吐。左锁骨上有一肿大淋巴结如黄豆大，质硬尚能活动。舌质淡苔白腻，脉滑涩。

［中医辨证与治法］肝气郁滞，痰湿瘀阻，化毒壅膈，胃气上逆。立疏肝化瘀，燥湿化痰，解毒开膈，降逆和胃，扶正祛邪之法。

［方药］

1方：党参、生赭石（先煎）、姜竹茹各15g，麦冬、茯苓各10g，半夏12g，干姜6g，胡黄连、月石各2g，草蔻仁5g。水煎服，每日1剂。

2方：党参、生赭石（先煎）各15g，半夏12g，麦冬、茯苓各10g，吴茱萸、川黄连各2g，月石1g，红花3g，半枝莲30g。水煎服，每日1剂。

3方：生赭石（先煎）20g，太子参、生山药、白花蛇舌草各15g，天花粉、天冬各12g，红花、硇砂、月石各1g，桃仁1.5g，水蛭3g，红参10g（另煎兑服）。水煎服，每日1剂。

4方：射干30g，半夏10g，甘草、肉桂、水蛭各3g、诃子、枳实、沉香各6g，木通、苏子各8g，白花蛇舌草15g。水煎服，每日与3方交替服用。

5方：党参、生白芍、石斛、白花蛇舌草各15g，麦冬、乌梅各10g，生地桃仁各12g，贝母6g，水蛭3g。水煎服，每日与6方交替服用。

6方：石斛、太子参、生山药、桃仁、白花蛇舌草各15g，生赭石20g（先煎），天花粉、天冬各12g，红花、硇砂、月石各1g，水蛭3g。水煎服，每日与5方交替服用。

7方：珍珠、朱砂各10g，西红花15g，玄明粉、生内金各45g，雄黄2g，干姜、硇砂各25g，月石20g，红参30g，焙蜈蚣10对。共研细末，蜜丸如梧桐子大，每日2次，每次6g。

［治疗经过及疗效］服1方3剂后，能进饮食，咽下不困难，知饥不欲食，二便如常，舌质红绛，诊脉弦涩，嘱继服1方15剂。

1978年10月7日二诊：精神萎靡，形体更加消瘦，吞咽困难，每日只能进食150g稀粥，呕吐物似牛涕，大便如常，脉涩。拟服2方。

10月12日三诊：服2方5剂后，症状不减，改服3方。

10月29日四诊：药后呕吐止，吞咽好转，饮食较前增加，食而知味，每日进食200～250g，二便如常，诊脉滑涩。嘱每日3方与4方交替服用。

12月24日五诊：进药30余剂后，呕吐已瘥，吞咽又好转，有饥饿感，每日能食300～350g，唯大便有时干，小便短少，舌质红绛，诊脉细涩，治宜养阴生津。因患者要求回家服药治疗，故予汤药方5、6方交替服用，并配丸药方7方一料以巩固。

有效。临床症状明显好转，先后治疗约1年，因患家离榆较远，未能随访。

张丽峰案

刁某某，女，51岁，安徽省含山县林头纺配厂工人。1982年11月12日初诊。

［西医学检查］1982年11月3日安徽省建设厅职工医院食管贲门X线钡剂摄片示（X线摄片号：28484）：食管狭窄，黏膜破坏，充盈缺损，食管下端贲门部有僵硬现象，管壁不完整。结论：食管贲门癌。

1982年11月11日安徽省立医院纤维食管镜检查所见：距门齿38cm贲门都可见菜花状新生物1.5cm×2cm，碰之易出血。食管镜诊断：贲门癌。病理报告（病检号：82－1618）：查见低分化腺癌细胞。

［临床证候］1981年10月，自觉胸脘胀满，嗳气作饱，食欲欠佳。现吞咽阻塞感，噎逆频作，呕哕黏液，胸骨后缘隐痛，伴灼辣感，大便干燥，小便正常。舌质暗红有瘀斑，苔薄腻微黄，脉弦涩。

［中医辨证与治法］气机升降失常，痰气凝集，瘀毒内阻，形成噎膈。立化痰理气，消痈祛瘀，软坚散结之法。

［方药］

（1）基本方：白花蛇舌草、半枝莲、制鳖甲、仙鹤草各20g，炒枳壳、清半夏、薤白头、全瓜蒌、五灵脂、紫丹参、山豆根、川郁金各15g，干地龙、沉香曲、青陈皮、延胡索各12g，制乳香、制没药各10g，生牡蛎30g，制南星8g。水煎服，每日1剂。

（2）随症加减：体弱乏力，加潞党参、生黄芪、炒白术、西当归；噎逆加诃子、莱菔子、制甘松；纳差加焦三仙、山药；口干乏津加芦根、知母、石斛、南沙参、麦门冬；大便色黑加地榆炭、侧柏炭、白及。

［治疗经过及疗效］首服上方加诃子、莱菔子、制甘松各10g月余，吞

咽阻塞及噎逆呕嚼显好，隐痛已瘥。继之，连服此方5个月，阻塞噎逆消失，唯体倦乏力，基本方加潞党参、生黄芪、炒白术、当归各15g，隔日1剂，服6个月，诸症消失，纳谷如常，体重增加。

显效。临床消失，治后已存活1年半，并能做家务事。

陈增铨案

丘桂容，女，69岁，广东省梅县教育局家属。1979年6月7日初诊。门诊号：12874，住院号：78－11983。

［西医学检查］1978年10月16日梅县人民医院X线片诊断（片号：12874）：食管贲门癌。1978年10月25日梅县地区医院X线片诊断同。

［临床证候］近年来觉吞咽困难，胸闷胁痛，间有食物反流，逐渐加重，确诊食管贲门癌，并建议手术治疗，患者及家属不愿手术，遂来就诊。

慢性病容，消瘦神疲，面色无华，语声低微，胸胁胀痛，有时呕吐痰涎，吞咽困难，只能吃流质食，脉象弦涩，舌质紫暗，苔白腻。

［中医辨证与治法］久病成虚，气滞血瘀，正虚邪实。立益气降逆，化瘀和血，扶正祛邪之法。

［方药］

1方：生赭石、党参各15g，法半夏、当归、鸡内金各10g，丹参12g，乳香、没药各8g，三七3g。水煎服，每日1剂。

2方：五香丸（鲍相儆《验方新编》）

五灵脂、香附各300g，黑白丑各60g，共研细末，醋糊为丸如绿豆大，每次6g，每日2次。

3方：断肠草灰

断肠草烧灰，每次4g，每日2次，冲开水服或入稀饭内服。（断肠草又名钩吻，为马钱科植物胡蔓藤的全草，有剧毒!!只能烧灰用。资料来源于厦门市中医院1978年1月内部资料“钩吻灰治恶性肿瘤的报告”。）

［治疗经过及疗效］患者长期服用上述3方，或间加水蛭3g，症状逐渐减轻至消失，体重增加，面色红润。至1982年6月，改用健脾益气，养血安神之剂以巩固，仍间断服用断肠草灰，至1983年11月已停用所有药物。

痊愈。临床症状消失，1982年6月7日梅县人民医院X线摄片示：食管光滑，扩张好，贲门间歇开放。意见：贲门间歇痉挛。1987年11月29日家访，患者一切如常，已健康存活8年余。

【辑者按】食管贲门癌系指发于食管下段和贲门部的复合癌。可由食管下段黏膜的鳞癌向下累及贲门部黏膜上皮，也可由贲门部腺癌向上延伸而累及食管下段而成。

本病属中医学“噎膈”证。中医书中称病变“近咽之下”，或“近于咽喉胸膈之间”曰“噎”，即食管可知；病变“与胃为近”或在“胃之上口”曰“膈”，即贲门所在。食管贲门联合病变故为噎膈，其病因证治略与食管癌相同。

本组验案4则，男性1例，女性3例，年龄从51～69岁。4例均经X线、食管镜或病理确诊。症见进食噎膈、吞咽困难，或仅食流质，食入即吐；或呕吐痰涎，嗳气噎逆，胸脘胁肋胀满疼痛；或情志不遂，易怒多虑，头晕目眩；形体消瘦，气短乏力，面色晦暗无华，大便干燥。舌质暗红或紫暗，有瘀点瘀斑，苔薄黄腻，脉弦滑或弦涩。或有锁骨上淋巴结肿大。此乃肝气郁滞，胃气不和，痰热瘀结所致。久则伤正，气阴两虚、正虚邪实之证。治则疏肝和胃，化痰清热，祛瘀散结，扶正祛邪。

张鹏举副主任两案均以气郁痰结为主，并见气阴两虚，治以疏肝理气，降逆和胃，化痰软坚，益气养阴为法。疏理降逆用左金温胆汤合人参代赭石化裁，张锡纯《衷中参西录》说：“生赭石压力最胜，能镇胃气冲气上逆，开胸膈，坠痰涎，止呕吐，通燥结，虚者可与人参同用。”化痰行瘀，软坚散结选用夏枯草、海藻、山慈菇、贝母、射干、月石、三七、没药、桃仁、红花、硇砂、血竭、玄明粉、瓦楞、珍珠、蜈蚣、水蛭等，《本草纲目》谓月石治“上焦痰热，除噎膈反胃”，《新修本草》谓血竭“破积血”，“止痛生肌”，珍珠亦有收敛生肌之功；清热解毒用半枝莲、白花蛇舌草、朱砂、雄黄，《本草从新》谓朱砂“解毒”，《本经》谓雄黄“主寒热鼠瘘恶疮，疽痔死肌，杀百虫毒。”益气养阴用红参、党参、山药、石斛、麦冬、生地、白芍、乌梅，少佐干姜、荜茇、草蔻、肉桂，以防咸寒苦寒太过，使攻积无以伤气，散结无以伤胃，正存邪去获效。张主任又善用矿石之品，亦为本案特色，可供后学参考。

张丽峰副主任验案亦由痰气瘀热所致，治宜化痰理气，祛瘀清热。用瓜蒌薤白半夏汤加南星、山豆根、牡蛎以化痰散结；枳壳、郁金、五灵脂、延胡索、沉香、丹参、鳖甲、地龙、仙鹤草以行气开郁、活血祛瘀，白花蛇舌草、半枝莲以清热解毒。诸药合成基本方，随症加减而获显效。

陈老验案乃气滞血瘀、正虚邪实之证，治以益气降逆、行滞祛瘀法。方中党参、赭石益气降逆；五香丸（五灵脂、香附、黑白丑）、丹参、乳香、没药、三七行滞祛瘀，《用药法象》谓牵牛子“除气分湿热、三焦壅结”；断肠草以毒攻毒，《别录》谓其“破癥积”，《广西药植图志》用其“制膏敷贴消肿瘤”，陈老用其烧灰内服，取其功而减其毒，间断服用，获效甚捷。治后存活4年半健在。

二十四、贲门癌

谢海洲案

赵某某，男，59岁，住北京市宣内达智营。

[西医学检查] 1976年1月北京某医院食管镜检示：食管上、中段大致正常；食管下段距门齿35cm处可见食管右侧壁有0.2cm突出隆起物，其下外方食管前壁可见不规则的黏膜肿物，向管腔突出，表面水肿苍白，被白色伪膜，碰触易出血。进入贲门口后，见贲门部小弯侧黏膜肿物呈菜花状隆起，界限不清，有胃壁浸润，肿物表面糜烂充血，有黄色分泌物，触之易出血。病变长约5.6cm，约在距门齿45cm处。胃底黏膜尚正常。镜检诊断：贲门癌，侵及食管下段；胃腺癌Ⅲ级。

[临床证候] 吞咽困难，咽物滞涩而痛，伴有呕吐。只能吃流食，食少腹胀，脘痛堵闷，肩背胸骨窜痛，面色无华。舌体胖嫩，苔水滑，脉沉弦。

[中医辨证与治法] 湿热蕴结，瘀邪阻滞，结毒盘踞，碍涩幽膈，邪盛正衰。立清热解毒，活络化瘀，启膈通幽，扶正祛邪之法。

[方药]

1方：蚤休、生薏苡仁、铁树叶各30g，赤芍、银花、龙葵、天葵子、石燕、石见穿各15g，桃仁、郁金、桔梗、红花各12g，冬瓜仁18g，菖蒲、土贝母、枳实、王不留行、急性子、山慈菇各9g，苏子6g。水煎服，每日1剂。

2方：北沙参、丹参、蚤休各15g，茯苓、忍冬藤、乳香、没药各30g，土贝母、凌霄花、川贝母、八月札、苏木、山慈菇各9g，郁金12g，蟾皮、麝香各3g，牛黄6g，神曲60g。用一半打糊，制成糊丸，每服1.5g，日2次。

3方：山慈菇、川贝母、急性子、天冬、麦冬、黄药子各9g，蚤休、龙葵、白花蛇舌草、北沙参各15g，连翘、生地、熟地各12g，生薏苡仁30g。水煎服，日1剂。

紫硇砂9g，紫金锭30g，混匀分10包，每服1包，日2次。

[治疗经过及疗效] 服1方3个月，另小金丹每服1粒，日2次，诸症稍减，吞咽稍利，仍宗前法，加扶正培本之品，1方加黄芪18g，党参、当归各12g，菟丝子、太子参各15g，生地、熟地各9g；加甘松、梭罗子各9g，荜茇3g以理气止痛，水煎服，日1剂。另紫金锭1.5g，紫硇砂1.5g，混匀，分2次服。

服上方治疗又4个月后，全身症状基本消除，咽下稍感不顺，脉缓神增，能参加半日工作，无倦感。上方继进，增犀黄丸 1.5g，分服，日 2 次。

又服药 2 个月，一般情况良好，食物咽下较畅，食量已增。舌质淡嫩，苔薄白，脉弦缓。1、2 方同用，汤丸并进，巩固疗效。

汤丸服 1 个月后，诸症消失，咽下顺利，纳稍差，舌淡胖，脉弦细无力。拟解毒抗癌，益气扶正，嘱服 3 方。

药后吞咽顺畅，能食烙饼，精神转佳，饮食二便如常，睡安，面色华泽，舌苔正，脉缓滑，半日工作不觉疲劳。3 方继服，巩固疗效。

痊愈。临床症状消失，北京某医院食管镜复检示：病灶消除，符合痊愈标准。全部疗程 1 年余，共服药 150 剂，3 年后追访，体健。

【按语】 本案属中医学“噎膈”范畴，乃湿郁痰阻，湿热蕴结，气滞血瘀，终则壅膈瘀阻，结脘盘踞，化为癌毒，以致耗伤气血，损及阴阳所致。其恶病质即是气血耗竭的指征。所以本案的治疗不外扶正祛邪。扶正即采用益气健脾，滋阴补血、温肾壮阳之法；祛邪即采用清热解毒、活血化瘀、软坚散结，消痰化湿、通经活络等法，以冀启膈通幽，安内攘外，正复邪去，从而达到治愈癌症的目的。

刘应州案

范正斋，男，73 岁，河南省清丰县第六中学退休教师。1982 年 3 月 11 日初诊。门诊号：010348，住院号：00303。

[西医学检查] 1982 年 2 月河南省安阳地区肿瘤医院 X 线钡剂摄片、食管拉网等诊断：贲门癌、胃窦部也有癌变发生。

[临床证候] 患者吞咽困难，下咽即吐，确诊贲门癌，经呋喃氟尿嘧啶、抗癌注射液、利血生、肿节风等药治疗，因白细胞下降而停药，求余诊治。

饮食难下，每日仅能饮鲜奶 150g，且须缓慢咽下，稍快则吐，胸膈疼痛，大便坚硬，状若羊矢，舌质紫暗，脉弦而涩，不耐重按。

[中医辨证与治法] 郁怒气滞，血瘀痰凝，火旺津枯，结为噎膈。立理气开郁，祛瘀化痰，清热泻火，软坚散结，降逆开膈，佐以益胃扶正之法。

[方药]

1 方：自拟噎膈方加味：代赭石（先煎）、丹参各 30g，旋覆花（包煎）、云茯苓、郁金、荷梗（为引）各 15g，制半夏、檀香、甘松各 12g，香附 18g，砂仁壳、炒栀子各 10g，全瓜蒌 45g，粉甘草 6g。加白花蛇舌草 60g，半枝莲 30g，西党参 12g，玄明粉 10g（分冲）。水煎服，每日 1 剂。

2 方：异功益胃汤：西党参、炒白术、沙参、麦冬、玉竹各 12g，云茯苓、陈皮、生地各10g，炙甘草8g。水煎取汁，加冰糖适量服，每日1剂。

［治疗经过及疗效］服1方2剂后，饮奶顺利，胸膈疼痛有减，已不呕吐，大便已软，并腹泻1次，1方去玄明粉，瓜蒌减至30g。连服4剂后，胸膈疼痛已除，能进半流质食物。共服10剂，患者已能食少量固体食物，日食250g左右。再予1方与2方交替服用，2个月后追访，患者精神愉快，日食350～400g，且能食油条、烧饼少许。

显效。临床症状基本消除，因其宿患慢性支气管炎、肺气肿、脑动脉硬化、慢性肝炎等多种疾病，于1983年5月病故，但一直能进软食。治后存活1年2个月。

【按语】本案属中医学“噎膈”范畴，主要由忧思、恼怒，或色、酒、嗜辛，导致气滞、血瘀、痰凝、火旺、津枯而成。笔者认为，本病的主要病理特点突出一个“郁（瘀）”字。郁者，滞而不通，或结而不疏是也。故药用檀香、甘松、香附、郁金开郁理气止痛以解气郁；丹参、郁金活血行血以祛血瘀；半夏、茯苓、全瓜蒌燥湿健脾、清热化痰以消痰郁；气、血、痰、郁久则化火生热，故用栀子清热泻火以散火郁；玄明粉软坚散结通便；白花蛇舌草、半枝莲以清热解毒，抑制癌细胞增殖；更配代赭石、旋覆花、半夏以开膈下气降逆；瓜蒌、砂仁壳、荷梗以宽胸利气散结，总使郁开结散。考虑患者年高气衰，又加西党参以扶正祛邪。药证相合，故获显效。

【辑者按】贲门癌过去常被列入胃癌的范畴，或者与食管癌混在一起，现在认为贲门癌应指发生于胃贲门黏膜上皮及贲门腺的癌。其发病与食管癌的比例为1:3～1:2，在病理学上与食管癌迥然不同。西医学对贲门癌的诊断和治疗与食管癌基本相同，国内贲门癌手术后6年生存率为15.4%～18.5%。

中医学对贲门癌的认识，亦大体属于“噎膈”范畴。历代对其发病的部位和证候的了解又有不断的发展，对其病因病机的理解与食管癌相似。元代《局方发挥》对“噎膈”作了详细的叙述：“积而久也，血液俱耗，胃脘干槁。其槁在上，近咽之下，水饮可行，食物难入，间或可入，入亦不多，名之曰噎；其槁在下，与胃为近，食虽可入，难尽入胃，食久复出，名之曰膈”。明代《医贯》说：“噎膈者，饥欲得食，但噎塞近逆于咽喉胸膈之间，在胃之上口，来曾入胃，即带痰涎而出”，《医学入门》亦说：“病因内伤忧郁失志，及饮食淫欲，……俱令血液衰耗，胃脘枯槁。其槁在上焦贲门者，食不能下，则胃脘当心而痛，须臾吐出乃止，贲门即胃脘上口。”清代《医宗金鉴》杂病心法要诀中说：“三阳热结，谓胃、小肠、大肠，三府热结不散，灼伤津液也。胃之上口为贲门，小肠之上口为幽门，大肠之下口为魄门。三府津液既伤，三门自然干枯，而水谷出入之道不得流通矣。

贲门干枯，则纳入水谷之道路狭隘，故食不能下，为噎塞也。”这些论述，不仅具体阐明了噎膈病的部位和典型的临床表现，与贲门癌完全吻合，并且说明了贲门癌的病因病机是情志饮食所伤，气郁积热，血液耗损，灼伤津液，贲门干枯。

治则理气开郁，清热散积，益气养血，育阴生津。根据上述所说，确切地说，食管癌应属中医学“噎”证，贲门癌当属“膈”证。

本组验案2则，均为男性老年患者。两案均见吞咽困难，仅食流质，伴有呕吐，胸膈脘腹肩背疼痛，面色无华，舌体胖嫩或舌质紫暗，苔水滑，脉沉弦或弦涩。证属痰热瘀结，气阴两虚，治宜化痰散结，清热解毒，行气开郁，活血祛瘀，软坚消积，益气养阴，扶正祛邪。立法虽同，遣药有别。谢老验案偏重痰热血瘀，故重用化痰清热，活血祛瘀。用桔梗、菖蒲、贝母、山慈菇、苏子、黄药子等以化痰散结，用银翘、蚤休、龙葵、天葵子、石燕、蟾皮、麝香、牛黄、白花蛇舌草等以清热解毒（《本草纲目》谓“石燕性凉，乃利窍行湿热之物”，使热毒从小便而解），用赤芍、桃仁、红花、铁树叶、丹参、乳香、没药、苏木、凌霄花以活血祛瘀（《本草求真》谓铁树叶“散瘀止血”），用石见穿、王不留行、急性子、硇砂、紫金锭以软坚消积（《苏州本产药材》谓石见穿“治噎膈”，《本草纲目》谓急性子“治积块噎膈”，又谓硇砂“治噎膈癥瘕”），辅用枳实、郁金、甘松、八月札以行气开郁（《四川中药志》谓八月札能“疏肝”）。诸药均为祛邪之品，故又见本案治法重在祛邪，次在扶正，因其邪气实故也。邪不去则正难安。但祛邪又必扶正，故随证加入黄芪、党参、太子参、北沙参、当归、生熟地、天冬、麦冬、生薏苡仁等以益气养阴，健脾补血，则正复邪去而愈，已随访3年体健。刘氏验案偏重痰热气郁，故重用化痰清热，行气开郁以祛邪。用自拟噎膈方，其中化痰散结用旋覆代赭石汤加瓜蒌，清热解毒用白花蛇舌草、半枝莲、栀子，行气开郁用檀香、荷梗、郁金、香附、甘松、砂壳（《本草备要》谓檀香“利胸膈，为理气要药”），荷梗能通气宽胸，辅用丹参、玄明粉以活血软坚。扶正用异功益胃汤，其中五味异功散以健脾和胃，沙参、麦冬、玉竹、生地以养阴益胃。两方交替服用，祛邪扶正并举获效。终因身患多种疾病，存活1年余病故。

二十五、肺癌

艾儒棣案（右肺上叶中央型肺癌）

夏某某，男，50岁，四川省社会主义学院参事室。1981年4月10日初诊，门诊号：0010127。

[西医学检查] 1981 年 3 月 12 日省属门诊部 X 线摄片示（片号：1980）：右肺上叶前段，肺门上方有 4.5cm × 7cm 大小之肿瘤。诊断：肺癌。

1981 年 6 月 27 日四川医学院 X 线摄片报告（X 片号：158970）：右肺上叶支气管肺癌（中央型）。晨痰找到癌细胞。

[临床证候] 咳嗽、胸痛、低热 2 个月余，伴痰中带血。患者 2 个月来持续低热（37.3℃ ~38.4℃），咳嗽夜重，痰中带血，右胸疼痛，且有压迫感。下午头晕，纳呆食少，口干欲饮，面色如常。舌质红，苔薄，脉弦细而数。过去有陈旧性肺结核史 20 年余。

[中医辨证与治法] 气阴两虚，痰毒结块。立益气养阴润肺，解毒化痰散结之法。

[方药]

1 方：生脉散合瓜蒌薤白散加消瘰丸加减：玄参、夏枯草、牡蛎各 30g，麦冬、白芥子、秦艽各 15g，五味子、知母、薤白各 12g，瓜壳 18g，郁金、谷芽、麦芽各 20g，杏仁、桔梗各 10g。水煎服，每日 1 剂。

2 方：生黄芪 60g，鸡血藤、北沙参、仙鹤草、半枝莲、白花蛇舌草各 30g，麦冬、夏枯草、白芥子、淡海藻、淡昆布各 15g，知母 12g，瓜壳 18g，郁金 20g，杏仁、桔梗各 10g，甘草 3g。水煎服，每日 3 剂。

[治疗经过及疗效]

二诊：服 1 方 14 剂后，咳嗽胸痛减轻，低热渐退，唯经常喉中有痰，痰有脓腥味，但痰中已无血丝。舌尖红，舌苔薄黄，脉弦。药中病机，宜守法守方，1 方加冬瓜仁、白花蛇舌草各 30g，继服。

三诊：服上方 1 个月余，右胸部压迫感减轻，低热退尽，咳嗽痰仍多，余正常。上方去秦艽，加生黄芪 24g，再服。

四诊：患者知其患肺癌，精神不安，经再三解释，嘱其加强锻炼，精神乐观，增加营养，结合中药治疗。治法同上，重整 2 方服之。

五诊：服 2 方加减 3 个月余，临床症状消失，面色红润，体重增加，无任何不适。1981 年 11 月 24 日省直属一门诊部 X 线胸片示：右肺上叶前段之球形病灶现有缩小（约 1cm²），患者高兴异常，继服上方加减，2 日 1 剂。至 1982 年下半年参加半日工作。

临床治愈。临床症状消失，肿块基本消散。1983 年 4 月 26 日省直属一门诊部 X 线摄片示：右上肺近纵隔包块影基本消失，仅纵隔边缘稍有突出，周围纤维化较厚，肺尖区有陈旧结核，双肺纹影增多、粗糙，胸上段脊柱弯曲，心影正常。结果：①右上肺包块影基本消散，仅留极小部分紧贴纵隔边缘。②右上肺陈旧结核。至 1984 年 2 月已存活 2 年 10 个月健在，并恢复全日工作。

刘炳凡案（右肺门肺癌）

易若淼，女，55岁。1973年10月诊治。

［西医学检查］贵州职业病防治院X线摄片示：右肺门有肿块如核桃大。上海肿瘤医院X线诊断：肺癌（X线片号：73029141）。

［临床证候］1973年6月发现胸胀疼痛，继之确诊肺癌，登记住院手术，患者不同意，于1973年10月来所要求中药治疗。

胸闷气急，胸骨柄后隐痛，咳嗽间见痰红，面黄怠倦，神色沮丧，眠食俱差。舌质淡红，苔薄白，脉弦缓无力。

［中医辨证与治法］脾虚气弱，肺失肃降。立健脾固本，清肺化痰之法。

［方药］参苓白术散加减：北条参、冬瓜子各15g，淮山药、薏苡仁、蛤粉各12g，茯苓、紫丹参、白及、土贝母各10g，炙甘草、冬虫夏草各5g，白英30g，田三七3g。水煎服，每日1剂。

［治疗经过及疗效］服药20剂后，胸闷气急减轻，痰红未再出现，眠食转佳，患者有了治愈的信心，坚持继服原方20剂，呼吸已匀，胸骨隐痛已止。原方去白英、冬瓜子，加白术10g，鸡内金3g，健脾助化。又服30剂，自觉症状全部消失。

临床治愈。临床症状完全消失，至1983年12月存活10年健在。

【按语】中医学认为，疾病的发生，乃“邪之所凑，其气必虚”，若“正气存内，邪不可干”，肿瘤的发病亦是如此。邪是致病因子，正是抗病能力，“扶正祛邪”，“祛邪扶正”（邪去正自安），无非是要达到“保存自己”的目的。又从长期医疗实践中体会到：“脾胃为后天之本”、“肾为先天之本”，均属人体的生化之源。临床上包括肿瘤在内许多疾病，虽然错综复杂，而治疗时以保护脾胃健运为第一要图，故前人有“四时百病，胃气为本”的说法，只有资助后天，才能达到培养先天的目的。这样通过自然调节，使全身的阴阳达到相对平衡，从而增强机体的免疫力，战胜病邪，治愈疾病。本案即是以健脾固本为主，佐以清解毒邪而获效的。

张凤郊案（右上肺尖段肺癌）

陈樑甫，男，58岁，商业工作者。1963年10月15日初诊。

［西医学检查］1963年10月上海胸科医院X线胸片及痰液检查，诊断：右上肺尖段癌。

［临床证候］2个月前开始发热、咳嗽、痰中带血。目前咳甚气急，痰血加重，胸闷不舒，口干欲饮，午后低热，形体明显消瘦，面色灰暗，精神

萎靡，脉沉细数，舌红光剥。

［中医辨证与治法］热毒瘀滞，灼伤肺络，阴津耗涸。立益气生津，清燥救肺，兼消瘀毒之法。

［方药］

1方：西洋参、霍山石斛（上两味另煎冲）、炙桑皮、麦冬、枇杷叶（去毛包煎）、蒲黄炒阿胶（烊化冲）、桃仁各9g，甜杏仁、火麻仁各12g，清炙甘草3g，鱼腥草30g。水煎服，每日1剂。另，犀黄醒消丸3g，分2次吞服。

2方：珠儿参、大生地、鲜石斛、百合各12g，炙黄芪、天冬、麦冬、冬虫夏草（另煎冲）、川贝母、桃仁、桑皮各9g，白花蛇舌草、鱼腥草各30g。水煎服，每日1剂。另，犀黄醒消丸3g，分2次吞服。

［治疗经过及疗效］服1方20剂后，咳嗽气急显减，痰中带血得止，低热减退，精神见有好转。

1963年11月10日再诊：稍有咳嗽，低热减而未尽，口干，易感疲劳，脉沉细数，舌红少苔，乃瘀毒未除，耗损之肺阴难以复生。拟益气生津为主，兼消瘀毒，遂予2方。

服2方加减，调治半年，诸症悉除，病情稳定，体重增加，面色转润，精神亦佳。

显效。临床症状消失，X线复查，右上肺尖段癌灶略有缩小，经治2年，病情未见反复。

【按语】本案病初以瘀毒炽盛，灼伤肺络，阴津耗涸为急，故先予喻嘉言清燥救肺汤以救欲亡之阴；加入鱼腥草、桃仁、犀黄醒消丸兼消瘀毒，以截断邪势之亢害。待病情趋于稳定之后，续以益气生津以扶正，消瘀解毒以攻邪，两者相合，相得益彰。先师曾谓："凡肺部疾患，见有劳热征象，更易伤阴，形成恶性循环，病久必不可治。"故清除劳热非乃权宜之计，不可忽视。首当注重邪正消长，扶正与攻邪，目的都是为了清解劳热，制止病势进展，治疗肺癌尤当掌握这个原则。又先师经验，珠儿参一药，有补肺胃之阴的功效，可代西洋参，价廉物美。

任国顺案

雷明山，男，47岁，湖北省建委4处汽车运输公司司机。1976年3月12日初诊。

［西医学检查］1975年12月湖北医学院二附院X线胸片示：两肺有散在性圆型结节，如乒乓球大小，边界清楚。诊断：肺癌。南湖肿瘤医院诊断同。

[临床证候] 患者于去年12月初患感冒咳嗽，治疗多次，效不甚佳。12月下旬因劳动汗出又复感外邪而致寒热、头痛、汗出，夜间咳甚，呼吸短促，时有喘息，胸部隐痛，咳嗽泡沫样痰，带少量血丝，诊断肺炎，注射青、链霉素，口服四环素1周余，其效不著。口有臭气，咯鲜血或痰血相混，终经X线诊断肺癌。曾在湖北医学院二院住院治疗3个月，服用各种抗癌药物，效均不显，因患者反对手术治疗，加之当时医生对手术治疗无多大把握，遂来我院求中医治疗。

形体消瘦，呈重病容，神疲，气短，纳少，口干不欲饮，大便干结，溲赤，舌苔薄白，脉弦而细滑。

[中医辨证与治法] 邪郁上焦，化燥伤阴。立滋阴润燥，清肺化痰，软坚散结之法。

[方药]

1方：天冬、麦冬、百部、百合、薏苡仁、昆布、海藻、沙参各15g，川贝母、龙葵、炙紫菀各10g，半枝莲、白花蛇舌草各30g。水煎服，每日1剂，分3次服完，各加蜂蜜一汤匙冲服。

2方：南沙参、薏苡仁、茯苓、百合、黄芪各15g，五味子8g，麦冬、橘络、山慈菇、杏仁各10g，炙甘草6g。水煎服，每日1剂，3煎服。

3方：天冬、麦冬、南沙参、百合、薏苡仁、黄芪、玉竹各30g，五味子、龙葵、橘络、高丽参、山慈菇各15g，炙甘草10g，半枝莲60g，蛤蚧2对，獭肝2个。上药共为细末，炼蜜为丸，如梧桐子大，每日3次，每次10~15g，饭后服。

[治疗经过及疗效]

1976年3月25日二诊：前进1方10剂，寒热汗出止，咳痰易出，无血，欲食，便通，余症同前。舌淡苔薄，脉弦细。1方去紫菀、龙葵，加黄芪15g，山慈菇10g，续服10剂。

4月15日三诊：前症基本消失，自觉易感冒，时有干咳，咳时牵引胸部隐痛，头晕，心慌，气短，双下肢有轻度浮肿，脉弦细而濡。此乃邪退正虚，气液未复，治拟益气增液，养阴润肺为法，遂予2方。

6月20日四诊：干咳胸痛已瘥，1个月余未感冒，头晕、心慌、气短及肢肿均好转。6月15日湖北医学院二附院X线胸片示：前见肺部散在性结节，现仅见瘢痕阴影。嘱服3方，以冀巩固。

痊愈。临床症状消失，1977年5月湖医二院X线胸片示：两肺无异常发现。至1987年11月随访已存活11年余，身体健康，并能参加各种轻微劳动。

鲍严钟案1（左周围型肺癌）

刘其平，男，49岁，干部，上海人。1974年6月24日初诊。

［西医学检查］1974年6月上海长海医院X线胸片示：左第4肋间有3.5cm×3.5cm大小肿块阴影。同年10月10日、10月11日、10月12日浙江省中医院连续3次痰检均找到癌细胞。诊断：左周围型肺癌。

［临床证候］持续发热半月，干咳痰黏，带有血丝，明显消瘦，面色灰白，气急胸痛胸闷，胃纳减退，舌质红且有紫斑，苔光津少，脉弱无力。

［中医辨证与治法］肺热阴亏，脾胃不健。立养阴清肺，健脾和胃，化痰抗癌之法。

［方药］

1方：自拟清肺抗癌汤

北沙参、黄芩、浙贝母各12g，鱼腥草、半枝莲、炒谷芽、焦山楂、仙鹤草各30g，当归、制南星、橘红各9g，蜈蚣3条。水煎服，每日1剂。

2方：北沙参、黄芩、浙贝母、鲜石斛各12g，水杨梅根、鱼腥草、仙鹤草各30g，当归、橘红、天冬、麦冬、款冬花各9g。水煎服，每日1剂。

［治疗经过及疗效］连服1方1个月后，诸恙好转，低热退，纳谷增，稍有咳嗽，嘱继服1方2个月，1974年10月5日X线胸片示：左肺上叶有一条索状阴影，圆形病灶明显缩小。改服2方。连服2方半月，咳嗽已瘥，诸恙消失。

痊愈。临床症状消失，恢复工作，1974年12月X线胸片示：肺内肿瘤消失。痰检未找到癌细胞。1977年12月13日浙江省中医院X线胸片复查示：左肺未见肿块影。1983年11月随访，健在。治后已成活9年。

鲍严钟案2（右上肺尖段肺癌）

王守仁，男，59岁，工人，杭州人。1979年3月诊治。

［西医学检查］1979年3月杭州市第一医院X线胸片示：右上肺圆形肿块7.5cm×6cm大小，轮廓光整。右肺叶间水平裂轻度上移，肺门及纵隔尚正常。侧位肿块相当于上叶尖段肺组织部位。该院名次痰检均找到癌细胞（2次病理号分别为：3603和3900）。诊断：右上叶尖段原发性肺癌。

［临床证候］患者因发热咳嗽，痰中带血数天，X线诊断肺癌，用环磷酰胺化疗后，面色萎黄，白细胞低，咳嗽不止，痰液多，乏力，纳谷尚好，脉细，舌苔薄白质红。

［中医辨证与治法］癌毒蕴肺，消灼肺阴，则生内热。立解毒抗癌，清

肺救阴，祛痰止咳之法。

［方药］自拟清肺抗癌汤加减（原方见上案）

北沙参、黄芩、浙贝母、前胡各12g，鱼腥草、仙鹤草、水杨梅根各30g，当归、天冬、麦冬、冬花、橘红、甘草各9g，生半夏、生南星各6g。水煎服，每日1剂。

［治疗经过及疗效］停止化疗，服用上方，连服3个月，面色红润，精神振作，步履稳健，咳嗽明显减轻，痰血已止，发热已退。继以本方随证加减，至1980年5月病情稳定。

显效。临床症状显著好转，1981年5月，病情突然发作加重，同年11月死亡。治后带癌存活2年7个月。

【按语】本案属中医学"肺痿"范畴。《素问·至真要大论》说："诸气膹郁，皆属于肺。"证候表现有咳逆，喘促，胸胁胀满等。究其原因，由于热毒引起肺热叶焦，肺阴消灼，故治癌先治肺，治肺必救阴，清肺抗癌汤即为此而设。但求本溯源，肺癌本身又产生毒素，故加水杨梅根、半枝莲、白花蛇舌草、鱼腥草、白英、黄芩等抗癌解毒。所以，一为救阴，二为抗癌，达到救肺阴抗癌肿之目的。

吴定言案（右上肺案）

张兆莲，女，54岁，营业员，住武昌青山红钢城25街坊9门3号。1979年7月22日初诊。门诊号：1064。

［西医学检查］1979年7月22日湖北中医学院附属医院X线胸片示：右上肺有片状密影，侧位相当于左上肺尖后段呈一片致密影，下缘锐利，约8.5cm大，并有分叶征。左上纵隔亦稍增宽。诊断：右上肺癌。

［临床证候］阵发性呛咳，痰内带血，胸闷气短，呼吸困难，发热，消瘦，面色萎黄，呈重症面容，右锁骨上有若核桃大肿硬淋巴结，不活动，无压痛。脉弦细数，苔黄燥，舌红有裂纹。

［中医辨证与治法］肺阴虚损，毒邪蕴肺。立滋阴养肺，解毒散结之法。

［方药］生地、银柴胡、桔梗各10g，地骨皮：秦艽各12g，沙参、麦冬、玉竹、杏仁、党参各15g，鱼腥草、白花蛇舌草、蛇六谷各30g，甘草6g。水煎服，每日1剂。

［治疗经过及疗效］患者未用化疗、放疗，坚持中药治疗。服上方月余后，痰内已不带血，发热退，余症减轻。继续坚持连续和间歇服用上方中药加减4年余，体重由45kg渐增至54kg，左锁骨上淋巴结肿大已消失。现除有时胸闷、咳嗽外，无显著不适。现仍在继续观察治疗中。

显效。临床症状基本消失，能操持家务，X 线胸片与前片无明显差别。治后于 1984 年 1 月和 1987 年 11 月随访，已存活 8 年 4 个月。

孙宜麟案 1

崔桂云，女，45 岁，沈阳市鼓楼副食商店职工。1980 年 5 月 29 日初诊。

[西医学检查] 1980 年 4 月 9 日中国人民解放军空军医院 X 线胸片示：左侧肺中野靠近肺门区可见大约有 5.0cm × 4.0cm 大片状阴影，密度增高，似乎可见块状影。

1980 年 7 月 10 日辽宁中医学院附属医院 X 线胸片示：左肺中野不规则团块影，与肺门团块影相连续。诊断：左侧中心型肺癌伴阻塞性肺炎。

[临床证候] 患者于今年 3 月出现胸疼咳痰带血，经庆大霉素、红霉素治疗 1 个月，诸症不减，X 线诊断肺癌，拒绝手术，遂来本院中医内科求治。

精神忧郁，面色微赤，咳嗽胸痛，痰中带血，疲倦无力，出汗，纳呆不欲食。舌质赤，舌苔黄，脉象细数。

[中医辨证与治法] 肺热壅盛，气机不畅，煎熬津液，灼伤血络，炼痰成积，形成肺疽。立清肺益气，开痰软坚之法。

[方药]

1 方：天花粉 25g，枇杷叶、桔梗、前胡、紫菀、仙鹤草各 20g，大贝、杏仁各 15g，白花蛇舌草 50g，五味子、甘草各 10g。水煎服，每日 1 剂。

2 方：炒僵蚕、茶叶各 250g，共研细末，炼蜜为丸，每丸 10g，每次 1 丸，每天 3 次。

3 方：杏仁、桔梗各 20g，枇杷叶、天花粉、仙鹤草、瓜蒌、僵蚕各 25g，五味子、大贝、甘草各 15g，白花蛇舌草 50g，沙参、山慈菇各 30g，紫草 40g。共为细末，炼蜜为丸，每丸 10g，每次 1 丸，每天 3 次。

4 方：瓜蒌、仙鹤草、枇杷叶、僵蚕各 25g，白芍、桔梗、天花粉、杏仁、山慈菇各 20g，五味子、橘红、大贝各 15g，沙参 30g，紫草 40g，马齿苋 50g，蜈蚣 4 条。共研细末，炼蜜为丸，每丸 10g，每次 1 丸，每天 3 次。

[治疗经过及疗效]

1980 年 7 月 10 日二诊：前进 1 方、2 方后，咳嗽减轻，痰血止，脉弦细已不数。

9 月 6 日三诊：纳谷增加，有时微胸痛，微咳，脉细弦，摄 X 线胸片与前片对比无明显缩小。改服 3 方。

11 月 11 日四诊：有时微胸痛，自觉颜面发热，晨起咳嗽，有白痰。胸片无明显变化。仍拟清肺益气，开痰软坚，嘱服4方。

1981年8月20日五诊：有时轻微咳和胸痛，但腹未痛。摄胸片与前片对比，病灶与肺门影见明显缩小。

11月20日六诊：左上胸有时微痛，早晨咽喉有痰，但咳嗽已不明显，脉弦细转缓。11月18日空军医院X线胸片示：肺左侧上叶有1.0cm×1.4cm大小块状影。较前片病灶明显缩小。嘱4方加蜂房20g，海浮石30g，仍配制丸药服，继续治疗。

显效。临床症状基本消失，1982年3月1日X线胸片示：左肺门区及肺中野病变有吸收。6月3日与3月1日胸片对比，未见新病灶及扩散改变。至1983年7月随访，无何不适，治后已存活3年余。

孙宜麟案2（右边缘型肺癌）

吴羽丰，男，64岁，住沈阳市沈河区大西路三段月窗里30号。1977年3月23日初诊。

［西医学检查］1977年1月沈阳市立三院X线胸片示：右肺上野有5.0cm×6.0cm大小圆形块影。中国医大第一附属医院X线诊断：右边缘型肺癌。

［临床证候］患者2个月前感冒发热，咳嗽吐痰，经青霉素治疗无效，即由市三院及医大X线诊断肺癌，未同意手术，遂来本院中医内科求治。

现咳嗽痰黄，后背酸痛，周身无力。舌质赤，苔白黄，脉弦滑略数。

［中医辨证与治法］素有肺热，熏蒸津液，痰气凝结，形成肺疽。立清肺益气，开痰消结之法。

［方药］天花粉、前胡各20g，白花蛇舌草、紫草各50g，沙参、瓜蒌各30g，五味子、桔梗各10g，川贝母、杏仁各15g。水煎服，每日1剂，2煎服。

［治疗经过及疗效］

1977年6月27日二诊：咳嗽背酸痛均减，体力增强。摄胸片见右肺上野肿块影2.0cm×2.0cm大小，较前有明显缩小。

1978年3月4日三诊：病情稳定，上班工作，继服上方。

1979年2月4日四诊：上班11个月后又出现咳嗽背痛，摄胸片见右肺上野肿块影又增大至5.0cm×6.0cm大小。

5月10日五诊：胸痛夜间重，腹胀食少，剑突下肝大6.0cm，质硬不平，疼痛较重。肝超声波示迟钝微小波，已肝转移。

显效。临床症状消失，X线像肿块明显缩小，治后存活2年5个月。但因上班劳累复发，而且肝转移，治疗无效，于1979年8月26日死亡。

孙宜麟案3（右肺中心型肺癌）

王儒英，女，50岁，沈阳市运输公司职工。1980年7月31日初诊。

［西医学检查］1980年6月4日陆军总医院X线胸片诊断：右肺中心型肺癌。

［临床证候］患者于今年6月4日因咳痰带血，经陆军总医院诊断肺癌，住院治疗2个月，病情不见好转，乃出院求中医诊治。

精神萎靡，面色微赤，咳嗽痰黄，痰中带血，畏寒发热，T 38.9℃。舌质绛，有少许黄苔。脉象弦数，左右寸关兼洪象。

［中医辨证与治法］肺热内蕴，复感风热，灼伤血络，内外闭郁，发为肺疽。治宜先辛凉解表，化痰止咳，兼清里热；再清肺益气，滋阴开痰，凉血止血。

［方药］

1方：桑叶、菊花、前胡、黄芩、大贝、桔梗、牛蒡子、杏仁、枇杷叶、生地、仙鹤草各20g，薄荷15g，瓜蒌25g，甘草10g。水煎服，每日1剂，3煎服。

2方：天花粉、杏仁、大贝、紫菀各20g、桔梗15g，白花蛇舌草50g，沙参、瓜蒌、枇杷叶、百合、前胡各25g，甘草10g。水煎服，每日1剂，3煎服。

3方：天冬、麦冬、知母、当归、生地、熟地、紫草各20g，冬花、黄芩、薄荷、桔梗、白及、甘草、蒲黄炭各15g，仙鹤草30g。水煎服，每日1剂，3煎服。

［治疗经过及疗效］

1980年8月9日二诊：服1方6剂，畏寒发热减轻，体温降至37.5℃，痰中带血消失，脉洪数亦减，按1方加白花蛇舌草50g，以清热解毒续治。

8月19日三诊：发热已退，体温正常，但乃咳嗽痰多，脉象略数，拟清肺益气，开痰止咳为治，改服2方。

1981年4月7日四诊：咳嗽而喘，痰如白沫，昨天咳痰时曾咯出小血块，脉弦数。摄正侧位胸片示：右肺中下野见大片密度增高影，上界边缘模糊不清，右肺门旁有一约4.5cm×10cm的半圆形阴影，充向肺野，其密度均匀一致。

1982年2月23日五诊：近几天咳嗽加剧，痰中又带血，与黄痰掺杂一起，有时胁背痛，脉象细数。拟清肺滋阴，凉血止血为治，改服3方。

3月1日六诊：X线正侧位胸片示：右肺门区密度增浓，肺下野横膈区肋角消失，纵隔、气管、心脏轻度右移，左侧轻度肺气肿改变，伴下叶不张。

有效。临床症状曾好转，治后生存1年11个月，于1982年6月30日死亡。

孙宜麟案4（右肺中心型肺癌）

张彩云，女，59岁，住辽宁中医学院家属宿舍。1983年9月24日初诊。

［西医学检查］1982年12月28日辽宁中医学院附属医院X线正侧位胸片示：右肺门区肿块影有3cm×3cm大小。诊断：右肺中心型肺癌，肺门淋巴结转移，右叶阻塞性肺炎。

［临床证候］患者于去年底咳嗽胸痛，畏寒发热，并咳血2次，X线诊断肺癌。经消炎及止血药治疗热退血止，但咳嗽胸痛不减，疲乏气短，下肢无力，面色赤。舌质赤，中间有少许白苔，脉弦细略数。

［中医辨证与治法］肺有郁热，内热攻鼓，煎熬津液，痰热搏结，血气阻滞，发为肺疽。立清肺益气，开痰软坚，活络散结之法。

［方药］

1方：紫草40g，天花粉、白芍、杏仁、僵蚕各20g，马齿苋50g，枇杷叶、瓜蒌、仙鹤草各25g，沙参30g，五味子、川贝、橘红各15g，桔梗18g。共为细末，炼蜜为丸，每丸10g，每次1丸，每天3次。

2方：壁虎10条，蜈蚣5条，土地龙、龙葵各25g，加入黄酒1kg，浸泡7天，每次1盅，日服3次。另，胎盘粉，每次10g，每天3次。

［治疗经过及疗效］

1983年3月24日二诊：服1、2方1个月，咳嗽、胸痛减轻，摄X线正侧位胸片示：右肺门角见1.5cm×1.5cm大小较密肿块阴影，较前片缩小。

4月25日三诊：咳嗽较轻，微有胸痛，舌中有少许黄苔，脉弦细转缓。摄X线正侧位胸片示：右下肺纹理增强密集，片状影已消失。

6月27日四诊：除有时微咳外，无其他明显不适。摄X线正侧位胸片，未见肿块影。

显效。仅治疗4个月，临床症状及右肺X线肿块影均消失，仍在继续治疗中。

孙宜麟案5（右肺中心型肺癌）

柴国顺，男，58岁，凌源镇第一中学工作。1983年4月9日初诊。

［西医学检查］1983年4月2日医大一附院X线正侧位胸片示：右肺门

区有9.0cm大小片状影。诊断：右中心型肺癌。

［临床证候］患者原有咳喘病20年，近3年来病情加剧，服中西药不见缓解，经医大X线诊断肺癌。现咳嗽喘促，无痰，右侧胸背痛，纳呆，食少，声音嘶哑，下肢无力，大便干。舌苔黄白而薄，脉象弦数，左兼滑。

［中医辨证与治法］肺热壅盛，宣降失司，气机不畅，挟痰凝滞，发为肺疽。立清肺益气，开痰软坚之法。

［方药］

1方：白花蛇舌草50g，天花粉、紫草、重楼、沙参、海浮石各30g，枇杷叶、瓜蒌各25g，大贝、杏仁、五味子、桔梗、僵蚕、土地龙各15g。水煎服，每日1剂，3煎服。

2方：蜈蚣、壁虎各30条，重楼50g，土地龙30g，加黄酒1.5kg，浸泡7天后取酒，每次服20ml，每天服3次。

［治疗经过及疗效］1983年6月13日复诊：前进1方、2方，咳喘止，胸背痛明显减轻，纳谷较佳。摄X线正侧位胸片示：右肺门区肿块影缩小2/3。按1方加麦冬20g，露蜂房6g，以冀滋阴宣肺，2方同服，继治。

显效。仅治2个月余，临床症状基本消失，X线像示肿块影明显缩小，仍在继续治疗中。

【按语】肺癌在临床上所表现出来的咳嗽、胸痛或痰血诸症，往往与其他呼吸系统疾病不易鉴别，加之验痰阳性率不高，故发现每多晚期，因而在治疗上很难控制。但从以上五案来看，用清肺益气、开痰软坚法观察治疗，尚有满意疗效。

林起铨案1（右上叶肺癌广泛转移）

左进海，男，61岁，河南籍，合肥市建华窑厂工人。1981年6月诊治。肿瘤门诊号：530。

［西医学检查］1980年7月安徽医学院附属医院X线胸片示：右上肺块影。1980年8月该院剖胸探查示右上叶肺癌纵隔转移。病理诊断：未分化燕麦型肺癌。

1981年5月该院细胞室局部淋巴结穿刺检查（检查号：810799）：镜检见大量异形细胞，散在或成团，结合临床考虑为低分化鳞癌转移，可能来自肺。

［临床证候］患者原有慢性支气管炎病史，1980年7月向症情加重，于安医附院就诊，X线胸片发现右上肺块影。1980年8月在该院行剖胸探查术，发现右上叶肺癌纵隔转移，未能切除而关胸。1981年3月发现左锁骨

上有肿大淋巴结，约2cm×3cm大小，质硬固定。同时发现右背部手术切口处上方有一蚕豆大小肿块，质硬，活动度小。均为转移癌灶。遂来我院门诊求治。

面色萎黄，消瘦日久，四肢倦怠，纳谷不香，咳嗽频作，动则气喘，咯黄稠痰，甚则呛咳呕吐。舌淡苔黄腻脉濡滑。

[中医辨证与治法] 脾肺两虚，痰热蕴结。立健脾养肺，清热散结，化痰软坚之法。

[方药]

1方：煎剂

蒲公英、夏枯草、生牡蛎（先煎）各30g，瓜蒌皮、宣木瓜、云茯苓各15g，赤猪苓、太子参、生黄芪、生白术各12g，光杏仁、象贝母、蓬莪术各10g，全当归、生地黄各8g。水煎服，每日1剂。

2方：散剂

紫金锭5g，人工牛黄、明乳香、明没药、参三七各10g，冰片1g，共研细末，每次1g，每日3次，开水送服。

3方：了哥王注射液，足三里穴位注射，每日1次，每次左右两侧各注入2ml。

[治疗经过及疗效] 用1、2、3方治疗半年，症情日见好转，遂停用了哥王注射液穴位注射，续服中药煎剂及散剂。

有效。临床症状好转，右锁骨上肿块消散，1981年10月10日X线胸片复查示：右上肺块影消失。但右背部手术切口处肿块未能控制，日见增大，终发展至拳头大，遂体力日衰，卧床不起，并发感染而死亡。治后存活1年3个月。

【按语】 燕麦型低分化肺癌，预后较其他类型凶险。本案经中医药治疗1年多，原肺部病灶及锁骨上转移灶消散，说明中医药治疗有一定疗效。但背部病灶一直未能控制，当时未加用外敷药，引以为憾。

林起铨案2（右下肺中央型鳞癌）

钱秀英，女，56岁，饮食业服务员，住合肥市五里井大板楼1号。1984年3月30日初诊。肿瘤门诊号：615。

[西医学检查] 1983年10月6日安徽医学院附属医院对饮食业从业人员体检时，X线胸片示（X线片号：213255）：右下肺巨大块影，约9cm×8cm大小，边缘尚清晰，似见分叶状。该院痰中查见鳞癌细胞。诊断：右下肺鳞癌（中央型）。

[临床证候] 患者因体检确诊肺癌后，行化疗、放疗2个多月，体力不

支，卧床不起，由家人用手推板车送来就诊。

全身消瘦，面色萎黄，咳喘频作，咯白色黏稠痰，偶见痰中带血，血色紫暗，呼吸短促，气息奄奄。舌淡红，苔浊腻微黄，脉沉细，重按若无。

[中医辨证与治法] 肺肾两虚，痰热内蕴。立补肺益肾，清化痰热之法。

[方药]

1方：党参、黄芪、薏苡仁、山药、杏仁各15g，白术、茯苓、山萸肉、猪苓、蒲公英、石菖蒲、天门冬、海藻、鱼腥草各12g，生牡蛎20g。水煎服，每日1剂，浓煎3次分服。

2方：了哥王注射液，足三里穴位注射，两侧各2ml，每日1次。

[治疗经过及疗效] 1、2方同用，治疗月余，病情明显好转，能起床活动，生活自理，咳嗽已瘥，喘促已平。从1984年5月中旬起，在1方中加入清热解毒、软坚散结之品，续服年余，临床症状消失，身体日见康复。

显效。临床症状消失，1984年4月24日X线胸片示：右下肺肿块见明显缩小，约4cm×5cm大小。1985年4月4日X线胸片示：右下肺肿块与1984年4月24日对比又见缩小。治后至1985年8月已存活1年5个月，并恢复轻工作，仍在继服中药观察治疗中。

【按语】 本案初诊时身体亏虚，卧床不起，当以扶正为主，祛邪为辅，正气得充则在扶正方药中渐次加入清热解毒、软坚散结之品，使垂危肺癌患者，化险为夷，身体日渐恢复如常人。因此，中医学整体观和治病必求其本的指导思想，在诊治癌瘤疾病时是必需遵循的重要法则。

张志坚案（左中心型肺癌）

董洪大，男，58岁，常州市帆布厂退休工人。1980年2月2日初诊。门诊号：28618。

[西医学检查] 1979年11月常州某医院X线胸片示：左中心型支气管肺癌。

[临床证候] 患者于1979年11月开始咳嗽、痰血、发热、胸痛。痰色黄白相间，咯血鲜红，量少而稠，寒热起伏不已（T 38.5℃），确诊癌症，多方药治无效，且不宜手术切除，遂来我院门诊。

形体消瘦，呼吸气促，神疲乏力，胸膺隐痛窒闷，口干欲饮，纳食不思，腹胀，大便4日未解，舌质红，苔黄腻，脉细滑数。

[中医辨证与治法] 痰热内蕴，阻塞气机，浊阴不降，发为息贲。立通腑泄浊，宣气开上，健运中焦，攻毒消癥之法。

［方药］

1方：生大黄（后下）、炒枳实、炒荆芥、光杏仁、冬瓜子各10g，制厚朴6g，全瓜蒌、南沙参、生薏苡仁各15g，生甘草3g。水煎服，每日1剂。

2方：潞党参、铁石斛各12g，生白术、广陈皮、竹沥半夏、香橼皮、北沙参各10g，春砂仁3g（后下），炙内金6g，生地15g。水煎服，每日1剂。

3方：山海螺、瓜蒌皮、猪苓、茜草根、制莪术、半枝莲、白花蛇舌草、生牡蛎（先煎）各30g，八月札15g，失笑散（包煎）、生白术、六神曲各10g，生甘草3g。水煎服，每日1剂。

4方：白花蛇舌草、山海螺、瓜蒌皮、石打穿各30g，八月札、天冬、北沙参、生地、太子参各15g，生白术、香谷芽、佛手片各10g。水煎服，每日1剂。

5方：潞党参、炙黄芪、生白术、云茯苓、广陈皮、制半夏、北沙参、明党参各10g，生薏苡仁、白花蛇舌草、半枝莲各30g，炙甘草3g，麦门冬、八月札各15g。水煎服，每日1剂。

［治疗经过及疗效］

二诊：服1方3剂，大便已得畅下，内热形寒稍衰，体温37.8℃，腻苔略化，脉数未静，腑气虽通，肺中浊热不清，依然咳逆胸痛，痰黄带红。欲宁络血，当清肺金，姑拟运土和中，清养肺胃，兼参疏化之意，遂予2方。

三诊：服2方5剂，纳谷转香，口渴十退其七，舌红稍淡，神情已有起色。但内热、咳嗽、脉数如故，毒瘀蕴结，郁热内蒸，邪机尚未松动也。趁此胃气复苏之际，法当清毒化瘀，直捣病巢，遂予3方。

四诊：服3方5剂，寒热竟罢，腻苔亦化，口渴止，膺痛、胸闷、气急次第见轻，尤可喜者，纳谷迭增，且能起床徐步，俱系邪机松达之象。唯咯血不减，瘀块反而增多，此正胜邪去，推荡离经之血外出，非毒热作祟也。不尔，何以身和脉缓乎？效方再进，3方加生藕节3枚。

五诊：复进3方5剂，血止咳清，痰少色白，胸膺痛平。除乏力，动则气急外，他无所苦。虽痰热瘀毒大段已去，恐灰中余火尚未烬息。观其舌苔退后，边尖偏红，又是阴气暗耗之兆。兹从虚实兼顾，复法调治，一则疏彻余邪，除其致病之因；一则清养气阴，补其被伤之地，遂予4方。

六诊：按法治疗2个月，咯血未发，咳痰亦已，精神体力均转佳，舌质淡红，生薄白苔。险岭已逾，坦途方入。还应寓消于补，拟5方调理善后。

痊愈。临床症状消除，本院X线胸片示：肿瘤阴影消失。2年后随访，体健未发，1983年11月已退休。

【按语】本案罹病3个月有余，久咳伤阴耗气，又有发热、便秘、咯血、痰黄、脉数等痰火灼络之候，乃肺胃之气愆于和降，故首用小承气汤为主方以釜底抽薪，加瓜蒌、杏仁、荆芥宣肺开上，复佐沙参、薏苡仁、冬瓜子、生甘草以化痰畅中，遂浊降清升，幸而中的。

又《内经》明训“得谷者昌，失谷者亡。”若纳谷不启，后天乏养，何敢云治，权衡轻重缓急，还宜养胃为先，故二诊乃择用六君子汤以补中虚，鸡金散以通中壅，复加沙参、石斛、生地以濡液润燥。积极生养，以待战机。

及至三诊、四诊，因能食、渴减，胃气已苏，而肺家毒瘀痰热未挫，于是改用清毒化癥之剂，此由养兵进入决战阶段。一度咯吐血块稍多，查无败象，认为是正胜托邪外出，故仍予原方，仅加藕节一味，资助散血止血，乘胜以清余氛。药后咯血未起，诸症渐次向愈。倘因咯血而改弦易辙，弃清散消癥药不用，必致贻误生变。

五诊时，撷采“养正积自除”、“祛邪以存正”二说于一方，着意攻补兼施，疏养结合，终于顺利收功。

综上表明，治疗癌症，亦须以辨证为依据。本案开首法宗上病下治，继而努力照顾胃气，其次侧重祛邪攻病，再则是谨守攻补并行，末用平补气阴以善后，自始至终遵循辨证施治原则，卒能应手取效。

郑长松案（左下肺鳞癌）

谷光武，男，36岁。胜利油田油建二部小汽车司机。1982年12月28日初诊。

[西医学检查] 1982年9月山东省结核病防治研究院X线摄片、支气管镜及病理检查均报告：支气管肺癌。

1982年11月17日山东省结核病防治研究院及山东省医学科学研究所病理检查均报告：鳞状上皮细胞癌。

[临床证候] 宿疾咽干音哑，近半年来经常咳嗽，吐少量白色黏稠泡沫痰，并伴左侧季胁部不适。8月17日晚咳嗽时，吐鲜血两口，血随痰出，次日来我院就诊。X线胸透见左下肺靠膈肌处有片状模糊阴影，边缘不清，诊断“左下肺炎症”，治疗无效。赴山东省惠民地区结核病防治研究所，按“结核病”住院治疗旬日许，仍未见效。1982年9月23日转山东省结核病防治研究院检查，确诊支气管肺癌，决定住院手术治疗（住院号：88342）。11月17日开胸后，见支气管肺癌已经扩散，手术无法进行而关胸，仅取少许组织再送病检，报告为鳞状上皮细胞癌。遂予化疗，但病情日渐恶化，院方即劝导出院，改用中医药治疗。

面色萎黄无泽，形体肌肉欠丰，常感劳倦乏力，痰内仍夹血丝，语声低弱嘶哑，舌质色赤，苔白乏津，脉象细数。

[中医辨证与治法] 肺肾阴虚，火盛刑金。立壮水清金，泻火凉血之法。

[方药]

1方：蒲公英、沙参、半枝莲、薏苡仁、白花蛇舌草、黄芪、鱼腥草、藕节各30g，生百合、瓜蒌、夏枯草、党参各20g。每剂水煎2遍，共取600ml，分早、午、晚3次温服。

2方：夏枯草、玄参、旱莲草、生地、猫爪草、藕节、鱼腥草、沙参各30g，天花粉、玉竹、冬虫夏草、寸冬各15g，五味子、石斛各12g，川贝母10g。煎服法同前。

3方：夏枯草、玄参、生牡蛎、茅根、蒲公英、沙参、鱼腥草、藕节、薏苡仁、黄芪各30g，炙百合、黄精各20g，生鳖甲、寸冬各15g，五味子10g。煎服法同前，2日服1剂。

[治疗经过及疗效]

1983年1月6日二诊：服1方3剂，每服药后即遍体汗出如浴，汗后全身格外舒适，余无进退。拟2方以壮水清金，泻火凉血为治。

1月17日三诊：药后未再汗出，咳嗽轻微，痰内无血迹，季胁不适解除。药既合病，原意出入，予服3方。

2月23日四诊：患者面色渐变红润，体力日有增加，自觉诸苦若失，已在办公室做轻工作，整日上班。前方既效，毋庸更张，再按前方继进，以冀巩固。

痊愈。临床症状消失，1983年4月山东省结核病防治研究院X线胸片示：两肺野清晰。至1984年11月已存活2年，病情稳定，无复发，并经常驾车长途行驶。

【按语】 本案属中医学“咳血”、“息贲”范畴，乃肺肾阴虚之候。阴虚则火盛，日渐煎熬则液涸痰凝，毒邪内结而成癌；火盛刑金，损伤肺络，则血随痰出，或痰挟血丝；肾脉从肾上贯肝膈入肺中，循喉咙挟舌本，可见其咽干音哑久羁，为肾阴久虚之征。方中生地、玄参、旱莲草、玉竹、黄精、五味子、百合、沙参、石斛、寸冬、冬虫夏草、天花粉壮水益肾以制内干气分之火，清金养肺以补金受火克之损；蒲公英、鱼腥草、半枝莲、白花蛇舌草清内结之热，解血中之毒；猫爪草、夏枯草、鳖甲、牡蛎益阴除热，散结解凝；藕节凉血止血；茅根导热下行；党参、黄芪虽为补益扶羸诸药之冠，但阴虚火动之际，不宜轻投，以其善补真阳之气，有内火益焰之弊，务宜慎之。

许国华案（右肺上叶肺癌）

陈庆田，男，77岁，住温州市百里路91号。1980年12月15日初诊。

［西医学检查］1980年12月10日浙江温州卫校X线胸片示：两肺纹理增粗，水平裂密度增高，呈线条状上移，上方纹理比较密集，且模糊，下方纹理相对稀疏，心脏呈主A型，余肺心膈无殊。意见：①右上肺不张可能；②建议分层摄片。12月12日X线分层摄片，在8cm、9cm深度分层摄影片见右侧水平裂上移，并见淡薄片状密度增多影，纹理密集，右上叶支气管显示较狭，其他无殊。意见：右肺上叶不完全性不张，支气管肺癌可能。

［临床证候］患者于1980年12月7日突然咯血数口，伴咳嗽胸痛。20多天来，咯血不止，量少色瘀，并夹有膜片状物，痰多色黄稠而混，面容苍晦，舌苔薄黄，两脉弦滑。

［中医辨证与治法］痰瘀阻肺，肺失清肃。立清肺解毒，化瘀祛痰之法。

［方药］千金苇茎汤加味：苇茎、薏苡仁、紫草、羊乳根、土茯苓各30g，桃仁10g，冬瓜仁、丹参各15g，合欢皮、野荞麦、白花蛇舌草各20g。水煎服，每日1剂。

［治疗经过及疗效］上方服后第3天，咯血停止，继服20多剂，咳嗽胸痛等症相继消失，精神体力好转，经2个多月的治疗，临床症状完全消失，精神食欲复常。

痊愈。临床症状消失，1981年2月20日X线复查，两肺纹理增多，增粗，心影主A型，余心膈无殊。在8cm、9cm、10cm深度分层摄片，右上叶支气管通畅，无狭窄，余无殊。对照1980年12月12日胸片，右上肺不张征象不明显。至1983年底已存活3年。

【辑者按】肺癌发生于支气管黏膜上皮，亦称支气管癌，或支气管肺癌，是最常见的肺部原发性恶性肿瘤。其发病率和病死率在急剧上升，工业发达国家已居男性癌症死亡的首位。上海市统计，发病率从1960年的5.25/10万人上升到1974年的27.01/10万人，1978年为39.33/10万人，已占男性癌瘤的第二位；1980年，肺癌占北京市男性恶性肿瘤发病的第一位。肺癌死亡率亦显著上升，上海市1963年为9.81/10万人，而1978年为37.3/10万人，已跃居多种恶性肿瘤死亡的首位。本病年龄大多在40岁以上，并随年龄增长而增加，50~60岁上升特别显著。患者以男性为多，男女比例约为4~8:1，但近年来男女性别发病差距有缩小趋势。

根据肺癌的生长部位及方式，可分为中央（中心）型（约占3/4）和周围（边缘）型（约占1/4）两种。病理组织学分为鳞状细胞癌（约占40%~50%，男性多见，常为中央型）、未分化癌（约占1/3强，男性较多，属中央型）、腺癌（约占1/3弱，女性较多，为周围型）和细支气管——肺泡细胞癌（约占2%～5%，好发于中年，男女相近，结节型或弥漫型）四型。肺癌可经X线摄片、痰细胞学检查、纤维支气管镜、肺放射性核素扫描及活体组织检查确诊。西医学对肺癌的治疗，以手术切除为主，放疗、化疗、免疫治疗为辅的综合治疗方法。本病病死率极高，平均5年生存率不到10%。其预后取决于早期发现和及早治疗。

肺癌的病因迄今亦尚未完全明确。目前公认与吸烟特别与吸纸烟关系密切；物理化学致癌因子（有烟草的加热产物、石棉、砷、铬、镍、铍及放射性铀、镭等）可诱发肺癌；还与大气污染有关。慢性肺疾患、病毒感染、黄曲霉素、维生素A缺乏，机体免疫功能低下，内分泌失调及家族遗传等因素对肺癌的发生可能起综合性作用。

在中医学文献中，与肺癌类似证候的记载，散见于咳嗽、哮喘、痨瘵、咯血、胸痛、痰饮、积聚、肺萎、肺疽病证的资料中，尤与“肺积”、“息贲”相似。《素问·咳论》曰：“肺咳之状，咳而喘息，甚至唾血……而面浮肿气逆也。”《圣济总录》说：“肺积息贲气胀满咳嗽，涕唾脓血。”《素问·玉机真脏论》又说：“大骨枯槁，大肉陷下，胸中气满，喘息不便，内痛引肩项，身热脱肉破䐃。”这些与肺癌咳嗽、胸痛、气促、发热的典型症状和痰中带血、头面部浮肿等上腔静脉阻塞症及晚期肺癌恶液质相似。《难经》称“肺之积名曰息贲。在右胁下，覆大如杯。久不已，令人洒淅寒热喘咳，发肺壅。”《济生方》亦谓：“息贲之状，在右胁下，覆大如杯，喘息奔溢，是为肺积。诊其脉浮而毛，其色白，其病气逆，背痛少气，喜忘目瞑，肤寒，皮中时痛，或如虱缘，或如针刺。”这些症状与晚期肺癌肝转移、淋巴管转移而引起的腋下及锁骨上淋巴结肿大的体征以及皮下组织转移颇为相似。张景岳说“劳嗽，声哑，声不能出或喘息气促者。”《景岳全书》与晚期肺癌纵隔转移压迫喉返神经以致声哑相同。

肺癌的病因病机，古人认为是：“气之所积”（《难经》），“积者，生于五脏六腑之阴气也。此由阴阳不和，脏腑虚弱，风邪搏之，所以为积”，“忧思喜怒之气，过则伤乎五脏，逆于四时，传克不行，乃留结而为”（《济生方》），“积之成也，或因暴怒喜悲思恐之气，或伤酸苦甘辛咸之食，或停温凉热寒之饮，或受风暑燥寒火湿之邪”（《儒门事亲》），“壮人无积，虚人则有之。脾胃怯弱，气血两衰，四时有感，皆能成积”（《话法机要》），“积聚皆属于脾”、“积初为寒，久则为热”（《医学入门》），“邪积胸中，阻塞气道，气不得通，为痰……为血，皆邪正相搏，邪既胜，正不得制之，遂结成形而有块。”综上所述，肺癌成因乃外感六淫邪毒犯肺，内有七情饮食所伤，并有脏腑正气虚损，则肺气膹郁，宣降失司，津液不布，积聚成痰，痰凝气滞，血行受阻，瘀血留结，积成息贲。因邪正盛衰，故宜详审，治宜攻补兼施，攻邪而不伤正，养正而不助邪，乃治积之一端也。

本组验案17则，男性11例，女性6例，男女比例为1.8:1，50~59岁10例，占本组的58.8%，与肺癌发病年龄规律相符。所有验案均经X线、痰细胞学、支气管镜或病理确诊。2例手术和1例放疗、化疗无效，全部采用中医治疗，获较好疗效。其中治疗半年以内有效，仍在继续治疗2例，存活1年健在1例，2年健在4例，1~2年后死亡4例，3年健在2例，5年以上健在4例（分别为6年、8年8个月、9年、10年），5年生存率为23.5%。

分析本组验案的临床证候和论治规律可分为以下七型。

一、气阴两虚型（艾儒棣案、张凤郊案）

咳嗽胸痛，痰中带血，低热不退，精神萎靡，形体消瘦，面色如常或灰暗，头晕食少，口干欲饮，脉象弦细数或沉细数，舌质红苔薄白，或舌红光剥。或见纵隔淋巴结转移。证属气阴两虚，热毒痰瘀，治宜益气养阴，清热解毒，化痰消瘀。

艾副教授验案用大剂生黄芪（60克）、北沙参、五味子、秦艽、知母益气养阴、润肺除热，半枝莲、白花蛇舌草清热解毒，瓜蒌薤白散合消瘰丸（玄参、牡蛎、贝母）加夏枯草、白芥子、昆布、海藻、杏仁、桔梗、郁金清热消痰、软坚散结，鸡血藤、仙鹤草补血行血、凉血止血。药中病机，则热退血止，痰消肿散而愈。张老验案两方分别用清燥救肺汤和珠儿参、生芪、生地、石斛、百合、天麦冬、冬虫夏草益气养阴、润燥救肺，则正气得去。其中蒲黄炒阿胶，使补血而不腻邪，止血而不留瘀，以达行血止血之功；珠儿参代西洋参，“补肺降火，肺热者宜之”（《本草从新》），“血证用之，可代之三七”（《救生苦海》），有散瘀止血之功，热清血行瘀散则血畅其流，而痰血得止。用白花蛇舌草、鱼腥草、桃仁、犀黄醒脑丸（乳香、没药、麝香、雄精、黄米饭、犀黄）清热解毒、消瘀散结，则邪气得去。正盛邪去，则劳热得除，诸恙消失。在祛邪方面，前案以消痰为主，后案以消瘀为要，因前者脉弦主有痰，后者面暗主有瘀之故，同中之异也。

二、肺脾两虚型（孙宜麟案、林起铨案）

面色萎黄，形体消瘦，呼吸气短，四肢倦怠，纳谷不香，咳嗽频作，胸闷气喘，甚则咳呛呕吐，痰红或咯黄稠痰，或白黏痰，痰中带血。舌质淡红，苔薄白，或黄腻，或浊腻微黄，脉弦缓无力，或濡滑，或沉细，或有纵隔淋巴结转移。此乃肺脾两虚，痰热蕴结之证。法拟健脾补肺，清热化痰为治。

刘（炳凡）老验案用参苓白术散加北条参、冬虫夏草健脾补肺而固其本；用白英、土贝母、冬瓜仁、蛤粉、白及、三七、丹参清热化痰，散瘀止血而治其标。根本已固，则标邪得解，癌症亦愈，已存活10年健在。林老两案汤，散、针剂同用，汤剂用参、芪、苓、术、苡仁、山药、天冬、当归、地黄、萸肉健脾补肺；蒲公英、鱼腥草、夏枯草、牡蛎、海藻、瓜蒌、杏仁、贝母、莪术、木瓜清热化痰，软坚散结；辅以紫金锭散，了哥王针以加强清热解毒，软坚散结之功。了哥王有毒，《生草药性备要》谓其“能杀人，消热毒疮。”共奏扶正祛邪之效。

三、阴虚痰热型：（任国顺案，鲍严钟案，吴定言案，孙宜麟案1、2、4、5）

持续发热，或低热缠绵，干咳痰黏或黄，或咳嗽不止，痰多带血，胸闷胸痛，气急声嘶，形体消瘦，神疲无力，呈重病容，纳呆食少，便干溲赤，舌质红，苔薄白，或黄燥，脉弦细数，或细滑，或弦滑数，或脉弱无力。或有锁骨上淋巴结转移。此肺热壅盛，消灼肺阴，痰热互结所致。治以滋阴救肺，清热解毒，化痰散结之法，佐以凉血止血。

任老验案用沙参麦冬汤加百合、五味子滋肺救阴，龙葵、半枝莲、白花蛇舌草清热解毒，百部、薏苡仁、昆布、海藻、紫菀、橘络、杏仁化痰散结。终以上药加高丽参、黄芪、蛤蚧、獭肝为丸，久服以冀益气增液，补肺扶正，正胜邪安而愈，存活6年健在。鲍老两案用自拟清肺抗癌汤加减为治，方中滋肺养阴用沙参、天冬、麦冬、石斛、当归，清热解毒用黄芩、鱼腥草、半枝莲、蜈蚣、水杨梅根（《广西中草药》谓水杨梅根“治肺热咳嗽”），化痰散结用贝母、南星、橘红、款冬、半夏、前胡，佐以仙鹤草凉血止血，谷芽、山楂健胃开廪。诸药合用，救阴抗癌，故获辄效，前者已存活9年余，恢复工作。吴老验案用沙参、麦冬、玉竹、生地、银柴胡、地骨皮、秦艽滋阴清热，鱼腥草、白花蛇舌草、蛇六谷、桔梗、杏仁解毒抗癌，化痰散结，佐以党参补气健脾，顾护胃气。则令肺阴实，胃气强，积自消矣，治后存活8年8个月健在。可见本型上述4案，各家用药虽稍有差异，但其证候均为阴虚，痰热并重，故法拟滋阴，清消并行，乃两全之法也。或佐以参、芪、“三仙”顾护胃气，人以胃气为本，临证亦不可忘毋也。

孙老验案4则（案1、2、4、5）均有舌赤，苔黄，脉弦数或弦滑之征，又见咳嗽胸痛不解，或痰黄，面色赤，或咯血，痰中带血。故其证候以痰热为重，阴虚为轻，则法拟消清为主，滋阴为辅。药用天花粉、杷叶、桔梗、前胡、紫菀、贝母、杏仁、僵蚕、瓜蒌、山慈菇、橘红、海浮石消痰散结，白花蛇舌草、紫草、龙葵、马齿苋、重楼、蜈蚣、露蜂房、壁虎、地龙清热解毒，沙参、麦冬、白芍、五味子养肺育阴。故痰消热清则阴自复、积自散矣。1例后存活2年5个月，因劳累复发，致肝转移而死亡，余3例仍在继续治疗中。

四、表里俱热型（孙宜麟案3）

畏寒发热，体温较高，T38℃以上，精神萎靡，面色微赤，咳嗽痰黄，痰中带血，舌质红或绛红，苔薄黄，脉弦数，两寸关兼洪。证属表里俱热，痰血瘀结，兼有阴虚。故法以表里双清，化痰凉血，滋阴养肺治之。孙老洞察病情，先以桑菊饮解表清热，加黄芩、杷叶、牛蒡子、瓜蒌、贝母、前胡以清肺化痰，生地、仙鹤草以凉血止血。上进药饵，恰中病机，热降血止脉平，遂改弦易辄，去桑菊，加白花蛇舌草清热解毒，增紫草、白及、蒲黄凉血散瘀，合百合固金汤以滋阴养肺，而全收其功。

五、腑结脾虚型（张志坚案）

发热起伏，咳嗽胸痛，痰血咯血，形体消瘦，呼吸气促，神疲乏力，不思饮食，腹胀便秘，大便四日未解，舌红苔黄腻，脉细滑数。此痰热壅肺，肺气不降，则腑气不通，脾失健运所致。故治以通腑泄浊，清热解毒，消痰软坚，健运中舟为法。首用小承气汤以釜底抽薪，继以六君加沙参、石斛之属以健脾养胃，终以山海螺、半枝莲、白花蛇舌草、牡蛎、莪术、失笑散、石见穿等清热解毒，消痰软坚，则“险岭已逾，坦途方入”，再拟养正祛邪于一方，庶乎万全。

六、肺肾阴虚型（郑长松案）

咳嗽声嘶，痰少黏稠，痰中带血，面色无泽，形体消瘦，肢倦乏力，声低弱，口干咽燥，舌红乏津，脉象细数。属肺肾阴虚，痰热凝结之证。治以滋肾养肺，清热消痰之法，则力挽危候，并获痊愈之效。

七、痰热血瘀型（许国华案）

咳嗽胸痛，咯血不止，量少色暗，夹有膜状物，痰多黄稠而混，面容苍晦，舌质红暗或有瘀斑，脉弦滑。证属痰热壅盛，瘀血凝结。治宜清热化痰，凉血祛瘀。方用千金苇茎汤清肺化痰，逐瘀排脓，加白花蛇舌草、土茯苓、野荞麦加强清热解毒之力，加紫草、羊乳根、丹参以增凉血活血，逐瘀祛痰之效。广州部队《中草药手册》谓羊乳根“祛痰润肺，排脓解毒”。痰热得清，瘀血得去，则咯血自止，肺积自消矣。

二十六、右侧多发性胸膜间皮瘤

吴定言案（伴癌性胸腔积液）

杨振芳，男，51岁，住武昌中山路212号。1981年8月19日初诊。门诊号：1284。

[西医学检查] 1981年6月某医院右侧胸腔积液细胞学检查：发现癌细胞。X线胸片示：右胸膜增厚，并有多个大小不等胸膜肿块。诊断：右侧多发性胸膜间皮瘤伴包裹性胸腔积液。

[临床证候] 患者因右侧胸腔积液，先后行胸腔穿刺术6次，抽出血性

胸水共1840ml，其细胞学检查及X线诊断如上。抽液后注入噻替派20mg及青霉素、链霉素，未见效果，乃求中医诊治。

胸闷胸痛，咳嗽气喘无痰，腹胀，纳食减少，精神萎靡。脉弦细，舌淡有齿痕，苔白厚腻。

[中医辨证与治法] 脾虚湿盛，邪犯胸膈。立健脾理肺，利湿解毒之法。

[方药] 蛇六谷、鱼腥草、薏苡仁、车前子各20g，黄药子、枳壳各12g，丹参、白术、猪苓各20g，杏仁、党参各15g，桔梗10g。水煎服，每日1剂。

[治疗经过及疗效] 单服上方月余，诸恙减轻，胸痛气喘及腹胀好转。乃于9月17日X线胸片复查，与前片对比无明显改变。仍守原方加淫羊藿15g，又服1个月，身体渐次恢复，诸症消失，体重增加，精神好转，嘱继服中药半年，以资巩固。

临床治愈。临床症状消失，1983年4月30日X线胸片示：右胸未再见有胸水及块状阴影，但胸膜仍有粘连征象。1985年2月死亡，治后至此已存活3年5月余。

【辑者按】 间皮瘤是发生于胸膜的肿瘤，有原发性和继发性之分，原发性较少见，大多数是继发性的，以来自肺癌的直接侵犯或转移最为常见，也有来自更远处器官肿瘤的转移。临床上原发性胸膜间皮瘤可分为局限性和弥漫性两种。

局限型胸膜间皮瘤发生于胸膜的壁层或脏层，肿块多为单发，大小不等，色灰白，呈结节型突入胸膜腔。这类肿瘤可发生于较年轻的患者，早期多无明显症状，肿瘤较大或伴有胸膜腔积液时，则有胸痛、气促，或咳嗽，或疲乏、消瘦、盗汗等症。X线检查、针刺活检或开胸探查可确诊。西医学对局跟型间皮瘤可经彻底手术而治愈，但部分患者术后可复发或扩散，预后较差。放疗时对部分病例有一定抑制作用，化疗一般无显著效果。

弥漫型胸膜间皮瘤是发生于胸膜的一种恶性肿瘤，临床表现为干咳或咯痰、气促、胸痛、疲乏、消瘦，严重时呼吸困难。常有局部或远处淋巴结转移，亦可转移至对侧肺、肝、肾上腺、骨、甲状腺及脑等器官。X线检查可见大量胸膜腔积液，胸液细胞学检查易找到癌细胞，病理活检可确诊。本型采用化疗，仅有较短期的缓解作用，不适于手术或放疗。

中医学无间皮瘤病名，但其症状可属咳嗽、胸痛、虚劳、积聚、痰饮等证范畴，尤与“肺积”、“支饮”相似。《圣济总录》曰：“肺积息贲气胀满咳嗽”，《医学入门》曰：“支饮者，水停膈上，咳逆倚息短气。”本案症见咳嗽无痰，胸闷胸痛，气喘腹胀，纳呆食少，精神萎靡，脉弦细，舌淡苔白厚腻。乃脾虚湿盛，饮停胸膈所致。故治以健脾利湿，宣肺开胸，解毒消瘤。益脾主运化，脾气健旺，则散精归肺，上下通调，水精四布，五经并行，何痰之有。唯脾虚土湿，中焦不运，清者难升，浊者难降，留中滞膈，瘀而成痰。故古有“脾为生痰之源”之说，又痰与饮异名同类耳。因此，痰饮滞膈，则肺气不宣，咳嗽胸痛；痰饮留中，脾胃失和，腹胀纳呆痰饮上泛则精神萎靡，脉弦苔白腻亦为痰饮之征。李中梓说：“治痰先补脾，脾复健运之常，而痰自化矣”，又说“治痰不理脾胃，非其治也”（《医宗必读》）。故吴老立此之法，用党参、白术、猪苓、薏苡仁、车前之属健脾利湿，杏仁、桔梗宣肺开胸，蛇六谷（天南星）、鱼腥草、黄药子以解毒消瘤。古人云：“治痰先治气”，故以枳壳佐之。“痰原于肾，动于脾，客于肺”（《医学入门》），脾肺已治，肾原未救，故再加淫羊藿以温养肾阳，全方不治痰，而痰自消矣，胸液与肿块悉除，已存活2年余，任日常工作。此治本之良策也。

二十七、纵隔障淋巴瘤合并上腔静脉阻塞证

陈苏生案

彭加木，男，37岁，中国科学院上海分院生化工作者。1961年8月12日初诊。门诊号：93827，住院号：277。

[西医学检查] 1957年上海中山医院诊断：纵隔障淋巴瘤合并上腔静脉综合征。1961年2月4日该院右侧静脉导管造影示：右肺上方第六胸椎水平明显狭窄阻塞。诊断同上。

[临床证候] 患者1957年在上海中山医院诊断如上，经深度X线治疗，纵隔障阴影显著缩小，但上腔静脉综合征未解除。1961年2月再次确诊，即到上海第五门诊部李乔松中医处诊治，症状明显好转。因将去新疆出差，遂来我院门诊，要求会诊。

心悸气短，头痛乏力，目赤目胀，唇下色素沉着。舌质暗红，脉象细弦数。

[中医辨证与治法] 气阴两虚，气滞血瘀。立益气补阴，行滞化瘀，活络软坚之法。

[方药]

1方：白人参、黄芪、丹参、制香附、赤芍、海藻、昆布、桃仁、玄参各9g，西洋参3g，西红花2.1g，生地12g，制川军4.5g，石斛、决明子各6g。共研细末，炼蜜为丸，每丸9g，早晚各服1丸。

2方：蚤休、桃仁、当归、白芍、香附、醋柴胡、青橘叶、川楝肉各9g，鸡血藤、炙鳖甲、乌药、延胡索各12g，西红花3g，炙土鳖虫4.5g，王不留行、黄芪各30g。共研细末，炼蜜为丸，每丸9g，早晚各服1丸。

[治疗经过及疗效]

1961年9月99日复诊：服1方3料，心悸气短乏力脉数明显好转，头痛目赤目胀消减，唯唇下色素沉着未消，继服1方。

患者1961年1月返回上海，身体尚适，唯唇下色素沉着未消，改服2方。一料甚佳，长期服用。1962年8月，又赴新疆，后又去南疆出差，继续观察。

临床治愈。临床症状消失，观察3年未发。

【辑者按】纵隔肿瘤是指发生在纵隔内各器官与组织的肿瘤的统称。因为纵隔有上、中、下和前后之分，包括的内容复杂，所以发生肿瘤的种类繁多，多属良性，亦有恶性。纵隔障淋巴瘤即是发生于中纵隔的恶性淋巴肉瘤，多数患者在初期常无明显症状，仅有胸闷和胸痛，主要表现为X线摄片上有中纵隔和前纵隔的分叶状阴影。但本病发展很快，可迅速出现上腔静脉压迫症（颈静脉怒张、头颈及上胸部肿胀等），或气管（咳嗽或气短，严重时呼吸困难）、食管（咽下困难）、膈神经（呃逆及膈肌麻痹）受压的表现，并可能伴有全身性淋巴结肿大及肝脾大。X线检查和完整淋巴结活检可确诊，纵隔内窥镜对其诊断亦有意义，诊断性放疗或化疗尚有争议。西医学对本病的治疗，一般采用放疗或化疗，不作手术治疗。

中医学文献中虽没有此病名，但其症状散见于胸闷、咳嗽、胸痛、心悸等症之内。中医古籍中失荣、石疽、恶核、痰核等记载与本病相类似。这些肿块因皮色不变，无痛无痒，中医又属阴疽范畴。如清·王维德的《外科证治全生集》说：“阴疽之证，皮色皆同，然有肿与不肿，有痛与不痛，有坚硬难移，有柔软如绵，不可不为之辨。……不痛而坚，形大如拳者，恶核失荣也；不痛而坚如金石，形如升斗，石疽也。此等证候，尽属阴虚，无论平塌大小，毒发五脏，皆曰阴疽。重按不痛而坚者，毒根深固，消之难速。”林珮琴的《类证治裁》说“结核经年，不红不疼，坚而难移，久而肿痛者为痰核，多生耳、项、肘、腋等处。”说明中医学对于淋巴结肿大的疾病早有认识，并与本病全身淋巴结肿大相似，又指出其病因病机为阴虚，毒发五脏。因此对其治疗根据“损者益之，虚者补之，燥者濡之，坚者削之，结者散之，留者攻之”等治则，结合临床证候予以辨证施治。

本案经放疗后纵隔障阴影显著缩小，但上腔静脉压迫症未除而接受中医治疗的。症见心悸，气短，头痛，目赤胀，唇下色素沉着，舌暗红，脉象细弦数。由气阴两虚，气滞血瘀所致。采用益气养阴，行滞化瘀，软坚散结的方法进行治疗，获得满意疗效。方药用白参、西洋参、黄芪、生地、玄参、石斛益气养阴，柴胡疏肝散、金铃子散合桃红四物汤加乌药、橘叶、丹参、鸡血藤以行滞祛瘀，昆布、海藻、蚤休、大黄、鳖甲、土鳖虫、王不留行软坚散结。诸药为丸，长期服用，治愈3年未复发。此亦扶正祛邪之法。

腹部肿瘤

二十八、胃癌

段凤舞案（胃体癌）

王者生，男，55岁，包头市东河区向阳机械厂工作人员。1982年8月10日初诊，病历号：139655。

[西医学检查] 1981年10月包头市第五医院诊断：胃底贲门癌。

1981年11月9日北京日坛肿瘤医院上消化道X线钡剂造影示：胃体小弯侧可见约5cm×5cm不规则充盈缺损，局部黏膜皱裂破坏，贲门黏膜不整。诊断：胃体癌，胃底贲门受损。

[临床证候] 患者1980年秋开始，右上腹胀痛，时有呕噁，未加注意。至1981年10月上腹胀满疼痛加重，且逐渐进食发噎，在京确诊胃癌，不能手术，建议回原地治疗，遂来我院门诊。

诉吞咽困难已9个月，目前纯进半流，每日200～250g左右，胸闷腹胀，胃脘不适，时有疼痛。苔黄脉弦细。

[中医辨证与治法] 脾胃虚弱，中焦阻塞，枢机不利。立健脾和胃，祛痰开结之法。

[方药]

1方：瓜蒌、尾连、太子参、麦冬、赭石、花粉、急性子各15g，清半夏、郁金、旋覆花、莱菔子、焦三仙各10g，生芪、威灵仙各30g，檀香、陈皮各7g。水煎服，每日1剂。

2方：生芪、黄精、女贞子、威灵仙、鱼腥草各30g，麦冬、全瓜蒌、尾连、生牡蛎各15g，陈皮7g，清半夏、郁金、玄参、土贝母、昆布、海藻各10g。水煎服，每日1剂。

[治疗经过及疗效]

1982年8月24日二诊：服1方后证情无特殊变化，大便稍干，胃虚化源不足，加生地、黑芝麻各10g，继服。

9月28日三诊：偶感风寒，发热，咳嗽，咯白痰，脉细苔薄，急则治标，先祛风寒之邪。杏仁、淡豆豉、清半夏、葛根各10g，苏叶、荆芥穗、薄荷各7g，芦根、瓜蒌各15g，葱白10cm，水煎服，每日1剂。感冒愈后再进前方。

1983年1月18日四诊：进食发噎略有好转，胸闷气短。右肩胛处有一肿块约7cm×6cm，质中等硬度。苔黄脉细。前法加入软坚散结之品，遂拟2方继服。

12月20日五诊：近1年来以上方酌情加减，病情稳定，右肩胛处之包块亦明显缩小，约4cm×3cm，中等硬度，继服上方，仍在治疗中。

显效。临床症状显著好转，至1984年10月已存活2年余健在。

巴坤杰案1（胃窦部大弯侧癌）

许从钧，男，53岁，安徽省木材公司职员。1982年6月22日初诊。门诊号：12114。

［西医学检查］1982年5月4日安徽中医学院附院X线胃肠钡剂摄片示：胃窦部大弯侧癌。5月11日手术所见：癌肿广泛转移。

［临床证候］胃痛多年，1981年纤维胃镜诊为慢性萎缩性胃炎、十二指肠球部溃疡。经常上腹定时疼痛，每于上午10时、下午3时、黎明前发生，每次痛作约20分钟后方渐缓解，屡治无效。延至1982年4月7日出现黑便，5月4日诊断胃癌，11日行胃大部切除、胃空肠吻合术，术中发现癌肿已广泛转移，无法清扫，予以关腹。6月1日切口愈合而出院。出院后仍呈阵发性上腹痛，伴有嗳心、腹肌紧张、左上腹明显压痛，乃于6月22日就中医学院附院门诊治疗。

乏力自汗，气急眠差，嗳气频作，口干欲饮，大便稀溏，舌质鲜红，苔黄厚腻，中干，脉象细弱。

［中医辨证与治法］湿热熏灼，瘀毒内阻，体虚气逆，中焦不运，升降失常。立清化湿热，理气和胃，佐以调益气血之法。

［方药］淡吴萸3g，黄连、广木香各5g，陈皮9g，姜半夏、炒川楝子各6g，白芍、佛手片、木莲果、炒谷芽、炒麦芽、全当归各10g，蒲公英、太子参各12g。水煎服，每日1剂。

［治疗经过及疗效］

二诊：服药5剂，嗳逆已除，脘痛稍减，食欲稍佳，大便稍好，仍苔黄口干，口苦，原方继服。

三诊：服药12剂后，脘腹疼痛不定时无规则出现，痛势渐轻，伴胃脘嘈杂不适，大便微溏，日2次，脉细弱无力，苔中黄腻尚未尽退，续以辛开苦降，化湿泄热和中为治。原方去当归、太子参、木莲果，加败酱草、焦白术、炒党参各12g，大麦冬10g，水煎服，每日1剂。

此后，患者开始化疗，每隔2个月1次，每周中医复诊1次，守法守方，稍作加减。12月间曾一度胃脘嘈杂严重，增用海螵蛸而清除。1983年1月因家事不遂，恼怒气郁，加以化疗反应，病情反复，仍守原法加用解郁生津药，渐复好转。至83年秋，证情稳定，体重增加10kg，饮食睡眠良好，精神振旺，仅残存不时嗳气与轻度胃嘈，每月骑自行车前来复诊一次，中药与化疗并进。

显效。临床症状基本消失，治后生存2年半。但于1984年12月下旬复因家庭纠纷，情绪恶劣，致病发死亡。

【按语】湿热积滞，痰气互郁是胃癌的致病因素之一，造成气机阻滞，运化不足，升降失常，是产生疼痛、嗳气、便溏诸症的病机。本案以通为补，以降为和，祛邪所以安正，这是符合胃的生理病理特点的。故方药始终以左金丸合二陈汤加疏理气机药物为原则，取得了显著的近期疗效。但终因患者情志不调，诱致癌毒发作，于2年半后死亡。

巴坤杰案2（胃窦溃疡型癌）

王凤喈，男，46岁，安徽省合肥市科委干部。1981年10月诊治。门诊号：11365。

［西医学检查］1981年3月安徽省合肥市第二人民医院X线摄片示：胃小弯窦部可见3cm×3cm大小龛形，大部位于腔内，龛形周围有裂隙征，指压迫小弯缩短，龛形周围隆起。提示：胃小弯巨大溃疡（恶性变）；溃疡型癌。

1931年3月合肥解放军105医院纤维胃镜示：胃角溃疡，胃角部坏死组织中有少量可疑癌细胞。

手术所见：胃窦小弯肿瘤约3cm×3cm，浆膜已有白色斑点样浸润，小弯上部小网膜有一核桃大肿块，硬而固定。

病理诊断：胃癌溃疡型。

［临床证候］患者于1981年3月上旬自感消瘦疲劳，饮食不香，经检查确诊胃癌，住105医院手术治疗，术后第5周采用抗癌药物喃呋啶作常规化疗，3个月1次，但化疗开始后，出现白细胞低下，难于继续施行，邀请中医诊治。

症见头晕乏力，食欲不振，大便稀溏，口干津少，舌苔薄白，脉象濡弦。血象示：白细胞2.0×10^9/L，红细胞2.87×10^{12}/L，血红蛋白85g/L。

［中医辨证与治法］气血两虚，胃气虚弱。治宜补益气血，健胃培土，以利攻邪。

［方药］炙黄芪、焦白术、潞党参、大麦冬各15g，茯苓、杭白芍、制首乌、北沙参各12g，炙甘草6g，当归、陈皮、广木香各10g，生薏苡仁

30g。水煎服，每日1剂。

［治疗经过及疗效］患者服中药1周后，血象有上升趋势，3周后渐渐恢复（白细胞$4.2\times10^9/L$）。食欲渐旺，乏力好转，连续服中药3个月，届期重复化疗一疗程。至1984年4月已2年半，坚持服中药配合化疗康复状况良好，现仍在治疗观察中。

显效。临床症状消失，血象上升，治后存活2年半健在。

【按语】“人以胃气为本”，《内经》有“有胃气则生，无胃气则死”的经文，如脾胃之气得充，后天之本得固，则气血生化得旺，可能是血象上升、体力渐复之机制。扶正不但有利于祛邪，而且正常生理组织的损害亦可以从速修复，使杀灭癌细胞的化疗得以持续进行。因此，本案之所以获显效，乃是手术、中药、化疗等综合疗法的结果。

潘明继案1（胃小弯浸润型腺癌）

柯连宝，男，44岁，福州搬运公司工人。1968年10月诊治，本科病历存档号：00554。

［西医学检查］1968年10月5日福州市第一医院胃次全姑息切除术示：癌组织穿透浆膜层，肿块4cm×6cm×4cm，肿瘤与胰腺粘连，大小弯淋巴结有散在转移结节，总胆管旁有3个转移淋巴结，约1.6cm×1.8cm×1.8cm。病理诊断（病检号：68－3018）：胃小弯浸润型腺癌，大、小弯淋巴结转移。

［临床证候］患者因胃小弯溃疡恶变而行手术治疗，术中发现癌灶广泛转移，仅行姑息切除术。术后腹部胀气，小便不利，精神不支，脉软无力，血压下降，舌苔浊腻带黄。

［中医辨证与治法］癌毒犯胃，日久体虚，加上手术刺激，中焦功能受扰，气血循行障碍，枢机不转。立健脾益气，理气和胃，解毒化结之法。

［方药］

1方：健脾理胃汤

党参、生黄芪各15g，茯苓12g，白术10g，木香、沙参、神曲各9g，陈皮、内金各6g，干瓜蒌、谷芽、麦芽各30g，甘草3g。水煎服，每日1剂，3煎服。

2方：理胃化结汤

党参、生黄芪、熟地、芡实各15g，白术10g，茯苓、黄精各12g，白英、白花蛇舌草、仙鹤草各30g，田三七1.5g（研冲），沙参6g，羊肚枣、枸杞各9g，甘草3g。水煎服，每日1剂，3煎服（羊肚枣，系羊胃内由消化液及草茸结成的胃石，状如枣）。

随症加减：

①出血：选加紫草根、仙鹤草、血余炭、阿胶，任选 1～2 味。

②气虚、贫血、白细胞降低，黄芪加量，选用当归及鸡血藤。

③脾胃虚寒：选加良姜、淡附子、肉桂、龙眼肉、砂仁、蔻仁，重用田三七，酌减白花蛇舌草。

④疼痛：选加延胡索、乌药。

⑤口干舌燥，舌质红绛：选加麦冬、玉竹、天冬、石斛、茅根。

⑥便秘：选用干瓜蒌、大黄、麻仁。

⑦腹泻：选用罂粟壳、秦皮、川朴、川连。

⑧水肿：选用车前子、猪苓、茯苓皮、泽泻。

⑨胃纳低下：选用内金、谷芽麦芽、建曲、山楂。

［治疗经过及疗效］服 1 方 3 剂，腹胀消失，大便通畅，小便亦利，精神好转，舌苔较净，再服 3 剂后行中西医结合治疗。化疗药用丝裂霉素 4mg，氟尿嘧啶 500mg 静脉滴注 1 次，因反应甚剧，拒绝化疗，单用中医药治疗，改服 2 方。

服 2 方治疗 1 个月，症状消失，体重增加 2. 5kg。继续中医药巩固治疗 3 年，第 1 年服药 250 剂，第 2 年服 900 剂，第 3 年服 100 剂，以后定期复查。

痊愈。临床症状消失，1982 年秋经全面检查，未见异常。1984 年春随访，全身状况良好，已退休欢度晚年，治后存活已 16 年。

【按语】本案胃癌因已广泛转移，仅姑息切除主要肿块，大量残留的转移癌单纯用理胃化结汤治疗而愈。究其愈病原理，在于手术切除主要肿块，可减少癌毒对机体的刺激，从而提高机体的抗癌能力，这是主要的第一步；中药方剂中除有扶正培本的药物外，还用田三七等活血化瘀及白花蛇舌草、白英等清热解毒，三药都有抗癌活性，加上长期使用，有利残癌的抑制；此外，患者体内可能有较强的抗癌因子，机体及癌细胞对药物有独特的敏感性，在内外因素的作用下，终于取得较好的效果。

潘明继案 2（胃窦癌）

潘忠厚，男，35 岁，福建南安罗东湖内大队医生。1970 年 10 月诊治，本科病历号：00562。

［西医学检查］1970 年 9 月福州市第一医院 X 线胃肠钡剂摄片示：胃窦部充盈缺损。诊断：胃窦癌。

1970 年 10 月 5 日该院剖腹探查示：胃窦部癌块如鸭蛋大，与胰腺粘连，腹腔大网膜及胃小弯淋巴结，有如蚕豆及花生米或黄豆等不同大小的转移癌。取大弯淋巴结活检，病理证实转移性腺癌（病检号：70－1316）。

［临床证候］患者于1970年9月因幽门梗阻症，行胃肠钡检、剖腹探查及病理活检，确诊胃癌并转移，未能切除，仅作胃肠吻合术。术后精神不振，面色萎黄，形体消瘦，脘腹作胀，只能进流质饮食，二便尚可。脉象细弱，舌质淡，苔薄白。

［中医辨证与治法］癌毒犯胃，脾胃不和，正气大亏。立健脾益气，理气和胃，兼攻癌毒之法。

［方药］

1方：党参、生黄芪各15g，茯苓12g，白术、阿胶（烊冲）各10g，木香、沙参、神曲各9g，陈皮、内金各6g，生谷芽、生麦芽各18g，炙甘草5g。水煎服，每日1剂。

2方：菝葜（根部）2500g，鲜干均可，洗净切碎，加水12.5L，文火浓煎，去渣，得液4L，加肥猪肉250g（切碎），再浓煎，得药液8500ml，每天服125～250ml，服完再重复煎服。

［治疗经过及疗效］服1方2周后，诸恙好转，脘腹作胀显减，已能进半流质饮食，改服2方。服2方治疗3个月后，体力增强，体重增加4kg，肤色转红润，血红蛋白从75g/L上升到100g/L，精神好转，能操劳家务。服药半年后，症状消失，体力、精神恢复如病前，能参加正常工作，此后间歇服药5年。

痊愈。临床症状消失，1983年10月胃肠X线钡剂摄片复查示：原胃窦部之充盈缺损征消失。触胃脘柔软，腹部无肿物，全身未见异常体征，直肠指诊阴性。每天坚持12小时工作。治后至1984年已存活13年健在。

【按语】本案以菝葜为主而治愈，经抑瘤试验，菝葜对S_{190}、脑瘤22有抑制作用，对体外筛选法、噬菌体法也见活性。福州民间早有菝葜治愈癌症的验例。我科在2年中治疗70例，除本案获愈外，其他患者虽有些效果，但不显著。

孙宜麟案（胃幽门窦部癌）

张广裕，男，58岁，沈阳市第四木制品厂工作。1971年3月14日初诊。

［西医学检查］1971年1月辽宁中医学院附属医院胃肠X线钡剂摄片示：十二指肠球部形态不整，幽门窦、幽门前有小指甲大小的钡斑，有黏

膜集中象，压痛（+）。意见：胃幽门窦部溃疡并梗阻恶变？

1971年2月5日剖腹探查示：胃幽门前窦部有一3cm×3cm的肿块，并侵犯到浆肌层，但表面未破溃，肿块与胃韧带及肝十二指肠韧带粘连。诊断：胃癌。

[临床证候] 患者于1969年发现胃脘堵胀，至1965年11月10日突然吐血，色黑紫，量约一小痰盂，有腥臭气，当即住院，拟诊上消化道出血，拒绝手术，血止出院。1971年1月18日，觉胃脘嘈杂微痛，并有堵沉感，纳呆食少，大便色黑，至本院外科门诊，做热凝固试验（+），X线钡检疑恶变，即住院行剖腹探查术，手术诊断胃癌，并发现肿块广泛粘连，无法摘除，即关腹，于蜜月23日动员出院。遂来中医内科求治。

精神萎靡，面色微赤，形体消瘦，声音微弱，胃有紧胀感，尤于右手上抬时觉胃发沉，时有刺痛，胃纳减少，一天能进300g粮，不能下床活动。舌质赤，舌中根部有白色苔，脉象沉弦，腹部按之有紧硬感。

[中医辨证与治法] 脾胃失调，汁沫外溢，气机不畅，血行受阻，挟痰饮搏结，而成有形肿物。立健脾和胃，软坚消肿之法。

[方药]

1方：生薏米粥

生薏苡仁50g（新的为好），每天早晨煮粥，1次顿服。

2方：肿瘤四号

干蟾粉60g（反复炒轧成粉为佳），儿茶50g，明雄黄25g，共研末，用面粉浆糊为丸，如豆粒大，每次4丸（含干蟾粉0.5g，儿茶0.5g，明雄黄0.25g），每日3次，一周后可日服4次。

[治疗经过及疗效]

1971年5月3日二诊：前进1、2方，患者胃纳增加，一天能进400g粮，体力见恢复，能自行出外活动，今日自来门诊。但进食稍多胃仍有胀闷感，腹部仍有压痛感。脉仍弦。继服前药观察。

5月29日三诊：患者进食后仍觉胃脘胀闷，1小时后可消失。胃肠钡餐摄片示：除胃窦区呈痉挛现象外，别无所见。

7月12日四诊：服药后觉胸背有热感，但很快即消失。一般情况均较好，唯自觉进面食米粥时，灼心，服薏米粥后，灼心消失。

8月5日五诊：术后半年整，经1、2方治疗后，现无明显症状，纳谷佳，每天能进食500g左右。继服前药巩固。

痊愈。临床症状及肿块完全消失。1972年6月6日胃肠X线钡剂摄片示：胃肠吻合处钡剂通过正常，未见异常改变。胃黏膜规则，十二指肠球部充盈完整。1973年5月15日随访，身体健康。至1982年8月已健康存活

11 年余，未见复发，仍上班工作。

洪子云案（胃黏膜分化型腺癌）

邹某某，男，50 岁，干部。湖北中医学院附属医院住院号：31311，1980 年 10 月 10 日初诊。

［西医学检查］1980 年 3 月湖北中医学院附院胃肠 X 线钡剂摄片和胃镜诊断：浸润型胃癌。病理诊断：胃黏膜分化型腺癌。

［临床证候］患者半年前胃痛、腹胀，确诊胃癌。当时因高血压、动脉硬化及肝功能差等未行手术而行放疗和化疗，因效果不显且反应严重，遂转入本院接受中医中药治疗。

胃脘持续性疼痛，阵发性加剧，有灼热感。大便不爽，日 3、4 次，腹胀满，不思食。舌红，舌根被厚黄腻苔，脉弦数。

［中医辨证与治法］胃火炽盛，湿热内聚。立清化降火，辛苦开泄，调和肝胃之法。

［方药］

1 方：大乌梅、红丹参、白茯苓、薏苡仁各 24g，川花椒、川郁金、川赤芍、川厚朴、陈佛手、法半夏各 10g，淡干姜、川黄连各 6g，北细辛 3g，败酱草 15g。水煎服，每日 1 剂。

2 方：大乌梅、红丹参、白茯苓各 24g，川花椒、川郁金、川赤芍、川厚朴、川杜仲、补骨脂各 10g，淡干姜、川黄连各 6g，北细辛 3g，半枝莲、藤梨根各 30g。水煎服，每日 1 剂。

［治疗经过及疗效］服 1 方 7 剂后，诸症明显缓解，胃痛不甚，大便较畅，腻苔渐化，唯患者诉腰痛。遂拟 2 方为治，继之住院医师以此方出入，治疗数月，病情稳定。

有效。临床症状显著好转，病情稳定数月。后因患者家属要求转入某专科医院进行根治而出院，不久因胃癌广泛转移而死亡。

【按语】 本案主症为“心中疼热”，结合舌红、苔黄腻，大便不爽，知是胃火炽盛，湿热内聚。且患者素恙高血压、胁胀、易怒，脉见弦大有力，故此胃火内炽与厥阴疏泄失常密切相关。“火郁发之”，方取《伤寒论》乌梅丸中之乌梅、川椒、细辛疏泄厥阴，开郁止痛，配伍郁金、丹参、赤芍等以加强柔肝止痛之效；用干姜、黄连辛开苦降，配伍川朴、法夏、茯苓、薏苡仁、佛手、败酱草等以化湿悦脾，调和肠胃。次诊因大便已畅、腻苔渐化，故去化湿导滞之品，加杜仲、补骨脂补肾壮腰，加半枝莲、藤梨根清热解毒，显获近效。

张丽峰案（胃幽门区低分化腺癌）

叶某某，女，42岁，合肥东关长岗公社农民。1982年12月18日初诊，住院号：4589。

［西医学检查］1982年12月安徽中医学院胃镜报告：①幽门管溃疡面黏膜：黏膜下组织内有许多排列紊乱、形态不一的腺管为癌组织；②幽门管大弯黏膜：腺体部分呈书状扩张，间质明显水肿；③胃窦、大小弯除间质水肿外无特殊。印象：幽门管溃疡恶变。

1983年1月7日安徽中医学院术后病理报告（病检号：6490）：胃幽门区低分化腺癌（局限浸润型），浸润至浆膜外及与胃壁粘连之脂肪组织内，并在胃壁形成粟粒大之癌结节。肿瘤距切缘7cm，距下切缘2cm，两切缘未见癌细胞。幽门上下组织各一个淋巴结内见个别癌细胞，大网膜一个淋巴结之边缘窦内也见少量癌细胞。

［临床证候］近半年来，胃脘胀满，时而隐痛，嗳心呕吐，纳谷很少，心悸气短，面色萎黄，大便溏薄色黑。舌质淡，苔薄白，脉沉细。检大便隐血（++++）。胃镜及病理确诊为胃幽门癌，于1983年1月7日行胃大部切除胃肠吻合术，术后拒绝化疗，要求服中药治疗。

［中医辨证与治法］脾胃虚寒，气血两亏。立益气健脾，温中散寒之法。

［方药］潞党参、茯苓神各15g，炙甘草、广陈皮、清半夏各10g，炒白术、西当归、威灵仙各12g，炙黄芪、仙鹤草、白花蛇舌草各20g，肉桂、附片、毕澄茄、西砂仁各6g，广藿香7g。水煎服，每日1剂。

［治疗经过及疗效］连服上方3个月，诸症皆瘥。继之，嘱患者隔1日或隔2日服中药1剂，以长期间歇治疗。

显效。临床症状消失，已参加劳动，至1983年12月已健康存活1年，仍在继续治疗中。

沈敏南案

郭阿凤，女，59岁，农民，住浙江省海盐县五丰4队。1967年4月9日初诊，病历号：44315。

［西医学检查］1967年3月浙江省嘉兴市王店中心医院胃肠X线钡剂摄片示：胃小弯有2.7cm的溃疡，可见壁龛边缘不整齐，充盈缺损，溃疡周围黏膜纹乱。诊断：胃癌。

［临床证候］患者慢性胃痛已20多年，经中西药治疗，症状时轻时重。半年来饮食明显减退，体重下降。近半月来，脘痛加剧，饥则痛甚，食后胀

闷，轻则喜按，重则拒按，大便黑色而溏。面色㿠白，精神萎靡，胃纳不佳。舌质淡紫，苔白腻，脉小弦无力。血红蛋白50g/L，大便隐血试验强阳性。

［中医辨证与治法］中气久损，脾失健运，痰湿内停，脾阳不振，摄血无权，久痛入络，血络瘀积。立温中消痞，健脾止血，利湿化痰之法。

［方药］枳实理中汤加味：炮姜炭1.8g，党参、白术、制半夏各9g，炙甘草6g，枳实4.5g，参三七（研末吞服）、桂枝各3g，牡蛎30g，猪苓、茯苓各15g。水煎服，每日1剂。

［治疗经过及疗效］服上方10剂，便血已止，大便隐血试验转为阴性，脘痛已缓，余恙均减。后按上方加减服半年，诸恙均除。

临床治愈。临床症状消失，1969年6月随访，已2年余未复发。

【按语】本案脘痛20余年，积聚成癌。因中气久损，脾失健运，痰湿内停，脾阳不振，摄血无权，久痛入络，血络瘀积所致，故治以枳实理中汤温中消痞，健脾止血；加三七有化瘀止血之功；加猪苓、茯苓、制半夏有利湿化痰之用；加牡蛎有化痰散结之力；加桂枝能增温中行血之能。其中茯苓、猪苓有抗癌作用，实有辨证与辨病相结合之优点。故坚持服药半年，获得了临床治愈之效。

笔者治疗肿瘤除初期以攻（利）为主，后期以补为主外，抓住以下三点作为施方用药之准则。①认清肿瘤发病的部位，从恢复该脏腑之功能着手。如大肠癌，大肠是传导之腑，常用通利之药；②在辨证的基础上选用辨病之药物。近年来实验证实，各类中药中均有抗肿瘤之品，这样选择用药有事半功倍之效，一味追求清热解毒药抗肿瘤，有损伤中气之弊；③肿瘤为有形之邪，往往久病产生，与中医血瘀、痰滞（或痰瘀互结）有关，在辨证中要注意此癥结，并加治之。

陈增铨案（胃小弯腺癌）

陈增铨（作者本人），男，62岁，广东省梅县地区医院退休中医师。1979年4月初诊。住院号：7304/79。

［西医学检查］1979年7月22日本院X线片示：胃腔有3cm×3cm肿物。

1979年7月26日手术及病理诊断（病检号：11566）：①胃小弯腺癌侧枝转移；②癌性溃疡4cm×4cm肿物。

［临床证候］近年来，时觉胸中满闷嘈杂，胃脘疼痛彻背，得食则减，症状逐渐加重，7月22日X线摄片示胃腔肿物，7月26日行胃次全及大网膜切除术，病理确诊胃癌。术后一般情况良好，但见消瘦纳差，神疲怕冷，

咳嗽腰痛，小便清长，夜尿多，脉细，舌淡苔白。素有慢性支气管炎病史。

［中医辨证与治法］寒凝血滞，气虚痰阻。立和阳通滞，温补消痰之法。

［方药］阳和汤加减：熟地、北芪各30g，白芥子15g，肉桂（后下）、炙甘草、麻黄、黑姜各3g，当归6g，款冬9g，鹿角胶12g。每3天1剂，留渣再煎。

另服断肠草灰（见陈增铨“食道贲门癌”案），每天1次，每次2g，开水冲服或纱布滤过取水煮粥，或加入香菇肉片同煮服食。

［治疗经过及疗效］服用上方半年后，精神好转，体重增加，咳嗽、腰痛明显减轻（其间用过自力霉素2mg×72支、氟尿嘧啶25mg×16支，因白细胞降低而停用），改为间断服药，3年内服上方约260剂，未见任何不适。

痊愈。临床症状消失，至1983年底已存活4年8个月，经系统检查，尚未发现异常。

朱良春案（残胃癌广泛转移）

吴岳庭，男，50岁，住江苏武进县前王公社。1984年10月18日初诊。

［西医学检查］1984年9月22日江苏省常州市第一人民医院胃镜检查示：残胃端菜花样结节。10月4日二次手术：胃残端输出襻与胰腺、大网膜、横结肠广泛粘连，肝门淋巴结可扪及。诊断：残胃癌广泛转移。

［临床证候］患者1983年4月因胃小弯癌，在常州市第一人民医院行毕瓦Ⅱ式手术，术后恢复良好。1984年6月出现呕吐泛酸，逐渐消瘦。9月下旬突然呕血，约1500ml，于9月22日再次住院，经止血、输血及对症治疗，证情好转。10月4日手术示残胃癌广泛转移，乃作空肠造瘘术后关腹，于10月18日出院。仍然呕吐不止，精神萎靡，家人已为准备后事。经病员介绍，由其子携病历前来述证求方。

［中医辨证与治法］胃癌晚期，气阴耗竭，痰涎上逆，膈证已深。立扶正降逆，化痰和中同，消癥散结之法。

［方药］

1方：红人参10g，生赭石、姜半夏、炙蜂房、炙全蝎、蜣螂虫、炙守宫各6g，陈皮3g。共研极细末，每服3g，日2次。

2方：红人参10g，生赭石、姜半夏、陈胆星、炙蜂房、炙全蝎、蜣螂虫、炙守宫各6g，陈皮3g，旋覆花、刀豆子各9g。共研极细末，每服3g，日2次。

［治疗经过及疗效］

1985年1月8日：其子前来述证，服1方后，呕吐渐止，已能进食，一周后插管即拔去，精神日渐恢复，形体较前丰腴，已能离床至户外活动。但有时仍泛痰涎，乃癌毒挟痰瘀尚未悉化之征，遂拟2方继服之。

2月12日：据其邻人告知，目前诸象均平，几如常人云。

显效。仅治3个月余，临床症状消失，如常人。

陈苏生案（晚期胃窦癌广泛转移）

年新民，男，56岁，甘肃人，新疆大学炊事员。1964年7月24日初诊，门诊号：7475。

[西医学检查] 1964年6月上海市卢湾区中心医院胃肠X线钡剂摄片诊断：胃窦癌。该院剖腹探查示：胃窦前壁有一肿块物质，硬不平，表面有大小不等小结节，兼有水肿，约10cm×12cm大小，已向大小网膜及幽门上下之淋巴结，腹膜及膈肌面转移。

[临床证候] 3个月来心窝部饱胀不适，能触到一边缘不清的包块，伴有压痛，呕吐，消瘦乏力明显，大便潜血试验阳性。X线诊断胃窦癌，并经剖腹探查证实，且广泛转移，不能切除，作胃空肠吻合术。术后一般情况尚良好，可进半流，但呕嗳仍频，仍有脘痛。出院后病情更加恶化，呕吐频频，半流亦吃不下，脘处胀痛难忍，特来中医门诊求治。

面容消瘦皖白，四肢发冷，精神萎顿，呕嗳频频，半流质亦要吐出，厌食食物，大便干结色黑。脉沉细，舌苔黄厚腻。

[中医辨证与治法] 胃浊弥漫，痰凝瘀滞，结癥成膈。立清胃整肠，消癥解毒，佐以扶正之法。

[方药]

1方：蒲公英：金银花、合欢皮各15g，甘草、大腹皮各9g，枳实、竹茹各6g，冬瓜子、冬葵子各12g。水煎服，每日1剂。

2方：神农丸（上海成药），每次1丸，每天3次。

3方：1方加白人参6g（另煎），土茯苓30g，水煎服，每日1剂。

[治疗经过及疗效] 服1方20剂，嗳呕减少，胃纳渐开。改服3方10剂，纳欲大开，呕平嗳止，脘胀已消，食量增加，可以吃面条烂饭。再服3方1个月，面色好转，体重增加，知饥善饿，可进普食，咽下通畅，大便自调，可自己走来门诊，唯胃脘偶有微痛。继服3方以治。

显效。临床症状基本消失，肿块缩小。1965年1月5日本院X线胃肠钡剂摄片示（X线片号：2574）：胃窦部大弯侧充盈不良，呈不规则之缺损，局部黏膜消失，缺损之大小约7cm，吻合处下方小肠黏膜正常。意见：①胃窦部癌；②胃与空肠吻合术后所见。治后已存活1年3个月。

吴定言案1（晚期胃腺癌并淋巴结及网膜转移）

毛子杰，男，55岁，行政干部，住汉阳建桥街办事处。1980年7月1日初诊。门诊号：1714。

［西医学检查］1980年6月4日湖北中医学院附属医院X线胃肠摄片诊断：胃贲门癌侵及食道下段。同年6月16日该院根治性近侧胃大部切除术示：胃小弯及贲门后壁有6cm×6cm大小肿块，质硬，尚可活动，侵及浆膜面。幽门下淋巴结肿大。病理诊断：胃腺癌，淋巴结及网膜转移癌。术中并发现肿瘤与肝左叶粘连，肝左叶内可扪及有绿豆大柔软小结，怀疑为癌侵犯。病理报告：慢性间质性肝炎伴胆管囊样扩张。

［临床证候］患者因吞咽不畅，X线诊断胃贲门癌侵及食道下段，行根治性近侧胃大部切除术，并清除幽门下区淋巴结，术后2周开始服中药治疗。

腹部伤口处疼痛，纳差，腹胀，疲倦。脉弦数，舌边有齿痕瘀点，苔黄腻。

［中医辨证与治法］脾虚失运，气血互结中焦。立扶脾养血，活血散结，清热解毒之法。

［方药］白花蛇舌草、虎杖、急性子、薏苡仁、党参各30g，胡黄连、甘草各10g，丹参、桃仁、淫羊藿各15g，红花12g，鸡血藤20g。水煎服，每日1剂。

［治疗经过及疗效］患者术后坚持单服上方中药加减3年余，在观察过程中有时腹痛，但食纳及大便尚好，定期作有关检查。

显效。临床症状基本消失，至1984年1月病情始终稳定，未见复发或转移，并可参加较缓和体力活动及家务劳动，同年7月突然恶化死亡，治后存活4年。

吴定言案2（胃小弯腺癌）

姚声贵，男，49岁，行政干部，住武昌解放路165号。1979年8月30日初诊。门诊号：1048。

［西医学检查］1979年7月16日武汉某医院剖腹探查示：胃小弯有2cm×1.5cm急性穿孔。病理切片报告：胃腺癌。

［临床证候］患者因急性腹痛在武汉某医院行剖腹探查术，术中发现及确诊如上，乃予缝合修补。术后迅即产生腹水，曾用化疗（药物不详），但无效，遂来我院求治。

腹膨满而胀，形体消瘦，疲倦乏力，神靡头晕，大便干结，小便短少。

脉缓细，舌苔黄厚腻。体重 48.5kg，量腹围 68cm，嗅有移动性浊音及波震感，肝脾未触清。锁骨上两侧有蚕豆大肿大淋巴结，左腋窝有核桃大肿大淋巴结，不活动，无压痛。

［中医辨证与治法］水湿互结，正虚邪留，病在中焦。立健脾利湿，解毒散结之法。

［方药］白花蛇舌草、黄毛耳草、喜树果、薏苡仁、党参各 30g，半枝莲 60g，白术、茯苓、鸡血藤各 20g，泽泻、枳壳各 12g，制附片 10g。水煎服，每日 1 剂。

［治疗经过及疗效］患者坚持服上方中药加减 4 年余，症状逐渐减轻，体力增加，腹水消失，临床无腹水征，腹围由 68cm 减至 63cm，超声波检查腹水阴性。颈部及腋窝淋巴结未触及，体重由 48.5kg 增至 54kg，现仍在服用中药，继续观察。

显效。临床症状基本消失，恢复正常工作，治后至 1987 年 19 月已存活 8 年 4 个月。

吴定言案 3（胃癌术后胃肠吻合口腺癌）

童学庭，男，44 岁，车间保养工，住武昌积玉桥春心里 8 号。1982 年 4 月诊治。门诊号：82197。

［西医学检查］1975 年 11 月湖北中医学院附属医院胃次全切除术后病理诊断：胃腺癌。

1982 年 4 月该院再次手术示：残胃侧壁又有约鸭蛋大包块，并与膈肌、横结肠、肝左外侧叶以及腹膜间粘连。病理活检报告：胃肠吻合口腺癌，累及深部肌层及浆膜层。

［临床证候］患者于 1976 年 11 月因腹部包块行剖腹探查术，术中发现胃幽门部有 9cm × 9cm 大小肿块，幽门上下淋巴结肿大，遂行胃次全切除术。术后病理确诊如上，未用化疗。于同年 12 月即开始服用中药治疗。7 年 4 月余后因腹痛便血，再次手术，将空肠与残留胃作侧路吻合，病理确诊见前。

此时患者消瘦，面色㿠白，精神萎靡，脉细弱，舌淡有齿痕裂纹，苔微黄。

［中医辨证与治法］气血两虚，毒邪蕴结。立益气补血，解毒散结之法。

［方药］党参、白术、薏苡仁、鸡血藤、白花蛇舌草各 30g，黄芪 20g，当归 10g，淫羊藿、菟丝子各 15g，枳壳 12g，半枝莲 60g。水煎服，每日 1 剂。

[治疗经过及疗效] 患者第二次术后坚持服上方中药加减1年9个月，一般情况大为好转，体力增加，精神状态良好，饮食恢复正常，仍在继续服中药观察治疗中。

显效。临床症状显著好转，可担负家务劳动。至1985年6月25日死亡，存活3年余。

【辑者按】 胃癌是最常见的恶性的肿瘤之一，占我国消化道恶性肿瘤的一半，居第一位，占全身癌肿的10%，居第三位。发病年龄以40～60岁为多见，约占2/3，40岁以下者约占1/4，其余大于61岁。男多于女，约为3.6∶1。胃癌的好发部位以幽门区最多（48.8%），贲门区次之（20.6%），胃体部再次之（14.0%），广泛者较少（7.8%）。胃癌按病理组织学分类，绝大多数为腺癌，还常见黏液癌和低分化癌（包括髓样癌和硬癌）。

胃癌的早期诊断对预后有很大意义。对可疑病例应及时进行粪便隐血检查、X线钡餐、纤维胃镜及活体组织检查、胃液细胞学检查和四环素荧光试验以明确诊断。西医学对胃癌的有效治疗方法仍是早期根治手术，辅以化疗。胃癌的病因尚未明确，一般认为与遗传、血型、体质、种族等内在因素和生活习惯、职业、饮食种类、饮水、嗜好、环境土壤等外界因素有关，其中似以生活、饮食习惯和遗传素质为最重要。

胃癌属于中医学的“胃脘痛”、“伏梁”、“反胃”、“噎膈”（如前述）等证范畴。早在《内经》和《难经》中即有明确记载，如《灵枢·邪气脏腑病形》篇曰：“胃病者，腹䐜胀，胃脘当心而痛……膈咽不通，食饮不下”，“心脉微缓为伏梁，在心下”。《难经》曰：“心之积，名曰伏梁，起于脐上，大如臂，上至心下”。《济生方》又说：“伏梁之状，起于脐下，其大如臂，上至心下，犹梁之横架于胸膈者，是为心积。其病腹热面赤，咽干心烦，甚则吐血，令人食少肌瘦。”心下，即剑突下，胃之部位。故这些描述与中晚期胃癌表现的疼痛、食少、进食梗阻、呕血、消瘦和胃脘部肿块（心下至脐）完全吻合。汉代名医张仲景在《金匮要略》中描述，“朝食暮吐，暮食朝吐，宿谷不化，名曰胃反。脉紧而涩，其病难治。”此与胃癌晚期幽门梗阻情况相似，亦指出其为难治之证。

胃癌的病因病机，中医学认为：“凡饮食失节，冷物伤脾胃，……再兼六欲七情有损者则饮蓄于中焦，令人朝食暮吐，名曰翻胃”（《扁鹊心书》），“反胃之证，其始也，或由饮食不节，痰饮停滞，或因七情过度，脾胃内虚”（《古今医统》），“或以酷饮无度，伤于酒食，或以纵食生冷，败其真阳，或以七情忧郁，竭其中气，总之无非内伤之甚，致损胃气而然”，“食入反出者以阳虚不能化也，食不得下者以气结不能行也”（《景岳全书》）。《医宗金鉴》则认为是三阳热结，灼伤津液，三门干枯，则水谷出入之道不得流通。总之，本病多由长期的饮食不节，情志忧郁，渐致痰火胶结，或脾胃虚寒，或津液干枯，气滞血瘀而成，离不开食积、气结、热结、痰凝、血瘀、脏虚所致。故凡治此者，必宜以扶助正气，健脾养胃为主。若是饮食未消，则当兼去其滞；若有逆气未调，则当兼解其郁；若有热邪未去，则当兼清其热；若有痰结未散，则当兼化其痰；若有瘀血未去，则当兼行其瘀；若见病久衰弱，则当专用补养，不可标本杂进，以致重伤胃气，妄能奏效。但其病确有气血痰火瘀积之实邪，又见机体正气尚盛，则当祛邪以养正，亦不可忽也。

本病组验案15则，其中男性13例，女性2例，男女比例6.5∶1，年龄40岁以下1例，41～60岁13例，61岁以上1例。本组15例均为不同程度转移的中晚期患者。除2例纯用中医疗法，其余患者均经手术治疗或因广泛转移无法切除，或用不规则化疗反应大而采用中医疗法，均获较好疗效。纯用中医疗法的2例患者均存活2年健在。其余患者治疗半年内有效2例，其中1例因中止治疗而死亡，存活1年健在3例，2年健在1例，死亡1例，2年健在1例，4年健在2例，11年健在1例，13年健在1例，16年健在1例。

分析本组验案的证候及辨治规律可分为五型。

一、脾虚痰湿型（段风舞案、孙宜麟案、朱良春案、吴定言案2）

胃脘疼痛，纳食减少，或进食发噎，或吞咽困难，时有呕噁，脘腹堵胀，或有腹水，呕血或黑便，或大呕血，形体消瘦，精神萎靡，语音低弱，舌质淡红，苔白腻或黄腻，脉细弦或沉弦，或细缓。胃脘部按之紧硬或有包块，或有锁骨上淋巴结肿大。证属脾虚不健，痰湿搏结。治宜健脾和胃，化痰利湿，散结软坚。

段老验案纯用中医疗法。因患者吞咽困难，胸闷呕噁，乃痰结偏重，方药除用太子参、黄芪、黄精、麦冬、焦三仙、黄芩合旋覆代赭汤化裁健脾和胃降逆外，用昆布、海藻、牡蛎、玄参、贝母、急性子、莱菔子、瓜蒌、花粉、威灵仙化痰散结软坚。《本草逢源》谓急性子“软坚搜顽痰”，《纲目》谓其“治积块噎膈”，《本草衍义补遗》谓莱菔子“治痰有推墙倒壁之功”，《本草图解》谓威灵仙“消痰水，破坚积”。再佐檀香、郁金以行气机，《本草逢源》谓檀香“善调膈上诸气，兼通阳明之经”，则中焦枢利，以助痰结之开。故健脾则痰源绝，气利则成痰化，终获噎开块缩之显效，已存活2年余健在。

孙老验案系胃癌已广泛转移，无法切除而受治的。因肿块已成，乃痰结坚积可知，尚能进食，胃气尚存。故以生薏仁米粥一味，缓健脾胃，《本草述》曰：“薏苡仁除湿而不如二术助燥，清热而不如芩连辈损阴，益气而不如参术辈犹滋湿热，诚为益中气要药。”而且，现代研究薏苡仁对癌细胞具有阻止成长及损害作用，故两建其功。祛痰散结、软坚消积以峻药散剂缓图，蟾蜍“消癖气积聚，破坚癥肿胀”（《本草正》），雄黄“化腹中瘀血”（《本草纲目》)，“疗积聚癖气”（《别录》)，儿茶“清膈上热，化痰生津”（《本草纲目》)。粥散两方，药仅四味，用之恰当，共奏远效，存活11年余体健。

朱老验案系胃癌术后残胃癌广泛转移，呕吐不止，胃气耗竭之反胃噎膈危证。若能止吐，即可救挽胃气，生机有望；但癥积不制，亦难启膈。故取两全之法，用旋覆代赭汤以益气降逆，力挽胃气；加蜂房、全蝎、蜣螂虫、守宫以搜剔癥积，散结开膈。诸药为散，以利服入，果见神效，呕吐渐止，并能进食，再守前方，加胆南星以豁痰消涎，软坚散结；刀豆子以“温中下气，益肾补元”（《本草纲目》)，以冀扶正祛邪，仅治3个月，复如常人，效若桴鼓。

吴老验案2系剖腹探查示胃癌穿孔，而行缝合修补术，术后迅见腹水，化疗无效，求治中医。因有腹水，故以水湿偏重，方药用参、术、苓、苡、泽泻、附子以健脾利湿、温肾行水，白花蛇舌草、半枝莲、喜树果、黄毛耳草以解毒抗癌，清热利尿（现代药理研究喜树果有抗癌作用，江西《中草药学》谓其“制癌消结，对胃癌、直肠癌、膀胱癌有效”；《浙江民间草药》谓黄毛耳草“清热利尿”)，佐枳壳行气，以助利尿行水之功。故脾健癌制气利则腹水消退告愈，恢复工作，存活4年余健在。

二、气血两虚型（巴坤杰案2，潘明继案1、2，吴定言案3）

突觉形体消瘦，面色萎黄或㿠白，精神萎靡不振，疲倦乏力，纳食减少，伴有脘腹作胀，或腹痛黑便，舌质淡，苔薄白或有齿痕裂纹，脉象细弱无力。证属气血两虚，癌毒蕴结。治宜益气补血，养阴健胃，解毒散结。本型4案均经手术或加化疗，使气血大伤，故以益气补血为主，均用十全大补汤酌去芎、桂，加制首乌、黄精、枸杞、阿胶、鸡血藤、淫羊藿、菟丝子等；养阴健胃选用沙参、麦冬、薏苡仁、内金、三仙等。解毒抗癌之用药，各案不同，巴老验案（案2)，以化疗奏效。潘老验案两则，案1用白英、白花蛇舌草、羊肚枣收功，存活16载而欢度晚年；案2用菝葜治愈，已存活13年健在，坚持工作。据报道，菝葜能治疗癌肿，适用于胃癌、食管癌、直肠癌、乳腺癌、宫颈癌、鼻咽癌，其中以胃癌和食管癌效果较好，对脾胃虚寒体质者较为适宜。吴老验案（案3）用白花蛇舌草、半枝莲获瘥。

三、胃火湿热型（巴坤杰案1、洪子云案、陈苏生案）

胃脘疼痛，呈持续性，阵发性加剧，胃中灼热，脘腹胀满，腹肌紧张，胃脘部可触及肿块，嗳气呕噁频作，或呕吐频频，不思饮食，或食入即吐，大便色黑，消瘦明显，或精神萎顿，舌质红或鲜红，苔黄厚腻，脉弦数，或细弦。证属胃火炽盛，湿热内聚。治宜清化湿热，佐以扶正。

巴老验案（案1）系胃癌切除术中示已广泛转移，无法清扫而关腹。出院后仍有疼痛、噁心、嗳气而求治于中医。此由湿热积滞，痰气互郁所致。治以清化湿热，化痰理气之法。方用左金丸合二陈汤加蒲公英、木莲果以清化湿热，加木香、佛手、川楝以理气化痰，佐参、术、归、芎以调益气血，使祛邪以安正而获显效。

洪老验案系胃癌经化疗、放疗不效且反应大而转入中医治疗。因患者胃中灼热，舌苔黄腻，脉象弦数，乃胃火湿热所为；且患者素罹高血压病，又乃厥阴疏泄失常所致。故拟《伤寒论》乌梅丸加减化裁，以冀辛开苦泄，清化湿热，调和肝胃。乌梅丸本为《伤寒论》厥阴病治方。厥阴内寄相火，阴中有阳。其为病，每厥热相兼，寒热错杂；同时风木之病，常影响中土。故乌梅丸方亦寒热并用，土木两调，为邪正兼顾之法。洪老仿此意立法组方，加入清热解毒，清热化湿，活血柔肝之品，著获近效。

陈老验案系剖腹探查示胃癌已广泛转移，无法切除而求治。因胃火湿热弥漫，阻隔中焦，胃气不降反逆，故呕逆频频，脘腹胀痛。因此，治以清解湿热，理气和胃。药用蒲公英、金银花、土茯苓、冬瓜子、冬葵子清热利湿而祛邪，大腹皮、枳实、竹茹理气和胃而止呕，又用神农丸消癥解毒而抗癌，再加人参以益气扶正而取效。

四、脾胃虚寒型（张丽峰案、沈敏南案、陈增铨案）

胃脘疼痛，对轻时重，轻则喜按，重则拒按，或得食则减，嗯心呕吐，纳食减少，大便溏薄色黑，小便清长，形体消瘦，精神萎靡，面色萎黄或㿠白，神疲怕冷，心悸气短，舌质淡或淡紫，苔薄白或白腻，脉沉细或细弦无力。证属脾胃虚寒，痰湿凝结。治宜健脾益胃，温中散寒，化痰祛湿。

本型验案3则，辨证立法似同，但立方遣药略异。张老验案用香砂六君子汤加桂、附、荜澄茄等健脾益胃，温中散寒、止痛止呕除恶，加芪、归、仙鹤草益气补血止血、加藿香、威灵仙芳香化湿祛痰。治疗3个月，诸症皆瘥。沈氏验案用枳实理中汤加桂枝以健脾益胃、温中消痞止痛，加三七温中化瘀止血，加猪苓、茯苓、半夏、牡蛎利湿化痰软坚。服药半年，诸恙悉除。陈老验案用阳和汤温补散寒、和阳通滞以消寒痰，加芪、归益气补血扶正，另用断肠草灰以解毒抗癌。故阴散阳和，癌疾自瘳，已存活4年8个月，未见异常。

五、脾虚瘀热型（吴定言案1）

吞咽不畅，胃脘疼痛，腹胀纳差，肢倦乏力，舌质淡红苔黄腻，舌边有齿痕、瘀点，脉象弦数。证属脾虚不健，瘀热互结。治宜健脾养血，清热化瘀。药用党参、薏苡仁、淫羊藿、鸡血藤健脾益肾养血，白花蛇舌草、虎杖、胡黄连清热解毒、兼退虚热，急性子、丹参、桃仁、红花活血化瘀、软坚散结。坚持长期服药，其效颇显。

二十九、原发性肝癌

孙宜麟案

高占亭，男，38 岁，沈阳市沈河区制线厂工作。1979 年 3 月 15 日初诊。

[西医学检查] 1979 年 1 月沈阳医大附属一院放射性核素肝扫描示：肝左叶占位性病变；甲胎蛋白阳性；转肽酶 700 单位；肝超声波示：丛状波。诊断：肝癌。

[临床证候] 2 个月前发现右上腹部肿块，现腹胀满疼痛，纳呆食少，疲倦乏力，不欲活动，面色萎黄，舌质绛，有白苔，脉弦细略数。检肝大，右锁骨中线肋缘下 10cm，界下稍偏右 5cm，质硬不平。肝功能示：浓碘（++），麝香草酚浊度 18 单位，硫酸锌浊度 24 单位，谷丙转氨酶 1084 单位，黄疸指数 20 单位。血小板 $45 \times 10^9/L$。

[中医辨证与治法] 肝郁气滞，络脉瘀闭，发为癥积，郁而化火，横乘脾胃，运化失司。立疏肝理脾，清火解毒，祛瘀消导之法。

[方药]

1 方：半枝莲、生薏苡仁各 50g，丹参 40g，佛手、郁金、当归各 20g，鸡内金、大青叶、茵陈各 30g，甘草 15g。水煎服，每日 1 剂，3 煎服。

2 方：康复丸

马齿苋制剂浓缩为丸，每丸 10g，每次 1 丸，每天 3 次。

3 方：马齿苋注射液，2ml/支，每次 2 支，肌内注射，每天 1 次。

4 方：鲜独角莲根，剥去外薄皮捣烂，外敷肝肿块局部，每天换药 1 次。

5 方：强肝丸

当归、泽泻、板蓝根、白芍、郁金、党参、玉竹各 500g，丹参、黄芪、茵陈各 1000g、山楂、神曲、大艽、甘草各 400g。共为细末，炼蜜为丸，每丸 10g，每次 1 丸，每日 3 次。

[治疗经过及疗效]

1979 年 4 月 10 日二诊：前以 4 方同用，胃纳见增，肿块缩小，肝大于右锁骨中线肋缘下 7.0cm，界下稍偏右 3cm，质硬。右胁有时疼痛。继用前方观察。

5 月 4 日三诊：右胁有时微痛，胀闷减，肿块明显缩小，检肝大于右锁骨中线肋缘下 2.5cm，界下 3cm。但外敷独角莲后局部破溃流水。化验甲胎蛋白阴性，转肽酶 279 单位，谷丙转氨酶 40 单位以下。继用 1、2、3 方，停敷独角莲。

6月21日四诊：右胁疼痛已止，胃纳转佳，大便正常。检肝大于右胁下3cm，界下未触及。脉弦细不数。

7月17日五诊：右胁未痛，腹亦未胀，但咳嗽有黏痰，并出现鼻衄1次。内服1方加丹皮、杏仁各15g，白茅根50g，马兜铃20g，兼以清热凉血，止咳化痰。

9月19日六诊：病情较好，无明显症状。8月2日复查肝功能、谷丙转氨酶及黄疸指数均正常；甲胎蛋白（-）；转肽酶49单位。停汤剂及马齿苋注射液，康复丸与强肝丸交替服。

1980年4月24日七诊：右胁有时微痛，腹有时微胀，余无不适。检肝大于右胁下1cm，质较硬。甲胎蛋白（-）；转肽酶102单位；肝功能、谷丙转氨酶均正常范围；肝超声波为较密微小波。继用1、2、3方观察。

10月31日八诊：睡眠略差，余无明显症状。腹诊未触及肝大。停药观察。

痊愈。临床症状及肿块均消失。1982年6月2日随访，身体健康，已存活3年余。

张又良案1

朱某某，男，38岁，杭州某某厂工人。1980年3月10日初诊。

[西医学检查] 1979年12月杭州肿瘤医院AFP放射免疫测定示：250Ng/ml（此后由488上升为800）；甲胎蛋白琼脂对流免疫电泳：阳性；放射性核素扫描：肝占位性病变。诊断：肝癌。

[临床证候] 1979年末全厂职工健康普查时，发现肝区（右季肋下）深部有一包块，质硬，按之则痛，肝功能正常，但乳酸脱氢酶125单位，继确诊肝癌。厂医务室曾动员其手术治疗，未予同意，要求中医治疗，遂来诊。

面色黧黑，形容憔悴，体气恇怯，舌淡而胖，苔白厚，中有剥窝，干燥少津，脉弦数无力。按其右胁积聚如石，但主诉右胁胀痛不甚，偶有针刺感，中脘痞闷，胃纳一般，动辄自汗，渴不思饮，有时夜寐欠酣，眩晕乏力。素体健康，从事木工劳动，无烟酒嗜好，谈话中情绪并不悲观。

[中医辨证与治法] 痰浊阻滞，血瘀积聚，结毒成癌，气阴两虚。立疏肝理气，化痰降浊，解毒散结，益气养阴，扶正消坚之法。

[方药]

1方：半枝莲、半边莲、仙鹤草、白花蛇舌草各30g，丹参、三叶青、斑叶兰各15g，海藻、昆布各12g，炙鳖甲18g（先煎），糯稻根、菴蕳子各10g。水煎服，每日1剂。

2 方：党参、白花蛇舌草、仙鹤草各 30g，鲜石斛（先煎）、炙鳖甲（先煎）各 18g，北沙参、生麦芽、郁金、生白芍、虎杖各 15g，莪术 10g，生鸡内金 12g。水煎服，每日 1 剂。另三叶青 30g 研粉，每日分 3 次吞服。

3 方：大海马 6g（研吞），生黄芪、党参、楮实子、半枝莲、半边莲、白花蛇舌草各 30g，马鞭草、郁金、三叶青各 15g，炙鳖甲（先煎）、炙龟板（先煎）、鲜石斛（先煎）各 18g。水煎服，每日 1 剂。

[治疗经过及疗效] 服 1 方出入，一年半期间未停药，精神愉快，胁痛减轻，偶有拘急。复查，中间一度出现甲胎蛋白琼脂对流免疫电泳阴性，AFP 放射免疫测定 400Ng/ml。守方继进，兼顾养阴扶正，予以 2 方。

又服 2 方半年，症状体征已不明显，仍消瘦乏力，予益气固元，扶正祛邪为治，遂拟 3 方。

服 3 方半年后即停服汤药，近 1 年来，患者仅单独服用三叶青粉，并用当地农村验方，即干马兰头根一撮，每日煎汤代茶。目前证情稳定，肝区胀痛消失，眠食亦佳。

显效。临床症状消失，至 1983 年 8 月已存活 3 年 5 个月，健在。

张又良案 2

茹某某，男，60 岁，农民，住浙江省绍兴县解放公社桃源大队。1982 年 5 月 20 日初诊。

[西医学检查] 1982 年 5 月 12 日浙江省绍兴市某某医院肝功能 + 黄疸指数 + A/G 十 AFP 测定结果：黄疸指数低于 8 单位，TTT 低于 5 单位，ZnTT 18 单位，SGPT 75 单位；P 73g/L，A30.5g/L，G42.5g/L，A/G = 1/1.4；AFP（甲胎蛋白）弱阳性。

5 月 11 日该院肝脏 A 型超声波示：肝上界第 4 肋间（相对），肝剑下厚 7cm，长 8cm，肝肋下厚 4cm，长 4 ~ 5cm，脾肋下厚 0，肝波密集，略迟钝，小波可见丛波，出波推迟，略衰减，肝下界缘不整，侧位腹部探及 0.5 ~ 1cm 腹水液平。

6 月 19 日该院肝脏 B 型超声波示：B 型线阵实时显象：肝左叶厚 87mm，长约 100mm，右叶肋下长 79mm，厚 148mm；肝内光点分布极不均匀，血管走向不清，整个肝脏呈地图样改变，肝右叶后上段可见一个直径为 55mm 大小之增强光团，边界隐约可辨，内部光点尚均匀。脾脏不大，肠间可见 35mm 左右之液性暗区。胰腺显示尚清，内部光点尚均匀，腹后间隙增亮（32mm），胰腺上方及腹后间隙可见数个光点稀疏区。诊断：血吸虫病肝硬化合并肝脏占位性病变；腹后壁转移性病灶；少量腹水。

[临床证候] 右上腹部肿块伴疼痛 3 个月余，腹水 1 个月余。患者 1982

年2月起病，自觉右上腹部有一肿块，疼痛，伴发冷身热，当时治疗后，发冷身热已除，疼痛减轻而未再治疗。2个多月后，自觉肿块增大，上腹部及胸胁胀痛加剧，消瘦较快，并出现腹水，进而胸腹膨胀，胀痛难忍，并向肩背部放射，剧痛时冷汗淋漓，曾发生昏厥2次。经检查，诊断肝癌。除配给止痛片、维生素C、复合维生素B液、双氢克尿塞、氯化钾、氨苯喋啶外，余未作治疗，并告患者家属，此病无法治疗。回家后，患者因腹胀难忍，只要求退胀舒服点的愿望，经人介绍，前来求治。

形体消瘦，胸腹胀大，肝大；右上腹有一肿块如拳大，按之灼手，压痛，固定不移，质地坚硬，凹凸不平；胸胁及右上腹部胀痛难忍，疼痛剧烈时头冒冷汗；面色萎黄少华，巩膜微黄，肌肤甲错，且有低热，乏力，大便不通，小便短赤而量少，胃口不开，口舌干燥，但因腹胀难忍而不敢饮水。舌边见有瘀点，舌下静脉紫暗，苔黄腻中厚，脉弦细数而涩。平素嗜烟酒，患疟疾。

［中医辨证与治法］肝脾气滞血瘀，湿热瘀毒互结，水湿停滞不化，脉络瘀阻，湿遏热郁，日久癥积乃成。治宜先予清热利湿，疏肝解郁；再以行气活血化瘀软坚，消积止痛。

［方药］

1方：绵茵陈、茯苓各20g，生大黄、焦山栀、赤芍各12g，柴胡、青皮各8g，大腹皮10g，商陆9g，车前子、半枝莲各30g。水煎服，每日1剂。

2方：青皮6g，三棱、莪术、延胡索、当归、泽泻、赤芍各10g，炙鳖甲、茯苓各15g，川朴8g，半枝莲30g。水煎服，每日1剂。

3方：京三棱、莪术、延胡索、鸡内金各12g，石燕、半枝莲各30g，丹参、炙鳖甲、牡蛎各20g，当归15g，木香8g。水煎服，每日1剂。

［治疗经过及疗效］

二诊：服1方2剂后，大便得通，小便见利，腹胀见减，将大黄减为9g，续进2剂。

三诊：身热除，腹胀大减，疼痛减瘥，胃纳略增，予行气活血，消积止痛，嘱服2方。

四诊：自述服2方4剂后效果显著，故自将原方又服12剂，疼痛大减，肿块明显减小，腹胀已退，诸症好转。再以活血化瘀，软坚消积，予服3方。

嗣后，以3方加减出入，选用炮山甲、炒白芍、赤芍、枳壳、土鳖虫、五灵脂、川朴、大腹皮、泽泻、佛手片、茯苓、焦冬术等，又服40剂。继以八珍汤、地黄汤、人参养荣汤、补肝汤之类加减出入，调养善后。先后共服中药80余剂，肿块基本消散，腹水肿胀消除，疼痛已止，胃纳增加，体质基本恢复。

显效。临床症状消失，肿块消散，1983年12月10日登门随访，患者在田劳动，一切如常，感激不已，治后已存活1年半。

邓以林案

赵启发，男，21岁，湖北沔阳县彭场镇建筑公司工人。1974年11月2日初诊。门诊号：3014。

［西医学检查］1974年10月武汉某某肿瘤医院放射性核素肝扫描示：肝占位性病变；甲胎试验阳性。诊断：肝癌。

［临床证候］患者于1971年8月始觉脘腹不适，腹部经常疼痛，自服胃舒平片缓解。尔后形体渐瘦，疼痛延至右胁，且右胁及剑突下可扪及一巨块，按之坚硬疼痛。1974年10月出现全身黄疸、腹水。经检查确诊为肝癌，邀余诊治。

面色灰暗，形体消瘦，肌肤枯槁，中脘癥块隆突，大如覆盘，坚硬不移，按之痛剧，腹大如鼓，中下腹按之荡漾，身目皆黄，每日食量150g，小溲短黄，尿量480ml/24h，大便时结时溏，舌苔白厚，质暗，脉象涩滞。

［中医辨证与治法］气机不畅，血瘀积聚，脾不健运，土不制水，发为癖黄。立行气消瘀，软坚散结，健脾利水，解毒抗癌之法。

［方药］茵陈、白花蛇舌草、半枝莲、醋鳖甲各30g，茯苓、丹参各24g，白术、北条参、昆布、海藻各15g，当归、白芍、猪苓、泽泻、活蝼蛄、枳实各12g，土鳖虫、三棱、莪术、鸡内金各9g，陈皮6g。水煎服，每日1剂。

［治疗经过及疗效］服上方5剂后，纳食增加，脘腹胀痛较减，精神略振；连续服至1974年19月3日，共服30剂，脘腹癖明显缩小，凹凸不平征象难以扪及，纳食由每日160g增至600g，腹水消退，诸症显好，并能骑自行车行路。然气滞瘀结，痼疾难拔，邪实正虚，续予上方加黄芪30g，15剂碾粉，黍米粥合丸，每次9g，日3次，蜂蜜水下，以资巩固。

显效。临床症状消失，肿块显著缩小。1975年3月底武汉某某肿瘤医院放射性核素肝扫描示：肝硬变；甲胎试验：阴性。1975年10月起恢复工作，存活6年后，1980年11月，因患感冒，自服APC、非那根糖浆，于夜间暴亡。

【按语】本例肝癌，腹部癥块巨大，坚硬不移，缘于气机不畅，血瘀积聚中焦，瘀毒内陷肝脏脉道，故患者早有癥积存在。而癥积之凝成，更使脾胃健运失职，土不制水，水饮停聚，形成水臌。瘀毒内攻，水热逼蒸，因而出现黄疸。《诸病源侯论》描述“气水饮停滞，结聚成癥；因热气相搏，则郁蒸不散，故胁下满痛而发黄，名曰癖黄”之机制，颇为合拍，病势迭驱险途，邪实正虚，乃攻补兼施而奏效。

林宗广案1

顾某某，男，54岁。1975年12月11日初诊，门诊号，73866。

［西医学检查］1975年10月上海市纺织工业局第二医院防癌普查：AFP血凝法1:1000阳性，琼脂扩散法阳性，对流免疫电泳法阳性。

1975年12月该院超声波检查丛状波（+）；同位素肝扫描右叶占位性病变；γ-谷氨酰转肽酶24单位（正常<6单位）；AFP血凝法（++++），琼脂扩散法（+），对流免疫电泳法（+）。诊断：原发性肝癌，单纯型，Ⅱ期。

［临床证候］患者嗜酒30余年，1974年5月曾有肝功能异常史。1975年6月起，自感肝区疼痛，口苦乏力纳差。肝功能检查：TTT 10单位，TFT（++），经休息治疗1个月后，肝功能恢复正常，但症状依然。现形体消瘦，面色晦暗，小溲黄赤，肝肋下4cm，剑突下7cm，质硬，结节感（+），触痛（+）。舌苔黄腻，舌边有瘀斑，脉弦滑。

［中医辨证与治法］肝胆湿热，气滞瘀阻。立清化湿热，祛瘀理气之法。

［方药］

1方：清化抗癌汤：茵陈12g，山栀、三棱、莪术、山甲、广郁金、炒枳壳各9g，生牡蛎、半枝莲、七叶一枝花、白花蛇舌草各30g，露蜂房15g。水煎服，每日1剂。

2方：抗癌新注射液（本院自制）：内含夏枯草、白花蛇舌草、半枝莲、丹参、血见愁各等量，每支2ml，含生药4g。每日或隔日注入两侧阳陵泉穴，每穴1ml，一般注射3~4周为1个疗程，间歇1~3周继续使用。

［治疗经过及疗效］服1方治疗1个月后，胃纳改善，诸症减轻，但AFP仍阳性，定量大于2000mμg/ml（正常<30mμg/ml）。乃加用2方，病情日趋改善。治疗后5个月，AFP对流免疫电泳法阴性，定量下降至280mμg/ml，放射性核素肝扫描右叶占位性病变消失，随之超声波丛状波消失。至1978年8月无明显不适，肝肋下3cm，剑突下3.5cm，中等硬度，体重增加，AFP对流免疫电泳法阴性，定量140mμg/ml，仍在继续治疗中。

临床治愈。临床症状消失，各项检查指标显著好转，部分指标转阴，至1980年8月已存活4年9个月，此后失治。

林宗广案2

李某，男，56岁。1972年11月6日入院，住院号：1141184。

［西医学检查］1970 年 8 月上海市纺织工业局第二医院同位素肝扫描：肝右叶占位性病变。同年 10 月该院甲胎蛋白（AFP）对流免疫电泳法阳性。

1972 年 11 月 6 日临床检查：肝上界第五肋间，肋下 15cm，剑突下 21cm，质坚硬，压痛（+），肝区表面可触及结节，大者 2cm × 2cm；脾肋下 4.5cm，质硬，腹水征（-）；肝功能示：白、球蛋白比值为 0.78/1，蛋白电泳：清蛋白 40.54%，γ 球蛋白 34.13%；血沉 130mm/h；LDH 950 单位；AKP 及 LDH 同功酶（+）；AFP 对流免疫电泳法（-）；超声波检测肝脏束状波（+）；胸部 X 线透视右膈抬高，并见二个弧形抬起，运动受限。诊断：原发性肝癌，硬化型，Ⅲ期。

［临床证候］患者于 1970 年 8 月因肝区痛、乏力、食欲减退、怕冷、消瘦、肝脾大，检查确诊肝癌。患病后应用活血、清热解毒、健脾等中药及 5 - Fu 静脉注入等治疗，病情一度稳定，后因肝脏进行性肿大，病情进展而入院。

形寒肢冷，神倦消瘦，面色萎黄，肝脾大疼痛，纳差乏力，脘腹作胀，饭后尤甚，小便清长，苔薄黄腻，质淡红，脉细软。

［中医辨证与治法］脾肾阳虚，瘀热交阻。立温补脾肾，佐以活血清热之法。

［方药］

内服方：制附子、党参、白术、白芍、茯苓、广郁金、炮山甲各 9g，生牡蛎、白花蛇舌草、藤梨根各 30g。水煎服，每日 1 剂。

外用方：三棱、莪术、山甲、胆南星、昆布、七叶一枝花、海浮石各等量，研粉，用温水调成糊状，外敷肝区，每日 1 次。

［治疗经过及疗效］上述方法治疗 1 个月后，自觉症状开始改善，胃纳增加，肝区疼痛消失，但肝脏大小如前。为了加强攻击癌灶，乃于入院 4 个月后每日加 5 - Fu 250mg，静脉滴注 7 次，继用 250mg，隔日静脉滴注 4 次，总剂量用至 2.75g 时，出现较明显恶心、胃纳减退、神疲乏力，继则卧床不起等副反应，乃改为 250mg 静脉滴注，一周 2 次，患者仍不能适应，同时肝脏迅速增大，肋下 17cm，剑突下 24cm，二侧乳房女性化，白、球蛋白比值由 0.78/1→0.46/1。于是停用 5 - Fu，专以中医中药治疗。

据上见症，结合脉细，舌苔薄白，为正虚（脾肾重损）邪陷，胃失和降，急拟扶正祛邪，和胃降逆，原内服方去广郁金、炮山甲、白花蛇舌草，加当归、制半夏、丹参各 9g，橘皮 6g，水煎服之。继敷外用方，以活血软坚。并用丙酸睾丸酮 25mg，隔日肌内注射。1 周后，诸症迅速改善，体力又渐回复，可下床活动，胃纳增加，2 个月后乳房发育女性化明显好转，病情缓解达 1 年 2 个月之久。

显效。治后生存 3 年 5 月余，于 1974 年 1 月 13 日因肝破裂出血而死亡。

【按语】本案与上案均确诊为原发性肝癌，但证型不同，治法亦异。本案病程长，邪气久羁，脾胃受损，不能运化水谷，则纳差腹胀，饭后胀甚；脾主四肢肌肉，脾虚则四肢肌肉失养而神倦消瘦，面色萎黄；脾虚及肾，阳气衰微，则形寒肢令，小溲清长，脉象细软；肾阳衰微，不能温养脾土，脾运更损，则湿浊不化，壅而化热，湿热内阻，则苔黄腻，纳差乏力更甚。按八纲辨证，以虚为主，虚中挟实，故用制附子、党参、白术、茯苓等温补脾肾，佐以白花蛇舌草、藤梨根清热化湿。上案顾某，乃湿热为患，壅结于肝胆，胆液外泄则口苦尿赤，犯胃则纳差乏力，苔黄腻，脉弦滑为肝胆湿热之征，按八纲辨证属实，应着重祛邪攻实，故用茵陈、山栀、半枝莲、白花蛇舌草、露蜂房、七叶一枝花等以清热化湿。并用抗癌新针剂阳陵泉穴位注射，阳陵泉穴为足少阳胆经输穴，足少阳胆经属胆络肝，抗癌新针剂注入该穴，可借经络的传导，有效地作用于肝脏，以冀抗癌攻邪，利尿止血。然两案均有肝脏肿大疼痛之症，乃气机郁滞，瘀血内停所致，故均用三棱、莪术、山甲、广郁金、枳壳等以理气、祛瘀、软坚（本案着重外敷肝区）。同病异治，异中有同，各取得显著的近期疗效。

林宗广案3

赵某某，女，61岁，1974年8月9日初诊。

［西医学检查］体征：肝上界第五肋间，锁骨中线肋下5cm，腋前线肋下7cm，剑突下7.5cm，质硬，表面不光滑，脾未触及，腹水征（－），心肺（－）。肝功能检验：谷丙转氨酶45单位，TTF、TFT、黄疸指数、胆红质、凝血酶元时间均正常，白、球蛋白比值为1.4/1。胆固醇6.9～6.5mmol/L，甘油三酯2.56mmol/L，γ－谷胺酰转肽酶56.4单位，碱性磷酸酶22金氏单位，血清碱性磷酸酶和乳酸脱氢酶同功酶阳性，AFP血凝法1∶10阳性。超声波检查示：肝肋下5cm，剑突下7.5cm，丛状波。放射性核素肝扫描示：右叶占位性病变。诊断：原发性肝癌（单纯型，Ⅱ期）。

［临床证候］1974年4月底始觉肝区疼痛，纳食减少，下肢酸软，全身乏力。约一个半月后肝区胀痛加剧，食后上腹胀，并伴上肢胀痛。

［中医辨证与治法］初为热毒内阻、气郁瘀滞、脾失健运；中期气血亏损，瘀血积聚；后期并见肝脾两虚。治宜初期运用清热解毒、理气活血、健脾消导治法。继以益气健脾，活血化瘀为法，终用调补肝脾为主，佐以活血化瘀法。

［方药］

初期：七叶一枝花、白花蛇舌草、半枝莲、柴胡、石见穿、广郁金、徐长卿、三棱、莪术、丹参、桃仁、建曲、炒谷芽、炒麦芽为主随症加减。

中期：补中益气汤合化积丸：党参、白术、炙黄芪、茯苓、砂仁、广木香、炙柴胡、炙升麻、当归、三棱、莪术、五灵脂、桃仁、海浮石、广郁金、生牡蛎、白花蛇舌草、建曲、炒谷芽等加减。同时注射“抗癌新”注射液（内含夏枯草、半枝莲、半边莲、白花蛇舌草、丹参、血见愁）2ml 分别注入双侧阳陵泉穴，隔日一次。

后期：归芍六君子汤加减：当归、白芍、制首乌、鸡血藤、丹参、党参、炒白术、茯苓、广郁金、红花、刘寄奴、石见穿、建曲、炙甘草等。

[治疗经过及疗效] 经初期一个多月的治疗后，肝区肿胀基本消失，腹胀明显减轻，体力渐复，可起床活动，AFP 转阴，证情示肝气已得疏泄，热毒削弱。继经中期方药施治后，病情日趋好转，自觉症状明显改善，肝脏质地较前转软。其间因并发上呼吸道炎、尿路感染分别以银翘散、八正散加减，配合西药，行急则治标法，并继续抗癌治疗。治疗 4 个多月后，肝由肋下 5cm 回缩到 4cm，剑突下 7.5cm 回缩到 5cm，质地转为中度硬，表面由不光滑变为光滑。最后据临证有肝脾两虚现象，以上述后期所用方药调治 2 个月余，使自觉症状消失，体力恢复，肝脏继续回缩。经同位素肝扫描发现，原右叶占位病变消失，酶学、超声波等检查恢复正常，AFP 阴性。于 1975 年 3 月 26 日痊愈出院。

段凤舞案 1

白淑英，女，57 岁。1980 年 3 月 25 日初诊，病历号：034453。

[西医学检查] 1980 年 9 月北京医院甲胎蛋白阳性；火箭电泳：21250ng/ml；超声波示：肝内有一肿物约 3cm × 3cm 大小。诊断：原发性肝癌。

[临床证候] 患者 10 年前发现脾大，8 年前又发现肝大，今年 2 个月右上腹出现肿块，确诊原发性肝癌。因其甲状腺功能亢进，白细胞及血小板减少，不能手术，转至我院中医中药治疗。

肝区不适，但无明显疼痛，形体消瘦，精神较差，口苦，食欲不振，夜寐不安，二便如常。肝大，剑突下约 8cm，质硬，表面未触及结节，压痛不明显，无腹水征。舌质红，苔黄，根部稍腻，脉弦。实验室检查示：TTT51 单位，SGPT 132 单位，血白细胞 $2.7 \times 10^9/L$，血小板 $68 \times 10^9/L$。

[中医辨证与治法] 肝气郁滞，湿热中阻。立疏肝健脾，解毒散结之法。

[方药]

1 方：党参、生山药、天冬、麦冬、川朴、莪术、三棱、赤芍、白芍各

10g，生赭石、花粉、鳖甲、丹参、紫草、夏枯草各15g，金钱草、女贞子、虎杖、半枝莲、龙葵、白英、蛇莓、猪苓各30g，八月札12g。水煎服，每日1剂。

2方：人工牛黄15g，麝香、雄黄各10g，乳没各165g，三七粉30g。共为细末，米糊为丸如绿豆大小，早晚各服1.5g。

3方：瓜蒌、赭石、鳖甲、夏枯草、公英、石斛、芦根各15g，清半夏、郁金、柴胡、八月札、川朴、莱菔子各10g，黄连7g，水红花子、金钱草各30g，焦三仙各9g。水煎服，每日1剂。

[治疗经过及疗效]

1980年4月7日二诊：前进1、2方后，口苦除，夜寐转安，感背部不适，脉细弦，苔黄腻。略有转机，仍守前法，去紫草，加水红花子、白茅根各30g，公英15g，再进。

5月4日三诊：肝区胀较前减轻，时有心慌，余症稳定，舌脉同前，守方加石斛30g，继服。

9月26日四诊：精神好转，体力增强，食欲增加。查巨噬细胞吞噬功能亦有所提高，吞噬率由34%上升至45%，吞噬指数由0.45上升至0.81。但肝脏较前略有增大，约在剑突下8.5cm，表面有结节，质硬，无腹水。苔黄脉细。上方去赤芍、加明矾10g，泽泻15g，焦三仙各12g。诸药共为粗末，每日45g煎服。

1981年2月19日五诊：服上药后证情一直稳定，其间火箭电泳值下降至800ng/ml，肝亦未见增大。日前因感冒致病情加重，低热咳嗽（T 37.5℃），胸腹胀满疼痛，呃逆频作，肝区疼痛，肝剑突下11cm，质硬，压痛明显。舌苔黄，脉弦。

有效。临床症状曾一度明显好转，治后存活近1年，但因感冒致病情恶化，于1981年2月21日因上消化道出血抢救无效死亡。

段凤舞案2

冯秋成，男，58岁，北京安装公司干部。1983年2月18日初诊，病历号：130945。

[西医学检查] 1983年1月北京医学院第一附属医院检查：放射性核素肝扫描示：肝内占位性病变；转肽酶>52单位；火箭电泳< 25ng/ml；胎甲球血凝试验阴性；上消化道钡剂造影发现“胃窦部及胃体小弯侧可见直径约10cm之外压性改变”。诊断：原发性肝癌。

[临床证候] 右上腹肿块月余，伴形体消瘦，纳谷不香，检查确诊为原发性肝癌，未经其他治疗而来门诊。近日胸憋气短，胁肋胀满，腹胀如鼓，

餐后更著，食欲不振，尿少且黄。检肝右肋下12cm，剑突下14cm，质硬，压痛不明显，腹水征（+++），双下肢轻度浮肿，舌苔黄，脉弦细。

［中医辨证与治法］肝气郁滞，病及脾土，运化无力，水湿内停，久郁化热，积而成聚。立健脾益气，柔肝活血，清利湿热，软坚散积之法。

［方药］生赭培气汤加减：生赭石、太子参、麦门冬、生鳖甲、紫丹参、蒲公英各15g，生山药12g，八月札、杭白芍、仙灵脾、白术、焦三仙各10g，猪苓片、龙葵、白茅根各30g，三七粉3g（分冲）。水煎服，每日1剂。

［治疗经过及疗效］

1983年3月1日二诊：服药后精神好转，腹胀减轻，腹水减少。上方加葶苈子15g，桑白皮10g，大枣5枚，以通利肺气，增行水之功。

4月8日三诊：近日咳嗽，痰带血丝，肝区疼痛，苔黄脉弦细。上方加片姜黄10g，延胡索7g，以冀理气活血止痛。

7月8日四诊：痰血已止，腹胀更减，腹水减少较为明显，肝亦有所缩小，剑下12cm，肝区疼痛稍有减轻。上方去片姜黄、延胡索，加川朴、莪术各10g，茵陈30g，继服。

8月10日五诊：精神更佳，食欲亦增，腹胀显减，腹水显少，肝已缩小至剑下9cm。舌苔薄黄，脉弦细，守上方继服。

9月16日六诊：病情稳定，肝缩小至剑下7cm，舌尖红苔薄黄，脉弦细。上方去仙灵脾、桑白皮，加生黄芪、枸杞子各30g，柴胡6g，夏枯草15g，以增益气养肝，疏理气机为治。

12月6日七诊：病情稳定，肝大如前，腹水无增减，纳可，舌苔薄黄，脉弦细。上方去柴胡，加莲子10g，生薏苡仁30g，以增健脾渗利之功，间断服药缓图。

有效。临床症状显著好转，治后至1984年2月已存活1年。

张志坚案

张文娟，女，33岁，江苏省江阴县璜土公社园艺场农民，1979年8月18日初诊，门诊号：17284。

［西医学检查］1978年8月常州某某医院肝功能示：黄疸指数18单位，碱性磷酸酶35单位；肝超声波示：波形迟钝，有束状波；肝同位素扫描示：肝右叶2cm×4cm占位性病变；AFP测定：血凝法阳性。诊断：原发性肝癌。

［临床证候］患者去年冬季培育蘑菇时，不慎擦伤左颈，局部奇痒难忍，皮肤科诊为真菌感染。服灰黄霉素200片，颈痒虽止，但相继出现脘

痞、纳减、右胁疼痛等症，经多种检查，确诊肝癌。患者慑于化疗，乃选择中医药治疗。

容色苍暗，巩膜微黄，神疲乏力，低热起伏（T 37.4℃ ~37.8℃），右胁作胀疼痛，脘痞不思纳谷，经行量少色暗，足肿，便溏，小溲黄赤，舌红边有紫斑，苔薄腻而黄，脉沉细弦。肝剑突下6cm，右锁骨中线肋下4cm，质硬，边缘不齐，且可触及少数硬结。

[中医辨证与治法] 药毒克伐肝体，肝失疏泄，气滞络瘀，正气暗耗，脾失健运，发为癥积。立健脾益气，养血柔肝，活血解毒，软坚散积之法。

[方药]

1方：太子参15g，生白术、茯苓、陈皮、制半夏、香谷芽各10g，生甘草3g，炒当归、生赤芍、生白芍各9g，白花蛇舌草30g。水煎服，每日1剂。

2方：潞党参、生于术、茯苓、绵茵陈各15g，陈皮、六神曲、细生地各10g，炙甘草、煨姜各3g，生白芍、炒当归各9g，鸡内金6g，桂枝5g，白花蛇舌草30g。水煎服，每日1剂。

3方：八月札、生麦芽各15g，柴胡、广郁金、太子参、炒当归、青蒿各9g，紫丹参、制莪术、山慈菇各10g，生牡蛎（先煎）、白毛藤、石打穿各30g，炙甘草3g。水煎服，每日1剂。

4方：潞党参、生黄芪、炙鳖甲（先煎）、生薏苡仁各15g，炒当归、炒白芍、生白术、柴胡、陈皮、茯苓各10g，鸡内金、炙甘草各5g，白花蛇舌草30g。水煎服，每日1剂。

[治疗经过及疗效]

二诊：服1方健运补气之剂7剂后，虽略有饥意，但内热舌红，乃阴液已伤；便溏、跗肿、目黄、苔腻，是中焦阳气淹窒，不能疏运湿浊。姑择其养而不燥，润而不腻者投之，培脾扶正，温清兼用，改用2方，继进7剂。

三诊：脘痞见松，纳谷渐香，大便转稠，足肿已减过半。脾得健运之令，胃有醒豁之权。奈毒瘀固着肝脏，木气弱而不达，所以胁痛、身热如故。法拟理气化瘀，解毒散结，予服3方7剂，以观动静。

四诊：经行量多夹瘀，舌上瘀斑变淡，胁痛轻，内热减，恙势进入顺境。唯肝脾久伤，气血已损，非攻伐急切所能奏效。以拟养风木以助生长之气，培中土以护健运之本，继服4方7剂。

药后精神、食欲明显好转，乃以4方和3方交替出入，每半月轮换一次，守法随证施治3个月余，热清、痛止、黄退，诸症消失。复查肝脏右锁骨中线肋下1.5cm，剑突下3cm，质地稍软，遂停药观察。

显效。临床症状消失，肿块显著缩小。AFP测定：血凝法阴性，肝功能正常，肝超声波偶见微波。1983年11月随访，面色丰腴，体力复常，肝大如上，质地转软，表面硬结未触及，至1983年11月已存活4年余。

【按语】本案乃药毒损伤肝脏致癌，木病乘土，中气受戕，气血亏虚，虚处便是邪薮，以致气结、湿阻、血瘀、毒聚。《医宗必读·积聚》篇谓："积之成也，正气不足，而后邪气踞之。"斯时若不力挽式微之中土，则五脏何所依，肝木岂能荣？治宗仲景旨义，木病乘土，当先实脾。故本案始末，均从保元建中，养血柔肝，抑木培土，佐以攻毒入手，处方时一直把握两点：①适事为度，不使太过；②攻中寓养，补中寓疏。因为邪势不尽，纯补反而助纣；肝脾已亏，纯攻必更伤正。因此，或攻或补，攻补交替，扶正祛邪，则正足邪自去矣。

许国华案1

金莲莲，女，33岁，温州市城南小学教师。1965年11月16初诊。

［西医学检查］1965年11月16日上海瑞金医院肝超声波印象：肝硬化；肝癌。该院同位素^{198}Au肝扫描示：肝脏扫描图显影清晰，肝位置向下向左移位，边缘清楚，外形极不规则；右叶顶部有10cm×10cm大小之放射性缺损区域，下叶下部代偿性增大，并与脾扫描影相连；肝上界在第5肋间，下界在锁骨中线肋缘下0.5cm，剑突下10.5cm。脾扫影巨大，右侧与肝左侧相连，下缘在锁骨中线肋下8cm，面积$17\times7cm^2$。印象：肝右叶顶部占位性病变，肝癌不能排除；脾功能亢进。肝右叶顶部缺损区肝穿刺活检：肝癌。（上海瑞金医院病历号：190303）

［临床证候］患者左上腹发现痞块5年，右上腹发现肿块且迅速增大约3个月，伴黑便呕血，肝区疼痛，经上海瑞金医院确诊肝癌，于1966年11月16日求余诊治。

形体消瘦，面色苍白，精神萎靡，体怠无力，嗜卧懒动，夜寐不安，头目昏晕，颜面虚浮，白睛青暗，肌肤甲错，纳谷极差，停经4个月余。舌淡，苔薄黄中剥，脉弦细而数。扪肝肋下8cm，质较硬，表面高低不平，有压痛；脾肋下8cm，质中等，压痛不明显。实验室检血红细胞$2.69\times10^{12}/L$，血红蛋白78g/L，白细胞$3.0\times10^{9}/L$，血小板$76\times10^{9}/L$，肝功能及尿常规正常。

［中医辨证与治法］心脾久伤，气血耗损，肝气郁结，气阻血瘀，经隧阻滞，癥积乃成。立疏肝解郁，健脾补中，调气和血，化瘀消癥之法。

［方药］

1方：柴胡、炙甘草各4.5g，鳖甲12g，白芍、丹参、党参、酸枣仁各9g，香附、白术各6g。水煎服，每日1剂，另：大黄䗪虫丸4.5g，每日分2

次服。

2方：太子参、茯苓、白芍、丹参各9g，白术、香附各6g，川芎、砂仁各3g，当归、陈皮、大黄䗪虫丸（吞）各4.5g。水煎服，每日1剂。

［治疗经过及疗效］服1方20剂，诸症有所改善，精神逐渐好转，脐腹钝痛，肠鸣，大便溏薄，日2、3次，苔脉如前，遂拟2方，加强健脾补中。

又服2方20剂，精神体力转佳，面容改善，白睛由青转淡，食欲亦增，体重增4kg，肝脾显著缩小，无痛觉，检肝肋下1.5cm，质硬，压痛不著，脾肋下7.5cm，质硬。2方去陈皮，加肉桂1.5g，木香3g，神曲6g，水煎服之。

再服25剂，胃脘舒适，食欲良好，腹胀减轻，大便转正，舌质红，苔薄，脉缓有神。上方去木香、神曲，加沉香曲6g，继服至1966年5月。

痊愈。临床症状消除，肿块消失，精神体力日趋正常。1966年5月肝超声波复查示：肝肋下0.5～1cm，肝波前端密集中小波，偶见复波，未见典型之癌波。同年7月恢复教学工作。1968年因"脾亢"去上海瑞金医院行脾摘除术，术中作肝组织活体复查，癌细胞未见。但1973年2月，又自觉肝区隐痛，肝脏肿大肋下3cm，去上海瑞金医院复查，甲种胎儿球蛋白试验阳性，诊断为肝癌复发，经3个月中西医结合治疗，无明显变化，遂回温州，仍用原法治疗6个月余（未服大黄䗪虫丸），至11月突感肝区剧痛，急送上海抢救无效死亡，治后存活9年1个月。

许国华案2

李达杰，男，43岁，农民。住浙江省温州市郊笔桥区。1965年10月6日初诊。

［西医学检查］1965年9月温州市医院肝活体穿刺检查，抽出腐渣样坏死组织，病理查见癌细胞。诊断：原发性肝癌。

［临床证候］患者1965年7月起中上腹偏右隐痛，伴大便溏泄。2周后腹痛增剧，向右肩放射，大汗淋漓，呻吟蜷缩，无恶寒发热、呕恶、黄疸等，二便无殊，形体肥胖，面部及体表蜘蛛痣满布，肝肋下1.5cm，压痛明显，腹无移动性浊音，未触及肿大淋巴结。实验室检查：血红细胞$4.82\times10^{12}/L$，白细胞$7.8\times10^{9}/L$，血红蛋白130g/L，血小板$260\times10^{9}/L$；凝血时间30秒，出血时间30秒；血沉32mm/h；黄疸指数4单位，凡登白间接试验（±），高田氏试验（+），碱性磷酸酶26单位，谷丙转氨酶60单位。于1965年10月6日求余诊治。

面色晦暗，困倦无力，食欲极差，肝区胀痛，质硬压痛，大便溏薄，舌淡，苔黄滑，脉弦细。

［中医辨证与治法］脾失健运，气滞血瘀，癥积内聚。立健脾和中，调气活血，化瘀消癥之法。

［方药］

1方：青皮、川连各3g，香附、郁金、白术各6g，丹参、党参、白芍各9g，当归4.5g，鳖甲12g，大黄䗪虫丸9g（吞）。水煎服，每日1剂。

2方：川芎、砂仁各3g，白术、当归、神曲各6g，白芍、党参、茯苓、香附各9g，丹参、鳖甲各12g，大黄䗪虫丸9g（吞）。水煎服，每日1剂。

［治疗经过及疗效］服1方5剂，肝区疼痛显减，压痛亦不明显，纳增，大便溏，转用2方治之。继续服药40余剂，肝区疼痛已瘥，纳谷大增，大便正常，食后稍感饱闷，蜘蛛痣除胸前可隐约找到一颗外，余均消退，11月中旬出院。

显效。临床症状消失，能做轻农活。治后存活2年7个月，于1968年4月因劳累复发，病情急剧恶化，治疗无效死亡。

许国华案3

余某，女，59岁，退休工人，住温州市永东路。1974年9月20日初诊。

［西医学检查］1974年8月温州市工农兵医院肿瘤科诊断：结肠肝曲处肿瘤。上海某某医院超声波示：肝区右半占位性病变；甲种胎儿球蛋白（+）；同功酶（+）；放射性核素肝扫描示：肝大叶外侧及下方见有放射性迹点，分布有稀疏区，剑突下区见放射性分布缺损，肿块不排除来自肝，占位性病变可疑。诊断：原发性肝癌。

［临床证候］半年来食欲不振，逐日消瘦，至1974年8月，右上腹疼痛，可触及5cm×4cm肿块，质软，移动性差，伴大便暗红色，确诊肝癌，1974年9月20日来我处诊治。

精神疲软，形体消瘦，面色苍白，右上腹疼痛，压痛明显，大便溏，色如酱，隐血（+++），纳谷减退，舌苔薄黄，脉弦细数。

［中医辨证与治法］气滞血瘀，癥积内结，化热酿毒，迫血离经。立清热解毒，化瘀消癥，健脾养血之法。

［方药］

1方：石见穿、八月札、半枝莲、赤小豆各15g，猕猴桃、白花蛇舌草各30g，赤芍9g，当归6g，失笑散18g。水煎服，每日1剂。

2方：太子参、红藤、生地榆、仙鹤草、血见愁、赤小豆各15g，白术、白芍各9g，当归6g，丹参、八月札各12g，失笑散18g。水煎服，每日1剂。

3方：川芎、炮姜各4.5g，当归、白芍、茯苓、白术、香附、黄明胶（烊冲）各9g，丹参、鳖甲、失笑散各12g，太子参、郁金各15g，大黄䗪虫丸4.5g（分吞）。水煎服，每日1剂。

4方：柴胡6g，川芎、炮姜各4.5g，当归、白芍、枸杞子、茯苓、白术、香附、阿胶（烊冲）各9g，丹参、失笑散各12g，太子参15g，仙鹤草30g。水煎服，每日1剂。

[治疗经过及疗效] 服1方20余剂，右上腹疼痛明显减轻，大便隐血（+），脉舌如前，守法易服2方。又服30剂，右上腹疼痛日瘥，大便色棕黄，精神体力转佳，转用健脾和中，祛瘀消癥合法，改服3方。再服20余剂，除右上腹偶感隐痛外，精神、体力、食欲均恢复正常，能操持家务，舌苔薄白，脉缓，调以4方，以资巩固。

痊愈。临床症状消失，能从事家务劳动，治后至1984年已存活9年余健在。

林芹璧案1

智西安，男，46岁，洛阳铁路工务段偃师工区工人。1971年6月17日初诊。

[西医学检查] 1972年11月30日郑州铁路局医院放射性核素198金肝扫描示：肝右叶外缘缺如，肝脏内放射性分布大块缺如，肝脏左侧及左下部出现放射性，剑突下7.0cm，右锁骨中线肋缘下5.5cm。印象：原发性右叶肝癌。

[临床证候] 右上腹部长一硬块，迅速长大，持续疼痛2个月余，劳动后加重，入夜尤甚。恶心欲吐不得，不思饮食，咽干口苦，周身乏力，后脑刺痛阵作难忍，头晕目眩，身体明显消瘦。确诊为晚期原发性右叶肝癌。曾给静脉注射环磷酰胺及肌内注射201针，口服白花蛇舌草、半枝莲等月余，病情进展，遂来我校中医门诊治疗。

面色青灰，红络满布，舌质红绛发紫，苔薄黄而干，脉细弦数。右上腹部癥块膨隆，超出肋面3cm，肝上界第3肋间，下界平脐，左右二叶边界不清，边缘极不规则，肿块高低不平，结节大如拳头，小如核桃，坚硬如石，推之不移，压痛明显。脾脏肋下3cm。10个指甲条纹极粗糙，高超不平，8个指甲与甲床完全分离，色呈紫暗。

[中医辨证与治法] 肝肾阴亏，热毒蕴结，水不涵木。立滋肾柔肝，清热解毒，兼以活血化瘀之法。

[方药]

内服方：北沙参、赤芍、白芍、制首乌、炙鳖甲、生牡蛎、丹参各

30g，全当归6g，枸杞子、漏芦各12g，瓦楞子25g，天花粉、夏枯草各20g，天冬、麦冬、金银花、焦三仙各15g，三棱、莪术各10g，女贞子24g，田三七3g（研末冲）。每日1剂，水煎3次混匀，分3次口服。

外用方：王不留行150g，生牡蛎120g，蝎虎、蜈蚣各10条，蟾蜍10个，桃叶5kg，煎膏外敷肿块处，每日或隔日换药1次。

其他疗法：噻替派10mg加50%葡萄糖40ml，静脉注射，每日1次，连用5天后，隔日1次，共注射30次为1个疗程。并加服维生素C及多种维生素。

[治疗经过及疗效] 经上方药治疗后，自觉症状明显减轻，肝区疼痛消失，开始思食。内服中药30余剂时，肿块结节开始变软缩小，原超出肋面上之肿块低于肋下。

但在治疗过程中，病情极不稳定，变化多端，时而犯胃，时而犯肺，阴阳寒热也转化不定。例如，在1971年9月7日，初病时的症状复作，大便极不通畅，心烦焦急不安，肿块又高出肋面，而且锁骨上出现核桃大淋巴结1个，表面极不光滑，质硬不活动，舌又绛紫，脉弦滑数，急以清热解毒，逐瘀攻下，用大承气汤加减数剂，药后泻出大量黑色黏状物10余次，自泻下后，肝区疼痛等减轻，上腹肿块又缩小，低于肋面下，左锁骨上淋巴结消失，转危为安，继服前方。

1973年3月来诊，晨起恶心，口腻喜热，晚饭后腹胀，便溏次频，舌紫滑，脉沉细，肿块又高隆超出肋面，超声波由原丛状波，迟钝，而变为弥漫性高波，并开始出现多个液平反射，囊腔约3～5cm，考虑系肝细胞坏死液化所致。急以温阳散寒，通滞消癥，用阳和汤加减，药后诸症消失，肿块又缩小低于肋面以下，10指甲逐渐恢复正常，后以调理脾胃，消癥化瘀之法配成丸药，继续服用，直至1974年7月因自觉无任何不适感而要求停止服药，开始上班。

显效。临床症状消失，肿瘤变软缩小2/3，前后共经6次放射性核素扫描均为肝脏占位性病变。1977年11月21日第132医院放射性核素^{198}Au肝扫描示（检查号：118）：肝脏位置正常，形态失常，肝左叶增大，肝内放射性分布不均匀，肝右叶呈大片放射性缺损区，脾脏明显大。与1972年11月30日扫描比较，缺损区缩小约2/3。意见：肝右叶占位性病变。1983年12月随访，身体健康，退休后一直在砖瓦厂劳动，生存至今已12年余。

林芹壁案2

秦致远，男，51岁，洛阳义马煤矿矿长，1980年4月15日初诊。

[西医学检查] 1980年3月16日第132医院A型超声波示：密丛微波，

提示肝癌。3月18日该院放射性核素[198]金肝扫描示（检查号：388），肝脏位置下移，形态尚可，右叶体积缩小，左叶代偿性增大，肝内示踪剂分布不均匀，右下叶内缘呈放射性缺损区，左叶内侧缘呈放射性稀疏区，脾脏未显影。意见：肝右叶占位性病变。同日该院甲胎琼脂扩散法测定：阳性。1980年4月15月该院甲胎琼脂扩散法测定：阳性。碱性磷酸酶正常（14.3卜氏单位）。西医诊断：肝右叶原发性肝癌，单纯型，Ⅱ期。

［临床证候］肝区剧痛1个月，痛呈持续性，活动手臂或深呼吸或左侧睡卧时疼痛加剧，脊背及肩胛间区呈烧灼样痛，用手按压肝区稍能减轻，每天痛至下半夜3点以后才能稍眠片刻。

脸面发烧，红缕满布，眉间及唇周发青，精神抑郁，头晕目眩，头顶麻木疼痛。上腹作胀，食后尤著，晚饭后益甚，周身疲乏无力，腿困懒动，尤以夜卧时两腿酸困，无处安置，月来消瘦显著，胸闷不舒，善叹息，两侧腰痛，大便极不通畅。半月来发冷发烧，每次持续数小时，貌似感冒。口腻酸臭苦：喜温饮。舌质淡，舌苔白腻松腐，根黄腻，舌边有齿痕。脉象右濡，左细弦。指甲变薄，表面条纹粗糙，两侧大姆指凹陷。肝上界第4肋间，右肋下3cm，剑突下9cm，质中等边钝，表面欠光滑，压痛。脾左肋下未触及，横径14cm。既往有慢性肝炎史，曾患过肺结核及肾盂肾炎。

［中医辨证与治法］肝郁气滞，久郁化火；水不涵木，肝阳上亢；脾失健运，升降失司，湿热内蕴；瘀血痰凝，结毒成癌；毒邪猖獗，上逆犯肺。立疏肝和解，滋水涵木，柔肝保肺，益气健脾，升清降浊，清热利湿，活血化瘀之法。

［方药］

1方：当归50g，赤芍、白芍、合欢皮、丹皮、焦三仙各15g，川郁金14g，柴胡10g，制香附、焦山栀、陈皮、半夏、枳壳各9g，女贞子、丹参、二丑、白茅根各30g，枸杞子12g，生薏苡仁、土茯苓各60g，田三七6g（研末冲），麝香少净（冲）。水煎服，每日1剂，煎3次服。

2方：当归、白花蛇舌草、草河车各30g，杭芍、生地、炒麦芽各15g，川郁金、仙鹤草、菟丝子各12g，土茯苓60g，生薏苡仁90g，石斛28g，女贞子、党参各25g，田三七3g（研末冲服）。水煎服，每日1剂，煎3火服。

3方：黄芪、熟枣仁、制首乌各30g，太子参、当归各21g，生地、黄精各15g，女贞子、石斛各18g，枸杞子、杭芍各12g，远志10g，炙甘草6g。水煎服，数日1剂，煎3火服。

［治疗经过及疗效］服1方辨证加减治疗半月，病情转危为安，发冷发热止，头晕息，肝区痛减2/3，腹胀好转，大便通畅。舌质淡红，裂纹较多，苔中黄厚腻。肝郁稍解，湿热毒盛，守1方继治，嘱每日做卧功2次，

晨起打太极拳，以增强机体抗病力。

1980年6月王5日诊：肝区痛减约4/5，已能右侧睡卧。唯夜半口干喜饮，两腿酸困，屈伸艰难，齿龈出血。舌质淡红，边有齿痕，苔薄白，裂纹著，脉右濡。肝右肋下1.5cm，剑突下6cm，表面不平，仍有压痛，脾横径11cm。复查甲胎琼脂扩散法已转阴性。癌毒猖獗之势稍平，但湿热未净，脾虚未健，阴虚未复，拟服2方。

2方辨证加减服至6月19日，复查甲胎琼脂扩散法仍为阴性。

8月15日诊：肝区时有隐痛，入夜口干，夜寐欠安，活动后易疲困。舌质淡红，苔薄白，脉左弦，右濡。肝右肋下未能触及，剑突下2cm许，稍有压痛。8月18日第139医院放射性核素^{198}金肝扫描示（检查号：423）：肝脏位置、形态尚可，肝右叶体积缩小，左叶略增大，肝内示踪剂分布均匀，脾脏略显计数。意见：肝未见占位性病变。再以滋阴柔肝，健脾益气，活血化瘀为治，继服2方。

又服2方1个月，9月20日复查甲胎琼脂扩散法仍为阴性，A型超声波复查示较密微波。1981年2月12日与3月7日甲胎蛋白火箭电泳呈低持阳，均为50ng/ml。患者住洛阳涧西区招待所治疗1年来，共服药300余剂，于1981年4月返回义马，自动上全班。仍按2方服药，数日1剂。

1981年11月底来诊，因工作繁忙，肝区时有隐痛，易感疲乏，夜腿酸困，睡眠欠安，便干溲黄。舌质淡红，苔薄黄，脉右濡。遂拟3方，健脾益气，滋养肝肾，以善其后。嘱数日服药1剂，曾加减泽兰叶、丝瓜络、王不留行、鸡内金、竹茹、熟地、红花、桃仁、川朴、乌药、金银花、连翘、木瓜、砂仁、藿香、山药、陈香橼等。并嘱坚持气功、太极拳锻炼。

痊愈。临床症状消失，各项检查指标正常，癌肿消失。1981年3月3日郑州中国人民解放军第153医院静注^{113m}In肝彩色扫描显示（放射性核素号：1593）：肝显影清晰，位置如常，形态完整，肝体积大小在正常范围，肝内放射性分布均匀，肝右叶放射性显示较正常，稍显稀疏，肝脏外缘尚整齐。脾显影，并示略肿大。结论：肝内未见占位性病变。1981年4月复查甲胎蛋白火箭电泳已恢复正常，为25ng/ml。上班2年多来，每隔3个月复查甲胎蛋白火箭电泳1次，前后共8次，均属正常。1983年11月底随访，红光满面，无任何不适，体重增加10kg，已健康存活3年半。

【按语】患者原为慢性肝炎，邪毒未解，结聚成癌，且癌毒嚣张，有犯肺之兆。故急以大剂量当归养血活血，合欢、郁金、香附疏肝理气、行气解郁，柴胡疏肝泄热和解，赤芍、白芍、丹皮、丹参、三七、麝香活血化瘀、散结柔肝、缓急止痛，女贞子、枸杞子补肾益精、滋水涵木、抑肝保肺，加以土茯苓、栀子清热解毒、清解三焦郁火，取二丑、枳壳、白茅根行气和胃、泻下消痰、导热下行、逐下以安肺，更以陈皮、半夏、薏苡仁、焦三仙健脾和胃。经上方治疗，病情转危为安。此乃一病分治，以众胜寡，截断扭转之法，使其前后无救，癌势自衰。待冷热息平，湿热得清，郁火获解，继用调理脾胃，补养肝肾，使气血畅通，肝木有养，脾胃健旺，生化有源，正气自复而病瘳。

林芹璧案3

陈长有，男，49岁，汉族，河南省洛阳谷水修建队干部。1982年3月8日初诊。

［西医学检查］1982年3月5日郑州中国人民解放军153医院甲胎火箭电泳1170ng/ml，碱性磷酸酶8.75卜氏单位，乳酸脱氢酶225单位。超声波检查示：肝下界右肋下3cm，剑突下5cm，脾厚度3.5cm。肝区波型密集，部分为丛状波反射。静注磷酸胶体^{113m}In肝脏彩色扫描图显示（放射性核素号：002031）：肝显影尚清晰，位置略低，体积无明显增大，形态大致正常，肝内放射性分布不均匀，肝下缘放射性明显稀疏，肝镰状韧带区有约3cm×3cm大小圆形放射性稀疏区。脾略显影。结论：肝内占位性病变不除外。西医诊断：原发性肝癌，硬化型，Ⅱ期。

［临床证候］右季肋部跳痛半年。患者自陷性腰椎骨折后，一直头晕头痛，双目干涩，二耳失听。年来右胁肋持续麻木，沉困隐痛。半年来右胁肋部初如枣核大区域固定跳痛，后逐渐扩大如掌面大，入夜痛甚，右侧睡卧更剧，急躁易怒。月来每子夜间发热，烦躁不安，无法入睡。胃纳极差，进食嗯心，欲吐不得，泛吐清涎，口腻不渴，饮凉为舒。周身疲乏无力，两腿酸困，不欲行动。病后逐日消瘦，终日嗜睡，精神萎靡，额部阵痛，面色青黄，两颊布满红缕，皮肤枯槁。舌质淡红略嫩，舌边有齿痕，舌苔薄黄腻，多津，舌下紫斑二条，脉细弦而数。肝上界正常，右肋下3cm，剑突下5cm，质硬，表面高低不平，边缘不整齐，压痛明显。脾横径16cm。两侧手掌大小鱼际肌发红。指甲表面条纹粗糙变薄。前曾患过胃下垂，达髂嵴下18cm。家属中无肝炎病史，但本村曾有数人患肝癌死亡。患者此次病后曾服中药数百剂未见其效。

［中医辨证与治法］肝肾阴亏，血热毒结，气滞血瘀。立滋阴凉血，活血化癥之法。

［方药］当归、草河车、生地、女贞子、土茯苓、丹参各30g，杭芍、丹皮、合欢皮、焦三仙、赤芍各15g，龙胆草、焦山栀各9g，丝瓜络24g，生薏苡仁40g，白茅根18g，川郁金12g，败酱草、泽兰叶各21g，田三七6g（研末冲服），麝香少许（冲服）。水煎服，每日1剂，煎3次服。

［治疗经过及疗效］服上方月余后，右胁疼痛减轻，晚上疼痛消失，食

欲大增，精神好转。1982 年 4 月 14 日复查超声波示：肝右肋下 2cm，剑突下 2.5cm，脾厚度 3.5cm。波型密集，可见复波。继以上方出入，滋阴柔肝，益气健脾为治，间断服药 1 年。患者在治疗过程中一直坚持上班。

痊愈。临床症状及癌肿消失，各项检查指标正常。1932 年 5 月 6 日复查甲胎火箭电泳 <31ng/ml。1982 年 5 月 10 日郑州中国人民解放军 153 医院静脉注射磷酸胶体^{113m}In 肝脏彩色扫描显示（放射性核素号：2031）：肝显影清晰，位置如常，形态正常，肝体积未见增大，肝内放射性分布尚均匀，肝内未见放射性明显稀疏区。此次扫描与 3 月 5 日扫描比较，原肝镰圆韧带区放射性稀疏区已不明显。脾脏显影，脾中度肿大。结论：肝内未见占位性病变。1983 年 12 月随访，脸面红润，体重较前增加，胃纳良好，身体健康，一直全日上班。已生存 1 年 9 个月。

【按语】 本案精血久损，肝肾阴耗，肝失濡养，内热阻络，毒邪蕴结，故胁痛持续。肝为藏血之脏，体阴用阳，主疏泄，喜条达，恶抑郁。肝癌时疏泄无权，癌肿极易耗阴伤津，导致肝血亏损，形成精血俱伤。故肝癌之胁痛非疏肝理气解郁之所能达，反可燥伤阴血，因肝性至刚，宜柔而不宜伐，必须柔润滋养，滋水涵木，故用生地、女贞子、当归、白芍等属滋养阴血，丹皮、赤芍、郁金、白茅根、合欢皮、泽兰叶、田三七之属凉血散结，活血化癥。肾水足而肝木有养，胁痛自平，癌肿渐消。然后转入调理肝脾，以善后图本。

李仲守案

罗振华，男，71 岁，广东籍，广州中医学院中医副主任医师。1983 年 5 月 5 日入院，住院号：27297。

[西医学检查] 1982 年 3 月广州中医学院 B 型超声波示：肝左叶占位性病变。

1982 年 4 月 9 日某军区总医院胃肠 X 线钡剂摄片报告：考虑有胰腺颈部占位性病变，肝增大推压胃移位。该军区总医院及某医学院一附院 B 型超声波均示：左上腹可探及一个 7cm × 8cm 包块图像，其内有光点、光团及小暗区杂乱分布。意见：肝左叶占位性病变（肝癌）；放射性核素肝扫描（肝血池）及放射性核素肝扫描意见均为“肝左叶占位性病变（肝癌）”。

[临床证候] 患者于 1980 年体检时发现左上腹部有一约 4cm × 4cm 肿块，质中，无压痛，无明显自觉症状，有关化验未见异常，故未进行治疗。今年 2 月 29 日，在无明显诱因情况下，突然左上腹部持续性胀痛，阵发性加剧。当卧床翻动体位及下床活动时，疼痛更为明显；站立时，剑突下偏左可见一鸡蛋大小隆起肿物，触之觉痛而拒按，疼痛当天起伴有腹泻水样

便，日10余次，无里急后重感，亦无发热、恶心呕吐。遂请一名老中医诊治，经服四逆散加味3剂，疼痛稍缓解，腹泻次数减少至4~5次/日，但腹部肿物未见缩小，胃纳欠佳，尤厌油腻食物，体重锐减。本院肝功能试验属正常范围，胎甲球试验呈阴性，血沉降为48mm/h，转肽酶42单位，但本院及某军区总医院等"B超"均示：肝左叶占位性病变（肝癌），并收入总医院住院，有关科室会诊意见：①肝左外侧叶肿瘤（肝癌可能性大）；②胰腺癌？建议剖腹探查。因患者年事已高，体质素弱，惧于手术，故要求出院，返回本院内科行中医治疗。

形体消瘦，面色萎黄，神疲乏力，动则气促，下床活动十分困难。体重38.7kg，双侧巩膜及全身皮肤黏膜无黄染，全身未触及肿大之表浅淋巴结，颜面可见多个散在性老年斑。左上腹部仍有胀痛，行走时疼痛加剧，腹壁软，无腹水征，坐位时剑突下偏左可见一如鸡蛋大小肿物隆起，卧位时于同一部位可触及7cm×6cm一包块，表面稍粗糙，质硬，有明显压痛及叩击痛，包块可随呼吸上下移动。脾未扪及，肠鸣音正常存在。胃纳呆，口淡，尿如常，大便溏，2~3次/日，睡眠欠佳，易惊醒。舌质暗胖淡，苔薄白，口唇淡白，脉弦细弱。过去有吸烟史，但已戒烟10年，无饮酒嗜好。

【中医辨证及治法】气血亏虚，气滞血瘀，发为癥积。立大补气血，行气活血，软坚消积之法。

[方药]

1方：黄芪、党参、制首乌各20g，紫花地丁、白芍各15g，丹参12g，延胡索、枳壳、青皮、素馨花各10g，鳖甲30g（先煎），甘草5g。水煎服，每日1剂，复渣再服。

2方：黄芪、党参、制首乌各20g，白芍15g，丹参、鸡内金、山楂子各12g，延胡索、枳壳、素馨花各10g，鳖甲30g（先煎），甘草5g。水煎服，每日1剂，复渣再服。

3方：黄芪、党参、制首乌各20g，白术、丹参、鸡内金、山楂子各12g，茯苓15g，延胡索、素馨花各10g，鳖甲30g（先煎），甘草5g。水煎服，每日1剂，复渣再服。

[治疗经过及疗效] 服1方10剂后，精神好转，左上腹部疼痛基本消失，坐位时已看不见上腹部有肿块隆起，胃纳仍欠佳，大便溏，嘱服2方。

连续服2方2周，精神、胃纳明显好转，大便软，每日1次，但仍觉疲乏、气短，舌质淡，苔薄白，脉弦细。再服3方。

服3方2周后，诸症基本消失，面色润泽，精神胃纳佳，体重增加，下床活动觉轻松有力，生活基本自理。检查包块明显缩小，约为2cm×2cm，无压痛。同位素肝扫描报告：肝左叶占位性病变较前缩小。仍守上方加减服至7月下旬，病情继续好转，无明显自觉症状，体重增至42kg。复查血沉降为8mm/h，转肽酶降至7单位；“B超”复查示：肝内未见明显占位性病变，上次所见左叶实质性暗区亦无明显显示。遂于7月底出院，出院后，患者坚守原方加减服药3个月，精神、体力、胃纳、睡眠已恢复正常，生活自理，经常外出散步。

痊愈。临床症状及肿块消失，1983年10月21日及12月15日分别作B型超声波及有关化验检查，全部属正常。

【按语】本案属中医学“积证”范畴，积证是腹内结块，或胀或痛的一种病证。积是有形，固定不移，痛有定处，属血分，为脏病。正如《金匮要略》说：“积者脏病也，终不移。”积证之发生，多因七情郁结不舒，饮食内伤等，致使气机阻滞，肝脾受损，瘀血内停，日久渐成积。此外，积证的形成，与正气不足，亦有关系，此即《内经》所述“壮者气行则已，怯者著而为病”。《活法机要》亦云：“脾胃怯弱，气血两虚，四时有感，皆能成积。”本案腹内结块，质地坚实，或胀或痛，痛有定处，即属于此。几经西医学检查，虽未能最后作病理切片以确诊，但“B超”、肝扫描及三大医院会诊，仍把肝癌列于诊断之首。

由于患者坚持要求采用中医辨证施治，并主动合作，故使我们能够对本案单纯采用中医中药治疗，获得一次较成功的临床探讨。按《沈氏尊生书》所述：“若积之既成，又当调营养卫，扶胃健脾，使元气旺而间进以去病之剂，从容调理，俾其自化，夫然后病去而人亦不伤。”故治疗之方药中，重用黄芪、党参以补气扶正；白术、茯苓以健脾渗湿；山楂、鸡内金以消滞醒脾，且能化积；丹参、首乌、白芍以养血活血；尤用丹参，取古人云“一味丹参，功同四物”之意；鳖甲能软坚散结通瘀，再配以行气止痛之枳壳、延胡索、素馨花等药，使配方温而不燥，凉而不寒，补而不滞，攻而不伤，补中寓攻，诚为温运和平，补气养血，行气活血，消积散结之良方。因药证相符，使正气渐复，邪气渐衰，正胜邪去，积块缩小至散，故临床上取得较满意的疗效。这种疗法，有别于一般治疗癌肿多重用清热解毒，破血化瘀的方法，即用大寒大凉，大攻大破之法。由此启示：对于治疗肿瘤病症，仍须遵循中医传统之辨证施治原则，方能达到理想之疗效。

班秀文案

陆多元，男，31岁。广西平果县果化乡永定村人，民办教师。1978年12月17日初诊。家庭病床号：8。

[西医学检查] 1978年11月13日广西壮族自治区人民医院A型超声波示：肝波始于第5肋间，剑突下6cm，密集微小波，丛状波，波型迟钝，出波衰减（超声号：6867）。同日血AFP（+）。

11 月 16 日该院肝扫描示：肝图像欠佳，肝影增大，肝左叶肿大，肝内放射性分布欠均匀，肝左叶下部放射性较稀疏。脾脏显影轻度肿大（扫描号：791）。诊断：原发性肝癌。

［临床证候］患者于 1978 年 8 月 31 日晚突然自觉下腹部疼痛，经当地医生治疗缓解。尔后每隔数日发作一次，9 月 21 日到县医院就诊，经大、小便，血液常规检查及胸透等，均未见病理性改变。约 1 个月后，发觉胃脘有一包块，压痛，即到某大队卫生所求医，内服中药 20 余剂，病情未见好转。11 月 13 日由县医院介绍到自治区人民医院就诊。经检查，诊断肝癌，遂来我处求治。

唇面晦暗，全身浮肿，腹部膨隆，青筋暴露，肝脏明显突起如复盆，触之表面凹凸不平，右叶肿至脐旁，质硬而压痛，皮肤及巩膜未见黄染，无蜘蛛痣和肝掌，表浅淋巴结不肿大，舌质紫暗，脉沉涩。

［中医辨证与治法］癌毒内袭，气滞血瘀，绪为癥积。立活血化瘀，解毒抗癌，散结止痛之法。

［方药］

1 方：《石室秘箓》消瘀逐秽汤加减

水蛭（炒黑研末分吞）、雷丸、红花、枳实、白芍、牛膝各 10g，当归 15g，桃仁 40 粒（去皮尖）。痛剧加罂粟壳 10g，便秘加大黄 10g。水煎服，每日 1 剂，疼痛缓解后隔日 1 剂。

2 方：斑蝥烧鸡蛋

鲜鸡蛋 1 只，打开一小孔，另取斑蝥虫 3 只，去头足及翅，放入蛋内，一层沙纸封包，再裹以湿泥，置灶火中煨熟，去虫吃蛋，每天 1 只。

3 方：取癞蛤蟆 1 只，去头及内脏，剥皮，煮熟汤肉并吃，每天 1 只。肝痛剧时，取蛤蟆皮敷贴痛处。

［治疗经过及疗效］服用上方后 1 个月许，肝痛消失，浮肿消退，食欲大增，改以逍遥散及六味地黄汤交替内服。1 年后访查，肝大缩小至肋下 3cm，无任何不适感，食欲旺，精神佳，能下地劳动，自行停药。

显效。临床症状消失，肿块显著缩小，治后存活 4 年 3 个月。因自行停药，迨至 1983 年 3 月，突然复发，并迅速恶化而死亡。

【按语】 本案为中医学血臌之证，其病因复杂，绝非单纯血瘀所致，故治法上则从多方面考虑，既要活血化瘀，逐秽解毒，又要护元扶正，保护胃气。以消瘀逐秽汤作为血中开导，破瘀通络，消胀除积；斑蝥辛寒有大毒，所含斑蝥素有抗癌作用，口服吸收入血，直达病灶，能攻毒散结，活血祛瘀，配以鸡蛋，可缓和其毒性，以免损伤胃气；蟾蜍甘辛凉有毒，攻专解毒止痛，利尿消肿，生皮敷贴肝痛处，患者可顿时出现凉感而痛减。在治疗过程中，还适当服用人参、胎盘，静脉注射能量合剂等，还强调精神调摄，生活节制，远隔房事等，以调整人体内部的功能活动，增强抗病能力，而获显效。

【辑者按】 肝癌分原发性和继发性（转移性）两种。原发性肝癌是指肝细胞或肝内胆管细胞发生的癌肿，为我国常见的恶性肿瘤之一，是癌症中恶性程度较高的一种。其发病率约占所有癌瘤的1%～7%左右，尤以东南沿海地区多见，死亡率在恶性肿瘤中列第三位，仅次于胃癌和食管癌。本病可发生于任何年龄，以40～49岁为多。男女之比为3～5∶1。其病因和发病原理尚未确定，目前认为与肝硬变、病毒性肝炎、黄曲霉素和其他化学致癌物质有较密切的关系。

本病早期诊断，早期治疗，是提高疗效的关键，故临床上应对可疑病例进行甲胎蛋白测定（AFP）、血液酶学检查、放射性核素扫描、A型和B型超声波检查、X线肝血管造影、电子计算机X线体层扫描（CT）、腹腔镜和肝穿刺活检以明确诊断。西医学施行早期手术切除仍是最有效的治疗方法，一年存活率为20%左右，5年存活率很少超过20%。但本病目前在临床确诊时，中晚期病例约占90%左右，其中以中医药治疗为主或中西医结合方法治疗者约占92%以上。据报道，Ⅱ期肝癌患者中医药治疗组一年生存率为36.5%（《中医肿瘤学》）。因此，中医疗法已成为肝癌最基本的治疗方法之一。

原发性肝癌属中医学的癥瘕积聚、肥气、息贲、脾积、痞气、黄疸、肝积、癖黄等症范畴。历代中医著作中，均有类似肝癌的症状、体征和成因的记载。《灵枢·邪气脏腑病形》篇曰："肝脉微急为肥气，在胁下若覆杯。"《灵枢·本脏》篇曰："肝高则上支贲切，胁悗为息贲，"《五邪》篇曰："邪在肝，则两胁中痛，寒中，恶血在内"，指出肝痛及肿块位于胁下，并说明由瘀血所致。《难经》曰："脾之积，名曰痞气，在胃脘，覆大如盘，久不愈，令人四肢不收，发黄疸，饮食不为肌肤。"《诸病源候论》云："诊得肝积，脉弦而细，两胁下痛，邪走心下，足胫寒，胁痛引小腹，……身无膏泽，喜转筋，爪甲枯黑"，又云："气水饮停滞，结聚成癖。因热气相搏，则郁蒸不散，故胁下满痛，而身发黄，名曰癖黄。"宋·《圣济总录》载："积气在腹中，久不瘥，牢固推之不移者癥也。此由寒温失宜，饮食不节，致脏腑气血虚弱，食饮不消，按之其状如杯盘牢结，久不已，令人身瘦而腹大，至死不消。"明·《医学入门》谓："脾积胃脘稍右曰痞气，言阳气为湿所蓄也，令人黄疸倦怠。"胃脘稍右，即肝区。可见这些描述与肝癌临床表现的肝肋下肿块、疼痛、纳差、乏力、黄疸、消瘦、腹水及恶病质相一致，并指出引起本病的原因有气滞水停与热相搏，寒温失宜，饮食不节，脏气虚弱，阳气为湿邪所蓄。《灵枢·百病始生》篇又说："积之所生，得寒乃生"，"猝然外中于寒，若内伤于忧怒，则气上逆，气上逆则六输不通，湿气不行，凝血蕴裹而不散，津液涩渗，著而不去，而积皆成矣”。明·《医宗必读》强调：“按积之成也，正气不足而后邪气踞之。”因此，本病的病因病机为外复寒湿、湿热之邪侵袭人体，加之饮食不节，损伤脾胃；或因情志失调，肝气郁滞，气滞血瘀，水湿内停，著而成积，蓄为腹水；内正气不足，脏腑气血亏虚，湿困脾阳，湿蕴化热，郁蒸发黄。其主要癥结为正气虚弱，肝气郁结，气滞血瘀，水湿痰凝，热毒结聚，病属正虚邪实。治则应攻补兼施，以补为主，以攻为辅。但亦应根据不同病程阶段的不同表现，具体辨治，不可拘泥。若大积大聚，不搜而逐之，日进补汤无益也。故李中梓积证治法“初者受攻，中者且攻且补，末者受补”（《医宗必读》），此之谓也。

本病组验案18则，男13例，女5例，男女之比为2.6∶1；年龄29岁以下1例，30～39岁5例，40～49岁3例，50～59岁7例，60岁以上2例。本组案例均经确诊为肝癌。除3例同用化疗，其余均采用中医疗法，全获满意疗效。治疗1年内有效2例，存活1年健在4例，2年后死亡1例，3年健在3例，3年后死亡1例，4年健在3例，6年后死亡1例，9年健在1例，9年后死亡1例，12年健在1例。1年生存率为88.9%，5年生存率为22.2%。

本组临床证候及辨证施治可分六型。

一、肝郁脾虚型：（孙宜麟案，许国华案1、2，林芹壁案2）

上腹右部肿块，胀满疼痛，压之痛甚或不明显，胸闷叹息，或呕血黑便，或有黄疸，纳呆食少，大便溏泄，疲倦乏力，面色萎黄或苍白或晦暗，形体消瘦，精神萎靡，舌质红或淡红，苔白薄或薄黄腻，脉象细弦。证属肝气郁滞，脾虚不健，瘀毒内蕴，治宜疏肝健脾，解毒祛瘀。

孙老验案用佛手、郁金以疏肝理气，薏苡仁、内金以健脾和胃。气郁则化火，故用半枝莲、大青叶、茵陈、马齿苋清火解毒；气滞则血瘀，故又用丹参活血化瘀；再用独角莲外敷，则求内外合治，软坚消肿之效。

许老验案两则（案1、2），证治相同，均用柴胡、香附或青皮、郁金疏肝理气，香砂六君或四君以健脾补中。肝体阴而用阳，故佐以归、芍、枣仁、丹参、鳖甲养血柔肝而濡肝体之阴，敛风木易动之肝用之阳，则恢复肝木柔和之气，以行疏泄之功。此为治肝疏养并用之法。再以大黄䗪虫丸祛瘀消癥，而肿块消失，分别获存活9年和2年的疗效。

林老验案（案2）运用疏肝理气和健脾补中之品，与本型上案雷同，唯合欢一味有异，取其安神解郁之功。肝气郁久则化火，故以丹皮、山栀、土茯苓、白花蛇舌草、草河车、二丑、白茅根之属以清之泻之；又以大剂归芍以养之柔之；肝气郁滞则血瘀，故以赤芍、丹参、三七、麝香、仙鹤草之属以活之祛之；肝肾阴虚则阳亢，故以女贞、杞子、首乌、生地、石斛之属滋之涵之。故肝气得疏，肝体得柔，肝火得清，肝瘀得化，肝阳得平，则病势截断扭转，此林老巧妙地将疏肝、柔肝、清肝、化肝、平肝诸法融会贯通，再加健脾补土，则生机有源，癌症亦瘳。

二、湿热瘀滞型（张又良案，邓以林案，林宗广案1、3，许国华案3）

肝区肿块质硬，按之则痛，或腹胀膨瘾，或全身黄疸，或有发热，或便黑如酱，纳谷尚少，形体消瘦，精神疲软，面色暗黑，形容憔悴，肌肤甲错，舌质红，边有瘀斑，苔黄腻，脉弦滑或弦涩。证属肝经湿热，气滞血瘀，邪毒内结，治宜清解湿热，行滞祛瘀。

张老验案2则，前案用半枝莲、半边莲、白花蛇舌草、斑叶兰、虎杖清利湿热解毒（《浙江民间常用中草药》谓斑叶兰"清热解毒"），丹参、三叶青、郁金、莪术、菴蔄子、昆布、海藻、鳖甲、龟板以行滞祛瘀，软坚散结（《贵州草药》谓三叶青"散结理气"，《本草备要》谓菴蔄子"行水散血"）。又患者兼见体气恇怯，口燥少津，乃气阴两虚之征，故用参、芪、海马、沙参、石斛益气生津，扶正消坚，获效。后案因腹水为重，二便不利，腹胀难忍，脉象弦涩，形体消瘦，此大实有羸之状。由湿热瘀滞互结，水湿内停所致。故用茵陈蒿汤加半枝莲、茯苓、石燕、商陆、车前子、泽泻等清利湿热，二便分消（《玉株大药解》谓石燕能"利水"），又用柴胡、青皮、腹皮、三棱、莪术、牡蛎、鳖甲等以疏肝理气，行滞祛瘀，瘀化则气行，气行则水行，并有软坚散结之功。湿热瘀滞得解，再用"八珍"、"人参养荣"之剂以扶正善后，则腹水肿块消失而愈。此先攻后补之法。

邓氏验案以肝区肿块及腹水黄疸并见，又有大便时结时溏，舌苔白厚，此不仅湿热瘀滞，又有脾虚失运之机，乃邪实正虚之证。故治以攻补兼施，扶正祛邪之法。祛邪用茵陈、半枝莲、白花蛇舌草、猪苓、泽泻等以清利湿热，利尿退黄；用三棱、莪术、枳实、昆布、海藻、丹参、鳖甲、土鳖虫、蝼蛄等以破气行滞，活血祛瘀，以助利水，并能软坚散结。扶正用黄芪、白术、茯苓、沙参、内金等以健脾利湿，则土能制水；当归、白芍以养血柔肝，则以利消癥。故正胜邪去，获存活6年的长期疗效。

林老验案两则（案1、3），前案以肝脏肿块，口苦溲赤，舌质紫斑，舌苔黄腻，脉象弦滑见症，由肝胆湿热瘀滞所致。八纲辨证属实，实则泻之攻之，故治以清利湿热，行滞祛瘀之法取效。后案亦见肝区肿块，又见全身乏力，纳食减少，食后腹胀，四肢酸软，故属湿热瘀滞，脾气虚衰之证。八纲辨证为虚实夹杂，实中夹虚，实则泻之，虚则补之，故治以攻补兼施之法。先以七叶一枝花、白花蛇舌草、半枝莲、徐长卿等以清解湿热，柴胡、郁金、石见穿、三棱、莪术、丹参、桃仁等以行滞祛瘀。湿热瘀滞得缓后，再用补中益气汤或归芍六君子汤等益气健脾养血之剂合化积丸以行滞化瘀，扶正以祛余邪，则正养积除而愈。

许老验案（案3）以便血为主，症见肝区肿块疼痛，黑便如酱，舌苔黄，脉弦数。乃热毒瘀滞，迫血妄行。故治以清热解毒，行滞化瘀，凉血止血为务。方药用半枝莲、白花蛇舌草、赤小豆、猕猴桃等清热解毒（《药性本草》谓赤小豆“治热毒，散恶血”，《开宝本草》谓猕猴桃“解烦热”），用失笑散、大黄䗪虫丸、红藤、赤芍、鳖甲等行滞消瘀，用仙鹤草、地榆、血见愁、黄明胶等以凉血滋阴，化瘀止血。热毒瘀滞得解则痛瘥血止，转用八珍加杞子、阿胶化裁以健脾养血收功，存活9年余健在。

三、脾肾两虚型（林宗广案2、李仲守案）

形寒肢冷，神倦消瘦，动则气促，面色萎黄，肝区肿块疼痛，脘腹作胀，口溃纳差，大便溏泄，小便清长，舌质暗淡红，苔白薄或黄腻，脉细软无力。证属脾肾阳虚，气血两亏，兼有湿热瘀滞。治宜健脾温肾，气血双补，佐以清热行滞。

本型两案，均为虚实夹杂之证，以本虚为主，邪实为辅。林老验案偏于脾肾阳虚，兼有湿热瘀滞。阳虚生寒，则形寒肢冷，小便清长；舌苔黄腻，肝脏肿块，为兼有湿热瘀滞之征。故内外合治，内以四君去甘草易附子而温补脾肾，佐白花蛇舌草、藤梨根、郁金、山甲、牡蛎以清解湿热，行滞祛瘀；外用软坚散结之剂外敷而获显效。李老验案偏于脾虚失健，气血两虚，故见口淡纳呆，大便溏泄，唇白脉弱。肝脏肿块疼痛为气血瘀滞之象。故用四君加山楂、黄芪、白芍、制首乌以健脾开胃、益气补血，用青皮、枳壳、素馨花、延胡索、丹参、鳖甲行滞化瘀、软坚止痛（广州部队《常用中草药手册》谓素馨花“治肝硬化的肝区痛”），合以扶正祛邪而愈。

四、脾虚湿热型（段凤舞案、张志坚案）

肝区肿块，质硬时痛，脘腹作胀，或有腹水及下肢浮肿，形体消瘦，精神不振，面色苍暗，或有低热起伏，纳呆食少，二便如常，或便溏溲黄。舌质红，或边有瘀斑，苔黄腻，脉弦细。证属脾失健运，湿热瘀滞。治宜健脾益气，清利湿热，行滞化瘀。

本型验案3则，亦为虚实夹杂之证，以脾虚为主，兼有湿热瘀滞，但兼证略有不同。段老验案两则，前案兼见口苦，结合苔黄腻脉弦，即为湿热瘀滞之象。故用党参、山药、厚朴、半夏、焦三仙以健脾化湿和胃，夏枯草、金钱草、虎杖、半枝莲、龙葵、白英、蛇莓、猪苓以清热解毒利湿，三棱、莪术、赤芍、赭石、鳖甲、丹参、紫草、牛黄、麝香、雄黄、乳香、没药、三七、水红花子等行滞祛瘀消积。则脾健而湿热瘀滞缓解获效，但因感冒致病情恶化死亡。后案兼见腹水肢肿，乃脾虚不健，水湿内停所致。故用参苓白术散，茯苓易猪苓，加黄芪以健脾温肾消水；加葶苈子、桑白皮宣利肺气，增行水之功，蒲公英、龙葵、八月札、生赭石、鳖甲、丹参、三七以清热解毒化瘀。湿热瘀滞得化，则更助水行取效。

张老验案兼见低热起伏，乃脾虚不健，湿邪不化，久稽生热之故。用六君汤健脾化湿，归、芍养血柔肝，茵陈、白花蛇舌草、白毛藤以清利湿热，莪术、丹参、山慈菇、牡蛎、石见穿、鳖甲以行滞化瘀。湿热久稽，又有伤阴之弊，则用生地、柴胡、青蒿以滋阴清热。故脾气得健，肝血得养，则湿热得清，瘀滞得化，低热得除，肿块缩小，而获显效。

五、肝肾阴虚型（林芹壁案1、3）

肝区肿块坚硬，压痛明显，恶心欲吐，不思饮食，咽干口苦，形体消瘦，面色青黄，精神萎靡，周身乏力，头晕目眩，两目干涩，两耳失听。舌质红绛发紫，边有齿痕，舌苔薄黄而干，脉细弦数。证属肝肾阴虚，热毒瘀滞，治以滋肾柔肝，清热解毒，行滞化瘀。

本型两案均为林老验案。前案运用内外合治法，内用沙参、麦冬、花粉、当归、白芍、制首乌、杞子、女贞子滋阴养血柔肝，漏芦、夏枯草、金银花清热解毒，三棱、莪术、赤芍、丹参、牡蛎、鳖甲、三七行滞化瘀，外用软坚消肿之剂煎膏外敷，病情显著好转，痛消思食，肿块软小。但病程中出现两次变证，分别用大承气汤和阳和汤加减，以冀清热解毒，攻下逐瘀和温阳散寒，通滞消癥，均力挽危候，终以肝脾两调之剂为丸，长期服用而痊，获存活12年的远期疗效。后案用生地、丹皮、女贞子、归、芍滋肾养肝，草河车、土茯苓、龙胆草、山栀、败酱草清热解毒，丹参、合欢、丝瓜络、赤芍、郁金、泽兰、三七等以活络行滞，活血化瘀。故肾水足而肝木得养，热毒瘀滞自除而愈。

六、瘀毒凝结型（班秀文案）

面唇晦暗，肝区肿块，质硬压痛，腹部膨瘫，青筋暴露，全身浮肿，不思饮食，大便秘结，舌质紫暗，脉沉涩。证属气滞血瘀，癌毒结癥。治宜行滞化瘀，解毒消癥。方以《石室秘录》消瘀逐秽汤加减，用枳实、大黄、牛膝、桃仁、红花、水蛭、雷丸行气导滞、破血逐瘀，当归、白芍以养血柔肝。用斑蝥烧鸡蛋合蟾蜍内外并用，以解毒抗癌，鸡蛋以顾护胃气。并用逍遥散及六味地黄汤交替服用，以疏肝益肾，滋水涵木，防止毒火复燃。再辅人参、胎盘等以益气扶正，多种方法施治，总求扶正祛邪之目的，存活4年有余，停药后死亡。

三十、结肠癌

王泽时、鲍严钟案（升结肠癌伴腹腔广泛转移）

徐能潮，男，59岁，上海铁路局东关镇车站干部。1970年9月诊治。

［西医学检查］1970年9月杭州铁路医院剖腹探查术示：升结肠癌伴腹腔广泛转移。该院病理报告（病理号：70－3856）：肠癌伴转移。

［临床证候］患者胃纳差，消瘦，乏力数月，去杭州铁路医院诊治，确诊如上。因转移灶广泛无法清扫，仅在升结肠部位作姑息切除术，术后2周即出院，遂来我院求治。

形体消瘦，面色萎黄，神情倦怠，不欲饮食，腹部疼痛，大便干秘。舌质淡红，苔少，脉象濡细微弦。

［中医辨证与治法］癌毒瘀阻，脾不健运，气血两虚。立解毒抗癌，健脾养血之法。

［方药］

1方：蟾蜍酒，每隔2天服1次，每次服100ml。

2方：核桃树枝30g，鸡蛋1只，水煎服，每天1次，饮汤吃蛋。

3方：水杨梅根、藤梨根、半枝莲、白花蛇舌草、白英各30g，党参、白术、茯苓、当归各9g，虎杖、生薏苡仁、红枣各15g。水煎服，每日1剂。

［治疗经过及疗效］1、2、3方同用，共服3个月，体重增加，面色好转，精神亦振，纳谷增加，腹痛已瘥，大便转软。继之，连续服3方1年，1年内服蟾蜍酒1个月，体重从44.5kg增加到73kg，并已上班。以后隔日服3方1剂，每年服蟾蜍酒1个月，以巩固疗效。

痊愈。临床症状消失，体重显增，1972、1978、1979年3年随访，一直上班。1983年10月5日信访，身体健康，已存活13年。

刘志明案（乙状结肠癌）

蔡渝嘉，女，43岁，北京师范大学中文系教师。1981年6月29日初诊。

［西医学检查］1981年2月北京某医院乙状结肠镜检及钡剂灌肠示：乙状结肠中段左侧壁有1.9cm×1.3cm局限扁平隆起。病理报告：乙状结肠腺癌。

［临床证候］患者于1975年下半年出现左下腹隐痛，大便每日2~4次，便稀带黏液，多次大便常规示：白细胞满视野。1976年作纤维结肠镜检，诊断为慢性结肠炎、过敏性结肠炎，经西医治疗效果不显。1981年1月起，腹痛加重，并向骶尾部放射，大便仍稀，除黏液外，常有鲜血，病理确诊为乙状结肠癌。3月初行乙状结肠部分切除、乙状结肠、直肠端吻合术，术后配合化疗，症状明显改善。但1个月后，腹痛、便脓血又作，虽经化疗、支持疗法，不见好转，西医考虑为“癌扩散”，并与其家属谈话谓“预后不良”，且患者体质每况愈下，不能再受化疗，遂来我院求治于中医。

诊其形体消瘦，面色㿠白，脐周及少腹阵阵作痛，痛甚则欲便，大便每日3~4次，稀，可见黏液及血，排便不畅，里急后重，口中黏腻而苦，纳呆，每餐仅一两许，心悸乏力，睡眠不实。舌苔黄腻，脉细滑。大便常规示：红细胞、白细胞均满视野。

[中医辨证与治法] 湿热蕴蒸，腑气阻滞，气血凝涩，化为脓血，病延数载，正气大伤。立清利湿热，调气行血，兼以扶正，标本同治之法。

[方药] 当归、白芍、防风、枳壳、黄芩、黄连、川朴、槟榔各9g，生黄芪15g，木香4.5g，生薏苡仁18g，甘草6g。水煎服，每日1剂。

[治疗经过及疗效] 1981年7月27日复诊：服用上方近1个月，腹痛减轻，里急后重基本缓解，大便中脓血亦减少，黄腻苔已化，湿热之证显减，仍宗上方进退：去防风、枳壳、黄连、薏苡仁，加太子参12g，苍术、陈皮各9g，焦三仙各18g，水煎服，每日1剂。

继以上方加减，坚持服用2年余，患者体质明显增强，体重增加，饮食改善，腹痛缓解，大便每日一行，已成形，仅有少许黏液，大便镜检已无红细胞。

显效。临床症状基本消失，治后至1983年11月已存活2年余，并能从事轻家务劳动，恢复半日工作。

【按语】 患者腹痛、便脓血已6载有余，西医确诊为结肠癌，行切除术后，症状虽减一时，然又复发同前。乃属胃肠湿热蕴结，气血阻滞之证。便带脓血，滞下不爽，当予清疏消滞，行气活血之法，故取黄芩、黄连等苦寒之剂清之燥之，以祛湿热之邪；合木香、槟榔、枳壳、川朴等行气导滞之品，气调则后重自除；取当归行血，血行则脓自愈；白芍一味，性味酸甘，有补脾制肝之功，取法于洁古芍药汤之意。又因病发6载，气血耗伤，形体疲惫，病至此境，徒攻之则更伤正气，妄补之又滞实邪，两相掣时，唯邪正兼顾是治。然清之不可过于寒凉，防伤脾胃，取芩、连之微清可也；补之又不得过于温燥，防火加油，取生芪、太子参之淡补可也。如此，既无兜涩留邪之弊，更无荡涤伤正之害，是为两全之计，终获显效。

林芹璧案（晚期结肠癌）

任某某，女，41岁，洛阳轴承厂职工医院检验师。1975年4月18日初诊。

[西医学检查] 1975年4月3日洛阳市三院行剖腹探查术，见结肠肝区有6cm×12cm大小之肿瘤，表面不光滑，质极硬，已浸润邻近网膜，肿瘤与胃只相离1.5cm，分离至十二指肠下降部，见已被肿瘤浸润，粘连带较硬，水肿。肿瘤周围淋巴结均已转移。病理诊断（病检号：750680）：结肠腺癌，淋巴结转移。

［临床证候］患者腹泻多年，腹痛时作，头晕乏力，于1975年1月发现贫血，体重减轻约10kg。同年3月8日晚，肠鸣腹痛，继之便血，色呈棕红，量约700ml许，后又便血一次，其量可畏。经住院注射止血针等好转出院。嗣后大便潜血，均呈强阳性。一日，自己在左侧腹部扪及一个拳头大肿块，即请外院会诊，疑为恶性肿瘤，行剖腹探查术证实，并经病理确诊。由患者所在医院介绍来我处诊治。

面色萎黄，精神抑郁，术后输液反应大，高烧持续半月之久，腹部阵发性作痛，痞胀难忍，头晕眼花，纳食极差，周身疲乏无力，夜寐不安。左颌下有一鸡蛋大肿块，质硬，表面高低不平，不活动。舌质淡，苔中黄厚腻，脉滑数。既往患冠心病及糖尿病。

［中医辨证与治法］湿热邪毒，蕴积肠中，热毒灼津，传导不利，日久气血两伤，脾胃升降失司，肝肾亏损。治宜先清热解毒，攻下逐瘀；继以大补气血，健脾和胃，滋水涵木，佐以清热解毒。

［方药］

1方：白花蛇舌草120g，半枝莲、草河车、二丑、炒麦芽、当归各30g，大红消90g，土茯苓、生薏苡仁各60g，败酱草24g，虎杖18g，槟榔15g，炒枳实、玄明粉（冲服）、乌药各9g，杭芍12g。水煎服，每日1剂。

2方：当归、太子参、制首乌、半枝莲、板蓝根、炒麦芽各30g，杭芍、生地、天花粉各15g，黄芪、枸杞子各18g，北沙参24g，石斛21g，枳壳9g，竹茹12g，白花蛇舌草120g，大红消60g。水煎服，每日1剂。

［治疗经过及疗效］前进1方，身体一般情况好转，配合氟尿嘧啶化疗。但每次化疗后，胃脘胀满，食纳大减，恶心欲吐不得，腹胀便秘，周身困乏，四肢无力，头晕目眩，心慌气短，动则汗出，咽干舌燥，烦热失眠。舌质红，苔黄，脉数。改服2方，寓攻于补。

2年多来，以2方为主，辨证加减党参、生熟地、黄精、虎杖、丹参、鸡血藤、焦白术、忍冬藤、山药等，并配合化疗13个疗程，诸症均消。左颌下肿块逐日软化，变为囊状，行手术切除。病理报告：涎下腺混合瘤，低度恶性。

痊愈。临床症状消失，体重增加15余公斤，5、6年来一直全日工作。1978年X线胃肠钡检未发现任何异常。1983年12月随访，已健康存活8年8个月。

【按语】本案系结肠癌并淋巴结广泛转移，病情垂危，局部病灶虽已切除，但癌毒未清，故急用中药清热解毒，攻下逐瘀，以防复发。继之扶正培本，大补气血，待一般情况好转后，再用氟脲嘧啶大剂量冲击治疗，以彻底消灭癌敌。但化疗反应较大，故每逢化疗后即用中药之偏以调整脏腑之偏，调理脾胃升降功能，使气血通畅，生理功能复常。故在中西医结合中，权衡扶正祛邪之间的轻重缓急，实属重要。

徐星高案（回盲部复发癌）

沈承松，男，56岁，原浙江省宁波师范慈溪分校教师，现慈溪县肖林中学教师。1971年11月诊治。

［西医学检查］1971年5月8日浙江省慈溪县人民医院X线钡剂灌肠摄片示：升结肠回盲部及小肠第5、6组显影。在回肠末端及回盲部充盈缺损。诊断：回肠末端近回盲部肿瘤。

1971年5月17日浙江省绍兴市人民防治院病理诊断（绍兴市第二医院术后病理切片编号：71－320）：盲肠分化不良性腺癌。

［临床证候］患者从1970年10月开始，经常出现右下腹呈持续性、无放射性隐痛；大便很不规则，交替性腹泻与便秘，纳差。至1971年4月下旬隐痛频繁，食欲减退，每餐50～100g，并进行性感觉疲乏体弱、消瘦，便溏次多，每日2～3次。同时在右下腹偏中摸到一鸡蛋大肿块，质硬，触痛。5月8日住入慈溪县医院外科诊治（住院号：80568），X线诊断如前，建议外地会诊治疗，于5月11日出院。

1971年5月16日转入绍兴市第二医院诊治（住院号：711289），腹痛加剧，便溏成形，便次增加很多，每日4～6次，食欲进行性减退，每日50～100g，形体进行性消瘦。检右下腹部可摸到约3cm×4cm肿块，质硬，固定，表面不平滑。诊断：腹部肿瘤。建议手术切除。遂于5月17日手术切除末端回肠约30cm，结肠分离，见主肝曲与肝有些粘连，于肝曲处切除升结肠与回肠作端口吻合。后腹膜缺损较多，未作缝合，放置两条雪茄，分层关闭腹腔。取病理活检诊断如前。于6月17日出院，以后应用化疗。

但仅时隔4月，于10月下旬体检时，发现肿块复发，其他症状与5月份相似。10月29日去慈溪县医院复查，发现手术瘢痕下端又出现1个3cm×3cm肿块，质硬，固定。诊断：肠癌复发，建议去浙江省半山肿瘤医院检查治疗。11月2日该院检查结果，确系在右下腹部手术瘢痕下端新生一3cm×3cm肿块，质硬固定，用5－Fu及胱氨酸片治疗无效，从而改用纯中医中药治疗。

右下腹肿块进行性增大如拳头，质硬压痛，固定不移；体质进行性衰弱，精神不振，形体消瘦，面色枯槁，饮食不进，腹痛加剧，大便溏泻。脉象细弱，舌红苔黄。

［中医辨证与治法］热毒瘀积肠道，结聚成癌，下注为痢，脾胃受损。立清热解毒，化瘀散结，抗癌止痢，健脾扶胃之法。

［方药］

1方：镊合猕猴桃90g，银花、钩藤根各30g，焦白及、山楂根、三七粉（分冲）、虎杖、占骨龙、香白芷各15g，一支香、北细辛、青木香各3g。水煎服，每日与2、3方交替服用。

2方：生牡蛎（先煎）、生薏苡仁、白扁豆（打）各30g，五味子、白头翁、广木香（后下）各9g，昆布、海藻各15g，茯苓12g。水煎服，每日与1、3方交替服用。

3方：镊合猕猴桃90g，银花、三七粉（分冲）、黄芩、台乌药、焦白及、七叶一枝花、香皂根各15g，茯苓、白英、山楂根各30g，一支香6g。水煎服，每日与1、2方交替服用。

［治疗经过及疗效］上述3方轮流交替服用，每日1剂，连服2周后，食欲渐增，体力逐渐恢复，肿块也感逐渐缩小。继服4个月，于1972年4月24日去省半山肿瘤医院复查，检腹平软，未触及肿块，颈淋巴结（-）。诊断：腹部复发的肿瘤已经消退。并建议继续使用中药治疗，以预防、控制再次复发或转移。

13年来，患者继续有规律地（3日1剂）用上述三方轮流交替服用，并忌食腥、酸、辣、酒等发物及刺激性食物。于1983年12月25日体检未发现任何复发、转移肿瘤及其他明显症状，近几年来，饭量一直保持在每天500g以上，体力完全恢复。

痊愈。临床症状与肿瘤均消失，恢复工作，至1983年12月25日已成活12年余，身体健康。

吴定言案（乙状结肠腺癌及淋巴结转移）

石珞珈，女，42岁，武昌胭脂山二药厂保管员。1969年3月诊治。住院号：88039。

［西医学检查］1969年3月17日湖北中医学院附属医院剖腹探查示：乙状结肠中段有4cm×5cm硬肿块，沿肠系膜下血管周围有多个肿硬淋巴结。病理诊断：乙状结肠腺癌及淋巴结转移癌。

［临床证候］患者因结肠部分梗阻表现，拟诊结肠癌行剖腹探查术，术中所见及病检如上，乃行乙状结肠连同肿瘤切除及端端吻合术。手术彻底性不足，术后未用化疗，采取中医药治疗。

腰痛，疲倦、口干不欲饮，寐差梦多，大便尚好。脉弦细，舌淡欠润，苔白。

［中医辨证与治法］脾肾两虚，毒邪内蕴。立扶脾补肾，佐以解毒之法。

［方药］党参20g，白术、桑椹子、女贞子、沙参、麦冬各15g，薏苡

仁、冬瓜子、藤梨根、白花蛇舌草各30g，枸杞12g，甘草6g。水煎服，每日1剂。

[治疗经过及疗效] 患者坚持连续和间歇服上方中药加减13年余，坚持工作，生活正常，未发现癌复发现象。1982年11月，因不规则阴道流血2个月，经妇科检查子宫稍增大，质软，而行子宫切除术。术中探查腹腔内无癌复发，病理检查为子宫内膜非典型增生及内膜息肉。术后仍坚持服中药，一般情况良好。

痊愈。结肠癌术后行中药治疗，临床症状消失，未见癌复发和转移，至1987年12月，已健康成活18年9个月，照常工作。

吴圣农案（结肠癌大网膜转移性乳头状腺癌）

田立华，女，上海龙华医院医生。1982年4月22日入院，住院号：57439。

[西医学检查] 1981年12月22日中国福利会国际妇幼保健院卵巢囊肿摘除术发现：大网膜与子宫体粘连，大网膜上有散在大小不等乳头状结节，大的约3cm×3cm×2cm，小的约赤豆样大小；乙状结肠上有2cm大小乳头状结节及大小不等的结节，子宫壁有肿瘤种植灶，双侧卵巢为巧克力囊肿，大小约6cm×6cm×5cm，术中取下结节速冻切片检查，为乳头状腺癌。12月23日病理诊断：大网膜转移性乳头状腺癌1～2级。考虑为结肠癌广泛转移可能。

[临床证候] 患者腹泻便秘交替发作2、3年，结婚3载未孕，因在本院作超声波发现卵巢囊肿而于1981年12月住入国际妇幼保健院手术治疗，术中发现结肠癌广泛转移，无法切除而关腹。曾先后用过化疗、放疗，但均因白细胞迅速下降而无法坚持，改服中药，病情亦无明显好转。1982年4月初起中上腹部疼痛，至20日疼痛突然加剧，并伴有嗯心呕吐，于22日入院，经抗生素及解痉药治疗无效，赖杜冷丁短暂止痛。24日邀余会诊。

脘腹疼痛5天，痛甚即欲登厕，便行不畅，质稀而不成形，痛处固定不移，按之有形可及。形体消瘦，精神萎靡，面色少华，纳呆，舌质淡，舌体瘦瘪，脉象细弱。

[中医辨证与治法] 气血虚衰，脾失健运，湿浊内蕴，气滞血瘀，痰凝毒聚。立益气健脾，养血缓急，理气活血，化痰解毒，软坚消积，内外并治之法。

[方药]

(1) 内服方

1方：炙黄芪、党参、生白芍各15g，当归、延胡索各12g，川楝子、半夏、广木香各9g，陈皮、炙甘草各6g，降香3g（后下）。水煎服，每日1剂。另：马钱子片，每次1片，每日3次。

2方：炙黄芪、党参、生白芍各15g，当归、山药、炒谷芽各12g，白术、炙甘草各9g，大枣3枚。水煎服，每日1剂。另：生晒参9g煎汤代茶。

（2）外用方：乳香、红花各6g，赤芍、桃仁、生香附、乌药各12g，阿魏4.5g。共研细末，以蜂蜜调成糊状，外敷痛处，用纱布固定，一昼夜换一次。

［治疗经过及疗效］

1982年4月24日初诊：患者气血虚衰已极，如投峻药，非但不能忍受，且有残炉泼水之虞，故内外并治，内服1方以扶正，外敷以攻邪，以观后效。

4月27日二诊：经内服、外敷治疗以后，痛势日渐缓解，稍能进食稀粥，脉苔同前，药已合度，毋庸更张，唯马钱子片改为每次2片，每日3次。

4月30日三诊：脘腹疼痛已止，胃纳渐增，精神亦逐渐好转，但仍气怯无力，声音低微，脉象细濡，舌体瘦瘪。正气尚未复，故停用马钱子，加强补益，改服2方，扶得一分正气，即祛除一分邪气，正气不存，邪将焉去。外敷方药同前，因中上腹部疼痛已止，但中下腹部肿块坚硬如石，遂将外敷药移至此处。经3个多月间断性外敷治疗，肿块质地明显变软，按之已不感疼痛。

显效。临床症状消失，至1984年2月治后存活已近2年，脘腹疼痛未复发。

【辑者按】结肠癌是胃肠道常见的恶性肿瘤，属大肠癌之一。大肠癌最常见于结肠下段，约60%位于直肠，25%位于乙状结肠，其余依次见于盲肠，升、降及横结肠。其发病率和死亡率在消化系统恶性肿瘤中，仅次于胃癌、食管癌、原发性肝癌等。结肠癌男性多于女性，男女比例约为2:1。以41~50岁年龄组发病率最高。本病病因尚未十分明确，但有些病如家族性息肉病，已公认是癌前期疾病；结肠腺瘤、溃疡性结肠炎及结肠血吸虫病肉芽肿与结肠癌的发生有较密切的关系。目前，本病的早期诊断仍有困难，对可疑病例应进行乙状结肠镜、X线钡剂灌肠或气钡造影及纤维结肠镜检查、活检，以明确诊断。血清CEA测定亦可供诊断参考。西医学对本病的治疗以早期根治性手术切除为主，加化疗综合性疗法，术后5年生存率约为50%。

中医学古籍中类似于结肠癌的记载，散见于“肠澼”、“伏梁”、“肠覃”、“癥瘕积聚”等疾病的范围之内。如《素问》曰“肠澼下脓血”，“食饮不节，起居不时者，阴受之。”“阴受之则入五脏”，“入五脏则䐜满闭塞，下为飧泄，久为肠澼”；“病有少腹盛，上下左右皆有根”，病名曰伏梁，

“裹大脓血，居肠胃之外，不可治，治之，每切按之致死。……此下则因阴，必下脓血，上则迫胃脘。”《灵枢》说：肠覃是“寒气客于肠外，与卫气相搏，气不得荣，因有所系，癖而内著，恶气乃起，瘜肉乃生。”这些论述与本病表现的腹泻、腹痛、脓血便及腹部肿块相似，还说明本病病因与饮食不节，外邪入侵，营卫失调，伤及五脏有关。《诸病源候论》说：“诊得脾积，……累累如桃李，起见于外，腹满呕泄，肠鸣，四肢重，足胫肿厥，不能卧。是主肌肉损……色黄也。”又说：“癥者，由寒温失节，致脏腑之气虚弱，而食饮不消，聚结在内，染渐生长块段，盘牢不移动者，是癥也。……若积引岁月，人即柴瘦，腹转大遂致死。”此与结肠癌晚期出现不完全梗阻性腹胀及腹部肿块，坚硬不移，浮肿、黄疸、及消瘦、腹水等恶液质相同。又指出其预后不良，由寒温失节，脏腑虚弱，饮食聚结所致。《圣济总录》指出其病因：“有得之于食，有得之于水，有得之于忧思，有得之于风寒，凡使血气沉滞留结而为病者。”《医宗金鉴》谓：“积聚、癥癖、肠覃之疾，皆得之于喜怒不节则伤脏，饮食过饱则伤腑，肠胃填满，汁液外溢，为外寒所袭，与内气血食物凝结相成也。”综上所述，结肠癌病因病机有内、外两方面因素。外因为饮食不节，起居不时，寒温失节，风寒客肠，损伤肠胃，运化失司，湿热内生，热毒蕴结，流注大肠，结而成癥。内因为忧思喜怒，脏腑失调，正气内虚，湿热邪毒乘虚下注，浸淫肠道，气滞血瘀，凝结成积。故解毒化瘀，清利湿热，理气行滞及补虚扶正等法为结肠癌的常用治疗法则。

本病组验案6则，男2例，女4例；年龄不详1例，41～50岁3例，51～60岁2例。6例均经手术治疗后转移或复发再接受中医治疗，均获较满意的疗效。存活2年健在2例，存活5年以上4例（为分别存活8、12、13、15年健在各1例），5年生存率为66.7%，10年生存率为50%。

本组验案的临床证候及辨证规律可分为以下三型。

一、湿热瘀滞型（王泽时、鲍严钟案，刘志明案，林芹壁案，徐星高案）

大便黏液脓血，里急后重，次数增多，或下鲜血，或大便干秘，或腹泻与便秘交错，腹部疼痛痞胀，肿块质硬，压痛明显，或有发热口黏而苦，纳食少，精神不振，形体消瘦，面色萎黄枯槁。舌质红或淡红，苔黄腻，脉细弦滑数，或细弱。证属湿热积肠，气滞血瘀。治宜清热解毒，行滞祛瘀，佐以扶正。

王、鲍二老验案系升结肠癌广泛转移作姑息切除术后接受中医治疗。热毒蕴肠，则腹痛便秘；脾不健运，则神疲不食；苔少脉濡细为脾虚之征。邪不去则正不安，故以祛邪扶正为治。方药用蟾蜍酒、核桃树枝煮鸡蛋，合汤剂水杨梅根、藤梨根、半枝莲、白花蛇舌草、白英、虎杖以清热解毒而祛邪；四君加薏苡仁、红枣、当归以健脾养血而扶正。合而用之，则邪去正安，获存活13年健康的远期疗效。

刘老验案系乙状结肠癌术后化疗复发而受治。大便脓血，腹痛里急，口苦苔黄腻，显为湿热下注，蕴滞肠中；形瘦纳呆为久病伤正。病延数载，不可速效，故以微清淡补之剂，邪正兼顾悉效。

林老验案系结肠癌并淋巴结广泛转移，运用中医疗法为主，辅以化疗。湿热留滞，则持续发热；腑气不通，则腹痛阵作，痞胀难忍；气滞血瘀，则见颌下肿块坚硬；苔黄腻脉滑数，为湿热瘀滞之象。故先用白花蛇舌草、半枝莲、草河车、土茯苓、虎杖、败酱草、大红消之属以清热解毒，槟榔、枳实、玄明粉、二丑以攻下瘀滞。又见面黄神郁，纳差乏力，头晕舌淡，乃病久气血大伤，脾胃失健，肝肾亏损之征。故用参、芪、归、芍、杞子、制首乌、生地、沙参、石斛、花粉之属以益气补血，健脾养胃，滋水涵木，佐以清解，并辅用化疗，祛邪扶正而愈。已健康存活8年余。

徐老验案系盲肠分化不良性腺癌术后复发行化疗无效而改用中医疗法。湿热瘀滞，积聚肠道，则见腹部肿块，质硬疼痛，大便泻痢；脾胃复损，生化无源，则饮食不进，形瘦衰弱，面色枯槁；舌红苔黄，脉象细弱，乃湿热正虚之征。故治以清热解毒，化瘀散结，健脾扶胃为法。用1、2、3方交替服用，祛邪而不伤正，扶正以助祛邪，获肿瘤消失，存活12年健康的远期疗效。

二、脾肾两虚型（吴定言案）

腰酸膝软，肢倦乏力，腹部胀痛，肿块未硬，口干不欲饮，舌淡不润，苔薄，脉细弦。本案系乙状结肠腺癌淋巴结转移。证属脾肾两虚，热毒内蕴，治宜健脾益肾，佐以清解。方药用党参、白术、薏苡仁、沙参、麦冬健脾养胃；桑椹、女贞、枸杞补肾滋阴；藤梨根、白花蛇舌草、冬瓜子清热解毒。先后天之本得补，正气自胜，余毒即解，已健康存活15年。

三、气血两虚型（吴圣农案）

面色苍白，形体消瘦，精神萎靡，脘腹疼痛，时有剧痛，痛处固定，按之有形坚硬，纳呆食少，大便溏泄，排便不畅。舌质淡，舌体瘦瘪，脉象细弱。证属气血两虚，毒邪瘀滞。本案系卵巢囊肿摘除术发现结肠癌大网膜广泛转移无法切除，化疗、放疗反应大，不能坚持，并腹痛剧烈而会诊施治。吴老洞察病情，虽标证危殆，但本虚已极，气血衰败之至，何以转危为安？若投峻药攻邪，则更伤正而正更虚；若投补剂扶正，则恐助邪；若投攻补兼施之剂于一炉，又恐药力平均而难挽危候。故以内外并治之法，外以攻邪，内以扶正。因此，内用香砂六君化裁而首顾胃气，加人参、黄芪、当归、白芍益气补血，少佐马钱子片解毒抗癌，金铃子散行滞止痛；外用桃红、赤芍、乳香、乌药、香附、阿魏研末蜜糊外敷，以活血化瘀，软坚止痛。药后合度，恰中病机，腹痛缓止，纳谷渐增，正气得扶，邪毒即去，故获显效，治后存活近2年。

三十一、直肠癌

张鹏举案

艾建国，男，30岁，陕西省米脂县城关人，陕西榆林报社记者。1970年9月14日初诊。

［西医学检查］1970年6月15日西安医学院第一附院直肠切除术后病理诊断（病理切片号：48484）：直肠结节型黏液腺癌，浸及肠壁全层。

［临床证候］1年前大便经常出血，鲜红色，量多。继之大便次数增多，便形逐渐变细。县、省医院均认为“痔疮”，西安市中心医院诊为“直肠瘜肉”，西安医学院第一附院肛门指诊示：患处硬，根大，肛门呈菜花样突起，诊为“直肠癌”，行手术治疗（住院号：6205），并经病理确诊。

出院后，经常腹胀，已70余日，大便困难，便形细，食欲和睡眠尚好，畏术后转移，故来求诊。面色皖白不泽，唇燥微绀，时时咳嗽，但无痰。舌尖红，苔微黄，舌边有瘀斑，脉虚大而芤涩。

［中医辨证与治法］肺胃津亏，血燥夹瘀。立滋阴润燥，养血化瘀，佐以解毒之法。

［方药］

1方：桑叶30g，沙参15g，生石膏（先煎）、生桑白皮各12g，麦冬、阿胶（烊化）、粳米（另包）各10g，贝母、杏仁各6g，甘草3g，琥珀5g。水煎服，每日1剂。

2方：麦冬、山豆根各10g，胡麻仁、生地、生石膏（先煎）各12g，桑叶、银花、生地榆各15g，夏枯草、半枝莲各30g，黄芩6g。水煎服，每日1剂。

3方：麦冬、桃仁、花粉各10g，生地、火麻仁、郁金各12g，生地榆、银花各15g，山豆根5g，半枝莲30g，黄芩、枳实各6g。水煎服，每日1剂。

4方：上珍珠3g，西红花、朱砂、干姜、月石各10g，地榆炭、银花炭、硇砂各30g，蜈蚣10对，玄明粉15g。共为细末，蜡六蜜四为丸，梧桐子大，分1个月服之，早晚各1次。

［治疗经过及疗效］

二诊：服1方20剂后，面色润泽，腹胀瘥，大便量增多，稍畅，但仍干，知饥欲食，夜晚咳嗽无痰，诊脉弦涩，原法出入，嘱服2方。

三诊：服2方30剂，咳嗽瘥，大便通爽，唯夜间口苦，便前腹中不舒，诊脉缓而有力，予服3方。

四诊：服3方30余剂，精神充沛，肤润发泽，饮食日增，诸症悉除，二便正常，诊脉缓而有力，故拟4方为丸剂缓图，每年服1料，以资巩固。

痊愈。临床症状消失，癌灶无复发。1975年9月20日西安市中心医院X线钡剂灌肠摄片复查示：钡剂灌至直肠与乙状结肠交界处略有停留，加压后通过尚好，肠管充盈良好，未见狭窄及充盈缺损。降结肠、升结肠、横结肠充盈均好，结肠袋清晰，排空后钡剂全部排完，黏膜观察不理想。意见：下消化道钡透见正常直肠癌术后表现，未见异常改变。现患者身体健康，正常上班工作，至1984年1月随访，已健康存活13年4个月。

薛盟案

陈某某，男，66岁，退休建筑工程师。1983年2月3日初诊。

[西医学检查] 1983年3月杭州肿瘤医院肛门指诊：查见距肛门5cm处，直肠有菜花状肿物，质硬，直径约5～6cm，固定，指套带有血液。诊断：直肠癌。

[临床证候] 1983年初，患者觉腹部胀满，肛门重坠，时有便意，此后大便次数增多，粪形变细，或呈水样，混有黏液和血液，饮食睡眠一如平时。唯形体日渐消瘦，面色黧黑而晦滞，下肢酸软，初未介意，来我处初诊，作泄泻便血施治，服药5剂，无进退。旋易医更治，亦未发现异常。逾1个月，便血量骤增，泄泻无度，继见痰内带血，呃逆频作，饮食点滴不能沾唇。不久，症状愈益恶化，出现瞳孔缩小，呈循衣摸床，神识半昏迷状态，乃邀我前往出诊，因诊断未明，建议送肿瘤医院先行会诊，遂确诊直肠癌，复来就诊。视其舌淡，苔白腻，脉沉细欲绝。

[中医辨证与治法] 肠道恶血瘀阻，正气垂败，胃气欲绝。治宜扶正救逆以制其邪，急则治标以挽复辙。

[方药]

1方：生黄芪、仙鹤草各60g，边条参（另炖）、刀豆子、枇杷叶、炒陈皮、炒竹茹各9g，香茶菜30g，猫人参、檵木花各16g，鲜石斛18g（先煎），生地榆10g。水煎服，每日1剂。

2方：生黄芪、仙鹤草各60g，边条参（另炖）、炙甘草各9g，炒白芍、猫人参、炒焦扁豆、白花蛇舌草各15g，香茶菜30g，炒麦冬10g，石榴皮、枳壳各12g，鲜石斛18g（先煎）。水煎服，每日1剂。

3方：边条参（另炖）、蜂房、五倍子各9g，生黄芪45g，升麻5g，山豆根10g，楮实子、香茶菜各30g，焦楂肉12g，生地15g，白花蛇舌草20g，仙鹤草60g（煎汤代水）。煎服，每日1剂。

[治疗经过及疗效] 综观脉症，证候险恶，脾胃生机将灭，颇感棘手，

因病家固请，勉为疏方，试作什一之救，遂拟1方，嘱服2剂，以观进退。

试投1方后，呃逆痰血渐止，神志转清，虽不再循衣撮空，但目睆睆无所见，已少能进食半流汁，大便溏而不畅，一日间如厕十余次，血随便俱下。立方仍主攻补兼施，拟2方，续服3剂。

前方已效，连服2方18剂，自觉症状减轻，精神渐有起色，能起床活动，健饭（可食150g干饭），进肉食亦无碍，每隔一周，即步行前来门诊。由于本人尚不知身患重症，恣意口腹，故大便仍溏，有时杂有少量血液，且肛门重坠，欲便不畅，往往虚坐努责，再守2方出入，姑拟3方。

患者连续治疗近半年，经急性危重阶段，现已转入稳定期。目前眠食如常，并不时外出散步，便溏出血偶见，仍守原方调治，未见有何反复。

显效。临床症状基本消失，至1984年2月已存活1年健在。

【按语】直肠癌早期症状不明显，其见症与泄泻或痔血下痢相疑似，不易引起人们注意。本案病情发展较快，当大出血、呃逆、昏迷等全身症状出现时，已濒血脱气消，脾气竭厥之候。此时扶正既虑助邪，攻邪又恐伤正，几希之间，必致危亡，因思标本同治，并行不悖，正胜则邪去，故倖能转危为安。

吴定言案

李国丰，男，52岁，武昌白沙洲湖北省林业机械厂技术员。1975年12月17日初诊。

［西医学检查］1975年12月武昌某医院内窥镜及病理诊断：直肠癌。

［临床证候］患者因大便带血及黏液确诊直肠癌，拒绝手术，遂来我院要求中医药治疗。

大便次数多，带血，肛门坠胀感，胀痛。脉缓，舌胖有瘀点，苔黄腻。胸膝位肛诊可扪及直肠内在10～11点处有3处如蚕豆大结节，其基底宽，硬，界限不清。

［中医辨证与治法］脾虚湿滞，郁久化热，热伤络脉，而致便血。立扶脾运湿，清热利湿，解毒散结之法。

［方药］白花蛇舌草、半枝莲、黄毛耳草、薏苡仁各30g，冬瓜子20g，槐花、山慈菇、白术、莪术、旱莲草、丹参各15g，水蛭12g。水煎服，每日1剂。

［治疗经过及疗效］患者坚持服上方中药加减7年余，肿块无明显增长，病情稳定。但到1983年初大便次数又增多，有时带血及黏液，乃于1983年4月行腹会阴联合切除术，病检为黏液腺癌。术后用化疗1个疗程，

未用中药。4个月后于8月17日来诊，发现左腹股沟淋巴结肿大如拇指，经穿刺病检为转移性腺癌。又用氟尿嘧啶1.5g静脉注射，每日1次，共5次，并用丝裂霉素10mg静脉注射1次。经观察18天，肿大的淋巴结未缩小，又再服中药治疗。3个月来肿大淋巴结无明显改变，但病情稳定，仍在服药观察治疗中。

显效。临床症状消失，肿块无增长，病情稳定，但7年后复发转移，于1984年12月死亡，治后存活9年。

文琢之案

代某某，男，55岁，四川省乐山运输公司驾驶员。1978年3月15日初诊。

[西医学检查] 1977年11月四川医学院直肠镜检发现距肛门5~7cm处有一包块，约3cm×3cm。病理报告（病理号：9383－77）：直肠腺癌。

[临床证候] 大便脓血3个月余。患者1977年11月发现大便次数增多，有脓血便，当地从痢疾治之不效，川医确诊直肠腺癌。因包块在直肠前壁，术中出现并发症，患者又不愿改道，故改为中药治疗。

面部秽垢无光泽，消瘦。大便日3~5次，脓血便，量少，纳可，眠差，厌油。舌质淡红，苔薄黄微腻，脉弦细。

[中医辨证与治法] 湿热下注，热毒结块。立除湿解毒，软坚散结之法。

[方药] 四妙散合消瘰丸加减：苍术、广木香、黄连各10g，黄柏、牛膝、刺猬皮各12g，玄参、郁金各20g，薏苡仁、牡蛎各30g，夏枯草、槐花、地榆、淡海藻、淡昆布各15g，甘草3g。水煎服，每日1剂。另：消核浸膏片，每日3次，每次3片。

[治疗经过及疗效]

二诊：服上方1个月后，大便次数减少，日2~3次，脓血亦少，饮食增加，已不厌油。舌质淡红，苔薄白，脉弦细。上方去四妙散，加生黄芪、白花蛇舌草各30g，鸡血藤20g，再进。消核浸膏片继服。

三诊：2月后，大便通畅，日1~2次，脓血很少，体重增加，饮食如常，面色微红，有光泽，无不适感觉。舌质淡红，苔薄白，脉弦，仍守前方再进。

四诊：4月后检查肿块未增大，脓血消失，继服上方。

显效。临床症状消失，1年后检查肿块仍同样大小，至1980年2月随访，已带癌生存2年，未见不适。

王泽时、鲍严钟案1（直肠息肉癌变并升结肠及回盲部转移）

林明华，男，60岁，干部，杭州市人。1972年1月诊治。

［西医学检查］1967年上海中山医院病理报告（病理号：5177）：直肠息肉癌变。1972年1月该院X线钡剂灌肠摄片示：升结肠及回盲部充盈缺损。诊断：肠癌复发且转移。

［临床证候］患者于1967年发现黏液血便数月，去上海中山医院门诊，检直肠14cm处有一0.4cm×0.4cm大小息肉，摘除并活检，确诊癌变。5年后，现骶部疼痛，又出现黏液血便，左锁骨上窝触及一肿大淋巴结，质硬，活动。舌质红，苔薄黄微腻，脉弦数。

［中医辨证与治法］癌毒久蕴，湿热下注，脾不健运，发为肠澼。立解毒抗癌，清解湿热，健脾理肠之法。

［方药］

1方：蟾蜍酒，每隔2天服1次，每次服100ml。

2方：水杨梅根、藤梨根、半枝莲、白花蛇舌草、白英、香谷芽各30g，虎杖、白头翁各15g，茯苓、沉香曲各12g，焦冬术、广木香各9g。水煎服，每日1剂。

［治疗经过及疗效］1、2方交替服用，停服1方时，每天服2方1剂，3个月后，黏液血便消失，大便成形，左锁骨上淋巴结消失，体重增加。

痊愈。临床症状消失，1979年11月访问患者，身体健康，恢复工作。1980年10月及1983年11月随访，健在，已退休协助街道企业工作。治后已存活12年。

王泽时、鲍严钟案2（直肠腺癌）

余连城，男，66岁，干部，住杭州市松木场路8幢2号。1980年2月诊治。

［西医学检查］1980年2月浙江省中医院直肠镜检：距肛门5cm处直肠后壁有鸡蛋大小肿块。该院病理报告（病理号：96123）：直肠腺癌。

［临床证候］患者于1975年诊为直肠癌，作冷冻治疗后4年复发。现一般情况较差，消瘦，乏力，纳差，大便溏泻，且有血性黏液，每日大便10余次。舌苔薄，脉细弱。

［中医辨证与治法］癌毒蕴肠，传导失司，发为下痢，久则损正。立解毒止痢，健胃扶正之法。

［方药］

1方：蟾蜍酒灌肠，每日1次，每次100～150ml，保留1～30分钟，总量 3900ml。

2 方：三根糖浆

水杨梅根、藤梨根、半枝莲、白花蛇舌草、香谷芽各 30g，虎杖根 15g，鸡内金 9g。水煎取汁，加防腐剂即成，每日服 2 次，每次 50ml。

[治疗经过及疗效] 1 方灌肠 5 次后，大便次数明显减少。2 周后，大便正常，未见黏液血便。纳谷增加，每餐能吃 200g。与此同时，口服三根糖浆。1980 年 3 月 2 日免疫功能测定：IgG 9.97g/L，IgA 2.05g/L，E－玫瑰花结测定 0.41。5 月 2 日测定：IgG 13.66g/L，IgA 3.09g/L，E－玫瑰花结 0.80。显示免疫功能明显增强。治程半年，停用 1 方，继服 2 方。

显效。临床症状消失，肿块显著缩小。1980 年 5 月 24 日直肠镜检：直肠黏膜正常，光滑，距肛门 5cm 处直肠后壁瘤体缩小如核桃大小。带瘤体成活 2 年半，于 1982 年 8 月死亡。

王泽时、鲍严钟案 3（直肠腺癌）

韩国庆，男，74 岁，杭州电信局退休工人。1980 年 12 月诊治。

[西医学检查] 1980 年 12 月浙江医科大学第一附属医院肛门指诊示：距肛门 4cm 处直肠肿块约 3.5cm×3.5cm 大小，表面高低不平，菜花状，出血。该院病理报告：直肠腺癌。(病理号：6465)

[临床证候] 患者于 1980 年 11 月发现黏液血便，1 个月后去浙医大一附院就诊，确诊直肠癌，住院手术。因其原有肺心病，麻醉后出现休克，停止手术，遂来我院求治。

下痢黏液及血，每日 10 余次，腹隐痛，纳食甚少，时有咳嗽痰多，消瘦乏力。舌质红，苔薄，脉细弦。原有慢性支气管炎及肺气肿。

[中医辨证与治法] 癌毒蕴肠，损伤肠络，脾胃不健，发为下痢。立清热解毒，和络止痢，健胃扶正之法。

[方药] 水杨梅根、藤梨根、白花蛇舌草、炒谷芽、仙鹤草各 30g，七叶一枝花、丹皮炭、当归各 9g，虎杖、瓜蒌皮各 15g。水煎服，每日 1 剂。

[治疗经过及疗效] 服上方 1 月，大便出血停止，黏液减少，纳食增加，腹痛已瘥。续服半年，体力增强，大便每日 2 次，带少许黏液，能做轻微家务劳动。嘱长期服用此方。

显效。临床症状显著好转，肛指诊：肠内肿瘤体存在，但较稳定。带瘤成活 3 年余。

【辑者按】 直肠癌，发病率是大肠癌中首位（占 60% 左右），也是消化道恶性肿瘤中至为重要的一种。直肠癌多见于男性，男女之比为 2～3∶1；发病年龄多在 40 岁以上，但 20 岁左右年轻人也有所见。病理组织学分类为腺癌（占75%～85%）、黏液癌（占10%～20%）、未分化癌和其他癌（包括鳞癌等）四类。病因尚不太清楚，目前认为与结直肠癌发生的有关因素有：局部慢性炎症，如溃疡性结肠炎、日本血吸虫病等；致癌物质多环烃增加（高蛋白饮食引起胆酸分泌增加，后者被肠内厌氧菌分解为不饱和的多环烃）；直肠腺瘤是目前最引人注目的因素。

直肠癌位置较浅易于诊断，经常性大便隐血检查是早期发现的有效措施。还应进行直肠指检、X线钡剂灌肠、直肠镜或乙状结肠镜检查、活检以确诊。早期手术根治性切除是西医学主要治疗方法，5年生存率为50%左右。但因癌肿深入盆腔之中，范围狭小，且与肛括约肌接近，不易彻底根治，局部复发率高，多数手术不能保留肛门，成为临床之难题。

直肠临床表现和病因病机的论述，可见于中医学的“肠覃”（已于结肠癌中论述）、“下血”、“脏毒”、“锁肛痔”等疾病中。古籍文献有很多类似直肠癌的记载，如将便血称为“下血”，有远近之分，“下血先便后血，此远血也；下血先血后便，此近血也”（《金匮要略》）。“远血谓血在胃也，即古之所谓结阴，今之所谓便血也；近血谓血在肠也，即古之所谓肠澼为痔下血，今之所谓脏毒、肠风下血也”（《医宗金鉴》）。“大肠热极则便血；又风中大肠则下血”（《中脏经》）。“肠胃不虚，邪气无从而入。人唯坐卧风湿，醉饱房劳，生冷停寒，酒面积热，以致荣血失道，渗入大肠，此肠风脏毒之所由作也”（《丹溪心法》），“有湿伤血”（《平治会萃》）。“血清而色鲜者为肠风；浊而暗者为脏毒”（《证治要诀》），“自外感得者曰肠风，自内伤得者曰脏毒”，“皆因七情六淫，饮食不节，起居不时”（《医学入门》）。这些论述，与直肠癌便血之症相似。病因由外感六淫起居，内伤七情饮食，肠胃不足。病机为湿热渗肠，营血失道。又如，“蕴毒结于脏腑，火热流注肛门，结而为肿，其患痛连小腹，肛门坠重，二便乖违，或泻或秘，肛门内蚀，串烂经络，污水流通大孔，无奈饮食不餐，作渴之甚，凡犯此未得见其有生”（《外科正宗》）。“锁肛痔，肛门内外犹如竹节锁紧，形如海蛇，急里后重，粪便细而带扁，时流臭水”（《外科大成》），“凡有小肉突出者皆曰痔，不独于肛门边生也”（《医学纲目》）。“此证有内外阴阳之别。发于外者，由醇酒厚味，助劳辛苦，蕴注于肛门，两旁肿突，形如桃李、大便秘结，小水短赤，甚者肛门重坠紧闭，下气不通，刺痛如锥；……发于内者，兼阴虚湿热，下注肛门，内结壅肿，刺痛如锥，大便虚闭，小水淋漓”（《医宗金鉴》）。这些叙述，与直肠癌梗阻时出现腹痛、大便困难、粪便变形及晚期可引起尿痛、尿频很相近。同时阐明其发病由火热蕴毒、阴虚湿热所致，并指出其预后不良和难治。总之，中医学对直肠癌病因病机的认识与结肠癌基本相同，亦有外因和内因，病机为湿热蕴毒、阴虚火热、胃肠虚衰，治则当知虚实之要。

本病组验案7则，均为男性，年龄30～39岁1例，50～59岁2例，60～69岁3例，70岁以上1例，其中50岁以上6例，占明显多数。7例均经直肠指检、X线钡灌、直肠镜、乙状结肠镜检查或病理确诊为中晚期患者，其中5例经手术治疗复发或转移而采用中医疗法，2例纯用中医治疗，均获满意疗效。存活1年健在1例，2年健在1例，2年后死亡1例，2年健在1例，7、12、13年健在各1例，6年生存率为42.9%，10年生存率为28.6%。

本组验案的证候及辨治规律可分以下四型。

一、肺胃阴虚型（张鹏举案）

大便困难，便形变细，腹胀，面色㿠白不泽，唇燥微绀，时有咳嗽无痰，纳可。舌尖红，边有紫斑，苔微黄，脉虚大而芤涩。本验案系直肠癌术后病理确诊为结节型黏液腺癌并扩散肠壁全层，证属肺胃阴虚，血燥夹瘀。盖肺与大肠相表里，胃和大肠同属六腑。肺胃阴虚，则津液亏乏，上不润肺则咳嗽无痰；下不濡肠则便难形细；阴血互生，阴虚必血少而燥，面唇失养则㿠白干燥；血燥生瘀，腑气不通则腹胀；唇绀舌紫脉涩均血瘀之征。故治宜滋阴养血，润燥化瘀，佐以解毒。方用桑杏汤合白虎汤化裁，加桑白皮、麦冬、阿胶、火麻仁、生地滋阴养血，润肺滑肠，以冀止咳通便；地榆、桃仁、琥珀、郁金、枳实凉润化瘀，理气行滞，以除腹胀；山豆根、银花、夏枯草、半枝莲、黄芩清热解毒。诸症悉瘥，脉缓有力，再用丸剂解毒生肌而缓图，已健康存活13年，所以相济而成功也。

二、胃气衰败型（薛盟案）

饮食点滴不进，神识半昏迷，瞳孔缩小，形体消瘦，面色晦滞，便血骤下，泄泻无度，呃逆频作，痰中带血，舌淡苔白腻，脉沉细欲绝。此案系直肠癌危证，以大出血、神昏、呃逆、不食、脉绝等五大证候为主症，虽肠道恶血瘀阻至盛，但正气垂败，已濒血脱气脱，胃气绝竭之候。薛老当机立断，标本同治，扶正救逆以制其邪，急则治标以挽复辙。方用大剂黄芪（60克）、边条参益气固脱，鲜石斛养胃救阴（胃气一复，血自循经），刀豆子温中下气，利肠胃，止呃逆，益肾补元，上药共为扶正救逆而遣；香茶菜、猫人参、檵木花、白花蛇舌草、山豆根清热解毒。露蜂房以毒攻毒，地榆、仙鹤草散瘀止血，陈皮、竹茹和胃止逆，石榴皮、五倍子涩肠止泻，诸药共为祛邪治标而施。正胜则邪去，邪去则正安，并行不悖，无不效焉。

三、脾虚湿热型（吴定言案）

大便下血，并有黏液，便次增多，肛门坠胀，舌胖有瘀点，苔黄腻，脉缓。此案系直肠癌，纯用中医治疗，稳定7年，以后复发再行手术加化疗、中医综合疗法。证属脾虚失健，湿热瘀滞，故方用白术、薏苡仁、冬瓜子健脾运湿，白花蛇舌草、半枝莲、黄毛耳草清热解毒，槐花、旱莲草、丹参、山慈菇、莪术、水蛭化瘀止血、行滞散结。脾气得健，湿热得清，瘀滞得化，血归经矣，诸恙自愈。

四、湿热蕴毒型（文琢之案，王泽时、鲍严钟案）

便下脓血，或黏液血便，便次增多，每日3、5次至10余次，并有腹痛，纳谷甚少，消瘦乏力，舌质红，苔薄黄腻，脉弦数或细弦。证属湿热蕴肠，热毒瘀滞，治宜清利湿热，解毒散结，佐以扶正。

文老验案系直肠腺癌，手术中并发症而改用中医疗法。湿热下注，瘀结肠道，熏灼络脉则便下脓血；气血瘀阻，传导失司，腑气不通，则便次增多，不通则痛；苔黄腻脉弦数均为湿热之征。故用四妙散合消瘰丸（玄参、牡蛎、贝母）清热燥湿，软坚散结，加黄连、夏枯草、白花蛇舌草清热解毒，木香、郁金、刺猬皮行滞止痛，槐花、地榆凉肠止血，昆布、海藻、消核浸膏片（成药）祛瘀散结。因癌症多有消瘦正虚，故佐黄芪、鸡血藤益气养血，亦当满意。

后3案为王、鲍二老验案，均系直肠癌手术后复发转移或术中并发症而中止手术，采用中医治疗。其立方遣药基本相同，用水杨梅根、藤梨根、半枝莲、白花蛇舌草、白英、虎杖、白头翁、七叶一枝花清利湿热，蟾蜍酒内服或保留灌肠以解毒抗癌（案3未用），白术、茯苓、谷芽、木香、沉香曲、内金健脾和胃，当归、丹皮、仙鹤草和络止痢。其效甚佳，尤王、鲍二老验案1获存活12年健在的远期疗效。

三十二、家族性大肠多发性腺瘤

叶朗清案

某某，女，22岁，1971年4月就诊。

[西医学检查] 1970年2月上海市第一人民医院X线钡剂灌肠示：自横结肠降曲到直肠满布大小不一腺瘤，多至无法计数。诊断：家族性大肠腺瘤。

1971年4月直肠镜检查，又发现直肠腺瘤大小14只，最大直径为1cm，最小为0.5cm。诊断：大肠多发性腺瘤。

[临床证候] 患者1969年开始出现大便次数增多，时有阵发性下腹痛，1970年起经常解黏液血便，2月确诊为大肠腺瘤，4月作横结肠及降、乙状结肠切除术，直肠内腺瘤进行电灼。术后1年便血又作，遂用中医药治疗。

诊其大便黏液带血，便次增多，腹部不适，胃纳不佳，神疲乏力，面色无华，苔白质淡，脉涩。

[中医辨证与治法] 气血两虚，瘀毒内蕴，发为肠覃。立益气补血，解

毒消坚，活血止血之法。

[方药]

(1) 内服方：黄芪、党参、山豆根、炙甲片各12g，当归、熟地黄、阿胶珠各9g，半枝莲、红藤各30g，丹参、皂角刺各10g，三七粉3g（分冲）。每日1剂，煎2汁分服。

(2) 灌肠方：乌梅12g，贯众、海浮石各15g，五倍子、半枝莲、槐角各9g，夏枯草30g，牡蛎20g。浓煎150～200ml，保留灌肠，每日1次。黏液多者，可在上方内再加大黄6g，黄柏、黄芩各9g，明矾3g。

[治疗经过及疗效] 经上述内服方及灌肠方治疗5个月余，多次直肠镜检查，腺瘤全部消失。

痊愈。

【按语】 本案属中医学“肠覃”、“便血”范畴。患者的便血，都为黏液、血液和粪便混合一起，不能以先血后便、先便后血之近血、远血来辨治，而仿照《普济本事方》治肠痔在腹内有鼠妳下血的方和法，采取方中的贯众和槐角，加入能蚀恶疮胬肉的乌梅，治久痢下血的五倍子，消瘿软坚的夏枯草、海浮石、牡蛎等，把坐药改成灌肠，同时内服益气补血，消毒止血之剂，而获良效。

【辑者按】 家族性大肠腺瘤是一种少见的显性因子遗传的家族病。其特点是婴幼儿期并无腺瘤，常开始出现于少年时期（12～13岁），性别无差异，到成年时在直肠和结肠常布满腺瘤，极少累及小肠。腺瘤包括管状腺瘤和乳头状腺瘤，癌变的倾向性很大。直肠指检、乙状结肠镜、纤维结肠镜检查、活检和X线钡剂灌肠可确诊。乙状结肠镜检和病理检查时，可见到为数多到数不清的腺瘤，酷似蟾蜍皮状，治疗比较困难。

20岁以前腺瘤极少癌变，所以确诊是腺瘤，即应做全结肠切除和回肠直肠吻合术，直肠的腺瘤可在术后行电灼治疗，但易复发。若不在年轻时切除，在中年前几乎一半可能癌变。

本病亦属中医学“肠覃”、“便血”范畴。认为其病因病机内有胎毒遗肠，外因六淫侵袭，饮食不洁，湿热下注，引动伏毒，气机不畅，瘀毒蕴结，凝成肠覃；热毒灼伤肠络，则便血下痢；久血久痢，则损正伤血。故本病也多为虚实夹杂之证，临证医者，宜详审焉。

此案系大肠腺瘤行结肠切除术后1年便血复发，接受中医治疗。因病程迁延数年，则久病必虚。脾胃虚弱，健运失司，则纳呆食少，腹部不适；气血两虚，机体失养，则神疲乏力，面色无华，舌淡苔白。余毒复萌，蕴结肠道，则便下黏液带血，便次增多；脉涩为久病必瘀和气血两虚之征。本案为气血两虚，热毒瘀结。治宜益气补血，清热解毒，化瘀散结，内外合治之法。内服方用黄芪、党参、当归、熟地、阿胶珠益气补血，气血自复则血归经矣；山豆根、半枝莲、红藤清热解毒，热毒得清则便归肠矣；丹参、三七、甲片、皂角刺化瘀散结，瘀结得散则积自除矣。再以清热解毒，涩肠止血，消瘤散结之剂，煎汤作保留灌肠，则药力径达病所，直驱消瘤。内外相得益彰，自无不愈矣。

三十三、晚期胰腺癌广泛转移

高肇基案

程某某，女，60岁，1979年12月29日初诊，门诊号：4202。住院号：79－20441。

[西医学检查] 1979年10月上海第三人民医院B型超声波示：左上腹肿块。12月中旬剖腹探查术证实：胰腺腺癌（体尾部），向胃、十二指肠、肝脏广泛转移。

[临床证候] 患者1978年5月上腹胀痛，X线摄片为胆囊结石。1979年10月胃纳减退，嗳气，上海三院B超示左上腹肿块，剖腹探查证实为胰腺癌，并广泛转移，无法切除而关腹，转来中医治疗。

胸腹串痛，腹胀严重，腹水明显，终日卧床不起，半卧时疼痛加剧，坐则减轻，伴嗳气，胃纳减。舌质紫暗有瘀斑，苔白腻，脉细。

[中医辨证与治法] 湿热内蕴，入营伤阴，气滞血瘀。立清热解毒，渗湿利水；理气行滞，逐瘀软坚，益气养阴，扶正祛邪之法。

[方药]

1方：白花蛇舌草、石见穿、半枝莲、海藻、八月札、茯苓皮、天花粉、腹水草各30g，穿山甲、皂角刺、山豆根、川楝子、鸡内金各9g，失笑散（包煎）、延胡索、枳壳、楂曲、党参各12g，柴胡、生甘草各6g，白芍、生黄芪各15g。水煎服，每日1剂。

2方：白毛藤、白花蛇舌草、石见穿、猪苓、天花粉、腹水草、脱力草各30g，半枝莲24g，生鳖甲、山豆根、山药、白术、白芍、大腹皮、黄芪、沙参、生地、麦冬、谷芽、麦芽各15g，柴胡4.5g，楂曲、玄参、丹皮各12g，青皮、陈皮、川楝子各9g。水煎服，每日1剂。

3方：太子参、白毛藤、白花蛇舌草、石见穿、生黄芪、山药、生薏苡仁、天花粉、谷芽、麦芽、八月札、陈葫芦、脱力草各30g，麦冬、白术、猪苓、茯苓、诃子、大腹皮、六味地黄丸（包煎）各15g，五味子、枳壳各9g，楂曲12g，补骨脂20g，蚕茧壳10只。水煎服，每日1剂。

[治疗经过及疗效] 1980年8月18日诊：前以1方出入，治疗7个月余，腹水消退，腹胀改善，纳谷渐增，夜间有饥饿感，体力渐复，能起床活

动，舌质紫红，苔少，脉细。正虚邪恋，续予清热养阴，理气导滞，拟服2方。

1981年5月16日诊：证情平稳，腹痛消失，纳谷增进，体力渐复，能外出活动。唯乏力，嗳气，下肢轻浮，便溏。继服2方。

11月19日诊：患者于1981年6月赴贵阳，停服上药5个月，其间劳累，且有精神创伤。现病情明显恶化，腹泻较频，消瘦纳呆，腹胀腹水，面浮足肿。脾失健运，肝肾不足，气血已衰，治以扶正为主，佐以祛邪，姑予3方。

显效。前期临床症状基本消失，后期停药5个月，劳累和精神创伤，病情恶化死亡。治后存活2年。

【按语】 胰腺癌早期往往难以确诊，晚期病程进展迅速，一般于6个月内死亡。本案诊断明确，剖腹证实已广泛转移，病属晚期。高老以攻补兼施之法取得显效。方以石见穿、白毛藤、半枝莲、白花蛇舌草、山豆根等清热解毒，以海藻、山甲、皂角刺等软坚散结，以四逆散、金铃子散、芍药甘草汤等理气止痛，以参、芪、术等健脾和胃，以失笑散、参三七、莪术等活血化瘀，以猪苓、茯苓、腹水草、薏苡仁等利水渗湿，以增液汤、天花粉等养阴生津。经治半年，病情渐趋稳定，体力渐复，持续1年有余。后因停药5个月，加上疲劳及精神因素，病情复发恶化而死亡。自初诊之日起，病程历时2年，如能坚持服药，避免上述不利因素，定能取得更好的疗效。

三十四、胰头癌

邓以林案

尹玉珍，女，61岁，湖北沔阳县彭场镇织布厂退休工人。1981年3月26日初诊。住院号：3149。

［西医学检查］1981年2月26日湖北省沔阳县第二人民医院剖腹探查示：见胰头约10cm×6cm肿块，质硬如石，与毗近组织广泛粘连。诊断：胰头癌。

［临床证候］患者于1981年2月26日因上腹部绞痛，呕吐菜绿色水样物，住入我院外科行剖腹探查术，术中见胰头肿块与毗近组织广泛粘连，未能切除，作胆管与十二指肠侧端吻合。创口愈合后，邀余会诊。

症见上腹部胀痛，拒按（肿块难以扪及），面色晦萎，形体消瘦，头晕乏力，目窠下微肿，中脘胀闷不适，食量甚微，大便干结，舌质暗淡，脉象沉涩。

［中医辨证与治法］素嗜厚味，积忧成郁，正虚邪实，气聚痰凝，发为

癥积。立化痰解毒，扶正攻癥之法。

［方药］

1方：白花蛇舌草、石见穿、半枝莲各30g，昆布、海藻各15g，太子参、法半夏各12g，苍术、茯苓各9g，陈皮、三棱、川芎各6g。水煎服，每日1剂。

2方：白花蛇舌草500g，半枝莲、石见穿、牡蛎、黄芪各300g，丹参、太子参各240g，白术、当归各150g，瓜蒌皮、大贝母、昆布、海藻各120g，莪术、三棱、鸡内金、川芎各90g，陈皮60g。共研细末，水迭为丸，每次9g，日3次，温开水下。

［治疗经过及疗效］

4月30日二诊：守服1方30剂后，脘腹胀闷已解，压痛减轻，目窠下肿消。舌苔微黄，脉仍滞涩。癥积牢坚，汤剂恐难胜任，故斟酌1方，改用丸药缓图。

9月25日三诊：药丸尽剂，诸症悉除。为巩固疗效，仍以2方水丸，每次6g，日服2次。坚持长期服用，以杜一篑一失。

痊愈。临床症状及肿块消失。1981年9月超声波探查：上腹部未见液平及反射波段。提示：肿块消失。至1983年12月已存活2年9个月，身体犹健。

【按语】本案剖腹探查，肉眼观察为胰头癌，不能切除病灶，只能重建消化道通路，为接受中药治疗扫除了障碍。首用消痰解毒，扶正攻癥之品，而诸恙始缓。证本痼疾，必须渐缓渐消，改用丸剂缓图。方用白花蛇舌草、半枝莲、石见穿、瓜蒌皮、大贝母清化痰结以解毒；贝母与昆布、海藻、牡蛎相伍，软化痰毒之坚结；三棱行血中之气，莪术活血疏气滞，伍丹参、川芎、陈皮理气活血以消癥。盖气行则痰散，血活则结开耳！然积久正气已虚，徒事剋削，犹恐欲速不达，故复用黄芪、白术、太子参、当归调补气血以匡正，合鸡内金安胃以助运化。是方寓消于补，消补并行，使攻癥不伤正，扶正不碍积。大方小量，缓缓图治，俾痰毒疏利，气血调畅，则癥积自消。

【辑者按】胰腺癌系消化系统较少见的恶性肿瘤。发病率次于胃癌、食管癌、肝癌、直肠结肠癌，但近年来有渐增的趋势，从全身恶性肿瘤的第20位上升为第12位，约占1%～2%。发病年龄以40～70岁为多见，占患者的80%以上。男女之比为1.5～2.0∶1。本病的病因尚未明了，家族和遗传因素尚未有定论，一般认为可能与饮食（亚硝胺类、高脂肪、高蛋白等）、吸烟、慢性胰腺炎、糖尿病等因素有关。

胰腺癌早期常无特殊表现，发展到一定程度可出现上腹痛、黄疸和消化道症状。疼痛在上腹中间、偏左或偏右，夜间较白天明显，严重者日夜无休止；黄疸进行性加重，可伴有瘙痒症。总胆管完全梗阻时，大便呈陶土色；消化道症状如食欲不振、腹胀、消化不良、腹泻等，并见乏力和消瘦。晚期可见上腹部肿块，腹水、恶病质，肿块坚硬固定、表面不平。本病癌瘤生长较快，常有早期转移。本病早期诊断非常困难，应尽快进行血液生化、酶学及肝功能检查、十二指肠引流液细胞学检查、X线检查，灰阶超声断层检查及细针穿刺活检、放射性核素扫描、电算机体层扫描（CT）等有关联合检查以确诊，必要时可剖腹探查。西医学对本病治疗应争取早日手术切除，但手术切除率不高，为21.2%～31%，手术死亡率为11%～44%，5年存活率仅4%。本病预后甚差，在症状出现后平均寿命为1年左右。

本病属于中医学的“癥积”、“肝积肥气”、“脾积痞气”等证范畴。《难经》说：“气之所积名曰积，……积者阴气也，其始发有常处，其痛不离其部，上下有所终始，左右有所穷处。”《金匮要略》说：“积者脏病也，终不移。”《肘后备急方》说：“凡癥坚之起多以渐生，如有卒觉便牢大，自难治也。腹中癥有结节，便害饮食，转羸瘦。”《诸病源候论》说：“癥者由寒温失节，致脏腑之气虚弱。而食饮不消，聚结在内，染渐生长块段，盘牢不移动者是癥也。若积引岁月，人皆柴瘦，腹转大，遂致死。”《难经》又说：“肝之积，名曰肥气，在左胁下如覆杯，有头足”，“脾之积，名曰痞气，在胃脘复大如盘，久不愈，令人四肢不收，发黄疸”。这些论述与胰腺癌表现的腹痛、黄疸、上腹部肿块、腹水、消瘦及恶病质相似，并指出其难治性和预后极差。

胰腺癌的病机与肝脾有密切的关系。脾湿郁困，久则化热，湿热蕴结，日久成毒，全身发黄，形成脾胃湿热，情志郁怒，肝郁气滞，脾失健运，结脘腹痛，产生肿块，形成肝脾瘀结。故本病邪重正虚，克伐过胜，正不抗邪，治当详审。

本病组验案2则，均为女性，年龄亦60岁以上。均经剖腹探查证实胰腺癌广泛转移，无法切除，采用中医疗法，获良效。

高老验案（三十三）系胰体癌广泛转移。症以疼痛腹水为重。因湿热内蕴，阻碍气机，脾胃运化失权，水湿不得运行，停留腹中，而为腹水，气机不行，则血行不畅，必致气滞血瘀，瘀滞又加重气阻，不通故痛。如此恶性循环，久之必积成癥块。其舌质紫暗有瘀斑，即为气滞血瘀之征；脾胃乃仓廪之官，湿浊碍脾，则脾虚不健，故嗳气纳少，舌苔白腻。故此案系湿热内蕴、气滞血瘀、脾虚不健之虚实错杂之证。高老即以攻补兼施之法，清热解毒，利湿行水，行滞逐瘀，健脾益气，扶正祛邪，获得良效。治后存活2年，但因停药5个月，病情恶化死亡。治程中又佐以养阴之品，因湿热久稽有化燥伤阴之弊，故不可不佐之。

邓氏验案（三十四）系胰头癌广泛转移。症以腹痛拒按，大便干结为主。因患素嗜厚味，酿成热毒，平素多忧，积忧成郁，气郁则生痰，热毒痰凝，积而成癥。有形坚绪于腹中，故疼痛拒按；腑气不通，则大便干结，病程日久，则气血暗耗，正气亏乏，故见形瘦面晦等形体衰败之象；舌质暗淡，脉象沉涩亦为正虚积滞之征。因此，本案系热毒痰凝，正虚邪实证耳。故邓氏施以清热解毒，消痰解凝。扶正攻癥之法，则药到症缓。有形痼疾，成则渐生渐长，消亦渐缓渐消，遂制丸剂缓图，其效甚捷，肿块消失而愈，已存活2年9个月健在。

三十五、左腹膜后肿瘤

华廷芳案

任凤英，女，58岁，家务，住黑龙江省牙克石。1982年12月27日初诊。

[西医学检查] 1982年12月9日黑龙江省牙克石林业局中心医院临床检查示：左上腹肋下至脐旁，有纵行实质性包块，轻度压痛，活动度不大，光滑，约8cm×10cm。超声波示：左中上腹部混合性包块。

12月17日该院上消化道X线钡剂摄片示（X线片号：7355）：腹部胃后肿块癌变。

12月26日哈尔滨医科大学附属一院诊断：左腹膜后肿瘤。

[临床证候] 患者于1982年12月初发现腹部包块，经检查，诊断为腹膜后肿瘤。因患者年岁已大，经济不足，不同意住院手术治疗，乃求中医诊治。

左上腹包块如拳大，连及脐左，按如石硬，边界不清，已月余。初起疼，现按之则疼，口干不欲食饮，气短无力。脉象沉数，舌体胖，舌苔黄燥厚。

[中医辨证与治法] 气郁血滞，痰湿胶结，久成癥瘕。立行气化瘀，消积软坚之法。

[方药] 鳖甲煎丸合化癥回生丹加减：柴胡10g，三棱、莪术、甘草各5g，龟板、鳖甲、丹参、白芍、生地、陈皮、香附各15g，当归20g。水煎服，每日1剂。

[治疗经过及疗效]

1983年1月1日复诊：服药5剂，包块渐小，趋向软和，有矢气感觉，但舌苔仍黄厚。原方三棱、莪术改10g，加生大黄5g，水煎服之。

再诊：服上方20剂，包块已小如鸽卵大，且已柔软，不重按则摸不着，气力有增，脉象转平，厚苔渐退，已不黄燥，意欲归家服药，乃以上方又服20剂后，来信云包块消除，扪之不及。

痊愈。包块消除，体力正常，恢复家务劳动，至1984年2月已健存1年2个月。

【按语】 在中医古籍中，记载论述治疗癥瘕之处很多，而且取得疗效。如《医宗金鉴》云："五积六聚分脏腑，七癥八瘕气血汇，癥积不动有定处，瘕聚推移无定形。"《内经》亦云："大积大聚，其可犯也，衰其大半而止。"说明数千年之前，不但认识癥瘕为病，而且提出治疗原则和注意事项。《金匮要略》则有鳖甲煎丸，后世有化癥回生丹等等，治癥瘕之方药，日趋完善。但现在此项病证，中医治疗较少，其原因①认为此系难治大病，药物不易攻下消散；②介绍到西医院手术，以求速效；③患者信心不足，不能坚持服药；④药源缺乏，不能得心应手；⑤有的中医也认为中医不能治愈此证，失去信心，常此以往，则治疗此证之法，恐有失传之险。

中医学治癥瘕积聚、包块肿瘤等病，有寓攻于补，寓补于攻，攻补养施者；有舍脉从证，舍证从脉者。笔者治疗此证，必视包块之性质，病情之轻重，时间之远近，身体之强弱，因人而异，辨证施治；又非一方一药，统治所有之肿瘤。本案虽有气短无力，但脉数苔燥，病期较短，故舍证从脉，以攻为主。方中三棱、莪术、龟板、鳖甲以化积软坚，除湿消痰；丹参、当归、白芍、生地以活血化瘀；陈皮、香附、柴胡以行气解郁；大黄攻下，助血药以破血积，助气药以行气滞，助软坚药以化癥；甘草调和诸药。故服药40余剂，包块完全消失而痊愈。

【辑者按】 腹膜后肿瘤亦称腹膜后间隙肿瘤。腹膜后肿瘤是指该间隙部发生的原发性肿瘤，不包括腹膜后器官（如胰、肾上腺、肾、肝）的肿瘤和转移瘤，仅包括来自腹膜后的脂肪、疏松结缔组织、筋膜、肌肉、血管、神经、淋巴网状组织以及胚胎残留组织的肿瘤。原发性腹膜后肿瘤较少见，约占一般肿瘤的0.1%～0.2%。男女发病数相似，以50～60岁者最多，10岁以内者占15%。其约2/3为恶性，1/2为良性。

本病早期多无症状，肿瘤发展到相当程度表现为腹部肿块，并见腹胀、腹痛、消化道压迫症状及尿频、尿急、血尿、排尿困难、黄疸、腰背疼痛、下肢疼痛和皮肤麻木等症状。严重者可出现消瘦、体重减轻、食欲下降、发热、腹壁静脉曲张、腹水、下肢浮肿和恶病质等，这些一般属于恶性肿瘤的表现。其诊断除根据症状和体征外，X线胃肠道、泌尿系、腹主动脉造影或选择性动脉造影对肿瘤定位颇有价值，超声波探查及放射性核素扫描亦可帮助诊断，剖腹探查并病理活检可确诊。西医学对本病的治疗以手术切除为主，亦可选择性辅以放疗、化疗等综合疗法。良性肿瘤手术摘除后可治愈，切除不彻底则易复发，恶性肿瘤预后很差。

中医学认为本病亦属癥瘕积聚范畴，尤与“痃癖”相似。《诸病源候论·癖病候》曰：“癖者，谓僻侧在于两胁之间，有时而痛是也”，又曰：“久癖，在于两胁下，经久不瘥，乃结聚成形，段而起”，再曰：“饮水结聚在于膀胱，遇冷热气相搏，因而作癖。……冷气久乘于脾，脾得湿冷则不能消谷，故令食不消。使人羸瘦不能食，时泄利，腹内痛，气力乏弱，颜色黧黑是也。……腹内有癖，不能食也”。这些描述，指出癖病的发病部位在胁肋间和腹内，与腹膜后肿瘤的发病部位一致。并有良性、恶性之分，前两条似为良性肿块，后条与腹膜后恶性肿瘤出现的食欲下降、便次增多、腹痛、乏力、消瘦等症相似。并指出其病因病机为水饮结聚，寒热相搏，脾为湿困；还指出其病由饮食相搏，痰凝沉滞和饮酒无度所致。《外台秘要》云：“久寒癖，胸满短气，心腹坚，呕吐，手足逆冷，时来时去，痛不欲食，食即为患，心冷，引腰背强急。”《圣济总录》谓：“癖之为病，僻在胁肋，……不即治，日渐增长，盘结牢固，邪气日盛，令人正气衰微，累岁不已，甚则身瘦腹大”，又谓：“痃气，谓脐腹左右紧硬而痛，横连如臂，取象如弓弦之急，故谓之痃气。盖因寒温失宜，房室过度，真阳虚惫，阴冷内生，所以水饮入于胃，而不能消铄，流于胁下，经久不去，遂成痼疾。……久则不能饮食，肌肤消瘦。”这些记述与本病恶性肿瘤腹块坚硬不移，腹痛加剧，恶心呕吐，消瘦，腹水及恶液质颇同。《医宗金鉴》称：“痃者，外结募原肌肉之间，癖者，内结隐僻膂脊肠胃之后。”此更明确指出本病发生范围在胸脊到盆隔间隙之间，肿瘤来自于腹膜后脂肪、筋膜、肌肉及淋巴组织等。可见，中医学对腹膜后肿瘤早已认识，并认为其形成原因水饮结聚，寒热相搏，饮食不节、饮酒无度、房室劳倦、痰凝沉滞、脾虚湿困、肾阳虚衰，渐而成之。故治须渐磨溃削，使血气流通，则病可愈矣。

本病华老验案一则，系超声波及X线诊断为左腹膜后恶性肿瘤。症见右上腹肿块坚硬如石，边界不清，按之疼痛，脉沉数，苔黄燥而厚。此乃气滞血瘀，痰湿结聚成有形之实邪痃癖。虽有气短乏力，但脉症均以邪实为主。故治则应以祛邪为务，法以行滞化瘀，软坚散结，以冀磨痃削癖，方用鳖甲煎丸合化瘀回生丹加减取效。

三十六、腹腔恶性肿瘤

高肇基案

陆某某，男，63岁，1982年4月10日初诊，门诊号：4244。

［西医学检查］1982 年 2 月香港某医院剖腹探查及病理报告：腹腔恶性肿瘤，癌性腹水，非淋巴肉瘤。

［临床证候］患者自 1981 年 3 月始，胃纳减退，自觉乏力，日渐消瘦。1982 年 2 月上述症状加重，在香港某医院住院检查，拟诊腹部恶性肿块，经剖腹探查及活检证实，医生告知家属，最多只能生存 3 个月，遂返沪求中医诊治。

面色少华，形体消瘦，面足浮肿，腹膨腹水。剑突下、右中腹、左下腹可触及 3 个大肿块。其中左下腹块如胎头大小，剑下腹块如拳头大小，右中腹块尤鹅蛋大小。肿块质地偏硬，表面不平，无按压痛。大便溏薄，每日 3 次。舌苔薄腻，脉象细数。

［中医辨证与治法］热毒内蕴，痰凝气滞，脉络瘀阻。立清热解毒，利水渗湿，理气导滞，化瘀软坚，佐以益气健脾之法。

［方药］

1 方：白花蛇舌草、白毛藤、石见穿、生薏苡仁、陈葫芦各 30g，猪苓、茯苓、泽泻、八月札各 15g，大腹皮、谷芽、麦芽、党参、白术、山楂、神曲各 12g，枳壳 10g，青皮、陈皮各 9g。水煎服，每日 1 剂。

2 方：生牡蛎、白花蛇舌草、白毛藤、石见穿、生薏苡仁、陈葫芦各 30g，猪苓、茯苓、泽泻、八月札各 15g，大腹皮、谷芽、麦芽、党参、白术、山楂、神曲各 12g，枳壳 10g，青皮、陈皮、炙山甲、炙鳖甲、香橼皮各 9g。水煎服，每日 1 剂。

3 方：白花蛇舌草、石见穿、白毛藤、半枝莲、蒲公英、生牡蛎各 30g，党参、枳实、楂曲各 10g，苍白术、土鳖虫、炙山甲、酥鳖甲各 9g，猪苓、茯苓、八月札、海藻各 12g，大腹皮、生黄芪、当归各 15g，川朴 4.5g，僵蚕 3 条，丹参 20g。水煎服，每日 1 剂，3 煎服。

［治疗经过及疗效］服 1 方 14 剂后，下肢浮肿消退，胃纳略振，腹胀稍减，苔薄舌边红，脉细。嘱服 2 方。

以 2 方加减治疗 2 个月，腹胀渐减，纳谷增加，腹水消退。但瘀热未清，痰核未消，正气尚存，再予原法，加强清热软坚之力，遂拟 3 方。

1982 年 8 月 7 日诊：腹胀消失，右中腹肿块已未触及，剑突下肿块变软，左下腹块如前，苔薄，脉弦细带数。守 3 方加路路通 9g，消瘰疬丸 9g 包煎。

9 月 18 日诊：左下腹块变软，右中腹及剑下腹块完全消失，腹胀不显，大便正常，纳谷已馨，全身筋脉酸痛，肢体活动欠利，苔薄，脉细弦，再守原轨损益。

痊愈。1983 年 2 月 25 日随访，临床症状及肿块完全消失，治后至 1983 年 10 月已存活 1 年半，仍在随访治疗中。

【按语】本案属中医学“积聚”范畴，既久病气虚，又热毒内蕴，痰湿瘀滞，乃正虚邪实，本虚标实，以标实为主，故投以攻补兼施，重点祛邪，佐以扶正之剂，可使邪去则正安。因此，高老用大剂白花蛇舌草、石见穿、白毛藤、半枝莲、蒲公英等清热解毒消痈；用海藻、牡蛎、僵蚕、山甲、鳖甲等软坚散结通络；用大腹皮、枳壳、青陈皮、八月札、香橼皮等疏肝行气导滞，以助上药消块散结之功；用陈葫芦、泽泻、薏苡仁、猪苓、茯苓等利水渗湿消肿；用土鳖虫破血逐瘀消癥；用丹参、当归养血活血祛瘀，推动理气消坚之力；用参、芪、术、楂曲、谷芽、麦芽等健脾益气和胃，使正盛邪去，肿瘤自愈。

【辑者按】腹腔恶性肿瘤一般是指发生于腹膜和肠系膜的原发性恶性肿瘤，不包括腹腔内各器官的肿瘤和转移瘤。此类肿瘤在临床上较少见，但中医学根据其以腹部肿块为主要临床特征，故亦属于癥瘕积聚范畴。其病因病机论治基本规律和前论基本相同，此不赘述。

本病高老验案一则，系剖腹探查及病理确诊为腹腔恶性肿瘤并癌性腹水。中医学认为，恶性肿瘤的形成，不外乎热毒、水湿、气滞、血瘀、痰凝五要素。本案症见全腹上、中、下三具肿块，质硬不平，腹部膨癃，内有腹水，乃邪实标急之候。由热毒内蕴，气滞血瘀，水湿内停，痰凝结聚所致。故治以清热解毒，行气导滞，活血逐瘀，渗湿利水，化瘀散结为法，以冀祛邪治标。癥积日久，必伤正气，损耗气血，脾不健运，故见面色少华，形体消瘦，面足浮肿，便溏苔腻，乃正虚本亏之证，故以益气养血，健脾和胃为治。合则攻补兼施，重点祛邪，佐以扶正，故邪去则正安，正安瘤自除。

泌尿生殖系统肿瘤

三十七、膀胱上皮细胞瘤

洪子云案

罗某某，男，60岁，工人，住武汉市。1982年10月20日初诊。

[西医学检查] 1982年4月武汉某医院膀胱镜检示：膀胱壁有数个大小不等的乳头状瘤。活体组织病理诊断：上皮细胞瘤。

[临床证候] 患者于1982年4月因尿血确诊为膀胱上皮细胞瘤。经放疗、化疗，症状未见缓解，反而尿血加重，排尿困难，排尿终末时疼痛，左侧腰痛，舌红少苔，脉细数。

[中医辨证与治法] 下焦邪热，深入血分，损伤阴络，瘀血阻塞，发为癥瘤。治宜先清热解毒，凉血散血；再则清热解毒，凉血止血，兼补脾肾。

[方药]

1方：干生地、鸡血藤、大红藤、忍冬藤、败酱草各15g，粉丹皮、川赤芍、生甘草、怀牛膝、生侧柏、生地榆、桑寄生各10g。水煎服，每日1剂。

2方：干生地、忍冬藤、怀山药、桑寄生、白茯苓各15g，粉丹皮、败酱草、川续断、炒侧柏、炒地榆、炙甘草各10g，薏苡仁30g。水煎服，每日1剂。

[治疗经过及疗效]

1982年11月3日二诊：前进1方3剂，尿中即排出大量块状物（镜检系凝血块、结缔组织等），小便较畅，但仍带血，左侧腰痛。治以清热解毒，凉血止血，兼补脾肾，予服2方。

11月13日三诊：服2方10剂，尿血好转，腰痛减轻，2方再进。

继以2方出入，服至半年余，尿血止、腰痛瘥。嗣后，尿血又作，仍以2方出入为治，至1983年底仍在治疗中。

显效。尿血及其他临床症状均消失，后复发，至1983年底已带瘤存活2年余。

【按语】 本案长期尿血，舌红，脉细致，乃下焦邪热深入血分，灼伤阴络。《内经》云："阴络伤则血内溢"，离经之血停聚，阻塞尿窍，则排尿困难而疼痛，此即《素问·气厥论》所云“胞移热于膀胱，则癃尿血”，《类证治裁》曰：“痛为血淋，不痛为尿血”，故本案属中医“血淋”范畴，但其基本病理变化为热伤阴络，小便本身并无短少淋涩之苦，其淋痛乃血瘀血阻塞尿窍所致，非湿热为患，故治疗大法在于凉血散血，逐瘀止痛，不可滥用利尿通淋之品。本案初诊以凉血活血为主，服药后排出大量瘀血块而使尿急尿痛顿减。瘀血既去，故次诊以凉血止血为主而奏效。因此，治疗膀胱肿瘤引起血淋时，有瘀应以逐瘀为主，瘀去则以止血为要。

【辑者按】膀胱肿瘤是泌尿系最常见的肿瘤，约占全身恶性肿瘤的1.1%～1.9%。高发年龄为50～70岁。男女比例为4:1。膀胱肿瘤可分为上皮细胞性及非上皮细胞性两类。前者的发病率远远超过后者，占95%以上，其中多数为移行细胞乳头状肿瘤，鳞癌和腺癌各占2%～3%。非上皮性肿瘤罕见，由间质组织发生，多数为肉瘤，好发于婴幼儿。其病因尚不清楚，但认为与环境和职业有关。染料中间物工业工人发病率较高。现已证实，乙-萘胺、联苯胺、金胺、品红等是引起膀胱肿瘤的重要化学物质。

本病可由尿液脱落细胞检查、膀胱镜检查并活检及X线膀胱造影来确诊。西医学对本病以手术为主，辅以放疗和化疗。

本病症状以血尿和膀胱刺激症为主，属中医学的“血尿”、“血淋”的范畴。如《素问》曰：“胞移热于膀胱，则癃溺血”，“少阴涩则病积溲血。”《金匮要略》谓：“热在下焦者，则尿血，亦令淋秘不通。”《诸病源候论》指出：“血淋者，是热淋之甚者则尿血，谓之血淋。”其后，《丹溪心法》中描述：“大抵小便出血，则小肠气秘，气秘则小便难，痛者为淋，不痛者为尿血。”《证治要诀》亦指出“痛者为血淋，不痛者为尿血。”《医学入门》中讲：“溺血乃心移热于小肠。”《类证治裁》更指出“痛属火盛，不痛属虚。”以上“尿血”与“血淋”的描述与膀胱肿瘤的血尿和膀胱刺激症状相似，亦可包括泌尿系统肿瘤在内。因此，以尿血为主症的膀胱上皮细胞瘤的证候有实证和虚证两类。实证为心火下移小肠，或湿热下注膀胱引起，而无痛性血尿则被认为是内虚致病，如肾气不足，不能摄血；或气血双亏，血无所统，均可尿血。盖膀胱者州都之官，气化则能出矣；肾者水脏，肾虚则气化不利，水湿不行，瘀积成毒。故本病之病因病机可归之为外受湿热邪毒，内则少阴肾虚为本。治则应辨其虚实而施。

洪老验案系膀胱上皮细胞瘤，放疗、化疗无效而采用中医治疗。因下焦邪热，深入血分，损伤阴络，故血热妄行而尿血；阴络伤瘀血阻塞，故排尿困难而疼痛；舌红脉细数亦血分郁热之证。故治以清热解毒，凉血散血，化瘀止血。方用忍冬藤、败酱草清热解毒，生地、丹皮、赤芍、生地榆、生侧柏、大红藤、鸡血藤凉血散血，炒地榆、炒侧柏化瘀止血，佐川断、桑寄生、怀牛膝固肾摄血。故热毒得清、瘀血得去，则尿血自止。

三十八、膀胱癌

孙宜麟案

王子安，男，65岁，住沈阳市于洪区解放公社大连大队五队。1978年6月1日初诊。

[西医学检查] 1977年6月沈阳医大一附院4次膀胱镜及3次病理组织学检查均诊断：移行上皮癌。(2次病理号分别为：495及575)

[临床证候] 患者于1973年6月出现尿不禁与尿道痛，未经检查，至1977年6月又见尿中带血，用青、氯霉素治疗不效，病理确诊膀胱癌，拒绝手术，遂至中医内科求治。

尿中带血，尿道灼痛，尿色黄。舌质赤，白苔，脉象沉细略数。尿常规示：蛋白（+），红细胞30~40/高倍视野，白细胞1~2/高倍视野。

[中医辨证着治法] 湿热蕴结下焦，膀胱气化不畅，灼伤血络，乃致尿血。立清热利湿，佐以止血之法。

[方药]

1方：墨旱莲、石韦、生薏苡仁各50g，瞿麦、萹蓄各40g，女贞子25g，血余炭20g，益母草30g。水煎服，每日1剂，2煎空腹服。

2方：马齿苋注射液，2ml/支，每次肌内注射2支，每天1次。

3方：蟾皮豆油煎

蟾蜍皮2个（头身剥皮），豆油100g。将蟾皮放在豆油内，慢火煎沸稍许，取油。每次服10ml，每天服2次。

[治疗经过及疗效]

1978年7月11日二诊：前以1、2方同用，尿血及尿道痛减轻，尿常规示：蛋白微量，红细胞10~15/高倍视野，白细胞5~6/高倍视野。嘱1、2、3方同用，观察。

11月27日三诊：尿已不带血，尿道亦不痛，唯劳累时尚有尿道不适感，停服汤药，继用马齿苋注射液及蟾皮豆油煎观察。

1979年3月27日四诊：无明显症状，饮食睡眠均好。尿常规示：蛋白（-），红细胞0，白细胞0~1/高倍视野。

显效。临床症状消失，1981年9月27日随访，停药半年，体健，治后已存活2年8个月。

郑长松案

周维岳，男，58岁。山东省广饶县赵嘴公社沙台崖大队人，原任山东省北镇油棉厂厂长，1965年退休回籍。1980年2月2日初诊。

［西医学检查］1980年1月26日山东省惠民地区人民医院X线膀胱造影示：膀胱癌。

［临床证候］1980年1月22日，患者突然于小便终末溺血如注，尿毕头晕目眩，心悸不宁，继之尿频不爽，每日排尿15次左右，色如浓茶，小腹正中坠胀，耻骨部酸楚不适。1月26日来我院就诊，确诊膀胱癌，遂收入外科住院（住院号：681），经观察认为患者年龄较大，体质太弱，不能胜任手术，劝其出院中药治疗。

形羸肌削，面色晦暗，呼吸气短，一年来经常腰痛，溺血前时常觉小腹部内火燔燎，现症如上。患者素有吸烟嗜好，素日纳谷欠馨，罹咳嗽咯痰，胸脘满闷，病势逐年加重20年之久。口唇黑褐，舌质暗红，苔黄中剥，脉弦稍数。

［中医辨证与治法］金不生水，毒热内结。立清金泄热，解毒化瘀之法。

［方药］薏苡仁、茅根各60g，夏枯草、昆布、生牡蛎、瓜蒌、半枝莲、沙参、土茯苓、玄参各30g，清半夏12g，川贝、青皮、陈皮、莪术、荆三棱各10g。每剂水煎2遍，共取1000ml，分4次温服，每日服药2次。

［治疗经过及疗效］

3月6日二诊：溺行已如常时，腰痛亦去十五，纳谷日渐馨香，小腹坠胀痊瘳。前方既合病机，仍步原意化裁，上方去玄参、半夏、川贝、青皮、陈皮，加蒲公英60g，丹参、海藻、鱼腥草各30g，紫菀、天花粉各15g。煎服法同前。

4月7日三诊：腰痛尽止，食纳日增，耻骨部酸楚消失，咳嗽咯痰及胸脘满闷亦明显减轻。体力渐趋恢复，病势日有好转。前方合度，毋庸更张，上方共为极细末，加蜂蜜适量为膏，蒸熟后每服一汤匙（约9g），日服3次。

9月7日四诊：近几个月来，除仍有轻微咳嗽咯痰外，余恙悉平。

临床治愈。临床症状消失，至1983年11月已存活3年9个月健在，病情稳定，并能沿河捕鱼。

【按语】本案属中医学“溺血”范畴，溯其源，由金不生水，热毒内结所致。其热毒当解，阴虚当益，故方中以半枝莲、土茯苓、蒲公英、鱼腥草、茅根、薏苡仁清内结之热，解血中之毒；沙参、玄参壮水制火，专益肺肾之阴，以冀金水相生；夏枯草、天花粉、瓜蒌、昆布、海藻、牡蛎、半夏、川贝母紫菀解热邪之郁结，散痰浊之壅滞；丹参、三棱、莪术活血化瘀，青皮、陈皮理气行滞，散逆和中而奏效。

【辑者按】 膀胱癌是泌尿系统较常见的一种恶性肿瘤。约占全部癌症的1.23%，好发年龄为50~70岁，男比女多3倍。膀胱癌起源于黏膜，以单发为主，多发仅占16%~17%。其病理组织学分为移行上皮细胞癌(90%以上)、鳞状细胞癌（0.4%~3%）和腺癌（罕见）。根据癌细胞分化程度可分为三级，Ⅰ级分化良好，属低度恶性；Ⅲ级分化不良，属高度恶性；Ⅱ级分化居Ⅰ、Ⅲ级之间，属中度恶性。

膀胱癌的病因多数尚不清楚，现已肯定β-萘胺、联苯胺、4-氨基双联苯等是膀胱癌致癌质；日常生活中接触染料、橡胶塑料制品、油漆、洗涤剂等可能是致癌原因之一；糖精和吸烟是辅助致癌质，其他如色氨酸和菸酸代谢异常可为膀胱癌病因，寄生在膀胱的埃及血吸虫病，膀胱白斑、腺性膀胱炎、尿石、尿潴留也可能是膀胱癌的诱因。近年重视致癌核糖核酸病毒对膀胱癌的致癌作用以及患者免疫状态在发病中所起的作用的研究。

膀胱癌的临床表现，绝大多数以无痛性间歇性肉眼全程血尿为初发症状，接着可见膀胱刺激症，晚期可见下腹部浸润性肿块、严重贫血、浮肿、食欲不振、消瘦、恶液质等。本病可由典型的临床表现、尿脱落细胞检查，膀胱镜检查并活检及泌尿系X线造影来确诊。西医学对其治疗以手术治疗为主，辅以放疗和化疗。其预后决定于癌细胞恶性程度和浸润深度及自身免疫能力。凡无浸润或浅层浸润各种手术5年生存率为47%~81%、深肌层5年生存率为16%~28%，超出膀胱肌层以外5年生存率5%~25%，远处转移者极少有生存5年的。

根据膀胱癌的临床症状，可属中医学“尿血”和“血淋”范畴，其病因病机和治疗总则与膀胱上皮细胞瘤基本相同。本病组验案2例均经膀胱镜、病理或X线造影而确诊，纯用中医治疗，取得较好疗效。

孙老验案以尿中带血，尿道灼痛为主症，由湿热下注膀胱，热伤血络，气化不利所致。属实证，实则泻之。故立清利湿热，凉血止血之法。方中石韦、瞿麦、萹蓄、生薏苡仁清和湿热；女贞、旱莲、益母草、血余炭凉血止血，并有益肾滋阴之功，以防热灼肾阴之弊；再加马齿苋注射液肌内注射、蟾皮豆油煎内服，加强清利湿热，解毒抗癌之力。故湿热邪毒得去，血热得凉，尿血即止，已存活2年8个月体健。

郑老验案宿恙咳嗽，呼吸气短，乃肺金本虚，则金不生水，热毒乘虚而入，灼伤膀胱胞络，故突发小便终末尿血；膀胱开合失司，则小便频数。可见本案乃虚实夹杂，本虚标实之证。本虚为肺肾阴虚，标实为膀胱热毒。故治以标本兼顾，阴虚当益，热毒当解，并佐化痰散结，活血化瘀，凉血止血之法，则新病痼疾皆愈，已存活3年9个月健在。

三十九、右睾丸精原细胞瘤纵隔转移

宋道儒案

桑某某，男，40岁，已婚，农民，住四川灌县石羊公社前进大队。1982年5月就诊。门诊号：0016676。

［西医学检查］1981年10月5日灌县人民医院右睾丸切除术示：阴囊内面有6cm×8cm大小包块，呈菜花状凹凸不平，质地坚硬，周围粘连，内有淡红黄色液体约100ml。送活检，温江地区卫生学校及四川医学院病理诊断：（右睾丸）精原细胞瘤（病理号：活241－81）。

1982年5月四川省人民医院X线胸片示：上纵隔影呈弧形，向两侧加宽，致密，周界光滑，以右上纵隔显示致密长条状影为著。双肺清晰，纹影正常，未见球形病灶，心膈正常。意见：右睾丸精原细胞瘤纵隔转移（X线片号：141639）。

［临床证候］25年前（15岁），因用力过度致右下腹疼痛，右睾丸隐痛肿大，质软，渐变硬。此后，疼痛每2、3年复发1次，痛后增大，服药即愈。1981年9月，右睾疼痛复发，不断加剧，进行性长大，质地坚硬，难以忍受，行右睾丸切除术，病理确诊为精原细胞瘤，术后并放疗35次。至1982年5月，患者因农忙过劳，自觉病情加重。颜面黄瘦，倦怠乏力，咳嗽心悸，X线诊为纵隔转移。遂求治于余。

咳而气紧，心悸气短，头面颈项肿盛，四肢肿胀，按之没指，舌苔黄微腻，脉数无力。

［中医辨证与治法］痰热郁肺，肺失宣降，脾失健运，水气不行，凝结成癥。立宣散和营，清热消痰，益气健脾，渗湿利水，攻坚散结之法。

［方药］

1方：麻黄9g，桂枝10g，白芍、杏仁、茯苓、白术各12g，石膏、防己、黄芪各24g，全瓜蒌15g，夏枯草31g，甘草3g。水煎服，每日1剂。

2方：党参、三棱、莪术、荔枝核各15g，白术、茯苓、半夏、青皮、橘核各12g，陈皮10g，夏枯草31g，甘草3g。水煎服，每日1剂。

［治疗经过及疗效］服1方30余剂，头面、颈项及四肢肿胀全消，余症均有好转。即服2方加减，续服40余剂，症状解除，病灶消失，体力恢复。

显效。临床症状消失，恢复体力劳动，治后至1984年3月已存活1年10个月，未复发。

【辑者按】 睾丸肿瘤比较少见，但在阴囊部肿瘤中仍以睾丸肿瘤最为常见。睾丸肿瘤占泌尿生殖系统肿瘤的3%～9%，约占男性恶性肿瘤的1%～2%。睾丸肿瘤多发生于20～40岁的青壮年，尤其是20～30岁年青人最常见，几乎都属于恶性。

睾丸肿瘤从发生来源可分为生殖细胞与非生殖细胞肿瘤两大类。前者发生于睾丸精曲小管上皮的生殖细胞，占睾丸肿瘤的90%～95%；后者发生于间质细胞、支持细胞或睾丸间质等，占5%～10%。生殖细胞性肿瘤根据细胞的分化情况可分为精原细胞瘤、胚胎癌、畸胎癌、畸胎瘤、绒毛膜上皮细胞癌、卵黄囊肿瘤等，前三类各占30%左右，是比较常见的睾丸肿瘤。原发于附睾的肿瘤相当罕见。

精原细胞瘤是男性生殖细胞癌。在睾丸生殖性肿瘤中最为常见，占35%～71%。年龄多在30～50岁，20岁以下者极少。常发生于萎缩或未降的睾丸。生长速度较其他睾丸肿瘤稍慢。其病理组织学可分为典型、未分化及精细胞型精原细胞瘤之类。典型的精原细胞瘤对放疗及化疗敏感，预后较好。发生远处播散的大多为未分化精原细胞瘤。

睾丸肿瘤的病因尚不清楚，迄今除隐睾和睾丸异位与其发生的关系比较明确以外，还可能与种族、遗传、化学致癌物质、损伤、内分泌等有关。

睾丸肿瘤早期症状不明显。典型的临床表现为无痛性睾丸肿大、睾丸不适、沉重而有坠感，小部分可有疼痛。瘤内出血，坏死或血管栓塞时，疼痛剧烈。睾丸肿瘤可经过淋巴管及血行转移，不同病理类型其主要转移途径不同。睾丸肿瘤的诊断除进行阴囊及睾丸体检外，必要时可作X线胸部及骨骼检查，尿路、下腔静脉及淋巴管造影，以观察有无转移。放射性核素肾图、肾扫描、甲种胎儿蛋白（AFP）和尿绒毛膜促性腺激素（HCG）测定可有助诊断。西医学对睾丸肿瘤的治疗以早期手术为主。精原细胞瘤对放疗和化疗敏感，可配合进行，综合治疗5年生存率可达50%～100%；胚胎癌和畸胎癌手术加化疗5年生存率亦可高达30%～90%。

中医学称睾丸为外肾，睾丸肿瘤属于“疝病”和“阴癞”范畴。《内经》关于疝病的名称很多，如《素问》曰“三阳为病，发寒热；……其传为颓疝。”清·陈梦雷注云：“疝字从山，艮止高起之象”，“颓疝小腹控卵肿痛。”《素问》曰：“脉胀不通，故曰癞癃疝也”，即阴器肿而不得小便。《灵枢》曰：“肝足厥阴之脉，是动则为腰痛，不可以俛仰，丈夫㿉疝”，“邪在小肠者，连睾系属于脊。”《巢氏病源》有七疝候、五疝候。七疝即厥、癥、寒、气、盘、胕、狼疝也；五疝即石、血、阴、妒、气疝也。《济生方》总结巢氏之论，指出“皆由荣卫虚弱，饮食寒温不调，致风冷邪气，乘虚入于腹中，遂成诸疝。发则小腹疼痛，痛或绕脐，或逆上抢心，引心背痛。甚则手足厥冷，自汗呕逆，或大小便秘难。”这些论述与睾丸肿瘤表现的睾丸肿大疼痛，及转移而出现的背痛、腰痛、呕吐、便秘、尿少和排尿困难相似。《济生方》又云："阴癞属肝，系宗筋，胃阳明养之。多由不自卫生，房室过度，久蓄忧思恐怒之气，或坐卧冷湿处，或劳役无节，皆能致之。病则卵核肿胀，偏有大小，或坚硬如石，或脐腹绞痛，甚则肤囊肿胀，多成疮毒，轻则时出黄水，甚则成痈溃烂，皆不易治。"此与肿瘤内出血坏死相似。以上论述对其成因认为由荣卫虚弱，寒邪乘入，情志不调，房室过度所致。后世医家还认为"疝痛湿热，痰积流下作病"（《丹溪心法》），"疝证皆有虚实"（《医方考》），疝证有寒、热、虚、实、气、血、痰、湿的不同，虚疝又有阴虚，阳虚之别（《景岳全书》）。因此，睾丸肿瘤不仅与足厥阴肝经有关，而且属于难治的全身疾病，有正虚邪实的病理变化。故治宜分其虚实缓急，当攻则攻，可补则补，去邪之实，补肝之虚，各量病势，勿拘俗法。

宋氏本病验案1则系手术及病理确诊右睾丸精原细胞瘤，放疗后病情加重并纵隔转移而接受中医治疗。因痰热郁肺，肺气失宣，故咳嗽气紧；脾失健运，水气不行，则全身浮肿；舌苔黄腻为痰热之征，脉象无力为正虚之象。故本案为邪实正虚之证，治宜宣散和营、清热消痰以祛其邪，益气健脾、渗湿利水以扶其正。先用麻杏石甘汤加夏枯草、瓜蒌宣泄清肺，化痰止咳，合防己黄芪茯苓汤益气健脾，渗湿利水，再用六君加三棱、莪术、青皮、橘核、荔枝核健脾化痰，理气行滞，以冀扶正破积而瘤消病愈。

四十、子宫颈癌

何任案

黄某某，女，61岁。1973年3月1日初诊。

[西医学检查] 1973年1月上海中医学院病理教研组宫颈切片报告：子宫颈鳞形细胞癌Ⅰ~Ⅱ级；宫颈刮片阳性。

1973年3月杭州肿瘤医院宫颈切片报告：宫颈鳞癌Ⅱ级；阴道分泌物涂片找到癌细胞。

[临床证候] 绝经数年后复见赤带下红，伴少腹作胀，倦怠乏力，二便尚调，脉象细数滑，舌红少苔。

[中医辨证与治法] 热毒内结，气滞血瘀，脾肾不固，血溢妄行，邪实正虚。立清热解毒，活血化瘀，健脾固肾，扶正祛邪之法。必要时止血塞流。

[方药]

1方：猫人参60g，半枝莲、枸杞子各12g，焦枣仁、白芷各9g，白毛藤、银花、陈棕炭、生地、熟地各15g，仙鹤草30g，黄连0.9g。水煎服，每日1剂。

2方：补骨脂、枸杞子、莲房炭、熟地、紫珠草、炒阿胶珠各12g，仙鹤草、猫人参、藕节各30g，血余炭、醋炒牛角䚡各9g，陈棕炭15g。水煎服，每日1剂。

3方：仙鹤草60g，焦山栀、地榆炭各9g，十灰丸4.5g（分3次吞）。水煎服，每日1剂。

4方：补骨脂、地榆炭、生地、熟地各15g，紫珠草30g，山萸肉、赤石脂各12g，猫人参60g，焦六曲、卫矛各9g，黄连1.2g，砂仁、蔻仁各1.5g。水煎服，每日1剂。

5方：猫人参60g，白术、山药、紫珠草、藕节各30g，椿根皮、赤石脂、杜仲、仙鹤草、阿胶珠各12g，补骨脂、生侧柏叶各15g，川断6g，醋炒牛角䚡、山萸肉各9g。

6方：炒银花、地榆炭、阿胶珠、陈棕炭、醋炒牛角䚡各12g，杭菊花、山萸肉、黑蒲黄各9g，补骨脂、侧柏叶、生地、熟地各15g，仙鹤草、紫珠草、藕节各30g，猫人参60g。水煎服，每日1剂。

[治疗经过及疗效]

1973年3月12日复诊：服1方5剂，下红已止，带下略少，腹胀亦减。效不更方，原意出入再续，1方去枣仁、黄连，加活血龙10g，千金止带丸18g（包煎）。

1974年3月10日诊：服上方调治载余，病情时有反复，近期尚有下红，姑拟2方治之。

6月11日诊：下血甚多，急拟止涩法为治，予3方。

6月19日诊：见血少，纳尚可，然胃脘部欠舒，腿酸软，尚有带下，以理益为进，遂订4方，嘱与3方每日间隔服用。

7月18日诊：自交叉服用上述两方以来，已连续1个月余未见下红，神情甚好，要求将上两方再转，故续投3、4方各15剂。

1975年9月22日诊：近日出血一次，续进5方10剂。

1976年11月21日诊：以上各方加减，交替治之3载余，病情稳定，偶有见红，然量极少，带下不多。近来血压偏高，口苦，周身骨节酸痛，再拟6方疏理续治，另配十灰丸500g，每日2次，每次9g。

临床治愈。临床症状基本消失，至1983年7月存活10年4个月健在。

【按语】本案确诊宫颈癌，拒作手术，服中药治疗，存活10年之久健在。综其整个疗程，可见中医对肿瘤的辨治要掌握两个环节。

第一，平时连续服用扶正祛邪方。所谓扶正即以生地、熟地、杞子、补骨脂、山萸肉、山药、白术等补肝肾、益奇经和健脾胃的药物扶助正气，使元气渐复，以自身的抗病力量使癥瘕消除。所谓祛邪，即针对病情以清热解毒、活血化瘀的药物为治。如猫人参、半枝莲、白毛藤、活血龙、地榆、银花等等。

第二，对症处理。本案主要是出血，若出血不多，在扶正祛邪方中佐入紫珠草、牛角鳃、藕节、银花等等；如出血量多，以十灰丸、地榆炭，焦山栀、仙鹤草四味煎服止血以塞其流，甚至可用云南白药吞服止血；若胃脘不舒，可配合砂仁、蔻仁、焦六曲等理气醒脾以助运；血压偏高以银花、甘菊花等清肝散风。

另外，用中医中药治疗恶性肿瘤，不能依赖于一方一药，必须根据中医辨证论治的特色，从扶正祛邪、整体疗法及对症处理几方面配合进行，减轻症状，稳定病情，增强抗病力，在抑制肿瘤生长方面可能会起到一定的效果。

许国华案

王秀华，女，40岁，住温州市百里路墨斗巷。1954年9月24日初诊。

［西医学检查］1954年8月上海某某医院病理诊断：子宫颈鳞状上皮细胞癌。

［临床证候］患者原发不孕，50天前，因停经40天，突然有少量子宫出血，少腹剧痛而昏厥，急诊入温州市某某医院，经妇科检查，拟诊宫外孕，剖腹后为误诊，当即缝合，仅取病理切片寄上海会诊，并于9月24日邀余诊治。

少腹疼痛、阴道流血等症有增无减，俯体按腹，蹙眉呻吟，精神体力日渐萎顿，面容萎黄，肌肤消瘦，起卧须人扶持，痛苦万状，两脉沉细无力，舌淡苔黄薄腻。

［中医辨证与治法］湿热下注胞宫，郁久化毒，漏下日久，元气津液甚耗，邪实正虚。立清利湿热，解毒消肿，益气养血，扶正祛邪之法。

［方药］猪苓汤加味：猪苓、滑石、阿胶、连翘各12g，土茯苓、蒲公英、贯众、生黄芪各15g，泽泻、苍术、当归、白芍各10g，黄柏6g，生首乌18g。水煎服，每日1剂。

［治疗经过及疗效］上方稍事出入，治疗1个月余，临床症状完全消失，转用归芍地黄丸加参、芪，调理月余，精神体力恢复正常而出院。

显效。临床症状消失。

【按语】 本案接受中医治疗时尚未确诊，中医是根据临床证候论理施治的，西医诊断仅供参考而已。方用二苓、二妙、泽泻、滑石、贯众等清利胞宫湿热，阿胶、白芍养阴血，归、芪补气血，连翘、蒲公英、生首乌解毒消肿，方药对证，故能取得满意疗效。患者出院后半个月，前寄上海会诊的病理切片报告寄回，确诊鳞状上皮细胞癌。此系无意中治疗的一例子宫颈癌，可以说是通过辨证施治治疗癌症而获显效的一个例子。

张鹏举案

李秀芬，女，58岁，农民，寡居。1975年8月就诊。

［西医学检查］1975年8月延安地区医院病理诊断：子宫颈鳞状上皮癌。西安市中心医院妇科检查示：阴道上1/3伸展度差，无紫色结节，宫颈消失，周围变硬，有烂肉样物，触之出血多，子宫平位，硬，略大，活动差。附件无压痛，未触及具体包块。病理诊断同上。

［临床证候］绝经11年后，突然阴道出血，白带增多，确诊宫颈癌，临床认为属晚期，不宜手术，放疗无效，故来求诊。

形体消瘦，面色皖白，少腹时痛，阴道出血量多，且淋漓不断，诊脉细涩。

［中医辨证与治法］热毒下注，瘀积胞宫，迫血妄行。立内外皆治之法。内以清热解毒，活血化瘀，凉血止血；外以解毒消肿。

［方药］

（1）内服方

1方：银花、生地、穿心莲、紫花地丁各15g，丹皮、赤芍、山豆根各10g，丹参、蒲公英、生薏苡仁、败酱草各30g。水煎服，每日1剂。

2方：珍珠3g，阿胶、莪术、椿皮、延胡索、玄明粉、生地榆、煅棕炭各30g，雄黄、朱砂、苏木、西红花各10g，干姜、没药、黑荆芥各15g，丹参90g，穿心莲、益母草各60g。共为细末，蜜丸，每丸10g，早晚各服1丸。

（2）外用方：乳香、没药、银粉、血竭花各5g，冰片1.5g，蟾酥1g，轻粉、珍珠各3g，蛇床子10g。共为细末，敷患处，每日1次。

［治疗经过及疗效］患者服1方30余剂，外用敷药，证情大减，要求配丸药回家休息治疗，遂拟2方一料为丸缓图。嗣后，间断服药1年余，患者自觉情况良好。

有效。临床症状显著好转，1977年3月30日本院妇产科复查示：阴道下段光滑通畅，上段狭窄，宫颈消失，周围硬结，中间有烂肉样物，触之出血，子宫中位，硬，略大，活动差，无压痛。两侧附件无压痛，未触及包块。治后已存活1年7个月，因其家住农村，以后未能追访。

桂晓云案

徐坚吾，女，50岁。武昌粮道街办事处干部。1976年1月诊治。门诊号：5618，住院号：354603。

［西医学检查］1976 年 1 月湖北医学院附属一院病理诊断：子宫颈癌。

［临床证候］患者因确诊子宫颈癌，于1976年1月在湖医附一院作子宫全切术，术后大便旬日不通，采用各种西医疗法无效，腹胀如臌，呼吸急促，已成淹淹一息之状，连下病危通知3次。邀余会诊。形体消瘦，面色皖白，舌苔厚腻，舌体肥胖。

［中医辨证与治法］术后积滞，脾不健运，湿浊内停。治宜先以急下存正，再以芳香化浊，健运分消。

［方药］

1方：大承气汤：厚朴30g，枳实、大黄各18g，芒硝9g。按古法厚朴、枳实先煎，大黄后下，芒硝分冲，水煎后，药汁灌肠用。

2方：藿香、佩兰、泽泻、木通、白术、神曲、米炒山药、佛手、大腹皮各9g，猪苓、茯苓、生炒意苡仁各18g，砂仁、蔻仁、通草各6g，车前子（包煎）。六一散（包煎）各15g。水煎服，每日1剂。

3方：苍术、白术、猪茯、苓苓、山楂曲各18g，厚朴、泽泻、藿香、木通、鸡内金、木香各9g，大腹皮12g，莱菔子、车前子（包煎）、六一散（包煎）、葫芦瓢各15g。水煎服，每日1剂。

4方：白茅根30g，桑白皮、葶苈子、连皮茯苓、大腹皮、莱菔子、生炒薏苡仁、车前子（包煎）各15g，厚朴、泽泻各12g，白术9g，冬瓜仁皮各25g，二丑粉18g（2次分冲）。水煎服，每日1剂。

［治疗经过及疗效］经用承气汤灌肠后，其女次日前来我处报信，先下燥屎十余枚，后下残渣约大半痰盂之多，母已转危为安，经医院调治月余出院。出院后，患者拒绝放疗和化疗。纳呆食少，腹部坠胀，二便时而涩滞不利，舌苔厚腻，遂拟2方芳香化浊，佐以渗利为治。

按2方加减化裁，每周服药不断，约服60剂，症状日渐改善，每日能进清淡饮食约250g左右。

1977年10月9日诊：患者亲自登门就诊，诉自服2方后一直尚好，偶有不适。只因贪口，饮食不节，近病情加重，再服2方无效。现纳呆不食，胸痞腹胀，下肢浮肿，大便不畅，小便短赤，口苦不欲饮，脉弦滑，舌苔厚腻。此乃脾不健运，水气留阻，食滞不化，以致浮肿腹胀，仿前辈丁甘仁先生健运分消法方意化裁，遂拟3方。

10月16日诊：服3方6剂，纳食转佳，脘痞腹胀减轻，但脚仍浮肿，二便涩闭不利，脉弦缓，略现腻，更方肃运分消，再拟4方。

10月20日诊：4方服尽3剂，浮肿见消，二便畅爽，脘痞腹胀更觉轻松，脉苔如前，嘱常服李东垣之木香顺气丸善后。

显效。临床症状显著好转，治后存活3年以上，后因腹水严重，于1980年死亡。

【按语】本案曾经手术治疗，术后即出现生命垂危，腹胀欲绝之险证，经用大承气汤灌肠后方得苏生。

在临床上，大承气汤适用于实邪积聚胃肠所致的大便秘结，脘腹胀满。笔者认为，其煎法颇为重要。据药理研究，大黄所含主要成分，因煎煮过长，可减缓泻下作用。《古今名医方论》亦曰："生者气锐而先行，熟者气钝而和缓。仲景欲使芒硝先化燥屎，大黄继通地道，而后朴实破其痞满。"余曾用于肠梗阻灌肠获验，举隅反三，故是案亦从之。足证中医学"急则治标"之奥，值得推崇。嗣后，该患者又险状蜂起，全赖中医"辨证施治"之法则，成活3年以上而死亡。

陈苏生案（晚期宫颈癌伴直肠转移）

沙婉，女，50岁，天山区人民银行干部。1961年10月诊治。门诊号：81360。

[西医学检查] 1959年新疆医学院病理诊断：子宫颈癌伴直肠转移。

[临床证候] 患者1955年因卵巢囊肿在上海医学院行手术治疗，1957年又在直肠部位进行深度X线照射治疗，1959年转为恶性癌，经病理确诊。后在上海试服神农丸，有不良反应。遂来我院门诊求治。

头晕呕吐，面部浮肿，面色如青铜暗灰而带青，下腹疼痛，白带淋漓。脉象濡细，舌质略红，苔黄腻。

[中医辨证与治法] 湿热下注，瘀积成癥。立清利湿热，燥湿解毒，活络化瘀，散结消癥之法。

[方药]

1方：复方土茯苓汤：土茯苓30g，忍冬藤、甘草梢、萆薢、大贝母、郁金各9g，鸡冠花、车前子、川楝子、合欢皮、海螵蛸各12g。水煎服，每日1剂。

2方：化癥回生丹，每次5丸，每天3次。此药中断时，可用大黄䗪虫丸代之。

3方：加味土茯苓方：土茯苓、何首乌各30g，萆薢、菟丝子、冬瓜子、合欢皮、酸枣仁各15g，泽泻、甘草梢、白僵蚕、刺猬皮各9g，露蜂房、蛇蜕各6g，鸡冠花、海螵蛸各12g。水煎服，每日1剂。

4方：土茯苓、忍冬藤各30g，萆薢、贯仲、蚤休、冬葵子各12g，露蜂房、蛇蜕、全蝎、香附各9g，蜈蚣3条，冬瓜仁、合欢皮、党参各15g，鸡冠花、甘草梢、陈皮各10g。共研细末，炼蜜为丸，每丸9g，早晚各服

1 丸。

［治疗经过及疗效］服 1 方 30 剂，同服 2 方，面肿退，面色好转，带浊大减，腹痛亦平，嘱服 3 方。

1962 年 1 月诊，服 3 方 50 剂，面色晦气消减，带下又减，嘱再服 50 剂，间歇治疗。

1963 年停药一段时期后复诊，无明显不适，嘱仍服 3 方 50 剂，再拟 4 方配丸药一料，常服。

临床治愈。诸恙皆安，全日工作。本院妇科检查示癌组织比前软而小。1964 年 5 月追访，已 2 年 7 个月未复发。

孟磊案

刘某某，女，53 岁。1975 年 10 月诊治，病历号：251861。

［西医学检查］1975 年 7 月北京某医院宫颈细胞学涂片报告：恶性裸核。病理诊断：鳞状上皮癌。

［临床证候］绝经 10 年后白带增多，色黄有味。舌质红、苔薄黄，脉细弦数。妇科检查示：宫颈结节，宫旁增厚，左侧弹性差，未过中线。病理确诊如上，临床诊断：宫颈癌Ⅱ期结节型。

［中医辨证与治法］热毒下注胞宫，发为黄带，积聚成癌。立催脱癌肿，祛腐生肌，清热解毒之法。

［方药］

1 方：催脱钉（原为北京市宫颈癌协作组协定处方）

山慈菇、枯矾各 18g，砒霜 9g，麝香 0. 9g。将上药共研细末，加入适量液米粉，用水调匀，制成“丁”字形或圆钉形的栓剂，每枚药钉长约 1 ~ 1. 5cm，直径为 0. 2cm，晾干备用。有凝固、坏死及脱落癌组织作用。

2 方：玉红膏

当归身 60g，白芷 90g，紫草 9g，甘草 3g。将上药共研细末，制成油膏剂备用。有祛腐生肌的作用。

3 方：新 11 号粉

漳丹、儿茶、雄黄各 15g，蛤粉 30g，乳香 9g，没药 3g，冰片 1. 8g，硼砂 0. 9g。将上药制成粉剂备用。有清热解毒作用。

治疗方法：采用宫颈管及瘤体插钉法，即向宫颈管内或瘤体上直接插入“催脱钉”，每次 1 ~ 3 枚，一般 3 ~ 5 天上药 1 次，连续止药 3 ~ 4 次。待瘤组织凝固坏死，自行脱落后，改用玉红膏，每日 1 次，以促进新生上皮增生。如宫颈癌合并局部感染时，可先用新 11 号粉，待感染控制后再用“催脱钉”治疗。

[治疗经过及疗效] 患者于1975年10月入我院住院治疗，局部上“催脱钉”10次，治疗5个月，细胞学检查连续3次阴性；病理学检查阴性；妇科检查：宫颈光滑，结节消失。1976年3月痊愈出院。

痊愈。临床症状及肿瘤消失。1981年3月门诊复查，阴道细胞学检查，未见癌细胞；病理学检查，宫颈为正常鳞状上皮。治后已健康成活5年5个月，并一直坚持全日工作。

【按语】 我们在1975～1981年几年中，无选择地单独使用该药，治疗早、中期宫颈癌共11例，取得了近期临床治愈的效果，并经过1～5年的随访观察，无1例复发，其中6例（Ⅱ期3例、Ⅰ期1例、0期2例）已存活5年以上，可见“催脱钉”对早、中期宫颈癌确有较好的疗效。

我们在此组病例的临床观察中发现，用“催脱钉”治疗后都能使宫颈癌组织转为正常组织，开始由鳞状上皮癌转变为鳞状上皮非典型性增生，然后再转变为正常的鳞状上皮。同时，我们亦在阴道细胞学及宫颈活检切片中发观白细胞浸润，并出现大量的吞噬细胞及退化的癌细胞等，这些现象与“催脱钉”作用原理之间的关系，是值得今后深入探讨的。

催脱钉为砒制剂，但由于含量少，用量小，故其副作用少，毒性小，使用安全。本疗法方法简便，易于掌握，能够推广。

许菊秀案

肖某某，女，60岁。1976年1月5日初诊。门诊号：1176。

[西医学检查] 1975年10月经某医院诊为宫颈癌Ⅲ期。1976年5月复查发现左宫旁有2～3个硬结，接触出血，诊断为宫颈癌左宫旁复发。1977年6月在某医院摄胸片示：右上纵隔及肺门处见结节状阴影，考虑肺内转移灶。行右锁骨上肿块活体检查，发现大量恶性细胞，遂诊为宫颈癌肺内转移，伴锁骨上淋巴结转移。

[临床证候] 咳嗽气喘、口干喜饮、大便干燥，面色不华。右锁骨上有乒乓球大肿块，溃破，分泌物多，舌苔薄黄，脉细数。阴道出血，小腹胀痛。

[中医辨证与治法] 邪毒内结，气血两虚。立解毒散结，补气养血，佐以宣肺祛痰之法。

[方药] 宫颈癌转移前内服方：白花蛇舌草30g，山慈菇、白蚤休各15g，龙葵30g，莪术12g，黄芪30g，党参、白术、山药、茯苓各15g，枣仁12g，广木香6g，龙眼肉15g，二地各12g，煎服，日1剂。

外洗方：蛇床子30g，苦参、地肤子各15g，半枝莲、二花藤各30g，黄柏、苍术各12g，煎水洗患处，每日1剂。

转移后内服方：半枝莲、公英各30g，地丁、山慈菇、花粉各15g，桔梗、杏仁、陈皮各12g，全瓜蒌30g，薤白12g，黄芪30g，白术12g，茯苓15g，甘草10g。煎服，日1剂。

［治疗经过及疗效］初诊时患者小腹胀痛，阴道出血量多，精神不振，少气懒言，纳呆，面色不华，脉细弱，舌质淡红，苔薄白。即以转移前内服方、外洗方治疗3个月余。药后患者精神好转，阴道已不出血，小腹痛消失，可做一般家务。患者以为病愈，自行停药，半年后因咳嗽发热，痰中带血，胸痛，体检中发现癌转移灶。即予转移后内服方治疗。服药半年，咳嗽气喘好转，但锁骨上淋巴结仍溃烂有分泌物，疼痛难忍。守上方加升麻、白蚤休各15g，白术量加大为30g。又服上方1年，患者精神好转，食纳正常。1979年4月X线胸片报告，两肺纹理增粗，未见到明显转移灶。宫颈刮片检查报告：只见细胞核增生，无复发现象。追访3年，一般情况好，能做家务事。

显效。

谌运甫（宫颈鳞状细胞癌）

宋广霞，女，54岁，原安徽省嘉山县邵岗供销社饭店工作，现已退休，回柳巷乡公社。1979年8月诊治。门诊号：44257。

［西医学检查］1979年8月安徽医学院病理诊断（病理号：790522）：宫颈鳞状细胞癌Ⅲ级。

［临床证候］绝经数年，近不断发现阴道淋漓流出血块和污水。1个月来愈加严重，且经常腹痛，食欲锐减，形体消瘦，于1979年8月特来合肥就医，病理确诊宫颈鳞癌Ⅲ级，不愿手术，遂来我处求治。诊脉沉涩，察舌质暗红，前部苔少，中微腻。

［中医辨证与治法］久病癥瘕，气血消耗，胃气败坏。立和中养胃，温经活血，化瘀消癥之法。

［方药］

1方：制半夏、广陈皮各12g，云茯苓、焦白术、炒枳壳各15g，藿佩梗各10g。水煎服，每日1剂。

2方：桂枝、丹皮、桃仁、莪术各10g，茯苓15g，赤芍、归尾各12g。水煎服，每日1剂。

［治疗经过及疗效］1方出入，服10剂，食欲渐兴，精神渐振，故大胆投以2方，以冀活血化瘀，缓消癥块。药后，血和污水减少，但少腹仍时痛，2方加牛膝10g，红花6g，服15剂，出血大减，腹已不痛。又于上方去牛膝、桃仁、红花，加川芎、旱莲、泽泻，服10剂，出血全止，污水亦净。全疗程约1个半月，共服药34剂，患者觉下身非常轻松，食欲日增，精神

旺盛，步履自如。又经安医放疗19次后返家。

显效。临床症状消失，恢复工作，1983年退休，操劳家务，至1984年3月健康存活4年半。

【按语】中医学典籍中虽无宫颈癌病名，但早在《内经》就有“任脉为病，女子带下瘕聚”的记载，后世有关这方面的论述颇多，如月经不调、崩漏、带下、癥瘕积聚、阴疮等等，均有针对性的治疗方法。本案先本着“有胃气则生，无胃气则死”的原则，从和中养胃着手，扶正祛邪，稳定病情；后见其食欲已兴，精神渐振，则改以活血化瘀，缓消癥块之法，仿桂枝茯苓丸加减，以达瘀尽血生之目的。俟血已大止，又去活血药物，增入调和血水等药，以尽全功。

【辑者按】子宫颈癌居我国妇女恶性肿瘤的首位，占35.3%~72.6%，占女性生殖器恶性肿瘤的58.3%~93.1%。患者以30~50岁为最多，20岁以前罕见。病理组织学以鳞状上皮细胞癌为主，约占90%~95%，腺癌仅占5%~10%。本病的确切病因不明，但早婚、早育、多育妇女，其中尤以早婚（18岁前）妇女，其发病率有显著提高；除宫颈腺癌偶可见于处女外，宫颈鳞癌几乎皆发生于已婚妇女；男性包皮积垢中的胆固醇经细菌作用后成为致癌物质。性生活过早、过频和多育是导致宫颈癌的重要诱因。近年来发现通过性交而传染的HSV-2病毒可能与子宫颈癌的发病有一定关系。

子宫颈癌I_a期一般无自觉症状，I_b期和以后各期癌的主要症状有阴道出血、排液和疼痛。阴道出血最早表现为接触性出血，以后可能有经间期或绝经后少量断续不规则出血或血性白带，晚期流血增多，甚至大出血；阴道排液最初量不多，无臭，晚期则出现大量脓性或米汤样恶臭白带；疼痛为晚期癌症状，可出现严重持续的腰骶部或坐骨神经痛，或单侧下肢肿胀和疼痛，亦可出现发热、贫血、消瘦等恶病质。本病诊断可由宫颈刮片细胞学检查、碘试验、阴道镜、宫颈和宫颈管活体组织检查、宫颈锥形切除术连续病理检查等来确诊。西医学对其治疗的常用方法有放疗、手术及放射合并手术三种，早期癌手术疗效与放射疗效接近，5年存活率Ⅰ期93.4%，Ⅱ期82.7%，Ⅲ期26.6%。

中医学对本病的记述，散见于“崩漏”、“五崩”、“带下”、“五色带”、“癥瘕”等疾病之内。最早在《内经》中即有“任脉为病，女子带下瘕聚”的记载。以后许多医籍中都有更为具体的描述。如《金匮要略》带下病脉证曰：“妇人之病，因虚、积冷、结气，为诸经水断绝，至有历年，血寒积结，胞门（即宫颈）寒伤，经络凝坚”，“在下未多，经候不匀，令阴掣痛，少腹恶寒，或引腰脊、下根气街，气冲急痛，膝胫痛烦，奄忽眩冒，状如厥癫，或有忧惨，悲伤多嗔，此皆带下，非有鬼神。久则羸瘦，脉虚多寒。”

《脉经》中还记载了“五崩”的症状：“白崩者形如涕，赤崩者形如绛津，黄崩者形如烂瓜，青崩者形如蓝色，黑崩者形如衃血也。”

《千金要方》中说：“崩中漏下，赤白青黑，腐臭不可近，令人面黑无颜色，皮骨相连，月经失度，往来无常，小腹弦急，或苦绞痛上至心，两胁肿胀、食不生肌肤、令人偏枯，气息乏心，腰背痛连胁，不能久立，每嗜卧困顿……阴中肿如有疮之状”，“所下之物，一曰状如膏，二曰如黑血，三曰如紫汁，四曰如赤肉，五曰如脓血。”《妇人良方》又说：“妇人带下，其名有五，因经行产后，风邪入胞门，传于脏腑而致之，若伤足厥阴肝经，色如青泥，伤手少阴心经，色如红津；伤手太阴肺经，形如鼻涕；伤足太阴脾经，黄如烂瓜；伤足少阴肾经，黑如衃血。人有带脉横于腰间，如束带之状，病生于此，故名为带。”此即五色带。以上描述，指出本病发生年龄多在绝经后，病变部位在子宫颈（即胞门），不规则阴道流血，阴道排液的色质不同，血性或脓性白带，并有恶臭，再加上消瘦、贫血、腰背疼痛等，是比较典型的宫颈癌的病证。并指出其发病原因，由脏腑虚弱，风寒侵袭五脏经络，血寒积结胞门，或忧惨悲伤所致。

冲为血海，任主胞宫，崩漏带下由冲任虚损，督脉失司，致使带脉有病，不能统制经血，故忽然崩下。伤损之人，五脏皆虚，故五色随崩俱下。肝藏血、肾藏精而系胞，八脉隶属肝肾，故崩漏又与肝肾受损关系密切。还与风寒湿热、毒邪凝聚，阻塞胞络；或肝气郁结，疏泄失调，气滞血瘀，或脾虚生湿，湿蕴化热，热毒下注有关。因此，本病以冲任为本，与肝脾肾三脏密切相关，湿热蕴毒和气滞血瘀为其致病之因。故治以调理冲任和脏腑气血为本，祛除湿热邪毒和行滞逐瘀为标，但标本缓急，亦当明辨。

本病组验案8则，年龄40岁以下1例、41~50岁2例，51~60岁4例，61岁以上1例，以40~60岁占绝大多数。8例均系中晚期宫颈癌，除1例放疗无效，1例行子宫全切术后而采用中医疗法，余6例纯用中医疗法，全获较好疗效。治疗1个月显效1例，治后存活1年健在1例，2年健在1例，3年健在1例，3年后死亡1例，4、5、10年健在各1例。

本组验案的临床证候和辨治规律可分为热毒瘀滞型和虚寒瘀滞型两型论治。

一、热毒瘀滞型（前7个案例）

绝经期后或经间期阴道不规则流血，或出血量多，或淋漓不尽，或赤白带下，或黄带恶臭，小腹胀痛或痛剧，或有口干喜饮、大便干秘，形体消瘦，面色萎黄或㿠白或青灰，倦怠乏力，腰腿疼痛，舌质红，苔薄黄或黄腻，脉细滑数。证属湿热下注，邪毒蕴结、气滞血瘀、兼有正虚。治宜清热解毒，行滞消瘀，佐以扶正。

何老验案，系病理确诊为子宫颈鳞癌Ⅰ~Ⅱ期，纯用中医疗法。热毒下注胞宫，气血瘀滞胞门，则青带下血；脾气虚弱，则倦怠乏力；阴道出血还与脾肾不固有关。故此案属邪实正虚之证。何老在辨治过程中，紧紧掌握扶正祛邪和对症处理（止血塞流）两个环节，不拘泥于一方一药，获存活10年健在的远期疗效。

许（国华）老验案系崩漏之急证，病理确诊为宫颈鳞癌。停经40天后突然阴血漏下，少腹剧痛，俯体呻吟。湿热下注胞宫，郁久化毒，损伤胞宫络脉则漏下；邪毒凝结胞络，则腹痛剧烈。面黄肌瘦，脉细无力。乃邪毒猖厥，损伤气血所致。故此案亦属邪实正虚之证，治以清利湿热，解毒祛邪，益气养血以扶正，治疗1个月，诸恙消失而获显效。

张老验案亦系病理确诊宫颈鳞癌，放疗无效而接受中医治疗。热毒瘀积胞宫，迫血妄行，则崩漏不止；逼液外泄，则带下不断；耗伤气血，则形瘦面白；脉象细涩，则虚瘀夹杂之征。因此，本案虽症见虚实夹杂之证，但以热毒瘀积之邪实为主，故治宜祛邪为主，内外合治。故内服方用银花、穿心莲、山豆根、紫花地丁、蒲公英、败酱草清热解毒，丹参、红花、莪术、延胡索、雄黄、苏木、益母草活血化瘀，生地、赤芍、丹皮、地榆、棕炭、阿胶凉血止血。外用方以解毒消肿之剂研末外敷，内外并治，故获效焉。

桂老验案系病理确诊宫颈癌而行子宫全切术后危证。大便旬日不通，腹胀如鼓，呼吸急促，乃术后积滞，脉气不通；舌苔厚腻，舌体肥胖，乃脾虚湿浊之征。故先用大承气汤灌肠，以急下存阴；再用藿佩、砂、蔻仁芳香化浊，苍术、白术、山药、厚朴、苡仁、楂曲、内金健脾燥湿和胃，猪苓、茯苓、泽泻、木通、通草、车前子、六一散、胡芦瓢、冬瓜仁、二丑利水健脾渗湿，木香、大腹皮、莱菔子理气以助化湿，桑白皮、葶苈子宣肺以利气机。故脾气得健，湿邪得燥，得利而行，燥利同用，此即治湿之健运分消之法也。

陈老验案系病理确诊宫颈癌伴直肠转移，八纲辨证属邪实之证。湿热下注，则白带淋漓；湿浊上泛，则头晕呕吐，面部浮肿；湿热瘀滞胞宫，则下腹疼痛；舌红苔黄腻即为湿热之象。故治以清利湿热，解毒化瘀。方用土茯苓、忍冬藤、萆薢、生首乌、蚤休、冬葵子、鸡冠花、海螵蛸清热解毒、利湿止带，露蜂房、蛇蜕、全蝎、蜈蚣，或化癥回生丹、大黄䗪虫丸解毒化瘀、行滞消癥，合欢皮、郁金、川楝子、香附、贯众、刺猬皮行气和血、消肿止痛。共奏祛邪之效，邪去则诸恙皆安。

孟老等验案系确诊为宫颈癌Ⅱ期。症见绝经10年后带下色黄恶臭，舌红苔黄脉弦数。乃热毒下注胞宫，熏灼阴液而成。故治以清热解毒。方用催脱钉、玉红膏和新11号粉局部外用，以达祛腐生肌、催脱癌肿的作用，取得较好疗效。本案已健康存活5年5个月，为局部直接外用法治疗宫颈癌创出了一条新路，值得同道共研。

许（菊秀）氏验案系宫颈癌Ⅲ期放疗后复发并肺及淋巴结广泛转移。热毒内结胞宫，灼伤胞络，则阴道出血；络脉瘀滞、则小腹胀痛；热毒犯肺，则咳嗽气喘；热毒伤津，则口干喜饮，大便干燥；苔黄脉数亦为热毒之征。热毒内结日久，损伤气血，则面色不华，精神不振，少气懒言。故系虚实夹杂之证，以邪实为主，正虚为辅。故治以清热解毒，散结祛邪为主，益气养血扶正为辅，内外合治。内服方用白花蛇舌草、蚤休、龙葵、半枝莲、蒲公英、紫花地丁、莪术、山慈菇清热解毒散结；杏仁、桔梗、陈皮、瓜蒌、薤白宣肺化痰止咳，归脾汤加山药，生地、熟地益气养血滋阴。外用方以清热解毒燥湿之剂，加强祛邪之力，总求祛邪安正之目的。

二、虚寒瘀滞型（谌远甫案）

绝经后阴道流血，血块和污水淋漓而下，腹痛绵绵，纳谷锐减，形体消瘦，舌质暗红，苔少，脉象沉涩。谌老此案系病理确诊为宫颈鳞癌Ⅲ期。中医学认为，久病必致虚，漏下日久，必消耗气血，败伤胃气，则形体消瘦，纳谷锐减，生化无源，必寒从内生，则腹痛绵绵；寒凝胞络，必冲任瘀滞，则漏下血块污水，此即久病必挟瘀之证；舌暗苔少脉沉涩，即胃气衰败，虚寒瘀滞之象。故本案是属胃气衰败，虚寒凝滞之证。经云："有胃气则生，无胃气则死"，故谌老首用六君汤化裁，和中养胃、扶助胃气，待胃气复生，食欲渐兴，再拟桂枝茯苓丸加莪术、归尾，以温经散寒，行滞化瘀，缓消癥块而愈，已健康存活4年半健在。

四十一、子宫绒毛膜上皮癌

任国顺案

阎秀华，女，32岁，已婚，农民，湖北省光化县张集公社永久4队。1971年8月15日初诊。住院号：26491。

[西医学检查] 1971年10月16日湖北医学院二附院病理诊断：子宫绒毛膜上皮癌。

[临床证候] 患者阴道流血6个月余。今年2月月经采潮时量多，此后淋漓不断，始终不止，迄今已有6个月之久。血色紫暗，时见小黑血块，血量每逢经期或过劳则增多。小腹胀痛拒按，头晕神疲，眠食及二便尚调。舌质淡红，有瘀点，脉弦细而涩。病后于县医院妇检，怀疑子宫肌瘤，服中药调经止血及西药止血，病情均不见好转。素体健壮，脾气暴躁，正产2胎。

[中医辨证与治法] 肝脾不调，气血瘀滞，冲任失固，乃致久漏。治宜

先以化瘀散结，养血调经；再以补养气血，调理冲任，益阴止血。

[方药]

1方：丹参、当归、益母草、生地炭、昆布、海藻各15g，川芎、赤芍、茜草、丹皮、延胡索、五灵脂各10g，蒲黄8g。水煎服，每日1剂。

2方：黄芪30g，高丽参（另炖）、鹿角胶（烊冲）、当归身、黄精肉各15g。水煎服，每日1剂。

[治疗经过及疗效]

1971年8月21日二诊：前进1方5剂，血量稍减，小腹胀痛亦有缓解，余症同前，嘱继服1方15剂。

9月5日三诊：阴道流血已止，余症缓解，嘱再服1方，加强营养，避免劳力。

10月15日四诊：患者因农忙劳累过度，又致阴道大量出血，当场休克于地旁，抬至我院（张集卫生院，当时在该院工作）抢救。面色苍白，大汗淋漓，四肢厥冷，牙关紧闭，血压下降，六脉沉微，经西药输液强心止血及中药参附汤（高丽参15g，附片10g）煎水，澌澌送下，方才苏醒。

10月17日五诊：患者于10月16日晚阴道流出两肉块，呈椭圆形，如乒乓球大小，专送湖医二附院病理切片检查，确诊“绒癌”。患者自肉块从阴道溢出后，症状逐渐好转，阴道血止，但仍有少量血样分泌物，色淡无块，神疲乏力，心慌气短，面色萎黄，口渴欲饮，舌淡无苔，脉象沉细。此属流血过多，致气血两亏，遂拟多方补气血，调冲任，益阴止血，庶免血亡气脱之虞。

10月28日六诊：服2方10剂，血止，精神转佳，但仍有心慌、气短、多梦等力不从心之感，此由出血过度，气血大亏，难以速复而致。故改用十全大补汤补气血，扶正气，以善其后。住院3个月余，经行如常，痊愈出院。

痊愈。临床症状消失，月经正常，于1973年又生一男孩。至1987年11月，随访16年，未复发，身体健康，经常参加农业劳动。

【辑者按】绒毛膜上皮细胞癌简称绒癌，亦称滋养叶细胞癌，是一种高度恶性肿瘤，为由胎盘绒毛膜所产生。绝大部分与妊娠有关，或称为妊娠性绒癌。约40%～50%继发于葡萄胎之后；30%继发于流产之后；20%～30%继发于足月产之后。偶发生于未婚妇女的卵巢称为原发性绒毛膜癌。本病国内并不少见，其发病约占女性癌症的1.47%～1.95%。好发于20～35岁的妇女，平均年龄为33.4岁。绒癌多数发生在子宫，大体观子宫不规则增大，可见单个或多个宫壁肿瘤，呈深红，紫或棕褐色；病理镜检可见成堆的细胞滋养细胞与合体滋养细胞，排列紊乱、无绒毛样结构。但也有子宫内未发现原发灶，而只有转移灶出现。

绒癌的首发症状为阴道出血，产后或流产后，阴道有持续性或间歇性不规则出血，量可多可少；病程较长或在阔韧带内形成血肿者可见下腹包块；腹痛是因癌侵蚀子宫壁或子宫腔积血所致，绒癌主要经血行播散。本病根据其临床特点，结合妊娠试验及可取得的病灶活体组织检查，多可确诊。中医学对本病的治疗以化疗及手术为主，如能早期诊断，及时治疗，预后较佳。自采用化疗后，其死亡率已由89.2%下降至30%左右，但临床治愈者，仍有复发可能。

根据本病的临床症状，属中医学“崩漏”、“癥瘕”范畴。其病因病机由湿热邪毒下注胞宫，灼伤胞络、迫血妄行；或由肝气横郁，肝脾不调，气滞血瘀，或由冲任不固，统制无权，血不循经。本病验案一则系32岁已婚农民，病理确诊为子宫绒癌。患者平素脾气暴躁，肝气过岔，致疏泄失调，胞络瘀滞，则漏下血色紫暗，或有小血块，小腹胀痛拒按；冲任不固，则阴道流血不止，已半年有余；下血过多，则耗气伤神，故头晕神疲。舌质淡红有瘀点，脉象弦细而涩，即瘀中有虚，虚中有瘀之征。因此，本案由气血瘀滞、冲任失固所致。故治以行滞化瘀、调理冲任之法，先用“四物”合“失笑”加丹参、丹皮、益母草、茜草、昆布、海藻、延胡索行滞化瘀，软坚散结。治程中因劳累过度，发生大出血之厥脱险证，急用参附汤合西医处理，已挽危候。次日阴道流出如乒乓球大小两块血块后血止。再用大剂黄芪、高丽参、鹿角胶、当归、黄精补益气血，调理冲任。故瘀血得去，新血得生，漏下自止。终用十全大补汤善后而愈，并生产一男孩，10余年未复发，体健。

四十二、子宫肌瘤

查国科案1

周某某，52岁，江西新华印刷厂工人。1974年7月29日初诊。

[西医学检查] 1974年6月江西省妇幼保健院妇科内诊示：子宫稍后倾似鸭蛋大，宫颈重度肥大，滤泡状糜烂。病理报告：子宫黏膜平滑肌瘤，增生期子宫内膜显增殖现象。

[临床证候] 患者曾怀孕5胎，近2年来月经量增多，持续淋漓不尽，由原来3~4天即净而延至2周方净，有血块，血色鲜红，少腹腰腿疼痛，头晕神疲，白带不多。舌质淡红，苔薄白，脉沉细。不愿手术，要求中医诊治。

[中医辨证与治法] 久病气虚，统摄无权，血行瘀滞，发为血癥。立补气摄血，活血化瘀之法。

[方药]

1方：四物汤合失笑散加减

大活血、当归、熟地黄、地榆炭各12g，杭白芍、炒蒲黄（布包煎）、五灵脂各9g。川芎、生黄柏、草红花各6g，益母草30g。水煎服，每日1剂。

2方：十全大补丸，每日2次，每次9g。

3方：西党参、云茯苓、杭白芍、炒山楂各9g，熟地黄、地榆炭、夏枯草各12g，淡昆布、益母草、生龙骨各15g，生桃仁、生甘草各6g。水煎服，每日1剂。

[治疗经过及疗效] 患者从1974年7月29日起服1、2方至8月12日复诊时，精神好转，少腹痛减轻，原方继服10剂，体重增加2kg。8月26日月经来潮，持续3天干净，血量显减，血色暗红，腰腿酸痛已瘥。妇科内诊：子宫肌瘤较前缩小。原方再进。11月14日再诊，2个月来，月经周期26天，持续1周，血量中等。诊脉沉细，舌质淡红，苔薄白，拟祛瘀养血，遂予3方。服3方15剂，11月29日再经妇科内诊：子宫体后倾正常大，活动，附件阴性，宫颈无糜烂。

痊愈。临床症状消失，子宫肌瘤消除，宫颈糜烂亦瘥。

查国科案2

裴某某，女，38岁，机关干部。1974年7月31日初诊。

[西医学检查] 1974年7月31日江西省第一人民医院妇科内诊：子宫前倾，亚鹅蛋大，质中。诊断：子宫肌瘤。

[临床证候] 患者1972年妇科检查，发现子宫肌瘤如鸭蛋大，质硬。现月经量多，有血块，持续7～8天始净，少腹胀痛，头痛，头晕，腰痛，白带一般，精神不振，小便欠利。六脉沉，舌质红，苔白，舌底有核点。

[中医辨证与治法] 气血两虚，血瘀癥积。立补气摄血，活血化瘀之法。

[方药]

1方：大活血12g，赤芍药、蒲公英、益母草、鱼腥草各15g，云茯苓、干地黄、西党参、制香附各9g，草红花6g。水煎服，每日1剂。

2方：十全大补丸，每日2次，每次9g。

[治疗经过及疗效] 患者服1、2方半年，月经周期28～29天，量正常，持续3天干净。妇科内诊复查：子宫颈质稍硬，子宫体前倾屈，正常大，活动，未发现有凹凸不平感。

痊愈。临床症状和子宫肌瘤消失。

查国科案3

王某，女，46岁，江西省机关干部。1973年3月27日初诊。门诊号：204。

[西医学检查] 1973年3月27日江西省第一人民医院妇科内诊：子宫体前倾位，鸭蛋大，活动，宫颈肥大糜烂愈合型。诊断：子宫肌瘤；宫颈糜烂。

[临床证候] 患者从1966年开始发现子宫肌瘤，已7年，月经先后无定期，有时退后50多天一汛，有时提前20余日一潮，每潮持续10～12天方净，血量较多，血色鲜红，平时带多黄白，头晕，颜面苍黄浮肿，腰腿酸痛，饮食不振。脉象沉涩，舌质淡红，苔薄灰。

[中医辨证与治法] 气血两虚，血瘀癥积。立补益气血，活血化瘀之法。

[方药]

1方：归脾汤加减：全当归、川芎、草红花各6g，生黄芪、紫丹参、车前草各12g，生龙骨、云茯苓各15g，炒白术、泽泻各9g。水煎服，每日1次。

2方：归脾丸，每日2次，每次9g。

[治疗经过及疗效] 患者从1973年3月27日开始，坚持服1、2方达1年半，诸恙显好，妇科内诊：子宫颈后倾，滤泡糜烂不出血，子宫体前倾约40天妊娠大小，硬，移动稍差，附件阴性。诊断：子宫肥大（实质炎性）；宫颈炎。又继服上2方4个月，月经周期正常，行经4～5天即净，血量中等，精神气色较前大好，妇检已排除子宫肌瘤。

痊愈。临床症状及子宫肌瘤消失。

【按语】 中医学无“子宫肌瘤”病名，但与中医妇科“癥证”证候类似。其临床表现比较复杂，主要有月经紊乱，白带增多，肿块，腰背腿痛等症。见证虚实夹杂，以气阴两虚，气滞血瘀为主，故临证采用补气摄血，活血化瘀为要旨。

月经紊乱，多见血量过多，淋漓不尽，宜补气统血，用十全大补丸、当归补血汤为主，以达气行血运，引血归经。

止血之后，又当抓住气滞血瘀，胞宫肌瘤之证，运用活血化瘀之味，如桃仁、草红花、赤芍药、紫丹参等，以鼓动冲任，促使肌瘤消散。此时可能有持续淋漓出血，宜加地榆炭、炒蒲黄等化瘀止血之品，配合补气摄血，以取攻补兼顾之功。

在肌瘤消散之前，以观察月经变化为转归，这个指标很重要，往往首先是月经好转了，随着肌瘤也就日渐缩小和消失，故在临床辨证论治中，必须抓住月经变化这个重要环节而进退。

桂晓云案1

蔡某某，女，42岁，湖北省化学研究所干部。1980年11月11日初诊。门诊号：0017115。

［西医学检查］1980年11月湖北医学院二附院妇科诊断：子宫肌瘤。

［临床证候］患子宫肌瘤，妇检瘤体为鹅蛋大，阴道流黄色黏液，经潮半月不净，腰痛，低热，口干。脉细数，舌质红苔腻。

［中医辨证与治法］冲任不调，血热妄行，瘀滞成积，发为癥瘕。立清热凉血，调理冲任，固崩止漏，佐以软坚消癥之法。

［方药］

1方：清经汤加减：沙参、生地、地骨皮、青蒿、玄参、麦冬、川断、地榆、当归、女贞子、生牡蛎、旱莲草、太子参各15g，白芍10g。水煎服，每日1剂。

2方：沙参、生地、地骨皮、山药、龟板、牡蛎、白薇各15g，芡实30g，白芍10g，天冬、麦冬各18g，甘草6g，知母9g，黄柏、首乌各12g。水煎服，每日1剂。

［治疗经过及疗效］1981年11月15日二诊：前进1方4剂，低热及阴道流黄色黏液好转，月经已净，口干显减，唯腰痛，嘱1方去地榆，加枸杞子继服。

11月20日三诊：口干已瘥，微有低热及阴道微流黄液，腰酸，脉细数，苔黄腻。遂拟2方继服。

12月5日四诊：上进2方15剂，诸恙已瘥，经来1周即净，继服2方以巩固。

临床治愈。临床症状消失，服药2个周期，月经基本正常。湖北医学院二附院妇科检查示：肌瘤消失，子宫体比正常稍大。

桂晓云案2

贺某某，女，40岁，武汉邮电科学研究院职员。1976年4月30日初诊。门诊号：0018409。

［西医学检查］1976年3月3日武汉医学院附属医院妇科检查示：外阴（－），阴道伸缩性好，宫颈尚光滑，宫体平位，约鸭蛋大，质硬，活动尚

好，左侧卵巢可触及，无疼痛。诊断：子宫肌瘤。

［临床证候］月经不调，经量过多已12年，挟有血块，每次月经量特多，顺腿流下，全身不适。此次经潮，又量多如崩，色鲜红，头晕心悸，夜寐不宁，咽干津少。舌质红，苔黄腻，脉象细数。

［中医辨证与治法］冲任不调，血热妄行，发为血崩，久成癥瘕。立清热凉血，调理冲任，固崩止漏，佐以益气养血消癥之法。

［方药］

1方：清经汤加减：生地24g，地骨皮、沙参、龟板、生龙骨、生牡蛎、麦冬各15g，栀子、丹皮、黄芩炭、石斛、酸枣仁各9g，白芍、阿胶（烊冲）各12g。水煎服、每日1剂。

2方：党参、白芍、枸杞、黄芪、红枣各19g，当归、茯苓、丹皮、白术、远志各9g，生地、熟地各24g。水煎服，每日1剂。

3方：沙参、麦冬、女贞子、旱莲草各15g，玄参18g，白芍、党参、枸杞、首乌各12g，生地、熟地各24g，知母、菊花各9g。水煎服，每日1剂。

4方：沙参、桑椹子、女贞子、金银花、旱莲草各15g，玄参、麦冬各18g，丹皮、菊花、连翘、黄芩各9g，白芍12g，白茅根30g，甘草6g。水煎服，每日1剂。

5方：沙参、天花粉、金银花、旱莲草各15g，天冬、麦冬、白茅根各30g，玄参24g，丹皮、菊花、黄芩各9g，白芍、丹参各12g，甘草6g。水煎服，每日1剂。

6方：沙参、女贞子、旱莲草各15g，天麦冬、生地、白茅根各3g，白芍、阿胶（烊冲）、黄精各12g，黄芩、紫草、丹皮、地骨皮各9g。水煎服，每日1剂。

［治疗经过及疗效］

1976年5月16日二诊：前进1方5剂，经量减少，5天即净，仍头晕咽干，皮肤发热，夜寐不宁，舌苔薄，脉细数。姑拟益气养阴，宁心安神，嘱服2方。

5月20日三诊：服2方3剂，头晕见好，夜寐能安，但仍咽干，咳之咯血，舌质红苔薄，脉细数。拟养阴清热，嘱服3方。

6月8日四诊：服3方15剂，此次行经量已见减少，咯血亦除，仍口干，胸部皮肤见红疹，瘙痒，五心烦热，二便不畅，脉细数，苔黄，再拟清热凉血，嘱服4方。

6月18日五诊：服4方5剂，大便已畅，胸出紫点，口苦干，脉细数，苔黄。仿上法出入，遂予5方。

7月5日六诊：此次经潮，量又减少，仍口干，皮肤又出紫点，脉细数，苔黄腻，仍仿上法，再予6方。

7月12日七诊：诸恙已除，继服6方以巩固。

此后间断服药3个月，病情未见复发。

临床治愈。临床症状消失，月经已转正常，崩漏全除，妇科检查示：子宫肌瘤消失。治后3个月未复发。

【按语】 本案属中医学“崩漏”、“癥瘕”范畴。此病历来是中医临床中疑难病证之一，《沈氏辑要》及《傅氏女科》就很少论列此病。一般说来，癥瘕之病，为郁血凝结之故，多起于经病及崩漏之后。此证辨审既难，治疗更不易，故后世医书多知难而少论及。张仲景有桂枝茯苓丸治宿有癥病，妊娠漏红以为血不止者，为癥不去故也，当下其癥；又有大黄䗪虫丸治五劳，腹满，内有干血，肌肤甲错，两目暗黑；又抵当汤治小腹硬满，内有蓄血。《沈氏尊生书》有治血癥方（五灵脂、大黄、甘草梢、桃仁、生地、牛膝、肉桂、延胡索、当归、三棱、莪术、赤芍、川芎、琥珀、乳香、没药）；《大全良方》有治食癥方（乌药、莪术、桂心、当归、桃仁、青皮、木香）；又《本事方》师桃仁承气汤方意，有治癥桃仁煎（桃仁、虻虫、大黄、朴硝）。然以上诸方多为峻攻之剂，辨其确为瘀血凝蓄之证而体元尚强，可任攻破者，始可投之，若非实证，自属大忌。若虽为实证，而体元不足者，则宜攻补兼施，或寓攻于补。且此证即使因攻而愈，亦必须调补气血以善其后。程钟龄认为治疗积聚，当按初、中、末三期，他说：“邪气初客，积聚未坚，宜直消而后和之；若积聚日久，邪盛正虚，法从中治，须以补泻相兼为用；若块消及半，便从末治，即收攻击之药，但和中养胃，导达经脉，俾荣卫流通而块自消矣。”又说：“虚入患积者，必先补其虚，理其脾，增其饮食，然后用药攻其积，斯为善治，此先补后攻之法也。”

以上历代医家治癥瘕积聚之法，多为消法，旨在行气活血，消坚磨积，立足于攻破。但据本人临床所见，此法虽应用较广，但并不能包括崩漏、癥瘕之多种治法。众所周知，整体观念和辨证论治是中医学之精髓，我在临床上凡诊为癥瘕、崩漏，经西医学妇科确诊为子宫肌瘤而不采用活血化瘀者并不少见。吾据病情辨证施治，避攻伐而用清热凉血法，方用傅氏清经汤加减化裁，以调经为主，使其经血调畅，月事以时下，则血室安，崩漏止，癥瘕散，其疗效甚为满意。

根据本人临床体会，治妇科之要莫过于调经。无论何因使妇人冲任损伤，发为经病，致气血逆乱，瘀滞自生，百病为之始。调经则能使冲任安和，气血条达，荣卫流通，则崩漏得治，癥瘕自消矣。其治疗原则为：先因病而后经不调，当先治病，病去则经自调；若先因经不调，而后生病，当先调经，经调则病自除。此之谓也。

清经汤源于《傅青主女科·调经》篇，治疗经水先期。其用方之旨，清火而寓以滋水。吾用其治疗崩漏、癥瘕，本两案均以该方为主方，并将生地易熟地，去除茯苓。吾认为，生地有滋阴清热，凉血止血之功，是治血证之要药。当其出血不止之阶段，应以止血为先，而茯苓总为渗利之品，既不用炭药止涩而佐以渗法，似有所忌。且前案方中先用当归，继则弃之，后案根本不用当归，旨在避其辛温走窜，妄行之血宜凉宜静。

一般认为，子宫肌瘤皆由气滞血瘀、痰湿凝聚而成。在治疗上，临床多以破血、消坚、温通、行滞为治。今反用清热凉血，似不可接受。但从临床实践中看，因瘀滞化热者并非未见。观其证候本质仍以月经不调为主症（或兼有杂证），本两案即如此，证为崩漏，仍以血虚血热、迫血妄行为主要矛盾。若守陈规，均认为寒化血凝，妄行攻破，势必更为恶化，在辨证论治过程中，抓住热迫血溢这一本质，而用滋清凉血，调经固经之法，方中虽未见桃红、失笑之类，但所用之龟板常为益阴滋血要药。按《本经》记载，有“主漏下赤白，破癥瘕”之效，而牡蛎有软坚化痰破积之功。目的在于清热凉血之中而寓以消法，从而使月经趋于正常，使肌瘤停止发展，达到缩小甚至消失之目的，虽不治瘤而瘤自愈。

沈仲理案

施某，女，27岁，已婚。1975年3月21日初诊。

[西医学检查] 1974年妇科普查中发现子宫颈上唇肌瘤约1.2cm大小，1975年初妇检发现增大至2cm。

[临床证候] 月经周期落后，经量不多，每次经前腹痛，经行后1天腹痛即止，头晕腰酸。舌质淡红，苔薄腻，脉弦细。

[中医辨证与治法] 初为冲任不利，气滞血阻，结为癥块：继因病久气阴两亏，夹有瘀阻。治宜养血活血，理气消瘤→养血活血，软坚消瘤→养血活血，理气消瘤→养血生津，化瘀消瘤→养血调经，温宫化瘀。

[方药]

1方：泽兰叶、大生地各12g，川芎、赤芍、白芍、制香附、路路通、芜蔚子、橘叶、橘核各9g，小茴香6g，石见穿15g，半枝莲30g。水煎服，每日1剂。

2方：生地、炙鳖甲、三棱各12g，赤芍、白芍、丹皮、海藻、制香附、芜蔚子、生山楂、橘叶、橘核各9g。水煎服，每日1剂。

3方：大生地15g，赤芍、白芍、白蒺藜、生楂肉各9g，川芎6g，石见穿、半枝莲各30g，炙鳖甲12g。水煎服，每日1剂。

4方：大生地、天花粉、炙鳖甲、生楂肉、狗脊各12g，白芍、川断各9g，川芎6g，石见穿、半枝莲各30g。水煎服，每日1剂。

5方：大生地、石见穿各15g，赤芍、白芍、三棱、路路通、橘叶各9g，生白术6g，紫石英、半枝莲各30g，炙鳖甲、生楂肉各12g。水煎服，每日1剂。

［治疗经过及疗效］

4月8日二诊：进养血活血、理气消瘤之1方后，此次月经来潮前一周即腹痛，行经第一天腹痛加剧，继以养血活血，软坚消瘤法，改进2方。

5月6日三诊：进2方后，月经周期已趋正常，经潮当日腹痛较剧，血块落下，腹痛即止，经来6天干净。虑及患者素体阴虚肝旺之质，由于经量不多，采用攻补兼施法，改进3方。

6月3日四诊：进3方后，月经周期正常，经前腹痛未除。经水将净时，口内干燥，故以养血生津，化瘀消瘤法施治，改进4方。

7月12日五诊：经妇科检查、B超复查，子宫上唇肌瘤已消除。为防其瘀阻化而未尽，继进养血调经，温宫化瘀之5方，以免后患。嗣后因服药不便，5方制成丸剂，服月余而止。

痊愈。

【按语】 本案自1975年3月21日起应用中医药诊治，于同年7月12日病即告愈，治疗期仅约3个半月。疗程较短，疗效较佳。究其因，一则本案治在早期，瘤体不太大，发展也缓慢，经量也未增多；二则治疗时重视运用了化瘀软坚消瘤之品。作者体会，治疗此类病变，半枝莲、石见穿二味化瘀消瘤不可少，临床可配合四物汤或逍遥散养血活血消郁，辅以软坚之品，如海藻、三棱、炙鳖甲等药，实践证明有一定的治疗效果，一般经用药治后，肌瘤渐见缩小，或则消散。

郑长松案（多发性子宫肌瘤）

杨淑君，女，25岁，已婚。胜利油田一分厂职工医院挂号员，住山东省滨州市。1974年10月20日初诊。

［西医学检查］山东省惠民地区人民医院妇科检查示：子宫40天妊娠大，不光滑，结节感，左侧附件区增厚，压痛明显。诊断：多发性子宫肌瘤。

青岛、上海妇科检查诊断同上。

［临床证候］患者新婚不久，但2年多来，常感小腹胀痛，逐渐加重，每届经期剧痛难忍，按有积块，经量偏少，周期及行经期正常，多处检查，均诊断为“多发性子宫肌瘤”、“左侧附件炎”，决定子宫全切。因其体质素弱，存有畏心，要求中药治疗。

诊其形羸肌削，面色皖白，神疲乏力，纳呆食少，腰背酸楚，带下量多，冬季畏寒怯冷，入夏五心烦热。舌质淡红，苔薄白润，脉沉细弱。

［中医辨证与治法］血结为癥，脾肾亏虚。立破瘀散结，健脾益肾

之法。

[方药]

1方：生牡蛎、夏枯草、党参、当归、益母草、丹参、熟地黄各30g，昆布、赤芍、白芍各18g，海藻、炒桃仁、川芎各12g，荆三棱、红花、青皮、陈皮各9g，莪术6g。水煎2遍，共取500ml，分2次温服，每晚1次。

2方：益母草、熟地黄各30g，菟丝子、党参、石莲子、白芍、醋香附各18g，当归15g，覆盆子、丹皮各12g，补骨脂9g，川芎6g。煎服法同上。

[治疗经过及疗效] 10月29日二诊：服1方8剂，小腹胀痛及腰背酸楚俱减过半，方既合度，仍从原意增损，1方去夏枯草，加醋香附16g，生大黄9g（后下），肉桂4.5g（后下）。煎服法同前。

11月5日三诊：今次月经准时来潮，血量增多，经期无腹痛之苦，经后体倦腰酸较为明显。知血癥渐化，脾肾未复，更2方以健脾益肾为主，佐以行气化瘀。

11月26日四诊：诸症已趋平稳，增助阳益精之品，以冀摄精成孕。2方加淫羊藿15g，枸杞子12g，继服。

1975年2月15日五诊：近来全身乏力，头晕思睡，脘腹痞满，纳少泛恶，月事逾期未行，见有“早妊”之征。停药观察。

痊愈。临床症状消失，肿瘤消散，摄精成孕，1975年9月27日顺产一男孩。

【按语】本案属中医学“石瘕”范畴。患者新婚尚未得子，子宫全切术是属难以接受。综观诸症，显系气滞不行，血结为癥，脾肾亏损之候。故治按先攻后补，散中寓收之则，先以夏枯草、昆布、海藻、桃仁、红花、三棱、莪术破瘀散结；四物汤、丹参、益母草养血活血；香附、青皮、陈皮理气行滞；大黄、肉桂皆具破积散结之功，一寒一热，相得益彰；加牡蛎散中寓收；血癥消散后，用党参、莲子、菟丝子、补骨脂、枸杞、覆盆子、淫羊藿健脾益肾，调补冲任，以冀冲任相资，胎孕得成。

【辑者按】子宫肌瘤是发生于子宫平滑肌的良性肿瘤，故又称子宫平滑肌瘤，是女性生殖器官中最常见的一种肿瘤。多发生于中年妇女，常见年龄为35~45岁、30岁以下者较少。据尸解统计，35岁以上妇女约20%有子宫肌瘤。但因很多患者肌瘤小，无症状，不能发现，故临床上报告的肌瘤发生率仅在4%~11%之间。肌瘤可生长在子宫的任何部位。本病发生的确切原因不明，一般认为长期大量持续的雌激素刺激为其主要发病因素，尤其在只有雌激素作用而无孕酮作用时更易发生。

子宫肌瘤的典型症状为月经过多和继发贫血。但不少患者可无自觉症状。月经过多可表现为月经量增多，经期延长，或周期缩短，或有不规则出血或大出血；继发贫血时，可见头晕、心悸、乏力等。子宫肌瘤可发生各种继发变性（如玻璃样变、囊性变和红色变性），肉瘤变性少见（即肌瘤恶变），约占子宫肌瘤的0.4%~0.8%。本病根据症状、体征和妇检一般即可诊断，如疑有黏膜下肌瘤，可通过宫腔探测、诊刮、子宫碘油造影或子宫镜检查确诊。西医学对本病的治疗根据患者年龄、生育要求、症状、肌瘤大小等情况采取非手术（雄激素治疗）或手术治疗。

子宫肌瘤在中医学称为“石瘕”、“肠覃”，亦属“崩漏”范畴。《灵枢·水胀》篇曰：“石瘕生于胞中，寒气客于子门，子门闭塞，气不得通，恶血当泻不泻，衃以留止，日以益大，状如怀子，月事不以时下，皆生于女子，可导而下。”说明石瘕是子宫内硬块，逐渐长大，形如妊娠，月经不正常，这与子宫肌瘤甚为相似。并指出其形成原因由寒客胞宫，气滞血瘀所致，治则可导而下之。该篇又曰：“肠覃……其始生也，大如鸡卵，稍以益大，至其成如怀子之状，久者离脏，按之则坚，推之则移，月事以时下，此其候也。”此与浆膜下肌瘤可长得很大而无症状相似。《济生方》云：“崩漏之疾，本乎一证，轻者谓之漏下，重者谓之崩中。……漏下者，淋沥不断是也；崩中者，忽然暴下，乃漏证之甚者也。”此与本病的典型症状月经过多，大出血和不规则阴道流血甚为一致。又云“此皆冲任虚损，喜怒劳役之过，致伤于肝而然也。”盖肝为血之府库，喜怒劳役，一或伤之，肝不能藏血于宫，宫不能传血于海，所以崩中漏下，故古人有“女子以血为本，以肝为先天”之说，此之谓也。除外，“怪病多责之于痰。”因此，本病是由寒客胞宫，气血瘀积，痰湿凝滞，肝不藏血，冲任失调所致。治疗以软坚散结，活血化瘀为主，“导而下之”即此之意，还应辅以养血和血，调理冲任之法。

本病组验案7则，年龄25~34岁2例，35~44岁3例，45~52岁2例，其中35~55岁共5例。7例均经妇检诊断为子宫肌瘤，纯用中医疗法，全获症瘥瘤消之效，其中1例不孕育并妊娠得子。

根据本组验案的临床证候和辨治规律可分以下三型论治。

一、气血两虚型（查国科案）

月经量多，且淋漓不尽，行经期可持续2周，色红有块，伴有头晕神疲、小腹痛，腰腿酸痛，纳食不振，面色苍黄，舌质淡红，或有瘀点，苔薄白、六脉沉细或沉涩，小腹可触及包块。证属气血两虚，气滞血瘀。治宜补益气血，行滞化瘀。

本型验案3则均为查老治验。根据上述证候，为虚实夹杂之证，虚则气血两虚、实则气滞血瘀。气血两虚则冲任不固，肝失所藏，故月经量多，头昏神疲，面色苍黄；气滞血瘀，则胞络阻塞、恶血停聚，故漏下淋漓，小腹胀痛，凝成癥块；舌淡瘀点，六脉沉涩即虚瘀夹杂之征。故治以“四物”、

“归脾”、“十全大补”之类，益气补血，引血归经；但瘀血不去，新血不生，则崩漏难止，故辅用“失笑”、大活血、丹参、桃红、益母草、昆布、夏枯草以行滞化瘀、软坚消瘤；再佐炒蒲黄、地榆炭化瘀止血。放血随气引，归顺脉道，瘀血亦去，则崩漏自止，肌瘤自消。

二、血热痰凝型（桂晓云案）

月经量多如崩，淋漓半月不尽，血色鲜红，挟有血块，经净后阴道流黄色黏液，伴有低热，口咽干燥少津、头晕心悸，夜寐不宁，二便不畅，腰部酸痛。舌质红，苔黄腻，脉象细数，脐下可触及包块。证属血热阴虚，痰凝坚积。治宜清热凉血，化痰软坚。

本型验案2则同为桂老所治。审其证候，为血热痰凝之证。以血热为主，痰凝为次。血分郁热，则热迫血溢，妄行脉外，月经过多，崩中漏下；血热伤阴，则阴亏津少，故低热口燥；血热熏灼，则炼液成痰，扰乱清窍，则头晕心悸、夜寐不宁；舌红苔黄腻，脉细数，亦即血热痰湿之象。故治以清经汤为主方，随证加地榆、茅根、紫草以凉血止血；加玄参、黄芩、栀子、银翘以凉血清热；加沙参、麦冬、石斛以凉血滋阴；加“二至”、川断、杞子、首乌、桑椹以调理冲任；加“十全大补”去芎、桂以益气补血；加酸枣仁、远志、阿胶以宁心安神；加龙骨、牡蛎、龟板，不仅滋阴，而且化痰软坚，寓消于清。总之，桂老在辨治过程中，始终抓住热迫血溢这一本质，运用滋清凉血，调理冲任之法；不用桃仁、失笑之攻破，而用牡蛎、龟板之滋阴软坚，使血热得清，阴液得复，月经正常，不止血而血自止，不治瘤而瘤自愈。

三、气滞血瘀型（沈仲理案、郑长松案）

月经后期，经量偏少，经前或经期腹痛，甚则剧痛，按之有包块、形体羸瘦、神疲乏力，腰背酸楚，纳呆食少。舌质淡红，苔薄白，脉弦细。证属气滞血瘀，兼有正虚。治宜行滞化瘀，扶正祛邪。

沈老验案系妇科普查中发现并诊断子宫肌瘤。瘤体尚小，除月经后期，量少腹痛外无严重症状，显属气滞血瘀之证。故治以理气行滞，活血化瘀、软坚消瘤之法。并认为半枝莲、石见穿、海藻，三棱、鳖甲等药有较好疗效，尤以半枝莲、石见穿不可少，故用此等配合“四物”、“逍遥”收功。

郑老验案系新婚妇女因经期腹痛较剧而妇检诊断子宫肌瘤的。证以腹痛包块为主，又患者平素体质虚弱、故属虚实夹杂之证，以实为急，以虚为缓，本虚标实。实则气滞血瘀，腹痛包块；虚则脾肾素亏，神疲乏力，纳呆食少，腰背酸痛、白带量多。故急则治其标，缓则治其本，标本兼顾。先以行滞化瘀，破积散结之品为主，少佐益气养血之味，急祛其邪，则腹痛自止；再以健脾补肾，调补冲任之剂为主，少佐行气活血之味，缓扶其正，则虚象自除。邪去正安，则肌瘤消散，孕育得子。

神经系统肿瘤

四十三、脑瘤

段凤舞案（脑星形细胞瘤）

王某某，男，23岁，原系北京饭店工人。1977年8月11日初诊。

[西医学检查] 1977年6月17日北京宣武医院手术诊断：脑星形细胞瘤。

[临床证候] 因颅内占位性病变，1977年6月17日在北京宣武医院行开颅术，确诊“脑星形细胞瘤”。因肿瘤太大，未能切除。现术后50余日，颈部强硬疼痛，低头艰难，左臂肌肉萎缩，木而不仁，左腿软弱无力，行走不便。舌暗苔薄，脉细滑数。

[中医辨证与治法] 痰瘀交结，阻于脑络。立活血祛瘀，化痰软坚，祛风通络之法。

[方药] 清半夏、茯苓、全蝎、土贝母、苏木、焦三仙各9g，陈皮、乌蛇各6g，蜈蚣7条，钩藤、鸡血藤、女贞子各30g，威灵仙、海藻、昆布各15g。水煎服，每日1剂。另，每日早晚各服消瘤丸1丸。

[治疗经过及疗效]

1977年10月30日二诊：左手臂已知热，然仍麻木，肌萎缩如前，左腿仍无力行走，颈仍强硬，但疼痛减轻。舌苔薄白，脉细弦。遵前法，守方加土鳖虫、干地龙各6g等虫类药以增强通络之力，加车前子、桑枝各9g以增利湿祛痰之功。

11月6日三诊：左手臂已能轻微活动。可抬肩，但仍而无力，左腿亦略有好转，苔薄脉细而滑。已见转机，但颈部疼甚，乃痰瘀相阻之故。仍守前法，加重活血化瘀之剂，另试加辛散之味以冀其安。上方去土贝母、女贞子、焦三仙，加生地黄、当归、川芎、赤芍、白芍各9g，细辛3g，花椒6g，炙马钱子粉0.3g（分冲），煎服。另，外敷骨痨散于患处，每周更换1次。

11月27日四诊：颈部疼痛略有减轻，为防过分辛燥，上方去马钱子粉、花椒，停敷骨痨散，加服杜氏活络片，每日2次，每次1片。

1978年2月17日五诊：病情明显好转，左腿有力，行走如常，左臂麻木亦减轻，颈部时而疼痛，低头仍难，脉细滑，苔黄。加雪莲30g，以增祛痰之功。

因病情稳定，每月换方一次，守方加减。1978年11月在北京某某医院行^{60}Co放疗，病反加重，双下肢活动失灵。1979年回京郊通县家中，行动已不便。1981年8月上旬邀余出诊，已卧床不起，小便失禁，周身疼痛，颤抖，纳谷若常人，脉细苔薄黄。病已晚期，气血俱亏，拟祛邪与扶正兼而顾之。前方去全蝎、细辛、威灵仙、马钱子、花椒等辛散走窜之品，加黄芪、女贞子、枸杞子各30g以益气养阴。自后家人间断来院更方随治。

显效。临床症状显著好转，治后存活5年半，至1983年春死亡。

张明权案（左颞叶胆脂瘤）

沈新远，男，46岁，浙江省嘉兴南汇公社双联大队第12生产队农民。1970年11月16日初诊。

[西医学检查] 1970年11月13日上海第一医学院华山医院脑血管造影示：左颞叶占位性病变。

[临床证候] 10日前左侧头部阵发性胀痛，痛甚时呕吐，嗣后左眼球不能活动。面色苍黑晦滞，神志朦胧，但能对答，纳食二便尚可，舌苔白腻，脉滑。检左侧眼睑下垂，左瞳扩大，对光反应消失，左眼球固定，不能活动，左侧面部针刺感觉迟钝，左鼻唇沟浅，眼底未见水肿，四肢无异常。

[中医辨证与治法] 风痰湿浊，阻滞脑府。立祛湿解毒，劫风化痰，宣脑止痛之法。

[方药] 土茯苓30～45g，鱼脑石、辛夷花各9～12g，苍耳子12～15g，厚朴6～9g，陈皮、蔓荆子各9g，白僵蚕、泽泻各12g，白附子4.5g。水煎服，每日1剂。

[治疗经过及疗效] 服上方2个月余，症状体征明显好转，头痛基本消失，左眼睑下垂已瘥，左眼球已能活动外展稍有露白，左面部感觉恢复，左眼瞳孔稍较右侧扩大，光反应稍迟钝，左眼视物较模糊，但较发病时有显著好转。继以此方随症加减，苔腻、恶心重时加苏梗、藿香、佩兰、半夏，便结加牛黄解毒片，头晕加钩藤、桑叶，舌质红加玄参、石斛，间断治疗至1971年12月，诸症消失。

显效。临床症状消失，1年后已能参加农村体力劳动。2年后头痛复发，在上海市某某医院行手术治疗，确诊为左颞叶胆脂瘤，合并后壁脓肿，中颅底骨质严重受损蚀，左外展动眼神经麻痹。

【按语】 本案乃头痛重证，因湿浊外侵，脾运不化，以致太阴经气不宣，久而留之，蕴而成毒，合风邪外薄厥阴，循经上攻头面，以致风痰湿毒阻滞脑府，清阳不宣而为病。故用土茯苓专擅祛湿毒之能，鱼脑石解头脑毒邪著称，合而有直捣巢穴之用。并用《济生方》苍耳散以宣窍祛风，使邪从鼻窍而出；《医方集解》牵正散以祛风化痰，牵正止痛；《局方》二陈汤以健脾化湿，以杜痰根。诸药合用，以除邪势鸱张之源，而获显效。

胡安邦案（脑垂体腺瘤）

潘元江，男，42岁。1964年4月4日初诊，门诊号：3249。

[西医学检查] 1960年1月上海市第一人民医院X线摄片诊断：脑垂体腺瘤。

1964年4月30日上海第一医学院肿瘤医院X线摄片示：蝶鞍扩大，骨质缺损。诊断同上。

[临床证候] 患者因脑垂体腺瘤于1960年1月12日来本院放疗，疗程结束后转中医门诊。头晕胀麻，足软乏力，腰酸恶寒，脉缓舌润。

[中医辨证与治法] 元阳虚衰，肝肾亏损，脑髓不足，虚风上扰。立壮阳益元培补肝肾，填精补髓，滋阴熄风之法。

[方药]

1方：阳起石、淫羊藿、山药、黄柏各9g，熟地、玄参名12g，山萸肉、天麻各4.5g，甘杞子6g。水煎服，每日1剂。

2方：熟地30g，白芥子6g，鹿角胶9g（烊冲），肉桂、生甘草各3g，炮姜炭、麻黄各1.5g。水煎服，每日1剂。

[治疗经过及疗效] 1方出入，服9个月余，头胀大减，纳谷增加，两足有力。1965年1月19日改服2方加减，又服9个月，头晕头麻大减，腰酸恶寒已瘥，嘱1、2方交替服用，长期坚持。

有效。临床症状及X线象好转。1965年10月5日上海第一医学院肿瘤医院X线摄片示：颅侧位片，蝶鞍扩大，骨质仍见缺损，较前片稍见好转，蝶窦清晰，额窦筛窦亦见清晰。意见：符合脑垂体腺瘤。

赵冠英案（脑垂体嫌色细胞瘤）

鲁某，女，52岁，1967年诊治，住院号：118754。

[西医学检查] 1959年9月解放军总医院X线摄片示：蝶鞍底及背部边缘模糊。1961年X线象蝶鞍较1959年增大。1967年X线象蝶鞍又有增大。诊断：垂体嫌色细胞瘤。

[临床证候] 患者于1959年7月始，间断发作头痛，短暂眼昏黑，视物

发花，经常头感沉重麻木。至1967年两次住院复查，除经常头痛外，并有毛发脱落，视野轻度改变（左鼻侧红白稍缺），经X线检查及院内外专科会诊确诊，一致意见采取手术或放射治疗。患者不愿接受而转请中医治疗。

症见头痛头晕，失眠多梦，心烦，腰酸膝软，面色晦暗，脱发，舌质红苔白，脉弦滑尺弱。

[中医辨证与治法] 肝肾阴虚，痰血凝结。立滋补肝肾，化痰活血，解毒消结之法。

[方药]

1方：丹参、制首乌、石菖蒲、菊花、夏枯草、莪术、半枝莲、女贞子各15g，山慈菇9g，牡蛎（先煎）、白花蛇舌草各30g。水煎服，每日1剂。

2方：黄芪、菊花、夏枯草、葛根、丹参、赤芍、半枝莲、白花蛇舌草各15g，牡蛎（先煎）、薏苡仁各30g，菟丝子12g，淫羊藿9g，人参粉（分冲）、三七粉（分冲）各1.8g。水煎眼，每日1剂。

[治疗经过及疗效] 连续服1方2个月余，其间随证略有加减。2个月后诸症明显好转，头痛头晕显减，夜寐能安，面色转红，头发未脱。因患者有气虚型高冠心病史，遂以益气活血、软坚解毒为治，嘱服2方。继则间断服中药，至今业已十余年，随诊观察，无明显主观症状。

痊愈。临床症状消失，数次X线蝶鞍象稳定，至1983年，随访16年未复发。

【按语】 本案属中医学“头痛”、“眩晕”等证范畴。究其病机，系由肝肾阴虚、痰血凝结所致。肝肾阴虚，则精髓不足，脑海空虚，易受邪犯；痰血凝结，聚于垂体，而成为瘤。因垂体嫌色细胞瘤是良性肿瘤，进展缓慢，适宜采用标本缓治法，滋补肝肾以填脑髓之精，此为治本；化痰活血以散结聚之瘤，此为治标，长期服药，终获痊愈。

王道安案（颅咽管瘤）

庄某某，男，44岁，干部。1973年6月3日初诊。

[西医学检查] 1971年9月11日北京某医院行右额开颅术证实颅咽管瘤。1973年4月30日该院右颈动脉造影示：颈Ⅰ抬高，符合颅咽管瘤术后复发。

[临床证候] 患者于1971年9月11日在北京某医院手术切除颅咽管瘤。术后仍有左侧同名性偏盲，并有多饮、多尿及性欲消失等症。1973年3月突然发生头痛、持续4～5天后渐出现右眼视物模糊。4月18日查视力，右眼1尺数指，左眼颈侧偏盲，视力0.1。乃住入原院检查，系颅咽管瘤术后复发，考虑再次手术效果不佳，故予出院。1973年6月3日前来就诊。

面色萎黄，皮肤细腻、干燥，头发稀疏，眉毛脱落，腋毛缺如，阴毛疏少，双侧视神经乳头原发性萎缩，以右侧较著。自觉内热，大渴引饮，喜饮冷水，小便频数，走路时则汗出。右后脑部头痛剧烈，视物模糊，性欲消失，夜寐多梦，神疲乏力。舌质淡，苔薄，脉弱。

[中医辨证与治法] 髓海积瘤，肾气亏损，精髓消耗，营血不足，气阴两虚，则生内热，发为头风。立滋阴清热，益气养营，填精补髓，熄风消瘤之法。

[方药]

1方：生地、白芍、黄药子、血余炭、丹皮各10g，茯苓、麦冬、山药、生山楂、党参各12g，当归、炙远志各6g，山萸肉4.5g，生甘草、五味子各3g。水煎服，每日1剂。另以参须10g，煎汤代茶。

2方：党参、麦冬、茯苓、山药各12g，生地、当归、白芍、黄药子、山慈菇各10g，五味子、甘草各3g，山萸肉4.5g，牡蛎20g，羚羊角粉1.2g（冲服）。水煎服，每日1剂。另以参须10g煎汤代茶。

3方：黄芪、麦冬、茯苓、山药各12g，黄药子、山慈菇、生山楂各10g，五味子、甘草各3g，天麻、远志、枸杞子各6g，牡蛎20g，羚羊角粉1.2g（冲服）。水煎服，每日1剂。另以参须10g煎汤代茶。

4方：黄药子、山慈菇、怀牛膝、枸杞子、地龙各10g，党参、茯苓、麦冬、山药各12g，远志6g，白术4.5g，五味子、陈皮、甘草各3g，羚羊角粉1.2g（冲服）。水煎服，每日1剂。另参须煎汤代茶。

5方：黄药子12g，山慈菇、生黄芪、巴戟天、枸杞子、当归、生地、白术各10g，党参、茯苓、山药各15g，山萸肉、甘草各3g。水煎服，每日1剂。另参须3g，研末冲服，隔1~3日服羚羊角粉0.3g。

[治疗经过及疗效] 服1方14剂，内热饮冷稍减，但头与眉棱骨痛，头汗较多，小便无力，舌淡苔薄，脉弱。考虑气阴两虚及头风内扰较为突出，故守原法，拟服2方，以观后效。

服2方后见效明显，至7月1日复诊时头痛减轻，由持续痛转为阵发痛，口渴大减，已不欲饮冷，左眼视力由0.1提高到0.3，8方出入，予服3方。

服3方1周后，头痛停止发作，但头中觉热，热则头汗出，腰腿酸痛，3方稍作加减，遂予4方。

服4方26剂，头痛未发，头汗头热减轻，腰仍酸痛。根据阴阳互根，阳生阴长的理论，4方加巴戟天10g，制首乌12g以增强补肾之力。

上方服至1973年8月6日，检查视力，左眼0.3，右眼已提高到0.1。至10月7日，头痛未发，饮水正常，眉发停止脱落，头汗大减，体力增强，夜尿2~3次，腰酸，舌质正红苔薄，脉缓弱。病情已经稳定，拟5方巩固疗效。

1974年2月因感冒头痛又作，继服5方，停用羚羊角粉，配合耳针治疗。取穴：枕、额、神门、皮质下、心、肾、内分泌、脑点、睾丸、顶、肩、腕等，每次选穴3~4个，每日针刺1次，可保持1天内头痛不发，连续针刺治疗6个月，停针后头痛未发。

显效。临床症状消失，饮食、行走及眉发生长正常，视力显著提高。左眼1.0，右眼0.9；唯1975年6月北京原医院复查头颅X线象没有变化。1975年10月随访，治后存活2年余，病情稳定未发，唯性欲仍未恢复。

【按语】本二案属于中医学“头风”、“青盲”、“内障”、“阳痿”、“消渴”等病证范畴。中医学认为，肾为先天之本，肾藏精，精生髓，脑为髓海，所以先天性疾病和颅脑疾病，在病理上都与肾有关。颅咽管瘤生于颅内，最易耗损精髓，故其发病机制与肾的关系最为密切。此二案都有非常突出的肾虚表现，前者偏于肾阳虚，后者偏于肾阴虚，均用补肾法为主进行治疗而获效，说明肾虚是病机的主要环节。

在治疗本病及其他垂体肿瘤过程中，发现羚羊角及参须有较好的疗效；血余炭在此作补血药，对治疗落发有较好的效果；黄药子为中药抗肿瘤药物之一，与其他抗肿瘤中药及补肾扶正药相配合，在缩小肿瘤方面可能有一定作用，至少阻止了肿瘤的发展。

颅咽管瘤虽属良性肿瘤，但因位于下丘脑、垂体之间，周围均为娇嫩易损的要害组织，运用中医中药，辨证施治，具有独特的临床意义。

王道安案2（颅咽管瘤）

王某某，女，34岁，医生。1972年8月25日初诊。

[西医学检查] 1972年7月5日江苏省南京市秦淮区医院头颅X线侧位及反汤氏位摄片示：蝶鞍呈汽球状增大，蝶鞍上方可见钙化薄壁，鞍背及后床突消失，鞍结节不显，前床突较小。诊断：颅咽管瘤。

[临床证候] 头晕数年，近1年来头目胀痛，视力减退，于1973年4月26日眼科检查，印象“双侧原发性视神经萎缩”，经治疗效果不显。同年7月头颅X线摄片诊断“颅咽管瘤”。因患者不愿手术，去某医院用鲜金剪刀草根外敷，未见好转，遂来我处求治。

头目胀痛，视物模糊，双目视力0.4，发落腰酸，胃纳不佳，大便溏薄，每日数次，有时解小便时即要解大便，面色㿠白，怕冷，月经3~4个月一次，量少色淡，脉弱而缓，舌质淡，苔薄白。

[中医辨证与治法] 脾肾阳虚，髓海积瘤，致精髓不足，气血亏损，发为头风。立温补脾肾，益气养血，熄风消瘤之法。

［方药］

1方：熟附子、五味子、甘草各3g，肉桂2.4g，熟地、党参、茯苓各12g，白芍、白术各6g，陈皮4.5g，生姜8片，大枣5枚，羚羊角粉1g（冲服）。水煎服，每日1剂。

2方：黄药子酒

黄药子300g，白酒900g，蒸半日，冷却，入冷水浸7日后饮。每日3次，每次10g。

3方：黄芪、党参、菟丝子、枸杞子、熟地、菊花、黄药子各10g，炒薏苡仁20g，山萸肉4.5g，甘草3g。水煎服，每日1剂。

4方：熟附子、肉桂各1.5g，山萸肉4.5g，熟地、菟丝子、枸杞子各10g，山药、黄药子各12g，当归、鹿角胶（烊化）各6g，甘草3g，血余炭1.2g（胶囊装吞）。水煎服，每日1剂。

5方：熟附子、肉桂各1.5g，鹿角片、党参、黄药子各12g，熟地、枸杞子、菟丝子、杜仲、生黄芪各10g，山萸肉4.5g，当归6g，生苍术、甘草各3g，血余炭1.2g（胶囊装吞）。水煎服，每日1剂。

6方：黄药子、山慈菇、黄芪、当归、熟地、枸杞子各10g，党参、山药、生山楂、阿胶（烊化）各12g，五味子6g，山萸肉4.5g，甘草3g。水煎服，每日1剂。

［治疗经过及疗效］服1方7剂，头目胀痛大减，去羚羊角继服，同时加服黄药子酒以消瘤。

服药至9月9日，月经来潮（过期2月），但头晕较重，考虑药物不宜太温，治以补益脾肾，稍佐平肝，改服3方入煎，继服黄药子酒。

服3方15剂，月经于10月10日至，经期恢复正常，头晕减轻，但经量少色淡，腰酸，落发，便溏，脉弱舌淡。考虑病机以肾阳虚为主，治法仍予温补，因壮火食气，少火生气，用药宜温柔忌刚燥，故拟4方煎服。

服4方20剂，月经提前7天而至，经色淡，量不多，天晴时头晕较轻，天阴时头晕较重，腰酸，脉虚弱，舌质淡，舌苔微腻。考虑月经提前是由于肾阳不足，摄纳失调，而非热迫所敷，故治法仍守温补，予服5方。

服5方45剂后，大便恢复正常，1973年1月14日月经来潮，周期准确，但有经前鼻衄，舌、脉如前。因考虑鼻衄仍为阳虚不藏，非阴虚火旺，故续服上方。至3月5日，诸症均不明显，停药观察。5月至北京某医院检查，摄头颅X线摄片与原X线摄片对照，未见新的变化。病情稳定，且左眼视力提高到0.9，右眼视力仍为0.4。认为中医中药取得了一定疗效，建议继续中医中药治疗，定期复查。回家后于7月1日开始半天工作，并服6方以资巩固。

1974年1月26日复查视力：左眼0.9，右眼0.8；眼底检查：视神经乳头苍白，动、静脉之比为2∶3，视网膜反光尚好，色泽转红，视野缺损无改变。患者于1973年12月23日怀孕，1974年9月26日顺产一女婴，1975年10月随访，母女安好。

显效。临床症状消失，月经正常，视力好转，半日工作，头颅X线摄片情况无变化。至1975年10月已存活3年余。

刘炳凡案1（脑部蝶鞍瘤）

肖树桥，男性，48岁。1975年5月诊治。

[西医学检查] 头颅侧位X线摄片（照片号：75307）及脑静脉造影（编号：199）均诊断：颅底鞍区占位性病变、脑部蝶鞍瘤。

[临床证候] 头部剧痛，眼复视，且具有顽固性呕吐（历时5个月），确诊脑肿瘤。认为必须手术治疗，患者不愿手术而于1975年5月来所求治。头痛剧烈时，双手抱住后脑，挺向墙壁，头晕，恶心，呕吐与进食无关，眼睛视向右侧则见物为两，烦躁不眠，大便干结，口干喜饮，舌质红，苔黄白而干，脉弦劲细数。

[中医辨证与治法] 肝风上冒，肝邪犯胃。立平肝降胃，熄风通络之法。

[方药]

1方：丹参、白芍、旱莲草各12g，首乌、生地、女贞子各15g，旋覆花、竹茹、天葵子、紫草、牛膝各10g，生赭石30g（先煎），珍珠母20g（先煎），广陈皮5g，蜈蚣1条，蛇蜕（焙）、黄连各3g。水煎，另用锈铁、灶心土烧红入黄连淬水兑药服，每日1剂。

2方：太子参、首乌、生地、女贞子、桑叶各15g，沙参、丹参、旱莲、紫草、天葵、牛膝各10g，白芍12g，甘草5g，炙龟板、生牡蛎各20g，蛇蜕3g（焙）。水煎服，每日1剂。

[治疗经过及疗效] 服1方15剂后，痛缓、呕稀，大便已润，舌质红，黄苔已退。1方去旋、赭、竹茹、黄连、加龟板24g，鳖甲、石决明各20g，茺蔚子12g，水煎继服。

又服30剂，头痛渐止，呕更轻稀，舌红而干，脉弦带数，嘱服2方。

2方加减共服80剂，5月后，头痛复视消失，舌质淡红，苔薄白而润，脉弦不数，以养肝肾药收功。

临床治愈。临床症状完全消失，体重增加，至1981年6月已存活6年体健。

刘炳凡案2（右额颞冠部裂缝新生物）

潘兴友，男，45岁。1976年8月诊治。

[西医学检查] 湖南医学院附属二院检查：扪到右额颞部冠状缝开裂1.5cm×5cm，凹陷0.8cm，裂缝中有肿块。X线摄片诊断：右额颞冠部裂缝新生物。

[临床证候] 头痛偏右，阵发性加剧，头晕眼胀已一年零三个月。右眼视物模糊，头晕目眩不能行动，夜晚尤甚。1976年8月来我所就诊。

头痛剧烈，浅表静脉怒张，眼球突出，视物模糊，头晕失眠，血压偏高，口干，便结，舌质红，苔薄白而干，脉弦带数。

[中医辨证与治法] 肝阳上亢，络阻血瘀。立平肝潜阳，清润通络之法。

[方药] 三甲复脉汤加减：生地、女贞子、鳖甲、生牡蛎各15g，旋覆花、旱莲草、骨碎补、牛膝各10g，白芍、丹参、磁石各12g，龟板20g，朱砂1g，红花5g。水煎服，每日1剂。

[治疗经过及疗效] 服药16剂后，症状明显改善，头痛头晕缓解，视力较前明晰，但大便仍结。原方加生首乌、草决明各12g，再服20剂，大便润，头痛止，视力接近正常，冠状部裂缝渐缩小，眠食俱佳，舌质淡红而润，脉弦小。因夜尿多，原方去磁石、朱砂、旋覆花、红花，改生地，易熟地12g，加淮山药、山萸肉各12g。服10g，夜尿减少，冠状部尚有裂缝，再加鹿角霜10g，核桃肉15g，继服30剂。

痊愈。1976年18月复查，临床症状消失，头部裂缝愈合，X线象新生物消失，返回工作岗位，至1984年3月已存活7年半，疗效巩固。

【按语】 中医学认为，自然界是个整体，人体是一个整体，人与自然又是一个整体，这个整体是不断运动变化的，又称为“整体恒动观”。对于疾病的预防、诊断和治疗，处处从这一观点出发，并强调因人、因时、因地制宜。这是中医学认识论的精华和防治疾病的指导思想。比如《内经》说：“病在上，取之下，病在下，取之上，病在中，旁取之。”又说：“从阳引阴，从阴引阳”，“治病之道，气内为宝”。故本案与脑部蝶鞍瘤案，均为“气上不下，头痛巅疾”之证。因此，治宜滋养肝肾，清润通络，上病下取，从阴引阳，通过调整整体，改善局部，从而取得疗效。

许菊秀案（左侧颅内肿瘤）

刘某某，男，39岁，搬运工人。1977年6月15日初诊。

[西医学检查] 1977年5月武汉医学院附属一院脑血管造影示：左侧鞍

窦处有鸽蛋大阴影。诊断：左侧颅内占位性病变。

［临床证候］患者于1977年5月14日突感头痛头晕，继之出现四肢酸软麻木，恶心呕吐，语言不清，经当地县医院检查疑为脑肿瘤，急送武医诊治，确诊为脑瘤，需急诊手术，但其家属恐患者死在武汉，不愿手术，遂来中医门诊试治。

其爱人代述：半月多来头痛头晕，恶心呕吐，左侧上下肢活动失灵，性情特别急躁，昼夜不眠，左眼视力减退，大便干结。诊其面红目赤，左眼球明显突出，眼裂扩大，上下活动受限，左侧肢体中度偏瘫，不能自行走路，血压12.0/8.0kPa，心肺正常，右关脉洪大，左脉细缓，舌尖红，苔黄中厚腻。

［中医辨证与治法］肝火痰热，风动痰升，上犯巅顶，久郁成癥。立清肝泻火，化痰消癥之法。

［方药］

1方：黄芩、夏枯草、山慈菇、昆布、海藻、龙胆草各15g，栀子、木通各10g，橘红、胆南星、半夏、菖蒲、牛膝各12g。水煎服，每日1剂。

2方：山慈菇、夏枯草、昆布、海藻、熟地、丹参、枸杞各15g，赤芍、白芍、红花、当归、羌活、独活、怀牛膝、石决明各12g，葛根30g。水煎服，每日1剂。

［治疗经过及疗效］服1方15剂后，头晕、头痛好转，言语较清，且能步行，可由旅社自行到医院（约2000m）就诊，自述病情，左眼视力仍差，性情急躁，大便干结。视其面红目赤，舌尖红，苔薄黄。守1方加大黄（后下）、三棱、莪术各12g，桑枝30g，丹参15g，水煎服之，每日1剂。又服20剂，一般情况好转，嘱带药回家继服。

1981年5月29日再诊：服上方年余，现四肢活动自如，纳谷正常，大便已润，唯头晕，左侧肢体有时无力，左眼稍突出，有时视力模糊，右脉缓弱，左脉弦而有力，舌质红苔薄白，遂拟2方，以冀缓则治本。嘱其间断服药，巩固疗效。

痊愈。临床症状完全消除，1982年10月恢复搬运工作，已健康存活7年。

言庚孚案（颅内肿瘤）

张某某，男，36岁。1970年春诊治。

［西医学检查］某医学院一附院摄片诊断为脑瘤。

［临床证候］头痛、呕吐、视物模糊，不思饮食，夜不能寐，尿少面赤，大便干结，双目瞑合，口唇乌干，鼻孔状如烟煤，额汗如油，舌质红，

苔黄厚而腻。

[中医辨证与治法] 脑内毒热蕴积致成赘物，脑海膨胀，诸阳不会，经络闭塞，不通则痛。立清脑解毒，软竖化积，通络活血之法。

[方药] 苍耳15g，苦参15g，牛膝9g，黄芩9g，玄参12g，土贝母12g，藁本9g，生地15g，赤芍9g，钻地风15g，丝瓜络9g，甘草3g。水煎服，每日1剂。

[治疗经过及疗效] 根据患者证候以前方服用3剂后，头痛稍减，夜晚已能入睡2小时，但仍阵发剧痛。原方再加蜈蚣2条以镇痉熄风，人造牛黄0.3g，半枝莲、白花蛇舌草各30g以增清脑解毒之效。服4剂后，头痛大减，守方服15剂，除视物模糊外，诸症消失。改以养血明目法，以加味四物汤、磁朱丸、石斛夜光丸（去羚羊角、犀角），调治月余。视力逐渐恢复而安。经某医学院一附院多次复查正常。随访5年未见复发。

显效。

【辑者按】 颅内肿瘤习惯上称为脑瘤，是指颅腔内占位性的新生物而言。包括发生自脑、脑血管、脑垂体、松果体，颅神经和脑膜等组织的颅内原发性肿瘤，和一小部分来源于身体其他部位的转移瘤（约占10%）。颅内肿瘤占全身肿瘤的1%～3%，在儿童中此比例约为7%。男性略多于女性，任何年龄均可发生，而以青壮年最常见。

现将本病组验案中四种明确的病理类型的脑瘤作一简介。①星形细胞瘤是一种比较常见的神经胶质瘤，约占胶质瘤的40%，比较良性。男性较女性为多见。任何年龄均可发生，但多发于20～40岁。成年人多见于大脑半球（尤其是额叶和颞叶），小儿多见于小脑。手术后加放疗5年生存率约为50%。②垂体腺瘤是比较常见的发生于垂体前叶而生长缓慢的肿瘤，约占脑瘤的10%～12%，成年人多见，男女大致相等，多为良性。手术或放疗只能解除或防止肿瘤对视神经的压迫症状，改善视力。③颅咽管瘤为常见的先天性良性颅内肿瘤，发生于蝶鞍内或蝶鞍上，起源于胚胎期的颅咽管的残余上皮细胞。病灶80%发生钙化，并可致蝶鞍破坏，视力及视野改变。其发病率约占颅内肿瘤的5%～7%，男性多发，多见10～20岁的儿童及青少年，40岁以前成人亦较常见。④胆脂瘤亦称颅内表皮样囊肿，为来源于外胚叶残留组织的先天性良性肿瘤，仅占颅内肿瘤的0.5%～1%，可见于任何年龄，但以中年人多见，男多于女。多发于小脑桥脑角和颅底，肿瘤体积常很大而症状很轻，以三叉神经痛为首发症状。后两类先天性肿瘤，手术治疗大多能全部切除而治愈，少数可复发。

西医学对脑瘤病因尚不甚明了，但认为并非单纯一种因素引起。如脑胚胎组织发育异常、遗传因素、化学致癌物（如甲基胆蒽、甲基或乙基亚硝脲）一些病毒等因素，可引起或诱发脑瘤，外伤与颅内肿瘤无关，仅个别脑膜瘤病例暗示似与头部外伤有关。

颅内肿瘤一般起病较慢，呈不断进展，典型临床表现有颅内高压症状（头痛、呕吐、视觉障碍）和定位症状。头痛在早期即可出现；呕吐呈喷射状，同时伴剧烈头痛；视觉障碍可表现为视物模糊，严重者可致失明。还可见头晕、复视、精神症状，癫痫发作，颈项强直以及脑疝而危及生命。定位症状由脑瘤所在部位不同而不同，以最先出现局灶性症状最有定位诊断意义。很少发生颅外转移。本病诊断主要依靠详细病史（包括定位症状）、神经系统检查及X线头颅平片、超声波、放射性核素脑扫描、脑电图、血管造影、脑室造影、CT扫描、病理活检等特殊检查而确定。西医学对其治疗有手术、放疗及化疗。良性脑瘤手术切除可治愈，恶性脑瘤手术常取之不尽，易复发，应结合放疗、化疗等。其预后取决于脑瘤的性质、部位和治疗是否及时。

中医学一般认为颅内肿瘤属髓海病变，在历代中医文献中散在提到一些脑瘤的主要症状，如“厥逆”、“真头痛”、“头风”等。《素问》曰：“人有病头痛，以数岁不已”，“当有所犯大寒，内至骨髓，髓者以脑为主，脑逆故令头痛，齿亦痛，病名曰厥逆”。《难经》曰：“入连在脑者，名真头痛。”《河间六书》云“头风痛，若不吐涎，久则瞽目而不治”，“头风后有眼疾，眼有半明可救者。”《医宗金鉴》谓：“头痛因风而痛，谓之头风，必眩晕”，“真头痛，痛连脑内，手足青冷至肘膝之节，朝发夕死。凡头痛眩晕，时时迷冒，及头目猝然大痛，目视不见……皆凶证也。”这些描述与颅内肿瘤表现的头痛、视觉障碍、眩晕等症极为相似，并指出其病因由寒邪侵犯骨髓入脑所致，而且病情危重和预后不良。盖脑为髓海，属奇恒之腑，为诸阳之会，肾主骨生髓，诸髓者皆属于脑，故脑髓病变与脏腑清阳之气相关。因其位高而属阳，以风邪和火气最易引起头风；阳气盛则阴邪不得入，内脏虚弱，清气不升，阳气郁滞，邪气乘虚而入头，大寒至髓，上入络脑，格于奇恒之腑，则浊阴积于脑，而发为厥逆头痛。因此，从中医角度认为，颅内肿瘤亦有实有虚，虚实夹杂，是病证复杂、辨证较难、预后较差的一类疾病。但只要细心诊察，辨证确切，亦可收到良好效果。治宜攻补兼施，滋肾填髓而熄风，温阳化浊以消阴，理气化痰而通络，解毒化瘀以散结。

本病组验案10则，男性8例，女性2例，年龄21～30岁1例，31～40岁3例，41～50岁5例，50岁以上1例，其中21～50岁以内青壮年9例。10例均经X线头颅平片，脑血管造影或手术及病理确诊，除2例曾经手术治疗，8例纯用中医治疗，全部取得较好疗效。治后存活1年1例、2年2例、3年1例、5年2例（其中1例5年半死亡）、6年1例、7年2例、16年1例。存活5年以上共6例，5年生存率60%。

分析本组验案的临床证候和辨治规律可分为以下五型施治。

一、痰浊化风型（段凤舞案、张明权案）

头部胀痛、甚则呕吐，眼球固定，不能活动，或颈项强硬疼痛，四肢肌肉萎缩，麻木不仁，行走不便，面色苍黑晦滞，或神志朦胧，舌暗苔白腻，脉滑。证属痰浊胶结，入脑化风。治宜祛痰化浊，熄风通络。

段老验案系手术确诊脑星形胞细瘤，肿瘤太大未能切除而接受中医治疗。以头项强痛和四肢肌肉萎缩麻木为主症，痰浊阻滞脑络，气血不通，则颈项强痛；痰浊化风，肌肉失养，则萎缩麻木。故治以祛痰化浊，祛风通络。方用“二陈”加土贝母、昆布、海藻、威灵仙祛痰化浊、软坚散结，全蝎、蜈蚣、乌蛇、钩藤祛风通络，佐女贞子、鸡血藤、苏木养血活血。治程中再随证加入土鳖虫、干地龙以增强通络之力；加细辛、花椒以辛散痰浊；加马钱子、雪莲以增祛痰之功；加“四物”、黄芪、杞子以益气养血。终获显效，行走如常，但因加用放疗，消耗正气，病情加重，存活5年半后死亡。

张老验案系脑血管造影示左颞叶占位性病变，后经手术确诊为左颞叶胆脂瘤。表现为头痛、呕吐、眼球固定三主症，由风痰湿浊，阻滞脑府、太阴不化，薄结厥阴所致。将茯苓、鱼脑石、苍耳散、牵正散、二陈汤熔于一炉，以达除湿解毒、疏风通窍、祛风化痰、健脾助运之功，而获镇痛止呕、明目除障之效。

二、阴阳两虚型（胡安邦案）

头晕麻胀，腰酸膝软，倦怠乏力，形寒肢冷，舌淡而润，脉缓无力。证属元阳虚衰、真阴亏损，治宜壮阳益元，补肾填阴。

胡老本型验案一则，系脑垂体腺瘤，经放疗后转中医治疗。盖肾藏精，主骨生髓通脑，脑为髓海，肾脑相连，肾精亏损，髓海不足，脑风上扰，而头晕麻胀；肾精亏损，肢体失养，而腰膝酸软，倦怠乏力；肾阳虚衰、肌肤失煦，而形寒肢冷。舌润脉缓乃肾中阴阳两虚之征。故治以滋补肾阴、温壮肾阳。1方用熟地、山药、萸肉、杞子、玄参、黄柏滋补肾阴；温起石、淫羊藿温壮肾阳；少佐天麻熄风止晕。2方用阳和汤全方以和阳通滞，温补开腠。两方交替服用，则真阴得填，真阳得和，阳和则少火生气，阴霾四散，诸恙即瘳。此即“善补阳者于阴中求阳，善补阴者于阳中求阴”之法。

三、肝肾阴虚型（赵冠英案、王道安案1、刘炳凡案）

头痛头晕剧烈；视觉障碍，或视物模糊，或视野改变，或偏盲，视神经乳头萎缩，或复视，或眼球突出；或有顽固性呕吐，与进食无关；或有头发、眉毛、腋毛、阴毛脱落疏少，性欲消失；失眠多梦，腰膝酸软，口干喜饮，小便频数，大便干结，神疲乏力。舌质红、苔薄白或薄黄，脉细弦数尺弱。证属肝肾阴虚，痰热阻络。治宜滋补肝肾，清热化痰，化瘀活络。

赵、王二氏验案系垂体嫌色细胞瘤，拒绝手术和放疗而转请中医治疗。以头痛头晕，视物模糊为主症，兼见头部沉重麻木，面色晦暗，乃肝肾阴虚、痰瘀热结所致。故治以滋补肝肾，清热化痰，活血散结。方用制首乌、女贞子、菊花、菟丝子、淫羊藿、黄芪、人参滋补肝肾、益气扶元，半枝莲、白花蛇舌草、夏枯草清热解毒，石菖蒲、山慈菇、牡蛎化痰软坚，莪术、丹参、赤芍、三七活血散结。此乃平剂标本缓治之法，长期服药，终获痊愈，已16年未复发。

王老验案系颅咽管瘤术后复发接受中医治疗。以头痛偏盲，头发、眉毛、腋毛、阴毛脱落疏少，性欲消失，口渴多饮为主症，乃肝肾阴虚，精髓消耗，则生内热，以肾阴虚为其病机所在。故治以补肾填精，滋阴清热，平肝熄风，化痰消瘤。方用八仙长寿丸（六味加麦冬、五味子）加归、芍、参、芪、杞子、牛膝、巴戟补肾填精，滋阴清热，羚羊、天麻、地龙平肝熄风，黄药子、山慈菇、牡蛎化痰消瘤。治后诸恙消失，毛发生长，而获显效。

刘老验案2则，案1系脑部蝶鞍瘤拒绝手术而纯用中医治疗。表现为头痛、呕吐、复视三主症，舌红脉弦劲，乃肝肾阴虚，肝气（阳）犯胃所致。故治以滋养肝肾，平肝降胃之法。方用"二至"、首乌、生地、白芍、太子参、沙参滋养肝肾，桑叶、牛膝、牡蛎、珍珠母、蜈蚣、蛇蜕平肝熄风，旋覆花、代赭石、竹茹降胃止呕。诸恙完全消失，已存活6年健在。案2系右额颞冠部裂缝新生物，亦纯用中医治疗。以头痛眩晕为主症，舌红脉弦数，乃肝肾阴虚，肝阳上亢之证。拟滋养肝肾，平肝潜阳为治。方用"二至"、生地、白芍滋养肝肾，牡蛎、龟板、鳖甲、磁石、牛膝平肝潜阳。头痛眩晕消失，肿瘤亦去而愈，已存活7年半疗效巩固。此二案即《内经》"上病下取"之法。

四、脾肾阳虚型（王道安案2）

头目胀痛，视物模糊，腰酸脱发，形寒肢冷，纳谷不振，大便溏薄，每日数次，面色㿠白。女性患者可见月经后期，甚则3~4个月一汛，量少色淡。舌淡苔薄白，脉象缓弱。王老本型验案一则，为一34岁女性，系颅咽管瘤而纯用中医治疗。证如上述，显属脾肾阳虚、气血双亏之证。方用十全大补汤合右归丸加阿胶、血余炭温补脾肾、填精益髓、益气养血，少佐羚羊、菊花平肝熄风，黄药子、山慈菇软坚消瘤。肾精充足，肾阳旺盛，则阴阳平秘，气血健旺、髓海满盈，脑瘤自消，月经复常并孕育得女，已3年余未复发。可见，运用中医辨证施治的独特疗法，对治疗颅内肿瘤亦具有重要的临床意义。

五、肝火痰热型（许菊秀案、言庚孚案）

头痛，呕吐，视力减退，视物模糊，面目红赤，性情急躁，夜不能寐，大便干结。或眼球突出，语言不清，肢体偏瘫。舌质红，苔黄腻，脉弦滑。证属肝火上犯，热毒痰结。治宜清肝泻火，解毒化痰。

许氏验案系左侧颅内肿瘤而纯用中医治疗。肝火上犯巅顶，痰热入络脑髓，则头痛语謇；肝开窍于目，肝火迫目，则其珠突出，视物不清；肝火犯胃，则其气上逆而呕吐；肝火痰热，最易动风，则肢体偏瘫。故本案系肝火痰热之实证，治以清肝泻火，化痰消癥。1方用龙胆草、山栀、黄芩、夏枯草、木通、大黄清泻肝经实火、釜底抽薪，导痰汤加昆布、海藻、山慈菇、石菖蒲化痰散结、软坚消瘤，佐牛膝引火下行。2方除继用化痰外，加“四物”、红花、丹参、杞子养血活血、柔肝之急，以防邪火灼伤肝体，并图缓则治本而愈，已健康存活7年。

言老验案系脑瘤，亦纯用中医治疗。以头痛、呕吐、视物模糊为主症，并见面赤便结，舌红苔黄腻，故其病机为肝火痰热，入脑化风。治以清脑解毒，化痰活络之法。方用《医宗金鉴》苦参地黄丸加黄芩、玄参、人造牛黄、半枝莲、白花蛇舌草清脑解毒，土贝母、丝瓜络、牛膝、赤芍、钻地风、苍耳、藁本化痰通络、活血祛风。头痛呕吐悉止，视力渐复而安，随防5年未复发。究本案遣药，尚有特色，似以苦参、苍耳为君，苦参入肝经，《本草正义》谓其“大苦大寒，退热泄降、荡涤湿火，其功效与芩、连、龙胆皆相近”；苍耳亦入肝经，《药性论》谓其“主肝家热明目”，《天宝本草》谓其“祛风解毒”。二药相伍，则有清肝泻火，祛风明目之效，甚合病机。

造血、淋巴及内分泌系统肿瘤

四十四、白血病

邓以林案（急性粒细胞性白血病）

关天才（哑人），男，18岁，湖北省沔阳县彭场公社万古垸大队第13生产队农民。1973年7月28日初诊。

[西医学检查] 湖北沔阳县第二人民医院血象示：周围血象白细胞异常增高，并见粒细胞及幼稚细胞。诊断：急性粒细胞性白血病。

[临床证候] 患者因高热持续不降，鼻衄，面色㿠白，皮下紫斑，住入我院血液科，诊为“急粒”，医治3个月，因费用不济而中止治疗。1973年7月28日，其父商诊于余。

壮热不已，体温40.8℃，汗出热不撤，口渴喜冷饮，鼻齿衄血，咽喉肿痛，面色㿠白，皮肤紫斑成片，颌下、腋下及髂窝淋巴结肿大，溲赤便结，舌绛苔黄，脉洪大鼓指，重按似无。

[中医辨证与治法] 毒热炽盛，热迫营血，温毒发斑。立解毒抗癌之法。

[方药] 大活蟾蜍一个。将其放入沸水中煎煮约半小时，去蟾蜍，取汁300~500ml，分3~4次服，每日1个。

[治疗经过及疗效] 按上法服蟾蜍煮汁至第16天，身热退；服至1个月，诸恙悉蠲。次年参加农业劳动，积劳不倦。

痊愈，至1983年12月已存活10年5个月，身体健壮。

【按语】 本案白血病属中医学温毒发斑。因毒热炽盛，热迫营血，动血耗血，故见高热不退，鼻齿衄血，舌质红绛，皮下紫斑。毒热灼伤阴液，上欲饮水自救，烦渴不休；下则肠道失濡，大便干结。盖心主血脉，肝藏血，脾统血，肾藏精生血，兹壮热不已，既有迫血妄行，不断耗血的一面；复有热势内燔，煎熬精血的一面。血少而失荣，因而面色㿠白。故本病不论任何阶段均可出现贫血，涉及心、肝、脾、肾诸脏，此即因病致虚之候也。因此，以单味活蟾蜍煮水取汁内服而解毒攻邪，使邪去正安而奏效。

蟾蜍为蟾蜍科动物中华大蟾蜍及黑眶蟾蜍。本品“辛凉微毒，治温病发斑”（《本草纲目》），“有抗肿瘤及放射线作用，临床也试治癌症”（《常用中药药理》)。“蟾酥有抗炎作用，其抗炎作用与激素相似……可用治癌症及急性粒细胞性白血病”(《中医方药学》)。笔者认为全蟾之蟾皮腺体内饱含蟾酥，食虫而生，有以毒攻毒之功，故可抗炎、解毒、抗癌，疗温毒发斑。其肉质禀土之精，为血肉有情之品，平补脏腑之虚，助中焦之气取汁以生血而收功。

忻德宇案（急性早幼粒细胞性白血病）

夏小宝，女，46岁，浙江嘉兴蚕种厂工人。1979年4月4日入院，住院号：118067。

[西医学检查] 浙江省嘉兴市第一医院骨髓象报告：急性早幼粒细胞性白血病（早幼粒细胞0.805）。

[临床证候] 高热一天后，全身出血11天。患者于1979年3月25日突然高热（39.8℃），当时拟诊“感冒”。第二天起大便出血色紫，每日4～5次，共3日。继之口腔黏膜、牙龈、鼻窍出血，赴上海求治，经骨穿，诊为“急性早幼粒”动员回当地治疗。昨日出血增重，遂入院。（近未服过氯霉素及磺胺类药物）体温37.4℃，心率80次/分，血压13.3/10.7 kPa。两上肢、少腹部、臀部均见散在性出血点及瘀斑，全身浅表淋巴结未触及，巩膜无黄染，鼻窍、口腔黏膜、牙龈可见血迹瘀结点，咽充血明显，胸骨处略有压痛，余（-）。实验室检查示：血红细胞2.3×10^{12}/L，血红蛋白65g/L，白细胞0.5×10^{9}/L（过少无法分类），血小板38×10^{9}/L，网织细胞0.005，出血时间2分30秒，凝血时间4分30秒，凝血酶元时间相等于正常人69%。于4月6日邀中医会诊。

精神疲惫，面色苍白，牙龈鼻血流溢，腹部有皮下出血瘀斑，伴有低热，口不渴，大便色黑有光泽，舌尖红绛，苔中黄灰黑，质干，脉来滑数。

[中医辨证与治法] 热入营血，络破血溢，兼阴虚气热。立清营泄热，安络止血，佐育阴生津之法。

[方药] 广犀角6g（先煎），赤芍、茜草炭各10g，丹皮8g，玄参、鲜石斛各12g（另煎），生地30g。水煎服，每日1剂。

[治疗经过及疗效] 1979年4月9日复诊：进药3剂，牙血涓涓不绝，有血痂，鼻衄未现，大便结，能进少量半流汁，舌尖红中灰，脉数，再以原方进退。广犀角增至8g（先煎），加仙鹤草、猪殃殃各30g，全瓜蒌20g，继服4剂。

4月13日再诊：上进药饵，颇中病机，病情逐渐趋稳定，鼻衄紫癜渐消，服药22剂后，出血完全停止，食欲好转，以中药加化疗合治。9月26日实验室检查：血红蛋白85g/L，红细胞2.8×10^{12}/L，白细胞4.75×10^{9}/L，中性

0.83，血小板 $126\times10^9/L$，未见幼稚型细胞及有核红细胞；骨髓象呈急性早幼粒细胞性白血病缓解期而出院。嘱每隔1～3个月加强化疗一次，门诊中西医随治。

临床治愈。临床症状完全消失；骨髓象示：急性早幼粒细胞性白血病缓解期；1982年2月3日血常规示：血红蛋白99g/L，红细胞 $3.02\times10^{12}/L$，白细胞 $5.4\times10^9/L$，中性0.75，酸性0.03，淋巴0.22。至1983年7月已存活4年3个月健在。

【按语】 本案经骨髓穿刺检查确诊为急性早幼粒，以全身出血为其主要临床见症，乃邪毒内陷营血，迫血妄行，耗津伤阴所致，故用犀角地黄汤加味治之。该方有清热解毒、凉血散瘀、止血和络之功，重用生地因其营阴亏甚，加玄参以救肾中不足之阴，加鲜石斛以滋胃中枯耗之津，以济养阴生津之源，加茜草炭、仙鹤草以凉血散瘀而止血。至于，苔中黄灰黑，脉滑数之象，当属气分热证，但因无口渴之症，暂舍不治，而血证为急，以药少力专而取效，故3剂后鼻衄已止。再加全瓜蒌清热润肠以通便，猪殃殃清热解毒以清气，对抑制早幼细胞有一定作用。故复诊以治营血为主，兼清气分之热药证相符，取得较好的疗效。

裴正学案（急性单核细胞性白血病）

马长生，男，17岁，未婚，汉族，天水籍，甘肃农建一师七团三连战士（酒泉金塔农场）。1967年3月15日初诊。住院号：674930。

[西医学检查] 1967年2月兰州医学院第一附属医院骨髓象（标本号L-802）示：骨髓增生明显活跃，粒细胞：红细胞＝3.1:1，白细胞：红细胞＝27.1:1，白细胞显著增生，主要细胞类型为单核细胞：原始单核细胞0.05，幼稚单核细胞0.695，成熟单核细胞0.06，共计0.805。各阶段幼红细胞共计0.035，成熟红细胞形态基本正常，部分红细胞血红蛋白充填欠佳。未见巨核细胞。诊断：急性单核细胞白血病（非白血型）。

[临床证候] 患者3个月前自觉头晕乏力，皮肤现少许出血点，在当地医院治疗无效。因出血点日趋增多，更见鼻衄便血等，1967年2月1日转兰州医学院第一附属医院住院诊治，确诊为急性单核粒细胞白血病，病情进展甚速，出血日益加重，全身情况逐日恶化，共住院50余天，输血10余次约3000ml，并使用各种抗白血病疗法，仍不能控制病情之恶化，根据家属要求转回原籍，遂来我院求治。

体温38.5℃，脉搏112次/分，血压12.0/6.67kPa。营养欠佳，神志清晰，颜面苍白，呈急性贫血面容。全身皮肤黏膜可见散在性大小不等之出血点，压之不退色。臂部及小腿外侧可见4cm×6cm及7cm×4cm大小之两处出血斑。胸骨压痛明显，两肺呼吸音粗糙，心尖部可闻及Ⅲ级收缩期吹风样杂音。腹胀，腹中部有压痛。实验室检查：血红蛋白19.2g/L，血小板 10×10^9/L，红细胞 0.9×10^{12}/L，白细胞 1.2×10^3/L，中性0.18、淋巴0.72、单核0.10，网织红细胞0.001，出血时间5分20秒，凝血时间24秒。

症见壮热烦渴，骨蒸汗出，遍身血斑，吐、衄、便血、舌红少苔，脉细而数。

[中医辨证与治法] 气阴两亏，血热妄行。立益气养阴，清热降火，固表止汗，凉血止血之法。

[方药]

1方：生石膏（先煎）、北沙参、潞党参、生地、山萸肉、浮小麦各30g，知母12g，粳米、甘草、犀角（另煎）、丹皮各9g，人参须（另煎）、棕炭、玄参、山药、龙骨（先煎）、牡蛎（先煎）各15g，五味子3g。水煎服，每日1剂。

2方：青蒿、鳖甲、知母、鳖血炒柴胡、人参须（另煎）、棕炭、山药、龙骨（先煎）、牡蛎（先煎）各15g，北沙参、潞党参、生地、白芍、山萸肉、浮小麦各30g，犀角（另煎）、丹皮各9g，五味子3g。水煎服，每日1剂。

3方：人参须（另煎）、山药、白芍各15g，北沙参、潞党参、生地、牡蛎（先煎）、山萸肉、浮小麦各30g，生甘草、麦冬、龙骨（先煎）、酸枣仁各9g，五味子3g，大枣10枚。水煎服，每日1剂。

4方：台党参、太子参、北沙参、玄参、麦冬、白芍、枸杞子、首乌、山药、山萸肉、玉竹、百合、当归、白术、炙甘草、牡蛎、酸枣仁、柏子仁、红枣各90g，生地、熟地、五味子各15g，去心白莲子120g，白薇、炒丹皮各45g，炙黄芪150g。上药共煎4次浓汁为膏，加入阿胶、龟板胶各15g，红糖2000g，溶化为膏，空腹白开水冲服，每服15g，每日2次。

5方：麻黄、桂枝、杏仁、黄芩、地骨皮、桑白皮、炙甘草、犀角（另煎）各9g，生甘草6g，人参须（另煎）、北沙参、潞党参、山药、白芍、麦冬、丹皮各15g，五味子3g，生地、山萸肉30g。水煎服，每日1剂。

[治疗经过及疗效] 服1方8剂，同时给青霉素40万单位肌内注射，8小时一次，链霉素0.5g肌内注射，每日2次；泼尼松30mg、维生素C 100mg、维生素 B_1 10mg口服，各每日3次，大热已去，口渴好转，出血减轻，唯夜热早凉，骨蒸盗汗，舌红少苔，脉仍细数（此间曾输血2次，共600ml）。乃余热未清，气阴两亏，气虚不能统血，阴虚不能制火。法当大补气阴，清热除蒸，佐以凉血止血，固表止汗，改用2方，水煎服之，每日1剂。

服2方10剂后，患者体温下降至正常，鼻衄停止，全身血斑及出血点

渐呈干固，无发展倾向，食欲较前增加，始可下床作轻微活动。（此期间亦输血2次共600ml）

1967年4月20日再诊：颜面苍白，少气乏力，心悸气短，夜寐不安，头晕目眩，骨蒸自汗，舌红苔薄、脉细数。此系气阴亏损，表里两虚，血不养神，阳浮外越之证。法当大补气阴，重镇安神，佐以固表止汗，改用3方，水煎服之，每日1剂。

连服3方40余剂，病情明显好转，出血止，斑疹消，颜面稍稍转红，余症均亦减轻。（此期间曾输血3次共800ml）

1967年6月25日宗大补气阴之旨改用4方煎汁收膏，日服2次，每次15g，白开水冲服，共服3料。历时5个月余，至1967年11月，患者体力增强，颜面红润，食欲可，精神佳，发热、骨蒸、口渴、多汗诸症均初步控制，能从事一定量的轻微劳动，（在此期间先后输血5次共1200ml，西药仅用维生素类及每日泼尼松10mg分2次服）。血红蛋白持续维持在50g/L以上。11月10日作骨髓涂片，由患者携带赴兰州复查，并嘱其在兰期间每日服3方1剂，水煎服，切勿中断。骨髓象属急性单核细胞白血病缓解期变化，除单核细胞各阶段尚少量不全外，其他各细胞系统均恢复正常。患者遂回天水家中继服中药。

1968年1月20日应邀赴患者家中诊视，见患者颜面皖白，乏力多汗，心悸气短，偶有齿龈出血及鼻衄，脉沉细，舌胖淡，拟4方一料为膏，服法同前。

1968年3月9日再诊，患者感受风寒，胸闷咳嗽，痰中少量血丝，前胸后背可见少量出血点，咽微红，扁桃体不大，两肺呼吸音粗，胸骨压痛。血象：红细胞 $3.45 \times 10^{12}/L$，血红蛋白52g/L，白细胞 $3.4 \times 10^{9}/L$，中性0.56，淋巴0.40，单核0.04，复入院治疗。症见壮热无汗，喘息不宁，头痛恶寒，舌红少苔，脉濡细。此系风寒犯表，热郁肺金，气阴两虚之证。法当解表清里，益气养阴，投5方，水煎服，每日1剂，西药同前。

服5方4剂后，体温降至37.5℃，咳嗽止，痰呈泡沫状，未见血丝。3月15日起改用3方，服40余剂，患者除时有头晕、心悸外，其他症状完全消失，于1968年5月18日出院。

患者出院后在家继续服3方达60余剂，身体恢复健康，于1968年7月重返工作岗位。

痊愈。1973年3月24日血象：红细胞 $4.2 \times 10^{12}/L$，血红蛋白82g/L，血小板 $200 \times 10^{9}/L$，白细胞 $5.6 \times 10^{9}/L$，中性0.65，淋巴0.33，单核0.02。1973年3月26日兰州医学院血液科骨髓象：骨髓增生活跃，粒细胞：红细胞=1.96:1，粒细胞系统中幼粒至带状核阶段比例稍低，幼稚单核细胞及单核细胞比较偏高（共0.178，其中幼稚单核0.038），淋巴细胞基本正常，红细胞系统基本正常，全片见成熟巨核细胞三个，无血小板形成象征，成熟红细胞形态如常，血红蛋白充填良好。1983 年 7 月随访，已健康成活 16 年余。

【按语】白血病是骨髓造血功能恶性紊乱之疾患。本案白血病的治愈，是中西医结合的成果。反复多次输血使患者获得了内服中药逐步治愈的可能性；抗生素及激素的应用在控制感染，提高抗病力等方面，辅佐了中药疗法。

从中医观点看，本案自始至终具有明显的气虚证候，《内经》说："气为阳，血为阴"，"孤阴不生，孤阳不长"，气虚与血虚互为因果，使病情急剧进展，最后发展至阴虚内热，血热妄行，气不统血的程度，故紧紧抓住补气这一环是治愈本病的主要因素。在补气的同时，还必须配以养阴，才能相得益彰，功效卓著。因此，所拟五个方剂中，均选用大剂参须、潞党参、太子参、黄芪等补气药，配六味地黄汤等养阴药，以冀益气养阴。另外，1 方加入"白虎"以清热，犀角以凉血，2 方加青蒿、鳖甲以祛余热除骨蒸，5 方用麻桂以解表散寒，这些又都是适当的对症疗法。

洪子云案（慢性粒细胞性白血病）

祈某某，男，42 岁，湖北省黄陂县国营养殖场职工。1982 年 3 月 15 日初诊。

[西医学检查] 1982 年 1 月武汉医学院第一附属医院血象示：白细胞总数 $60\times10^9/L$；骨髓象示：细胞增生明显，有大量各期幼稚粒细胞。诊断：慢性粒细胞性白血病。

[临床证候] 1982 年 1 月中旬，患者连日失眠，头晕，四肢无力，在当地医院检查血常规，发现白细胞总数高达 $60\times10^9/L$，即赴武医一附院诊治，确诊"慢粒"，并住院予马利兰治疗，白细胞降至 $20\times10^9/L$，但因反应严重而停药，遂出院求治于余。

面色略晦暗，四肢明显乏力，头晕腰酸，脾脏略大，无出血现象，口干，舌红，脉细数。

[中医辨证与治法] 肝肾阴虚，兼有血热。立滋补肝肾，活血凉血之法。

[方药]

1 方：制首乌 24g，潼蒺藜、川郁金、粉丹皮、玫瑰花、川续断、川赤芍、北枸杞各 10g，干生地、红丹参、忍冬藤、鸡血藤、板蓝根各 15g。水煎服，每日 1 剂。

2 方：白蔻仁、广陈皮、法半夏、川郁金、粉丹皮、玫瑰花、川赤芍各

10g，制首乌 24g，干生地、红丹参、忍冬藤、鸡血藤、白茯苓、润玄参、藤梨根各 15g。水煎服，每日 1 剂。

3 方：制首乌、怀山药、北黄芪、藤梨根各 15g，女贞子、旱莲草、川郁金、柏子仁、炒枣仁、干生地、粉丹皮、白蔻仁、鸡血藤、北枸杞各 10g。水煎服，每日 1 剂。

[治疗经过及疗效]

1982 年 4 月 6 日二诊：前进 1 方 15 剂，另每日以猪排骨煨汤佐食，诸恙好转，1 方加润玄参、藤梨根各 15g，继服 20 剂。

4 月 29 日三诊：病情稳定，但近日不慎感受风寒，咳嗽胸闷，食欲较差，姑拟 2 方继服。

5 月 24 日四诊：病情进一步好转，面色红润，精神振作，睡眠、食欲皆佳，脾脏不大。复查血象示：白细胞 6×10^{9}/L，血红蛋白 125g/L，红细胞 4.2×10^{12}/L，血小板 130×10^{9}/L，说明白血病已完全缓解。患者要求长期服药，防其复发，遂拟 3 方缓调，先服汤剂 20 剂，再按其比例蜜丸常服。

痊愈。临床症状消失，外周血象正常。治后已存活 2 年余未复发。

【按语】 本案以头晕、肢软、腰酸等虚损证候为主，故属中医学“虚劳”范畴。审其舌红，脉细数，口干，故证以阴虚血热为主流，不可因其腰酸，肢软、纳差、面淡，甚至有时恶寒（阴损及阳）而误作脾肾阳虚论治。因此，本案自始至终以养阴凉血为大法，以培补脾肾为良图。方中藤梨根一药，现代研究证实其有抗肿瘤作用，然据洪老经验，此药又实为草药中之补药之王，即本品既可清热，亦善滋阴。又本案在治程中未见动血现象，若出现动血，应取温病热入血分的治法，即叶天士所谓“入血就恐耗血动血，直须凉血散血”，当以犀角地黄汤为主方。但犀角价昂难得，又当以大剂量水牛角熬水煎药，并加用青黛凉肝止血，其效亦著。

吴圣农案（慢性淋巴细胞性白血病）

赵书生，男，59 岁。住上海市松江县九亭公社朱坊大队费家小队，1982 年 10 月 14 日入院，住院号：59566。

[西医学检查] 1982 年 10 月 16 日上海龙华医院血常规：血红蛋白 55g/L，红细胞 1.83×10^{12}/L，白细胞 61.6×10^{9}/L，中性 0.08，淋巴 0.88，幼淋 0.07。

1982 年 10 月 16 日骨髓象示（骨髓片号：82－63）中幼粒 0.02，晚幼粒 0.05，带状核 0.05，分叶核 0.03，嗜酸粒细胞 0.01，幼淋 0.03，大小淋巴细胞 0.68，中幼红细胞 0.04，晚幼红细胞 0.09，增生极度活跃，以淋巴细胞系统为主，粒、红两系均受抑制，比例无意义，巨核细胞系统中未见产生血小板巨核细胞，但成堆及散在血小板可见到，AKP染色中性分叶呈强阳性。意见：髓象极度增生，以成熟淋巴细胞为主，结合周围血象，符合慢性淋巴细胞性白血病。

1982年10月18日超声波示：肝上界锁骨中线第6肋间，肝下界在右锁骨中线肋下厚2cm，下界3cm，肝在正中线剑突下厚2cm，下界4cm，最大横径10cm。脾：厚8.5cm，肋下20cm。

1982年10月26日，E花环9%，淋转18176。

［临床证候］3个月来经常头晕乏力，腹部胀闷不舒，半月前突然高热，因当地发现白细胞异常增高，脾脏大而转至瑞金医院，经骨髓穿刺证实为慢性淋巴细胞白血病，1982年10月14日住入龙华医院，给予中药治疗。

形体消瘦，精神疲软，营养较差，面色萎黄，眼结膜苍白，时或头晕目眩，经常胁腹胀满，按之更甚，脉浮弦，舌淡青，苔薄白。全身皮肤无出血性瘀点、瘀斑，无蜘蛛痣；双侧腹股沟均可扪及黄豆大小淋巴结数枚；巩膜无黄染；肝上界第7肋间，肋下3cm，质中，表面光滑，无触痛；脾肋下20cm，质硬，触痛。患者过去有血吸虫病史，曾作锑剂治疗。

［中医辨证与治法］脾肾阳衰，血失生化，寒凝气滞，痰瘀交结，癥积乃成。立补脾温肾，运阳补督，行气散寒，化瘀消结，祛散积之法。

［方药］

（1）内服方

1方：鹿角粉6g（分吞），淫羊藿、猪殃殃、白花蛇舌草各30g，生黄芪、党参各15g，当归、炙鳖甲（先煎）、桂枝、茯苓（雄黄1.5g拌），赤芍各12g，生牡蛎60g（先煎），水煎服，每日1剂。另：牛黄解毒片，4片，每日3次。

2方：鹿角粉6g（分吞），淫羊藿、黄芪、花蕊石（先煎）各30g，桂枝、当归、赤芍各12g，党参15g，白术、茯苓各9g，生牡蛎60g（先煎），水煎服，每日1剂。

（2）外用方

1方：当归、赤芍各12g，白芷6g，生香附15g，阿魏、红花各4.5g，花蕊石30g，共研细末，加适量蜂蜜，醋调成糊状，外用纱布包裹，敷左上腹肿大之痞块处，若干燥后即再加醋汁湿润，24小时后换药1次。

2方：当归、赤芍、三棱、莪术、生香附各12g，桃仁9g，山慈菇3g，雄黄4.5g，共研细末，醋调，以纱布包裹，外敷局部，48小时换药1次。

［治疗经过及疗效］

1982年11月12日二诊：内服1方，外敷1方治疗20余日后，患者精神好转，胁腹胀实之感日渐舒松，胃纳已增，既见效机，增损再进，嘱内服2方，外用继以1方治之。

11月29日三诊：诸症又见好转，唯腹部痞块肿硬不减，继内服2方加制附片9g，外用方中加强活血散结之品，以冀消散，遂外用2方。继续治疗1个月余，于1982年12月30日好转出院，门诊随访。

显效。临床症状显著好转，1982年12月14日血常规示：血红蛋白65g/L，红细胞2.28×10^{12}/L，白细胞36×10^{9}/L，血小板50×10^{9}/L；12月14日骨髓象示（骨髓片号：82－73）：中幼粒0.03，晚幼粒0.055，带状核0.03，分叶核0.11，嗜酸粒细胞0.105，幼淋巴细胞0.045，大小淋巴细胞0.425，中幼红0.75，晚幼红0.125，增生明显活跃，粒、红二系未形成异常，淋巴细胞系统增生共占0.47，巨核细胞系统中未见产生血小板巨核细胞，但散在血小板易见。意见：慢性淋巴细胞性白血病，髓象较10月16日进步。至1984年2月，病情稳定，未见反复，治后已存活1年4个月。

【按语】本案确诊为慢性淋巴细胞性白血病，综观脉症，属脾肾阳虚，血失生化，运行无力，寒凝气滞，痰瘀交结而成癥积。洁古云：病积者，当先补虚，使气血壮则积自消。补虚之要，又当从脾肾着手。盖元阳为诸阳之本，督脉为诸阳之统，故补脾必须温肾，运阳必须补督阳振气行，瘀结或可消矣。但顽固之疾，仅恃内服攻逐，决非上策，姑拟内外同治，内服以温肾补督为主，外敷以化瘀消痞为务，仅在短短2个月中获得显著疗效。

胡安邦案（慢性骨髓性白血病）

戚培生，男，42岁。1957年11月4日初诊，住院号：13382。

［西医学检查］1957年4月8日上海市第二劳工医院诊断：白血病。同年11月4日上海第一医学院肿瘤医院血象示：白细胞总数15.2×10^{9}/L，髓细胞0.07，幼髓细胞0.01，髓母细胞0.01，后髓细胞0.03。诊断：慢性骨髓性白血病。11月2日上海市五官科医院眼底检查示：白血病眼底改变。

［临床证候］患者脾大1年，诊断白血病，1957年5月16日来我院住院行深度X线治疗，无效，6月8日出院，遂来中医门诊求治。

精神不振，头晕乏力，时而头晕，牙龈出血，左上腹作痛剧烈拒按，四肢酸麻而痛，右股骨下端痛甚，行走困难，纳谷欠香，但喜食咸味。脉濡苔薄。脾肋下3cm，中等硬，明显压痛，肝亦扪及。

［中医辨证与治法］脾肾两亏，气血不足，毒邪乘虚盘踞，血气瘀滞成癥。立调补脾肾，益气养血，行气通滞，活血逐瘀之法。

［方药］

1方：炙黄芪、炙山甲各12g，党参、当归身、杞子、杭菊、阿胶（烊冲）、龟鹿二仙膏（烊冲）各9g，肉桂3g，炙鳖甲24g，牡蛎18g，青皮、三棱、莪术各4.5g，黑荆芥6g。水煎服，每日1剂。

2方：黄芪15g，党参、当归身、鹿衔草各9g，三棱、莪术、全蝎各6g，凤尾草12g，炙鳖甲、炙山甲各24g，龟鹿胶8g（烊冲）。水煎服，每日1剂。

［治疗经过及疗效］前进1方10剂，胃口开，肤色转红润，头晕自汗见减，又服24剂，胃口大好，齿衄已止，诸恙好转，半日工作。

1958年8月25日诊：服中药70余剂，一般情况尚好，左上腹痛、骨痛大减，四肢酸麻均除，全日工作，改服2方，嘱服半年。

1959年4月21日诊：病情反复，脾脏大，白细胞升高，又住院治疗，至6月27日病情好转出院。出院后，1、2方每月交替服用。

有效。临床症状显著好转，治后存活1年9个月，至1959年9月1日因高热，脾脏迅速增大，治疗无效，于10月30日死亡。

【按语】本案属中医学"肾亏"范畴，《内经》说："肾生骨髓"，"髓者，骨之充也"；"头者精明之府，头倾视深，精神将夺矣"；"腰者肾之府，转摇不能，肾将惫矣"；"脑为髓之海，髓海不足，则脑转耳鸣，胫酸，眩冒，目无所见，懈怠安卧"；"齿者，骨之所终也"；"阳络伤则血外溢，血外溢则衄血"。这些都说明肾亏则骨髓空虚，精血妄行，可引起一系列头晕乏力、腰酸骨痛、齿龈出血等症。关于骨髓性白血病的血象变化，亦为骨髓空虚，肾不藏精所致。故本案在治疗上以滋补精血为主，用龟、鹿、阿胶等血肉有情之品，填补骨髓精血，以固其本，而且胶汁黏着，在止血药中素推为上品，伍以三棱、莪术、青皮、穿山甲等破气逐瘀，以推动胶药滋补之功，又可以借龟、鹿、阿胶之滋补以助攻坚破积之力，相辅相成，殊为应手。故本案治程前期服药百余剂，食欲增香，齿衄停止，骨痛缓解，精神大好。其间，恢复工作达1年5个月之久，是为有效。

【辑者按】白血病是我国常见的恶性肿瘤之一，是造血系统的一种恶性疾病。其特点为体内有大量的白血病细胞广泛、大量增生，这种细胞大多是未成熟和形态异常的白细胞。部分病例也有幼稚红细胞或巨核细胞的异常增生。根据白血病细胞的不成熟程度和病程可分成急性白血病和慢性白血病两类；还可以根据白血病细胞的类型来分类。我国急性白血病比慢性白血病多见。在急性白血病成人患者中急粒最多见；在儿童患者中急淋比急粒更多见。男性略多于女性，但在婴儿患者中两性无明显差别。在慢性白血病中，慢粒患者以30～40岁者居多，慢淋患者大多在40岁以上，两型20岁以下者均罕见。在慢淋患者中男性显然多于女性。我国白血病年死亡率为2～4/10万人，平均2.51/10万人；在各年龄组恶性肿瘤的死亡率中，白血病占第六位（男性）和第八位（女性）；在儿童及35岁以下的人群中占第一位。

白血病的病因现在还不完全清楚。可能有以下原因：病毒因素（C型病毒）、物理因素（电离辐射）、化学因素（多种化学物质或药物，如苯、氯霉素、保泰松等，甚至抗肿瘤药物）等，还认为遗传因素、染色体异常和宿主的免疫功能缺陷与白血病的发生都有一定关系。

白血病的临床症状，起病急骤者，常表现为高热，进行性贫血、消瘦，显著的出血倾向及全身酸痛等症。起病缓慢者则以乏力、纳差、盗汗、气短、骨疼为主，消瘦、贫血、出血之症出现较晚。由于白血病细胞浸润不同部位，还可引起一系列的症状体征，常见的有肝脾大、淋巴结肿大。本病的诊断主要由血象、骨髓象检查即可明确，淋巴结穿刺涂片检查，细胞、组织化学染色和活体染色检查有助于分型。西医学对本病的治疗，联合化疗是主要的治疗措施，对症疗法也是不可缺少的，如控制感染，纠正贫血，止血抢救等。另有免疫治疗和骨髓移植是在研究试用中的治疗方法。本病死亡率高，预后较差。经化疗后急淋缓解率可达80%～90%以上，但仅少数能生存至5年以上，急非淋患者虽约60%～80%可获完全缓解，但平均生存时间仅1～2年，慢粒和慢淋平均生存时间为3～4年。

本病属中医学的“虚劳”、“热劳”、“急劳”、“痨瘵”、“温病”、“血证”、“癥积”等证范畴。《圣济总录》曰：“热劳之证，心神烦躁，面赤头痛，眼涩唇焦，身体壮热，烦渴不止，口舌生疮，食饮无味，肢节酸痛，多卧少起，或时盗汗，日渐羸瘦者是也。”又曰：“急劳之病，其证与热劳相似。……缘禀受不足，忧思气结，荣卫俱虚，心肺壅热，金火相刑，脏气传克。或感外邪，故烦躁体热，颊赤心忪，头痛盗汗，咳嗽咽干，骨节酸痛，久则肌肤销铄咯涎唾血者，皆其候也。”以上描述，与急性白血病相似，并指出其病因病机由机体正气不足，感受外邪、心肺壅热昕致。《明医杂著》云：“男子二十前后，色欲过度，损伤精血，必生阴虚火动之病。睡中盗汗，午后发热，哈哈咳嗽，倦怠无力，饮食少进。甚则痰涎带血，咯吐出血，或咳血、吐血、衄血，身热脉沉数，肌肉消瘦，此名痨瘵。最重难治，……此病治之于早则易，若到肌肉消铄，沉困着床，脉沉伏细数，则难为矣。”此与慢性白血病的临床表现一致，其病机为阴虚火动，并指出其病重难治，预后不良，应于早期治疗。此外，由于本病有出血，亦可属于“血证”，发热而类似“温病”，肝脾大又为“癥积”。由上可见，中医学对白血病的认识，外为感受湿热邪毒，内有阴虚火动，脏腑虚弱，并可成痰致瘀。是虚实夹杂，本虚标实之证。在整个病程中，虚实之间又因病情不同而变化，故治疗则有区别，或施以攻实祛邪为主，或补虚扶正为主，或攻补兼施之法，补虚亦应明辨阴阳气血，不可不察也。

本组病验案6则，其中急性白血病3例，慢性白血病3例；6例中男性5例（2急3慢），女性1例（急性）；年龄20岁以下2例（均急性），

40～60岁4例（3慢1急）。4例纯用中医治疗（其中2例因故中止化疗），2例中西医结合治疗，都取得较好疗效。存活1年健在2例（其中1例1年9个月后死亡）；存活2年健在1例，存活4、10、16年健在各1例，而且，该3例均为急非淋患者，比急非淋化疗平均生存时间仅1～2年的年限显著延长。可见运用中医辨治，或中西医结合疗法，对提高白血病的疗效有着广阔的前景。

分析本组验案的临床证候和辨证施治规律可分以下四型论治。

一、热入营血型（邓以林案、忻德宇案）

持续高热，或突发高热，鼻衄，齿衄，肌衄，便血，面色苍白，精神疲惫，口渴喜饮，或口不渴，溲赤便结，或大便色黑如油。舌质红绛，苔黄灰黑，脉滑数或洪大，重按似无。证属热毒内蕴，热入营血。治宜清热解毒，清营凉血。

邓氏验案系急粒。以高热、出血、贫血为主症，病机为热毒内蕴，热入营血。用单味活蟾蜍煮水取汁内服，而奏邪去正安之效，存活10余年体健。陶弘景谓蟾蜍治"人得温病，斑出困者"，《本草拾遗》亦谓其"主温病生斑"，现代临床亦报道蟾蜍有治疗恶性肿瘤之功。

忻老验案系急性早幼粒，以中医加化疗合治。症见全身出血为主，乃温热邪毒燔熇于血分所致。阳络伤则血外溢，阴络伤则血内溢，因而发生衄血、便血或溢于肌肤而发斑。叶天士说"入血就恐耗血动血，直须凉血散血"，即是指此而言，犀角地黄汤甚合此意，治后已存活4年余健在。

二、气阴两虚型（裴正学案）

面色苍白，头晕乏力，心悸气短，夜寐不安，发热烦渴，骨蒸汗出，吐血、衄血、便血，皮下出血，舌红少苔，脉象细数。证属气阴两虚，血热妄行。治宜益气养阴，凉血清热。

裴老验案，系急单核，以中西医结合治疗。审其证候，有虚损和出血见证。盖出血之因，大抵有二：一则气虚不摄、血离常道而溢，二则阴虚有热，迫血妄行而出。裴老把握这两个环节，施以益气养阴，凉血清热之剂，既能补益虚损，又能制伐邪热，则不止血而血自止，故获远期捷效，已健康存活16年余。

三、肝肾阴虚型（洪子云案）

腰酸肢软，头晕乏力，夜寐不眠，口干欲饮，不思饮食，面色晦暗，脾大，舌红脉细数。证属肝肾阴虚，兼有血热。治宜滋补肝肾，活血凉血。

洪老验案系慢粒，因化疗反应大而停用，改用中医治疗。因肝肾阴虚，则见上述虚损之证，舌红脉细数为阴虚内热之象。故方用制首乌、潼蒺藜、枸杞子、"二至"、生地、丹皮、玄参、藤梨根滋补肝肾、滋阴清热；丹参、赤芍、鸡血藤、忍冬藤、板蓝根活血凉血，清热解毒；佐"二陈"、蔻仁、黄芪、山药益气健脾，培补后天，以助气血生化之源。长期服药获愈。

四、脾肾两虚型（吴圣农案、胡安邦案）

形体消瘦，精神不振，疲倦肢软，面色萎黄或㿠白，头昏时晕，胁腹胀满，纳谷寡味，肝脾大，质硬压痛，或有齿衄、四肢骨骼疼痛，行走困难。舌淡苔薄，脉浮弦或濡弱。证属脾肾两虚，气滞血瘀。治宜益脾补肾，行滞化瘀。

吴老验案系慢淋，运用中医内外合治法治疗。因见形瘦神疲，肢软乏力，头昏时晕，乃脾肾阳虚，血失生化，清阳不升之故；肝脾大乃寒凝气滞，瘀血交结而成。肾阳乃一身阳气之根，肾阳虚衰则脾阳不运，故本案以肾阳虚为主。因此，温补脾肾当以温补肾阳为本。拟内外合治之法，内服方用鹿角、淫羊藿、制附片温补肾阳，十全大补汤（桂枝易肉桂）益气补脾、温运脾阳，牡蛎、鳖甲软坚消癥，白花蛇舌草、猪殃殃、花蕊石清热解毒、活血化瘀。外用方则以行滞活血之品，加强软坚消癥之力，以助内服之剂攻逐祛邪而不伤正，此治顽癥痼疾之良策也。

胡老验案系慢性骨髓性白血病，行深度X线治疗无效、特请中医治疗。以骨痛、齿衄、乏力、肝脾大为主症，盖骨由肾所主，肾精充足，则骨骼健壮有力，肾精亏损，则骨髓空虚，骨失所养故痛；齿为骨之余，髓虚则精元之气不摄故衄；精能生血，精少则血无所生，机体失养故乏力；精血衰少，运行无力，则气滞血瘀故肝脾大。肾精乃人体阴气之根，肾精亏损，则后天失养，而成脾肾两虚之证，以肾精虚为主。故滋补精血当以滋补肾精为要，辅以益气养血，少佐温运肾阳之品，以助精血互生，阳生阴长之力，再伍破气逐瘀之味以攻坚消癥。诸恙缓解，恢复工作，治属有效，但存活1年5个月后恶化死亡。

四十五、何杰金病

许履和案

李某某，男，40岁，安徽省灵璧县杨町税务所职工。1969年2月3日初诊。门诊号：671417。

［西医学检查］1968年8月南京鼓楼医院病理诊断：何杰金病并颈部淋巴肉芽肿（病理号：68－621）。

［临床证候］患者于7个月前，右侧颈部出现一肿块，坚硬不痛，确诊如上。近2个月来，结喉右侧又起肿块，影响饮食，乃来我院门诊，要求中药治疗。

右颈静脉区有一肿块，大如鸡卵，坚硬如石，推之不移，压之不痛。右侧甲状舌骨旁亦有白果大硬核1枚，两侧扁桃腺均Ⅱ度肿大，两侧腹股沟淋巴结亦肿大如鸡卵。全身情况尚好，脉舌无明显异常。询知患者起病前有情志不畅史。

［中医辨证与治法］郁怒伤肝，肝火内炽，炼液成痰，结于少阳之络，发为“失荣”重证。立疏肝解郁，化痰攻坚之法。

［方药］

1方：夏枯草、炙僵蚕、香附、当归、白芍各10g，石决明15g，陈皮、柴胡、红花各5g，川芎、甘草、片姜黄各3g，炙甲片6g，灯心2g。水煎服，每日1剂。

2方：小蓟草汤（民间单方）

干小蓟全草15g，每日煎汤饮服。此草须于开花时采集（花内有小虫，若虫子飞掉即无效），晒干备用。

［治疗经过及疗效］服1方20剂，症状即见好转；服60剂，右颈肿块消失，扁桃腺已不肿，两侧腹股沟淋巴结明显缩小（如桂圆大），唯结喉两旁之硬核未消。以后通讯治疗，因缺药而断续服用原方，中途稍有反复，先后于右颌下、右耳下、右肘部出现硬结，如白果、弹丸大不等，方中加生牡蛎、玄参、川贝母等以化痰软坚。1年后来信谓：除结喉右侧尚有莲子大硬核未消外，其余均已消失，全身情况亦好，已停服1方，正在试用民间单方（2方）。以后又来信说：自服2方3个月，结喉右侧之硬结全消，已恢复工作云云。3年后我们写信随访时，其儿来信称：父亲于1972年5月病故于南京鼓楼医院，死亡原因为旧病复发，全身衰竭。

显效。临床症状及肿块消失，后复发死亡，治后至1972年5月存活3年余。

【按语】颈部肿块，坚硬如石，推之不移者，属中医学中失荣、马刀、石疽之类。失荣乃营亏络空，经道阻滞，如树木之失于荣华，属颈部转移性癌肿，治以和营散坚。马刀、石疽，包括颈部的恶性或良性肿瘤，虽属“恶证”，如能情怀舒畅，调治得宜，犹有治愈希望，以疏肝软坚为主。本案属血液、淋巴系统的恶性肿瘤，似与“失荣”相类，但全身情况较好，以疏肝软坚法治之，竟得肿块全消，恢复工作。其中小蓟一味，为民间治疗瘰疬之单方，服用3个月，获效甚显，延长了患者的生命，临床上可进一步研究。

易菊清案

孔荣华，男，30岁。武汉第一冶金建设公司混凝土搅拌厂行政科科长。1963年10月诊治。

［西医学检查］1963年3月南京市某医院淋巴结活检报告：何杰金病。

1963年4月武汉一治职工医院、武汉医学院附属一、二院病理报告：何杰金病。

［临床证候］1963年2月发现右侧腹股沟淋巴结肿大如拇指，伴午后发热，盗汗，消瘦，乏力，不思饮食。时隔不久，淋巴结迅速增大如鸭蛋大，确诊何杰金病。放疗半月，不能耐受，改用化疗10余天，致白细胞急骤下降，而中止治疗。10月来我院就诊。

面微浮肿，色泽灰暗，精神萎靡，恶寒发热，项背拘急，全身胀痛，腹满不思食，舌质有瘀斑，苔白厚腻。右侧腹股沟淋巴结肿大，形如鸭卵，不活动，亦不痛；左侧腹股沟、颈部、腋窝淋巴结亦肿大，能推动，不痛。

［中医辨证与治法］痰结湿聚，郁而化热，阻塞经络，气滞血瘀，复感风寒。治宜先以散寒祛湿，行气化痰，继则燥湿健脾，涤痰散结，清热解毒。

［方药］

1方：麻黄、桂枝、甘草各6g，白芷、川芎、当归、白芍、法半夏、陈皮、苍术各9g，茯苓15g，枳壳、桔梗、厚朴各12g，生姜3片。水煎服，每日1剂。

2方：苍术、厚朴、法半夏、山慈菇、蚤休各12g，陈皮、白芥子、天丁、川芎各9g，甘草、蔻仁、天南星各6g，茯苓、薏苡仁、丹参各15g。用法同上。

3方：银花、赤芍、公英、玄参、生牡蛎、昆布、海藻、丹皮、丹参各15g，连翘、大贝各9g，夏枯草、天葵子、地丁、蚤休、山慈菇、郁金各12g，薏苡仁30g。水煎服，每日1剂。另犀黄丸1日2次，每次3g。

［治疗经过及疗效］

二诊：服1方8剂后，风寒已解，外邪已去，食欲稍增，腹满稍除，但苔仍白厚腻，午后低热，继用燥湿健脾，化痰散结法，予服2方。

三诊：按2方出入，坚持治疗6个月后，患者食欲正常，低热已除，精力较前充沛，右侧腹股沟淋巴结已缩小到食指大，其他肿大的浅表淋巴结全消。患者已能上班，带药方继服。

四诊：5年之后（1968年12月），患者又因颈、腋窝、腹股沟等处淋巴结肿大，伴低热，经武汉某医院检查诊为恶性淋巴瘤复发，转来我处治疗。自诉低热（T 37.8℃），因盗汗每夜内衣湿透，不思饮食，精神抑郁，面色灰黑，苔黄腻，脉濡数，颈、腋下、腹股沟等处可触及大小不一的肿大淋巴结，其中右腋窝下有一枚乒乓球大小肿大淋巴结，右侧腹股沟淋巴结肿大如鸭卵。此系痰湿未尽，郁而化热。治宜清热解毒，化痰散绪，嘱服3方。

五诊：服3方10余剂，诸症恙减，效不易方，守方治疗4个月后，颈、腋窝淋巴结已不肿大，腹股沟肿大淋巴结缩小如复发前。低热、盗汗诸症消失，再用六君子汤加生牡蛎、大贝母、山慈菇、蚤休、天葵子等健脾益气，化痰散结，以善其后。

痊愈。临床症状及肿瘤消失，自1968年12月至1980年12月，随访12年未复发。

【按语】本案属中医学“瘤”、“瘰疬”、“失荣”等病范畴。其因乃“气归之，津液留之，邪气中之，凝结日以易甚，连以聚居，为昔瘤”（《灵枢》）。其初诊时，恶寒发热，颈背拘急，周身酸痛，乃风寒乘虚侵入，急则治其标，先以五积散，散寒消积。待外邪一解，继用涤痰软坚，行气散结，仿导痰、越鞠化裁治之。然痰湿黏滞，胶凝固结，其效只能缓图，所以守方服药数月而收效。5年之后复发，出现低热、苔黄腻、脉濡数之症，显示痰浊未尽，郁而化热，乃守前法，加入清热解毒之品，又获良效。

关幼波案

阿某，男，4岁。1969年5月初诊。

[西医学检查] 活体组织检查报告：何杰金淋巴肉芽肿。

体征：左侧下颌部延及颈部多个淋巴结肿大、质硬，推之不动，局部皮肤颜色无变化，头部转侧不利。

诊断：何杰金淋巴肉芽肿。

[临床证候] 半年前发现患儿左侧下颌部及颈部多个淋巴结进行性肿大，质地较硬、推之不移，肿块高超弥漫连成一片，颈转动困难，身无寒热，体质瘦弱，纳食不佳，二便尚可。舌苔薄白，脉弦滑。

[中医辨证与治法] 湿热隐于血分，痰阻血络，结聚成块。立清热解毒、活血消肿之法。

[方药] 加味解毒散结汤：板蓝根30g，马勃4.5g，薄荷10g，蒲公英30g，瓜蒌15g，玄参15g，苦桔梗10g，生地12g，赤芍12g，草河车12g，郁金10g，蜂房3g。水煎服，每日1剂。

[治疗经过及疗效] 以加味解毒散结汤为主，随症加减，曾用过杏仁、生枇杷叶、海藻、昆布、鸡内金、银花等药，共服药1个月余，同时结合放疗，肿块明显缩小，再连续进药1个月余，局部肿块基本平复。追访3年，颈部肿物来再复发。

痊愈。

【按语】此例患儿系淋巴恶性肿瘤。因其生于亚热带，平时湿热较重，隐于血分，经久不得宣散，化而为毒，湿郁复受热蒸而成痰，痰阻血络、结聚成块，故以清热解毒、活血消痰为主。方中取板蓝根、蒲公英、银花、草河车等清热解毒；马勃、薄荷、蜂房解毒消肿，轻宣上焦之郁结；玄参滋阴降火，清热解毒，善治瘰疬等毒热郁结之痰。佐苦桔梗、瓜蒌、杏仁、生枇杷叶化痰通络，利膈以畅气机；昆布、海藻、消痰散结；郁金解郁疏肝；生地、赤芍凉血活血。诸药合用，而收较理想的效果。

【辑者按】恶性淋巴瘤是一组起源于淋巴结或其他淋巴组织的恶性肿瘤，可分为何杰金病（HD）和非何杰金淋巴瘤（NHL）两大类，非何杰金淋巴瘤又可分为淋巴肉瘤和网织细胞肉瘤。本病在国内并不少见，占我国恶性肿瘤发病的第十一位，死亡率居第十位。男女发病之比为1.41～3.7:1。可发生于任何年龄，最小3个月，最大82岁，以20～40岁最多，占50%左右。NHL在本病中居多，约占65.5%～83.8%。本病组织学可见淋巴细胞或组织细胞的肿瘤性增生。临床上以无痛性淋巴结肿大最为典型，脾也常肿大，晚期有恶病质，发热和贫血。本病病因尚不完全清楚，但认为此病与病毒感染有密切关系（实验证实，鸡、小鼠、猫免的恶性淋巴瘤可由C型RNA病毒引起，非洲儿童伯基特淋巴瘤与EB病毒有关）。近年来研究认为，先天性或获得性免疫缺陷，长期服用免疫抑制剂或肾上腺皮质激素，抗癫痫治疗应用苯妥英钠类衍生物以及受放射线辐射影响可诱发有关恶性淋巴瘤。

何杰金病（HD）是恶性淋巴瘤的一种独立类型，以肿瘤组织找到里－斯（R－S）细胞为特征。多见于31～40岁的青壮年，儿童少见。男多于女，约为2:1。HD在恶性淋巴瘤中所占比例有增高趋向，约占23.6%～39.4%。

何杰金病的首见症状常是无痛性颈部或锁骨上淋巴结肿大，其次为腋下淋巴结肿大，可活动，或互相粘连成块，质地软骨样，少数有疼痛。深部淋巴结肿大较少，但可引起压迫症状，如咳嗽、胸闷、气促等。HD还可侵犯全身各系统或器官，引起相应症状和体征。本病由血象、骨髓象、免疫学检查、X线检查、完整淋巴结切取活检可确诊。西医学对本病的治疗主要为放疗和联合化疗，大多早期病例都能经放疗而治愈，Ⅰ、Ⅱ期HD 5年生存率达85%～90%，$Ⅲ_A$期达70%、$Ⅲ_B$期为40%～50%。

中医学古籍中类似淋巴结肿大的记载很多，有一些描述与恶性淋巴瘤近似，如瘰疬、阴疽、石疽、失荣、恶核、痰核等。这些肿块因皮色不变，无痛无痒，中医认为都属于“阴疽”范畴。《灵枢·寒热》篇曰：“寒热瘰疬，在于颈腋者，皆何气使生：岐伯曰：此皆鼠瘰寒热之毒气也，留于脉而不去者也。”此与本病颈部及腋下淋巴结肿大相似；病因病机为寒热毒气，留脉不去。《疮疡全书》云：“此疾初起生于耳下及项间，并颐颔下，至缺盆，在锁子骨陷中，隐隐皮肤之内。初生如豆，渐长如索核之状，或一粒、或二粒，按之则动而微痛，不发热，唯午后微热，或夜间口干，饮食少思，四肢倦怠，则坚而不溃，溃而不合，皆因气血不足，往往变为痨瘵，自觉红肿或上或下，或左或右，连串三五个，破溃遍项，渐流脓血，致成瘰疬。独形者为结核，续欲连结者为瘰疬。……因虚劳气郁所致，宜以益气养荣之药治之，……若不速治，必致丧生也。”此与本病颈部及锁骨上淋巴结肿大一致，并详述了其病状、病机、治法及预后。《医学入门》论痰核曰：“颈项生核，不红不痛、不作脓，按之则动，乃痰聚不散也。”石疽之证最早见于《巢氏病源》曰：“此由寒气客于经络，与血气相搏，血涩结而成疽也。其寒毒偏多，则气结聚而皮厚，状如痤疖，硬如石，故谓之石疽也。”失荣证见于明代，《疡科心得集》说：“失荣者，犹树木之失于荣华，枝枯皮焦故名也。生于耳前后及项间，初起形如栗子，顶突根收，如虚痰疬瘤之状，按之石硬无情，推之不肯移动，如钉着肌肉是也。不寒热、不疼痛、渐渐肿大，后遂隐隐疼痛、痛着肌骨、渐渐溃破，但流血水，无脓、渐渐口大、内腐、形如湖石凹进凸出，斯时痛甚彻心。”《外科全生集》中记述：“阴疽之证，皮色皆同，然有肿与不肿，有痛与不痛，有坚破难移，有柔软如绵、不可不为之辨。……不痛而坚，形大如拳者，恶核失荣也；……不痛而坚如金石，形如升斗，石疽也。此等证候，尽属阴虚，无论平塌大小，毒发五脏皆曰阴疽，如其初起疼痛者易消，重按不痛而坚者、毒根深固，消之难速。”又说：“恶核与石疽初期相同，然其寒凝甚结，毒根最深”，“石疽初起如恶核，渐大如拳，……迟至大如升斗，仍如石硬不痛。”《医宗金鉴》赋诀石疽云：“石疽生于颈项旁，坚硬如石色照常，肝郁凝结于经络，溃后法依瘰疬疮。”又赋诀失荣曰：“失荣耳旁及项肩，起如痰核不动坚，皮色如常日渐大，忧思怒郁火凝然。日久气衰形削瘦，愈溃愈硬现紫斑，腐烂浸渲流血水，疮口翻花治总难。”综上所述，可见中医学对淋巴结肿大的疾病早有认识，对其症状和发展也作了相当详尽的描述，所说的瘰疬、痰核、恶核、石疽、失荣等病与恶性淋巴瘤各期的临床表现基本一致。其病因由寒热毒气，痰聚不散，郁火陷阴所致，病机与肝郁气滞，脏腑亏损，气血两虚，阳气不足有关。根据“寒者热之，热者寒之，坚者削之，结者散之，留者攻之，燥者濡之，虚者补之”的原则，结合临床进行辨证施治。古代医家对阴疽的治法主张温阳开结，反对妄行清解，还要顾护胃气，但不能拘古泥古，有热毒还须清热解毒。

本病组验案3则，均为男性，4岁儿童1例，30和40岁各1例，符合本病发病年龄及性别规律。许老验案系何杰金病，而纯用中医治疗。因情志不遂，肝气不疏，气郁生痰，痰凝成核，聚成石疽。故见颈部及全身浅表肿块，质地坚硬，推之不移，压之不痛。其病机为肝郁痰凝，治宜疏肝解郁，化痰软坚。方用柴胡疏肝散疏肝理气，解郁散结；消瘰丸加夏枯草、陈皮、白僵蚕、片姜黄、炮山甲、当归、红花化痰软坚，活血消肿；民间用小蓟治疗瘰疬，取其凉血散瘀，活血消肿之功。终使石疽消失，获取显效，存活3年余复发死亡。

易氏验案系何杰金病，放疗和化疗后不能耐受而改用中医治疗。以腹股沟及全身浅表淋巴结肿大为本证，刻下，恶寒发热，腹满纳呆，舌苔白厚腻。此乃内有寒湿痰凝，复感风寒邪毒所致。故先拟《医方集解》五积散（1方）解表散寒、温里燥湿，继拟《丹溪心法》越鞠丸合《济生方》导痰汤化裁（窖方）行气开郁，燥湿化痰，加山慈菇、白芥子、蚤休、天丁以加强化痰散结之力而奏效。但因痰湿未尽，郁而化热，5年后旧恙复萌，拟《医宗金鉴》五味消毒饮合海藻玉壶汤合《医学心悟》消瘰丸化裁（3方），再建神功，肿瘤消失，此后12年未复发，已存活17年。

关老验案系何杰金淋巴肉芽肿，患者系4岁男童，纯用中医治疗。以颌下及颈部多个淋巴结肿大为主症，质硬不移，连成一片，脉弦滑，乃湿热痰凝所致，治以清热解毒，活血消痰之剂而收效，追访3年未复发。

四十六、网织细胞肉瘤

易菊清案

刘金福，男，34岁。冶金工业部武汉冶金设备制造厂计划科科长。1976年12月28日初诊。

[西医学检查] 1976年10月武汉医学院附属一院细胞学诊断：网织细胞肉瘤（病理活检号：0089413）。南湖肿瘤医院病理诊断同前。

[临床证候] 1976年10月，发现两耳下有2cm×2cm之肿块，推之可移，经病理细胞学检查，确诊网织细胞肉瘤。10天后，右侧为5cm×5cm，左侧为4cm×5cm，并在肿瘤医院放疗。由于咽喉、口腔重度糜烂溃疡，鼻衄量多而中止放疗，遂来我处就诊。

形体消瘦，精神萎靡，口腔两颊及咽喉溃烂多处，食欲不振，两耳下肿块右为2cm×2cm，左为3cm×2cm，质硬，不痛。舌红无苔，脉细数。

[中医辨证与治法] 热毒痰浊互结，阻滞经络，凝结成癌；又因放疗，耗伤阴液。立清热解毒，化痰散结，养阴增液之法。

[方药]

1方：沙参、玄参、生牡蛎、山慈菇、蒲公英、金银花、山豆根、枸杞、赤芍、丹参、蚤休、天葵子各15g，大贝、紫花地丁、板蓝根、射干、夏枯草各12g，丹皮9g，白花蛇舌草30g。水煎服，每日1剂。

2方：胜利丹（抚顺挖掘机厂职工医院经验方）

雄黄、全蝎、大黄各9g，乳香、没药、甲珠、血竭各4.5g，石膏、白芷各3g，蜈蚣3大条，蜗牛、朱砂、冰片、蟾酥、硼砂各6g，轻粉1.5g，麝香0.3g。共为细末，面糊为丸如绿豆大。每日1次，每次5~8粒，饭后服。

3方：独角莲敷剂

以鲜药为佳，去粗皮捣成泥状敷于肿瘤部位；或用干品磨成细粉，用温水（忌开水）调成糊状敷贴肿瘤处。

[治疗经过及疗效]

二诊：服1方30剂后，肿块稍有缩小，质变软。继服1方，同服胜利丹，外用独角莲敷贴，1个月后肿块基本消失。

三诊：仍服1方，并加胜利丹、犀黄丸、小金丸。6个月后，右侧原发病灶下方又出现3枚指头大淋巴结。并有低热、食欲减退，舌苔薄黄，脉象细数。虑病有复发，增强解毒散结药物，1方中白花蛇舌草加至60g；犀黄丸1日12g，分名次服；小金丸1日6g，分2次服；胜利丹每日服0.5g。

四诊：经上述方药治疗1个月余，3枚肿块未见增大，症状减轻。为巩固疗效，仍用上方药治疗，犀黄丸和小金丸用量减半。

五诊：病情稳步好转，患者心情舒畅，每日参加长跑、打太极拳等活动，坚持服药1年半，1977年6月开始上半班，1978年1月恢复正常工作。

痊愈。临床症状消失，1978年5月一冶职工医院复查：颈部肿块消失，肝、脾、肺、纵隔等脏器未见异常。至1983年10月已6年10个月未复发。

【按语】本案瘤发两耳下，属中医学“失荣”证范畴。论其病因病机，乃忧怒气郁，痰火凝结；又因放疗伤阴耗液，毒火深重，致口咽溃烂和鼻衄，故以清热解毒，化痰散结，养阴增液，攻补兼施，内外合治而奏效。

鲍严钟案

陈潮法，男，29岁，农民，浙江省天台县人。1974年9月诊治。

[西医学检查] 1974年4月21日杭州肿瘤医院左腋下肿块穿刺活检报告（病理号：74-1335）：少量破碎淋巴组织。同年4月26日该院左腋肿块切除活检报告（病理号：74-1387）：网织细胞肉瘤。

[临床证候] 患者发现上腹肿块约半年，增大快，不痛，1974年4月21日去杭州肿瘤医院诊治。检全身情况尚可，锁骨上淋巴结（-），左腋下有4cm×5cm大小肿块，质硬而半固定。上腹偏左亦触及同样大小肿块，质硬而固定。4月26日在局麻下行左腋肿块切除术，病理确诊如上。4月28日配予长春新碱及环磷酰胺回家化疗，9月病情加重，去上海肿瘤医院门诊，全身情况差，无法化疗，建议服中药治疗，遂返杭州，来我院求治。

精神萎靡，面色枯槁，形体消瘦，纳差，口渴溲黄，上腹偏左扪及一

8cm×10cm 大小肿块，比原来增 1 倍，质地硬，固定，重按稍痛。舌质暗红，苔薄黄腻，舌边尖有瘀斑，脉弦涩。

［中医辨证与治法］痰气郁结，积久化瘀，生热生毒，热毒痰瘀，凝结成瘤。立清热解毒，活血化痰，祛瘀消肿，佐以健脾之法。

［方药］半枝莲、半边莲、白花蛇舌草、猫爪草、猫人参各 30g，夏枯草、当归各 9g，木瓜、橘红各 12g，丹参、生薏苡仁、红枣各 15g。水煎服，每日 1 剂。

［治疗经过及疗效］服上方 3 个月，上腹肿块消去 2/3，精神好转，胃纳增加，嘱再服 3 个月，肿块消失，面色转润，形体转腴，逐渐恢复体力劳动。1980 年 7 月肿瘤复发，再服原方及配合化疗 1 个疗程，肿块已消。

痊愈。临床症状及肿块均消失，治后健康存活已 8 年，并进陶器厂工作 6 年。

【按语】 患者痰气郁结，积久气血瘀滞，痰瘀凝结而成瘤，久之生热生毒，故治宜清热解毒，活血化痰，散结消肿，配合化疗以加强杀瘤，故肿块消失，机体恢复健康。方中猫爪草、半枝莲、白花蛇舌草、半边莲、夏枯草等均清热解毒抗瘤，当归、丹参活血祛瘀，橘红化痰散结，薏苡仁、红枣健脾扶正，互相配合，恰到好处。

【辑者按】 网织细胞肉瘤属非何杰金淋巴瘤（NHL）的一种，亦统属于恶性淋巴瘤。非何杰金淋巴瘤可发生于各种年龄组，但随年龄增长而发病增多，男性较女性为多。

NHL 的临床症状大多也以颈和锁骨上淋巴结肿大为首见表现，但较 HD 为少。晚期或病变较弥散者，可有发热、消瘦、盗汗等全身症状。NHL 一般发展迅速，易发生远处扩散，并产生相应的症状。本病可由血象、骨髓象、免疫学检查、X 线检查、完整淋巴结活检确诊。西医学对本病的治疗主要为放疗和联合化疗，但疗效远比 HD 为差，仅少较早期患者获得痊愈，5 年生存率为 21.4%～26.9%。NHL 中淋巴肉瘤较易合并白血病，其预后较差。

本病亦属中医学的“瘰疬”、“石疽”、“失荣”、“恶核”、“痰核”等病范畴，其病因病机和治疗总则亦与何杰金病基本相同。

本病组验案 2 则，均为男性，年龄分别为 34 岁和 29 岁，因放疗和化疗副作用大而转用中医治疗，疗效满意，2 例均存活 6 年以上未复发。

易氏验案因放疗副作用大而转用中医治疗。症见两耳下肿块，口糜鼻衄，舌红无苔脉细数。乃热毒痰凝，阴液耗伤所致。故治以清热解毒，化痰散结，滋阴增液之法。方用五味消毒饮加蚤休、板蓝根、白花蛇舌草清热解毒；消瘰丸合消利丹（验方）加夏枯草、山慈菇、山豆根、射干清热化痰，散结消瘤；赤芍、丹参活血化瘀；玄参、沙参、丹皮、杞子滋阴凉血；再用鲜独角莲捣泥外敷，加强局部祛邪消瘤之力。内外合治而愈，肿块消失，已6年10个月未复发。

鲍老验案因化疗副作用大而转用中医治疗。以左腋下及上腹肿块坚硬固定微痛为本证，并见口渴溲黄、形瘦纳差，舌质暗红，边尖有瘀斑，苔黄腻，脉弦涩。证属热毒痰凝，血瘀结瘤，并有脾虚。故治以清热解毒，化瘀祛痰之剂，佐以健脾扶正而获愈，已健康存活8年，并进厂工作。

四十七、肾上腺嗜铬细胞瘤

路志正案

陈某某，女，49岁，已婚，汉族，河北省河间县人，陕西省体委干部。1977年2月12日初诊。

［西医学检查］1976年10月西安某医院肾盂造影示右肾下移至小腹，组胺激发试验阳性，儿茶酚胺增高，腹膜后充气造影诊断：右肾上腺嗜铬细胞瘤。1977年2月北京某医院检查诊断同。

［临床证候］头晕目眩5年余，突然昏仆抽搐，反复发作3年余，加重7个月。

患者于1971年在咸阳劳动时头部受伤，耳鼻出血，昏迷3～4天，经治疗脱险，后遗有头痛。1972年出现头晕目眩，血压忽高忽低，极不稳定。1974年1月患者自觉胃脘部疼痛，连及左手指，继则面色苍白，大汗出，口唇青紫，昏不知人，经西安某某医院即测血压26.7/18.7kPa，心电图示心肌梗死，经用西药治疗缓解。其后晕厥经常发作，1976年以来发作渐趋频繁，最多每周4～5次，即刻血压多波动于32.0～37.3/16.0～30.7kPa之间，收缩压曾超过40.0kPa。经西安、北京等医院检查，均确诊为右肾上腺嗜铬细胞瘤，建议手术切除，患者拒绝手术，遂来我院门诊，转求中医治疗。

突然昏仆，面色苍白，口唇青紫，牙关紧闭，两目上视，汗出肢厥，抽搐，每因气恼劳累及按压腰部等原因而反复发作。平素头晕头痛，两眼发黑，胸闷，心悸，气短，烦躁易怒，时有胸痛，向左肩及面部放射，左面发麻，左半身发凉，胃脘痛，吞咽困难，流口水，口干而苦，欲饮水，饮食减少，夜寐多梦，下肢浮肿，大便干，小便黄，舌体瘦，向右侧㖞斜，舌尖红，少苔，脉弦细而数。检神清，表情淡漠，左侧瞳孔散大，对光反射存在。胸壁左侧有压痛，肝肋下3cm，质中等，有轻度触痛。右肾区有叩击痛，右中下腹可扪及一香蕉状的拳头大包块，边缘不清，压痛明显，活动度不大，双下肢有凹陷性浮肿。右膝腱反射亢进，巴彬斯基征阳性。尿常规示：蛋白（+++），红细胞10~20，白细胞0~3；胸透见主动脉增宽延长向左膨隆；心电图正常。

[中医辨证与治法] 肝肾阴虚于下，心火偏亢于上，阴虚火旺，心肾不交。立泻南补北，滋阴降火之法。

[方药]

1方：黄连阿胶汤合二至丸加味

川黄连3g，黄芩6g，阿胶（烊化）、女贞子各9g，杭白芍、旱莲草、生地黄、益母草各12g，鸡子黄2枚（分冲），生牡蛎30g（先煎），夏枯草15g。水煎服，每日1剂。

2方：大补阴丸合知柏地黄丸二至丸加减

生熟地、制龟板、旱莲草、桑椹子、豨莶草各12g，盐知母、盐黄柏各6g，女贞子、牡丹皮、建泽泻、车前子各9g，益母草15g。水煎服，每日1剂。

3方：熟地、泽泻、制首乌、制龟板（先煎）、车前子、豨莶草各12g，山药、茯苓、益母草各15g，丹皮9g，盐知母、盐黄柏各6g。水煎服，每日1剂。

4方：豆豉、栀子、半夏各9g，川黄连、肉桂（后下）各3g，瓜蒌皮15g。水煎服，每日1剂。

6方：桑寄生、菟丝子、枸杞子、旱莲草、熟地各12g，川断、淫羊藿、女贞子、泽泻、楮实子各9克，盐知柏各6克。水煎服，每日1剂。

[治疗经过及疗效]

1977年2月23日二诊：前进1方10剂，精神转佳，头痛、心悸、腿肿减轻，夜寐稍安，饮食有增，但憋尿时仍头晕，尿量少而不黄，下肢肿胀于午后稍重。舌尖红，苔薄黄而腻，脉细数。血压18.7/12.0kPa。此心阴见充，心火渐敛，而肝肾亏乏，龙雷之火莫制，兼挟湿邪。治以滋阴潜阳，清热利湿。拟2方为治。

2月28日三诊：患者于23日晚，因急躁发怒而致头晕目眩加重，晕厥1次，过后心悸，大汗淋漓。服药尽剂后左下肢麻木已除，浮肿再减。现自觉四肢乏力，纳谷稍增，微恶油腻，寐安。舌尖红，苔薄白，脉弦细，左尺脉独弱。治宗上法，2方去豨莶草，加山药15g，枸杞子12g再进。

3月10日四诊：进药10剂，左面部发凉、吞咽困难、流口水、恶心等症已瘥。每日进食量达400g左右，仍时有憋尿后头晕汗出，活动腰部则头晕加重，下肢微肿。舌尖红，苔白，脉象两寸沉滑，关脉弦细，尺弱。血压20.0/11.2kPa。既见效机，谨守前法，仍以前方进退，遂拟3方继服。

4月6日五诊：连服3方17剂，右中下腹包块逐渐上移，缩小，以至消失，血压稳定，未见上升。前日因劳累后偶见汗出心悸，未出现晕厥，须臾症状消失。现胸闷，心烦急躁，腹胀腿肿，偶有头晕恶心，舌体略胖，舌尖红，苔薄白，脉左寸略大，右寸弦滑，关尺部沉细弱。系心火挟痰欲炽，再以清心除烦，宽胸化痰之剂，加肉桂少许以引火归源，交通心肾，姑拟4方。

4月11日六诊：胸闷、烦躁、腰痛诸症消失，叩击肾区不再头晕，小便如常。唯近日感冒风寒，右脉曾有歇止，憋尿后自觉周身发冷不适，舌胖淡有齿痕，脉右沉细，左弦滑。血压18.9/10.9kPa。此肾阴日充，而肾阳不足之象渐露。治以调补肝肾，于阴中求阳，嘱服5方。

4月18日七诊：6方进服5剂，晕厥未作，诸症若失。因其母病故，回西安处理丧事，嘱继服上方以资巩固。

痊愈。临床症状消失，西安某医院复查右肾上腺嗜铬细胞瘤已愈。追访至1984年6月，已7年未见复发。

【按语】 本案属中医学“厥证”范畴，系由肝肾之阴亏于下，心肝之火亢于上，阴阳失调，水火不济，气机逆乱所为，故治以清心、滋阴、调阴阳三法。初诊时，患者心火独亢，肝肾阴亏，用泻南补北，滋阴降火法，以黄连阿胶汤合二至丸加减。黄连阿胶汤是仲景治疗肾水不足，真阴不升，心肾不交，心火独亢而致不寐之方。本案与此病机相通，故活用经方以移治晕厥。方用黄连、生地、黄芩以清心火，阿胶、鸡子黄等血肉有情之品以峻补肾阴，旱莲草、女贞子、益母草平补肝肾调冲任，白芍配生地以养肝血，夏枯草伍生牡蛎而清肝潜阳，诸药合奏清心泻火、滋补肝肾之功。俟心火清。肝阳平，肝肾之阴得复，心肾相交，水火既济，其病自减。二、三、四诊俱以滋阴为主，兼以降火。心火既敛，肝肾阴亏上升为主要矛盾，法随机转，故主以滋阴。阴虚则阳亢，故佐丹皮、盐知母以清相火。滋阴系本案治本之法，故服药过程中腹中包块逐渐上移、缩小，以至消失。再者调阴阳，阴阳共寓于下焦，受之于父母，滋养于后天。肾阴渐充，而阳虚之象显露，故六诊时再从阴中求阳，予以调补，加用桑寄生、川断、菟丝子、淫羊藿之属，以温养肾阳，使阳生阴长，愈病在望。

一般认为，肿瘤系痰瘀气滞而成。从本案治疗来看，所用消伐攻逐之品甚少，而嗜铬细胞瘤竟消失，须知牡蛎既可滋阴潜阳，又以其味咸入肾，而有软坚之用，李时珍谓其有“消疝瘕积块，瘿疾结核”之能；夏枯草一般用于清肝明目，《本经》尚有治“寒热瘰疬，鼠瘘头疮，破癥散瘿结气”之功；益母草能行瘀血；白芍、生地、丹皮亦有散恶血，消瘀血的功效。可见，本案处方遣药，贵在切中病机，佐使得宜，寄消伐于补益之中，正盛邪去，其瘤自消。

【辑者按】 嗜铬细胞瘤是起源于肾上腺髓质，交感神经节或其他部位的嗜铬组织的肿瘤。这种瘤持续或间断地释放大量儿茶酚胺，引起持续性或阵发性高血压和多个器官的功能及代谢紊乱。以往认为本病罕见，近年来对本病的认识提高和诊断技术的进步，发现的病例渐多。男性较女性略多，以20～50岁最多见。嗜铬细胞瘤一般为良性肿瘤，恶性嗜铬细胞瘤约占10%，并可发生远处转移。

嗜铬细胞瘤位于肾上腺者约占80%～90%，大多为一侧性；肾上腺外嗜铬细胞瘤主要位于腹膜外，腹主动脉旁（约占10%～15%）。肾上腺髓质的嗜铬细胞瘤可产生去甲肾上腺素和肾上腺素，而肾上腺外的嗜铬细胞瘤只产生去甲肾上腺素，不能合成肾上腺素。

嗜铬细胞瘤的临床表现主要是由于大量儿茶酚胺作用于肾上腺素能受体所致，主要症状为高血压和代谢紊乱。高血压可以是阵发型或持续性，可高达26.7～40.0/16.0～24.0kPa。代谢紊乱，可合并严重血糖增高及糖尿病、甲状腺功能亢进，基础代谢率增高而引起发热，脂代谢紊乱可引起消瘦。本病的诊断除根据临床表现外，还须进行尿儿茶酚胺及其代谢物测定、药理试验（组织胺激发试验和酚妥拉明阻滞试验）及瘤定位检查（包括X线腹膜后充气造影及断层摄片、静脉泌尿系造影，肾上腺血管造影、CT扫描和B型超声波检查）以确诊。西医学对本病的治疗是发作期抢救处理和手术治疗。手术切除肿瘤为本病的根治方法，但手术的危险性很大，如为恶性肿瘤则效果多不好。本病大多数病例如能及早诊治，可以治愈；但严重者病情凶险，变化多端，预后不良。

本病的临床表现大略属于厥证范畴。厥证之名，首见于《内经》。除《素问》有厥论专篇外，还散见于其他三十多个篇章之内，厥之不同名称大约有30多种，其临床表现也相当复杂。如《素问》说："厥或令人腹满，或令人暴不知人"，"人有病头痛、以数岁不已，……病名曰厥逆"，"汗出而烦满不解者，厥也"，"厥则目无所见"。《灵枢》指出，人体气机"乱予臂胫，则为四厥（即四肢逆冷）；乱于头，则为厥逆，头重眩仆"，此等与本病之表现相似。《伤寒论》重点阐发了寒厥和热厥的理论和治法；《诸病源候论》以中恶统括诸多厥证之候，曰："中恶者，……猝然心腹绞痛闷绝，此是客邪暴盛，阴阳为之离绝，上下不通，故气暴厥绝如死"，与本病心前区及上腹部压迫疼痛和急性心衰一致。张景岳认为厥证"非风之义"，并有寒热虚实之分。《医宗金鉴》明确谓厥证为类中风，并把有无口眼喎斜和偏废作为中风和厥证的鉴别要点。曰："类中风证，皆名尸厥，谓形厥丽气不厥也。……虽忽然昏倒，人事不省，类乎真中风病，但不见口眼喎斜，偏废不仁不用等症，自可辨也。"这些即是本病所包含的厥证的内容。

关于厥证的起因；历代论述亦多。如《素问》曰："阳气衰于下则为寒厥；阴气衰于下则为热厥，""大怒则形气绝，而血菀于上，使人薄厥"；

《灵枢》曰："肾气虚则厥。"《伤寒论》指出："厥者，阴阳气不相顺接，便为厥。"《河间六书》云："厥逆，气逆冲上，火气炎上故也。"《证治汇补》谓"人身气血，灌注经脉，刻刻流行，绵绵不绝，……或外因六淫，内因七情，气血痰食，皆能阻遏运行之机，致阴阳二气不相接续，而厥作焉。"因此，本病的病因病机是由六淫七情，气血痰火，使气机逆乱，升降失常，气血运行悖逆，或下元虚损，阴阳之气不相顺接所致。然气机逆乱与肝的关系最为密切，肝气郁则全身之气皆郁，肝气逆则全身之气皆逆也。故中医学对本病的治疗应审因论治，辨别虚实。下虚上实者，滋阴降火；气实而厥者，疏肝理气；气虚而厥者，益气扶正；血瘀而厥者，祛瘀降逆；血脱而厥者，先收其散亡之气。

路老本病验案1则，系右肾上腺嗜铬细胞瘤，拒绝手术而纯用中医治疗。因症见头晕目眩，头痛，昏仆，血压突然升高，面色苍白，汗出肢厥，烦躁易怒，心悸气短，舌红少苔，脉象弦细而数，显属厥逆重证，乃肝肾阴虚于下，心火肝阳偏亢于上所致。故用仲景黄连阿胶汤合二至丸以下滋肾水，上济心火；又用大补阴丸合知柏地黄丸及二至丸以滋补肝肾，平降肝阳，再加川断、桑寄生、枸杞子、菟丝子、淫羊藿以滋阴求阳，阴阳顺接，生牡蛎滋阴软坚；益母草活血化瘀，夏枯草清肝明目。故下虚得补，上实得泻，厥逆得平，不消瘤而瘤自消，已病愈7年未复发。

皮肤、软组织及骨肿瘤

四十八、皮肤癌

王品三、田素琴案1（左面部皮肤鳞状上皮癌）

李某某，男，87岁，住沈阳市大东区大东边门3段9里25号。1980年6月14日初诊。门诊号：9275。

［西医学检查］1980年5月9日辽宁省肿瘤医院病理检查示（病理号：1168）：癌细胞为多边形或不正形，核大小不一，有巨细胞形成索片癌巢浸润生长。

［临床证候］左侧面部生肿物3个月，开始为一枚痣样损害，有痒感，搔后逐日增大，结痂，搔出血后增长迅速。

患者高龄老人态，身体一般状态好，神志清楚，左面颊部耳前方见有1/2鸡卵大小之肿物，呈菜花状，色鲜红，有少许黏稠分泌物，有臭味。颌下淋巴结及颈部淋巴结无肿大，实验室检血常规、尿常规、肝功能试验均正常，胸透所见呈主动脉硬化性心脏病改变。

［中医辨证与治法］热毒湿浊内蕴，上攻头面肌肤。立清热解毒，祛腐生肌，内外合治，外治为主之法。

［方药］

（1）外用方

1方：白砒条

白砒10g，淀粉50g，加水适量，揉成面团，捻成线条状，待自然干燥备用。

2方：一效膏

朱砂、冰片各50g，炙甘石150g，滑石粉500g，片粟粉100g，麻油适量，调成糊状。

用法：局部常规消毒后，于肿瘤周围间隔0.5～1.0cm处刺入白砒条，深达肿瘤基底部，在肿物周围形成环形之后，外敷一效膏。

（2）内服方

清热解毒汤：生地、赤芍、连翘、茯苓、泽泻各15g，马齿苋、蒲公英、忍冬藤各30g，甘草6g。水煎服，每日1剂，两煎混匀，日3次，每次 100ml。

［治疗经过及疗效］1980 年 6 月 17 日开始治疗，局部常规消毒后，沿皮损周边插入白砒条，中心插入三处，折断露在皮损外面的白砒条，上敷一效膏。

2 天后复诊：全身无不适感，局部疼痛可忍受，肿物稍有肿胀，一效膏换药。

第 6 天三诊：肿物呈紫黑色坏死块，全身仍无不适之感，颈及下颌淋巴结无肿大。常规消毒，剪出坏死组织，露出新鲜创面，外敷一效膏。口服清热解毒汤，连服 6 剂。每隔一日换药（一效膏）一次，经 29 天，局部伤面长平结瘢告愈。

痊愈。追踪 2 年无复发。

王品三、田素琴案 2（面唇部皮肤基底细胞癌）

金某某，男，61 岁，农民，住吉林省朝阳镇郊区石顶子大队第 4 小队。1970 年 11 月 19 日初诊。门诊号：1346。

［西医学检查］1970 年沈阳 242 医院病理检查示（病理号：09448）：皮内见有瘤细胞群，细胞膜不清楚，细胞间桥消失，中心部的瘤细胞排列不规则。诊断：基底细胞癌。

［临床证候］口唇右上方生一肿物 40 余年，近 1 年来因经常碰破出血，肿物逐渐增大，无痒痛。

检患者全身状态健康，口唇右上方（鼻唇间）见有一肿物约 2. 5cm × 4. 0cm 大小，高 2. 0cm，触之坚硬，伴触痛，剥去痂皮见凸凹不平的粉红色糜烂面，有臭味，颌下右侧淋巴结肿大。

［中医辨证与治法］热毒湿浊内蕴，上攻头面肌肤。立清热解毒，祛腐生肌外治之法。

［方药］同上案“左面部皮肤鳞状上皮癌”外用方。

［治疗经过及疗效］1970 年 11 月 19 日开始治疗，局部常规消毒后，沿肿瘤边缘插入白砒条，中心插入二段，露出部分折断，外敷一效膏，每日换药（一效膏）一次。（因服用内服方嗯心而停用）

5 天后复诊：肿瘤变软变黑，形成坏死组织，与健康皮肤组织分离，局部清洁后，剪除坏死组织，露出新鲜创面，外敷一效膏。

12 月 91 日再诊：伤口愈合平坦，颌下淋巴结肿大消退而告愈。

痊愈。1980 年 7 月复查，身体健康，能劳动，原瘢痕恢复平坦，10 年无再发。

【按语】 白砒条、一效膏是我院外科王品三老大夫祖传秘方，适用于皮肤癌初期无转移者。本疗法主要是白砒条对肿瘤的腐蚀作用，再配合一效膏祛腐生肌，内服清热解毒药，达到不使毒邪四散，护内攻外的效应，一般在插药条后12~24小时出现腐蚀作用，2~6日肿物可脱落。砒的每次用量为2~3mg，按《中国药典》规定口服极量为每次5mg，故不致引起中毒反应。

砒条的插入方法，是整个治疗过程的重要一环。如果不能一次使肿瘤组织彻底坏死脱落，容易出现转移，因肿瘤组织较周围软组织坚韧，故一般应插入肿瘤基底部，有一种绵软感。局部坏死组织形成后，需及时剪除，再用摄子探查基底处，是否还有残留，若有残留，需要即刻补插药条。

同时，在治疗过程中要加强无菌观念，一旦引起感染会给病人增加痛苦，要在无菌操作下进行插药、换药。插药条后24小时内会出现疼痛肿胀，对疼痛难忍者可用止痛药。

本疗法疗效可靠，愈后遗留瘢痕小，不影响功能，对美容方面影响也不大。

张鹏举案

马玉兰，女，59岁，陕西省神木县城关镇人。1970年7月1日初诊。

［西医学检查］1957年兰州医院病理诊断：皮肤癌。

［临床证候］20年前，发现左侧乳房处有绿豆大小肉疙瘩，局部不红不肿，未加注意，以后逐渐增大，8年长至枣大，破溃后流出黄色黏液，但不带血，确诊皮肤癌。曾请兰州万少卿老中医诊治，内服中药，外敷药物（药名不详），疙瘩缩小，破溃处结痂。1959年病情复发，破溃流脓血水，疼痛剧烈，周围增生许多小疙瘩。咳嗽气短，神疲乏力，饮食不佳，头痛如锥刺，心悸失眠，治疗无效。近来病情恶化，患处逐渐变为菜花样，向周围不断扩大，流脓血水增多，疼痛难忍，脉滑数。

［中医辨证与治法］湿热久蕴，与血搏结，阻滞脉络。则生岩疽。立清热除湿，祛瘀通络之法。

［方药］

（1）内服方

1方：银花、芦根、蒲公英各30g，贝母、皂角刺各6g，生薏苡仁15g，连翘10g，山甲、没药、乳香各5g。水煎服，每日1剂。

2方：皂角刺、桔梗、白芷、乳香、没药各5g，银花、川芎、当归、白芍、白术、党参、香附各10g，生黄芪15g，青皮6g，甘草、血竭花（研细末另冲）各3g。水煎服，每日1剂。

3方：紫苏、茯苓、半夏、乌药各10g，陈皮6g，丁香3g，草蔻5g，郁金、竹茹各12g。水煎服，每3剂后与4方交替服用。

4方：连翘、花粉、银花、紫花地丁各10g，牛子6g，没药、山慈菇各3g，山豆根5g。水煎服，每3剂后与3方交替服用。

5方：生黄芪30g，炮山甲8g，川芎25g，当归15g，皂角刺10g。水煎服，每3剂后与6方交替服用。

6方：皂角刺、甘草、桔梗、白芷各5g，银花、川芎、生黄芪、白芍、白术、党参、茯苓各10g。水煎服，每3剂后与5方交替服用。

7方：党参、白术、生黄芪各15g，茯苓、川芎、当归、香附各10g，熟地18g，白芍、陈皮、贝母各8g，桔梗、甘草各5g，生姜3片，大枣4枚。水煎服，每日1剂。

8方：党参15g，半夏、麦冬、桔梗各10g，海藻12g，草蔻5g，鸡内金6g，丁香3g，硇砂2g。水煎服，每日1剂。

9方：红参（另煎）、麦冬、半夏、杷叶各10g，丁香3g，桔梗、竹茹各12g，草蔻5g，硇砂2g，贝母6g。水煎服，每日1剂。

10方：珍珠3g，西红花10g，焙蜈蚣10对，干姜、朱砂各9g，生内金、硇砂各30g。共研细末，蜜丸梧子大，分1个月服之，1日2次。

（2）外用方

1方：汉三七、乳香、没药、硇砂、轻粉、海马、儿茶各5g，珍珠、麝香各1g，冰片2g，血竭花、煅龙骨、红升丹各3g。共为细末，敷局部溃疡处，隔日1次。

2方：汉三七、乳香、朱砂、血竭花、海螵蛸各10g，轻粉6g，珍珠、海马、红升丹各5g，麝香1g，冰片3g，煅龙骨15g。共研细末，敷于患处，隔日1次。

[治疗经过及疗效]

1970年9月17日二诊：患者内服1方30余剂，先后加海藻、夏枯草、赤芍、黄芪等，外用1方，精神转佳，患处流脓血水减少，疼痛减轻，周围发痒。唯腹胀痞满，嗳气频作，矢气则缓，诊脉濡滑，改内服2方，继外用1方。

9月27日三诊：患者内服2方10剂后能下地操持家务，炊薪煮饭。自述外敷药效尤显，患处表面逐渐萎缩，颜色变红，流脓少不带血，仍感胸中痞满，两胁作痛，抽引肩胛，饮食不佳，嗳气欲吐。改用内服3、4方，每3剂后交替服用，外用改2方。

10月16日四诊：患者口干咳嗽少痰，咳引疮痛，夜间加重，知饥不欲饮食，胸闷嗳气，诊脉弦细。改用5、6方，每3剂后交替服用。

12月6日五诊：患者头目昏晕，胃脘痞满，食少欲吐：患处溃疡减少，肉色粉红，嘱内服7方。

1971年1月20日六诊：服药后精神好转，患处溃疡愈合一半，仍有少量脓液，但咳嗽不减，夜烦不寐，嗳气不息，诊脉涩，予内服8方。

4月26日七诊：患者形体消瘦，咳嗽频作，饮食不佳，嗳气不息，头晕体倦，肿瘤渐平，肉色粉红，疼痛严重，二便正常，诊脉细涩。观其脉症，患者皮肤肿物虽有好转，但从整体看，病情有增无减，遵“虚则补之”的原则，拟9方作煎，10方为丸，汤丸并服。

有效。临床症状好转，胸部皮肤溃疡面缩小，且有的地方愈合，但一直流少量黄白稠脓，后来胸前栗粒大肿块增多，全身精气逐渐衰竭，于1973年死亡，治后存活2年半。

【辑者按】皮肤癌是常见癌症之一，主要有两种，即鳞状细胞癌和基底细胞癌。两者均多发生于头面和四肢等身体的暴露部位，占81.1%，非暴露部位仅占少数，为18.9%。皮肤癌年发病率为2.37/10万人口，男性较多，男女之比约为2:1。皮肤癌主要发生在老年人，高发年龄为50～60岁，40岁以下比较少，20岁以下更罕见。鳞癌为我国皮肤恶性肿瘤中最常见者，其发生率占皮肤癌肿的80.3%，其次为基底细胞癌、恶性黑色素瘤以及淋巴网状系统肿瘤。皮肤癌病因尚不清楚，一般认为都发生在慢性皮肤病的基础上，如角化病、着色性干皮病、黏膜白斑、盘状红斑狼疮、放射性皮炎或溃疡、慢性溃疡和瘘管等。而基底细胞癌还常发生在老年人的萎缩皮肤上。

皮肤鳞癌可发生于皮肤或黏膜，好发于颞、眼睑、耳、头皮、唇、口腔等部位的原有皮肤病上，也可发生于龟头和女阴，很少发生于正常皮肤，其大多数恶性程度不高。按细胞分化的不同分为Ⅰ、Ⅱ、Ⅲ、Ⅳ级。

基底细胞癌可来源于表皮及皮肤附件，好发部为眼眦、鼻、鼻唇沟和颊部。肿瘤由基底细胞构成，恶性程度较低，组织学可分为未分化和分化的两大类。

皮肤癌的诊断可由病理活检确诊。西医学对其治疗主要为手术和放疗，早期病例5年生存率分别为81.8%和79.2%。基底细胞癌的疗效（90.3%）比鳞状细胞癌（71.6%）为优，二者中晚期病例疗效较差，但中、晚期患者还是占大多数。因此，尽管皮肤癌恶性程度较低，亦应争取早期诊断，早期治疗，和运用中西医结合疗法，以提高疗效。

中医学称皮肤癌为“反（翻）花疮”。《诸病源候论》曰：“反花疮者，由风毒相搏所为。初生如饭粒，其头破则血出，便生恶肉，渐大有根，脓汁出。肉反散如花状，因名反花疮。”《圣济总录》曰：“疮生恶肉，久则反出于疮外，故谓之反花疮。其初如饭粒，破之血出，余毒尚炽，恶肉随生，根涂而脓溃。此皆风热毒气所作也。”以上描述与皮肤癌破溃后菜花样病变及感染等情况相似，还指出其病因为风热毒气。《薛氏医按》云：“翻花疮者，由疮疡溃后，肝火血燥生风所致。或疮口胬肉突出如菌，大小不同，或出如蛇头，长短不一。治法当滋肝补气，外涂藜芦膏，胬肉自入。须候元气渐复，脓毒将尽，涂之有效，不然，虽入而复溃。若误用刀针蚀药灸火，其热益甚。或出血不止，必致寒热呕吐等症，须大补脾胃为善。”此亦描述了皮肤癌的症状，并明确指出了其病因病机治法和应用内服药物及外用药相结合的治疗原则。《医宗金鉴》谓：“翻花疮因生疮溃后，努肉自疮口突出，其状如菌，头大蒂小，愈努愈翻，虽不大痛，大痒，误有触损，流血不住，久则亏虚。总由肝虚，怒气血燥而成。”因此，中医学认为皮肤癌是由风毒燥热之邪久羁留恋肌肤，内耗阴血，夺精灼液。致肝血枯燥，难荣于外；脾胃虚弱，肌肤失养；肺气失宣，皮毛不润，故生恶疮。治则应内外同步，内治以养血滋肝，清热解毒；外治以解毒抗癌，祛腐生肌。

本病组验案3则，男性2例，女性1例，均为59岁以上的老年人，均运用中医内外合治疗法取得较好疗效。

王老和田老验案2则，分别确诊为鳞状细胞癌和基底细胞癌。案1患者肿瘤生于左面颊部耳前方，如鸡卵大小，呈菜花状，有分泌物和臭味。案2患者肿瘤生于口唇右上方至鼻唇间，约2.5cm×4.0cm×2.0cm大小，坚硬触痛，剥去痂皮见凹凸不平溃疡面，有臭味。根据其皮损证候，均为热毒羁留肌肤所致，故治以清热解毒，祛腐生肌，内外合治之法。外用王老祖传秘方白砒条，一效膏以局部解毒祛邪，祛腐生肌为主；内服清热解毒汤以抑制体内邪毒，使其不致外攻肌肤。故内毒得清，外邪得去，皮癌自愈。2案已分别追访2年和10年未复发。

张老验案亦系皮肤癌，生于非暴露部位左乳房处皮肤，呈菜花样，破溃流脓血，剧痛。并有神疲乏力，心悸气短，头痛失眠，咳嗽纳差等全身症状，脉象滑数。可见本案病情复杂，虚实夹杂。从局部皮损来看，由湿热痰毒，气滞血瘀所致；从全身症状看，又见气血不足，正气虚损之象；脉滑数亦为湿热痰毒之征。故本案属正虚邪实之证，治宜内外合治，扶正祛邪。内服方用银翘、公英、地丁清热解毒；“二陈”、杷叶、竹茹、贝母、桔梗、山慈菇、山豆根、海藻、硇砂化痰止咳，软坚散结；皂角刺、乳香、没药、炮山甲、红花、蜈蚣理气行滞，活血祛瘀；八珍汤加黄芪、山药、薏苡仁益气补血，健脾护胃。再合外用方解毒抗癌，祛腐生肌。故正复邪去，诸恙好转有效，但终因癌毒猖獗，精气衰竭，治后存活2年半死亡。

四十九、粉瘤癌

邓以林案

季长清，男，35 岁，湖北省沔阳县彭场公社何场中学教师。1978 年 7 月 9 日初诊。

[西医学检查] 1978 年 5 月武汉某某医院及湖北某某医院均病理诊断：粉瘤癌。

[临床证候] 患者 1978 年 4 月右侧胸、背部各生一肿物，约 2cm×2cm×1.6cm，粉红交络，肩背掣痛，中西药治疗月余无效，病理确诊为粉瘤癌。患者悲观失望，自云存活不久，烟侣酒伴，聊遣残日。1978 年 7 月 9 日，其弟从部队探亲回家力邀余治。

症见背部、胸部（右侧）各一肿瘤，瘤体粉红，脉络缕布，右侧腋下淋巴结肿大，按之右半身如电束掣痛，上肢青筋显露，唇如紫色桑椹，形体消瘦，头晕难支，情绪低沉，食欲锐减，舌质绛，苔白厚而糙，脉象弦数。

[中医辨证与治法] 素嗜烟酒，火盛血燥，热毒相搏，痰凝气结，血络瘀阻。立清热解毒，化痰活血，软坚抗癌之法。

[方药]

（1）内服方

1 方：白花蛇舌草 60g，紫花地丁、夏枯草各 30g，生地、天花粉、金银花、昆布、海藻各 15g，大贝母、炮山甲、赤芍、丹皮、红花、制乳香、制没药各 10g，血竭 6g。水煎 2 次，合并滤液，加蜂蜜 60g，浓缩至 300ml，日服 4 次。嘱禁烟戒酒及肥腻炙煿等物。

2 方：白花蛇舌草、紫花地丁、生地各 30g，玄参、天冬、麦冬、玉竹、黄芪各 15g，天花粉、丹皮、当归、白芍、赤芍各 10g，皂角刺、木通、甘草各 6g。取上药 30 剂，合煮 2 次，并滤液，浓缩，加蜜 2000g，熬成稀膏，每服 2 汤匙，日 3 次。

（2）外治方

1 方：雄黄 6g，蟾酥 3g。共磨细粉，将药粉少许蘸在瘤体顶端，用敷料固定，日换 1 次。

2 方：提脓丹（武汉中联制药厂成品）2 支，麝香 2g，共磨细粉，适量蘸溃破处，包扎固定，日换 1 次。

[治疗经过及疗效]

第一阶段（1978 年 7 月 9 日 ~9 月 24 日）：服 1 方 60 剂，瘤体缕丝脉络颜色变红，身痛缓解。治程中（9 月 13 日）并发阑尾周围脓肿，髂窝脓肿，对症治疗，迅即消退，瘤体如故。热毒与气血胶结深痼，内治难以毕功。

第二阶段（1978年9月25日~10月17日）：内服1方，每日1剂，外用1方，内外合治，越3日，瘤顶溃破，痛痒难忍，未见血水及脓液，穿透之方不宜续用，急谋更方。遂外用2方，连敷10天，瘤体全部剥离，边缘有少许渗出浆液，续换7天，瘤体拔落愈合。

第三阶段（1978年10月18日~12月18日）：通过内外合治，瘤体顺利拔除，踞于血络之毒热，必赖内服扶正解毒之剂以毕其功，进服2方。越2个月，诸症悉除，精神焕发，心情爽朗，上班工作。

痊愈。临床症状消失，肿瘤拔除，至1983年12月已健康存活5年余。

【按语】《医宗金鉴·外科》载："瘿瘤二证，发于血肉筋骨之处。瘿者，如瘿络之状；瘤者，随气留住……软而不硬，皮色淡红者，名脂瘤，即粉瘤也。"中医学所载之粉瘤，"全系痰凝气结而成"。此患者平素嗜烟恣酿，火盛血燥，复被热毒搏结，随气凝滞不散，因而血络瘀阻而为瘤肿，遂内外合治而奏全功。

【辑者按】粉瘤即表皮样囊肿的旧称，粉瘤癌是表皮样囊肿发生癌变的结果。表皮样囊肿为位于真皮或皮下脂肪的鳞状上皮囊肿。此证极常见，可单发或数个，多发者甚少见。男女老少皆可患，多见于中年以上患者。好发于头皮、耳周围、颈项部、臀部、后背等处，但身体任何部位皆可发生。肿物一般为紧张而软的圆形结节，大小不等，直径有数毫米至数厘米，与表皮粘连，基底可推动，不痛也不破溃，触之呈囊性，有捏泥感，有钙化时质硬。病理活检可确诊。西医学对其治疗为早期手术切除，手术时需将囊壁全部剥去，否则可复发。

表皮样囊肿少数可以癌变，占手术切除者总数的3.9%，男女发病数相似，年龄28~71岁，平均52.7岁。恶变时肿物变硬，固定，呈结节状，破溃不愈，流出黄水或排出粉样物；生长加速或疼痛等。当癌组织明显浸润周围组织，且与基底部固定时，转移的机会较高。其诊断可由病理活检确诊。西医学的治疗方法应行局部广泛切除并淋巴结清除术，预后较好。

中医学亦称本病为"粉瘤"，又称"脂瘤"和"发瘤"。《外科正宗》载曰："粉瘤红粉色，多生耳项前后，亦有生于下体者，全是痰气凝结而成，宜铍针破去脂粉，以三品一条枪插入瘤顶，以净内膜自愈"。又曰："发瘤多生于耳后发下寸许，软小高突，按之不痛，亦针之，粉发齐出。"《医学入门》记载"脂瘤红粉色、全是痰结，用利刀破去脂粉则愈"。《医宗金鉴》指出："软而不硬，皮色淡红者，名脂瘤，即粉瘤也。"这些记载均描述了本病的临床症状，并指出病因病机为痰气凝结，治疗方法应手术切除，并“以净内膜”（即连同囊壁全部切除之意）。但癌变后多表现为热毒与痰气瘀滞，治则内外合治，清热解毒，化痰祛瘀。

邓氏验案系粉瘤癌，纯用中医内外合治疗法。肿瘤生于胸背部各一，约2cm×2cm×1.6cm大小，瘤体破溃，渗出浆液，并有形瘦头晕，纳食锐减等全身症状。舌绛苔白厚而糙，脉弦数。是属热毒痰瘀，耗气伤阴之证。内服方用白花蛇舌草、紫花地丁、金银花清热解毒，夏枯草、昆布、海藻、贝母化痰散结，炮山甲、赤芍、红花、乳香、没药、血竭、皂角刺破瘀消肿，黄芪、“四物”、玄参、天冬、麦冬、玉竹养血育阴，益气扶正。合外用方解毒消瘤、祛腐生肌，终使瘤体拔除，显见神功，已健康存活5年余。

五十、多发性脂肪瘤

施今墨案

李玉茂，男，40岁，新疆自治区经委秘书长。1963年春季诊治，门诊号：特274号。

[西医学检查] 1963年春北京协和医院诊断：多发性脂肪瘤。

[临床证候] 患者1963年春发现臀部有3个皮下结节，各如蚕豆大小，略有痛感。脉象沉细，舌苔薄腻。曾患胃及十二指肠溃疡病和肺结核病，现若饮食不当，即感上腹部隐痛。

[中医辨证与治法] 肺脾两虚，痰浊阻络，凝而成瘤。立补肺健脾，化痰通络，理气散结之法。

[方药] 朝鲜参、化橘红、远志、石菖蒲、海浮石、柴胡、枳实、川郁金、乌蛇肉各30g，白术、瓦楞子、海藻、昆布、当归、白芍、丹参、海螵蛸各60g，半夏、白芥子、胆星、三棱、莪术、沉香、青礞石、猪牙皂各15g，六神曲适量。共研细末，水泛为丸，每丸6g，每次1丸，每天2次，开水送下。

[治疗经过及疗效] 服上药1料后，脂肪瘤全消，再配1料，以资巩固。

痊愈。脂肪瘤消失，2年内未复发。

陈苏生案

毕静真，男，35岁，新疆自治区商业厅干部。1962年诊治，门诊号：62379。

[西医学检查] 1962年上海市卢湾区中心医院病理诊断：脂肪瘤。

［临床证候］患者左股外侧及上肢两臂生脂肪瘤多枚，西医切除后，又在别处赘生，引以为苦，脉舌象无殊。1962年在我院住院治疗。

［中医辨证与治法］风邪入腠，生痰成瘤。立祛风化痰，疏络散结之法。

［方药］千金六甲丸：蜈蚣、全蝎、僵蚕、蝉蜕、炙穿山甲、夜明砂各18g。共研细末，水泛为丸，如绿豆大，每次3g，每天3次。

［治疗经过及疗效］患者服上方1料后已成者逐渐消散，未成者不见赘生。又服1料，脂肪瘤消失。1964年复发，再服原方亦收效。

显效。脂肪瘤消失，但2年内复发。此后又以此方治疗多人，皆应效验。

【辑者按】脂肪瘤为最常见的良性肿瘤之一，主要发生于皮下组织，由成熟脂肪细胞所构成，偶可成坏疽或脂肪坏死。本病可发生于任何年龄，但40%～50%的患者发病于40～50岁。女性多见，女与男之比约为3∶1。病因不明，部分患者显示遗传因素。

脂肪瘤可发生于身体各处，主要见于颈、肩、背、腹部的皮下组织，很少数生长于深部，如在腹腔器官、腹膜后等部位。可单发或多发，为局限性肿块。无疼痛，生长缓慢、表面皮肤正常。瘤体柔软，境界清楚，常可发现其分叶，一般与基底组织不愈着，故稍可活动。临床上分为单发性、多发性和先天性弥漫性三种类型。本病根据临床症状可诊断，由病理活检确诊。西医学对其治疗，单发性者可行手术切除，多发性及弥漫性者无根治疗法。

中医学认为本病属“肉瘤”、“气瘤”范畴。《外科正宗》瘿瘤论中说：“肉瘤者，软若绵，高似馒，皮色不变，不紧不宽”，又说“气瘤者，软而不坚，皮色如故”。《医学入门》总论瘤之“原因七情劳役，复被外邪生痰聚瘀，随气留住，故又曰瘤，总皆气血凝滞结成。”盖脾主肌肉，郁结伤脾，肌肉消薄，土气不行，逆于肉里，致生肉瘤。故肉瘤治宜理脾宽中，疏通戊土，开郁行痰、调理饮食。又肺主气，劳伤元气，腠理不密，外寒搏之，致生气瘤。故气瘤治当清肺气，调经脉，理劳伤，和荣卫，通气散坚。因此，本病系气血痰瘀，脾肺失调，故治则健脾益肺，理气和血，化痰祛瘀。又风为外邪之首，百病之长、风邪入腠，搏津生痰，致生风痰成瘤。故风痰治当祛风化痰，疏络散结。此乃本病之变，不可不知也。

本病组验案2则，均为男性，年龄分别为40岁和35岁。由临床表现或病理活检诊断为多发性脂肪瘤。施老验案系肿瘤生于臂部，3个，各如蚕豆大小，略痛，脉沉细苔薄腻，并有肺结核及消化性溃疡病史。是由肺脾两虚，痰气凝滞所致。治宜补肺健脾、化痰理气。方用归芍六君汤、导痰汤、六安煎（《景岳全书》）、四逆散、礞石滚痰丸、海藻玉壶汤等化裁加减，组成新方。药用朝鲜参、白术、神曲补肺健脾，柴胡、枳实、三棱、莪术、沉香理气行滞，化橘红、远志、石菖蒲、海浮石、昆布、海藻、半夏、白芥子、胆南星、礞石、皂角、乌梢蛇等化痰通络、解凝散结，瓦楞子、海螵蛸消痰和胃，当归、白芍、丹参、郁金和血活血。可见施老治疗肿瘤注重扶正祛邪，培补后天，调理气血。而且辨证准确、组方灵活，遣药柔中有刚，刚中有柔，刚柔相济，则获效稳健，肿瘤可愈。

陈老验案系肿瘤生于左股部及两上肢臂部多枚，手术切除后别处赘生。乃风邪入腠，生痰成瘤，此风痰之患善行而数变故也。治宜祛风化痰，疏络散结为法。方用千金六甲丸治之。全蝎、蜈蚣解毒消瘤，有以毒攻毒之效，且全蝎善治风痰；白僵蚕“治风化痰，散结行经”（《本草纲目》），与全蝎同为治风痰要药，二药为伍则有相须作用；蝉蜕散风凉热，宣肺达邪，夜明砂散血消积，疏络祛瘀；穿山甲药性“善窜，专能行散，通经络达病所”（《本草从新》）。故六甲合用，则有祛风消痰，解毒祛瘀，以杜瘤源之功，而达已成能消，未成不生之效。

五十一、后腹腔脂肪肉瘤

叶朗清案

钱慧君，女，34岁，贵阳十四中学教师。1980年6月2日入院，住院号：424017。

［西医学检查］1980年6月上海市第一人民医院I. V. P造影示：左肾受压，推移向右上内侧移位；左输尿管上段亦受压，未见积水；左上腹见有类圆形肿块影，将胃向内侧推移。钡剂灌肠示：结肠脾曲有压迹，诊断：后腹腔恶性肿瘤。

1980年6月23日剖腹探查示：术中见肿块来自后腹腔，约有14cm × 20cm × 10cm大小，质实偏硬固定，与脾、胰尾及腹主动脉均有浸润，表面血管怒张。病理活检报告：脂肪肉瘤。

［临床证候］患者于44天前第一胎分娩，足月顺产，产后第10天感左肾区及左上腹部疼痛，以后间歇发作，未加注意，昨天突然上腹部疼痛加剧，伴高热、呕吐而入院。入院后用大剂量抗生素治疗，并剖腹探查，病理活检，确诊为脂肪肉瘤，不能切除而关腹。术后出现药物性皮疹，不宜化疗及放疗，而用中医中药治疗。

诊其全身遍布皮疹，瘙痒难忍，精神萎顿，头晕如旋，动则心悸气急，口渴欲饮，胃纳不佳，大便艰结，腹部左侧按之有一包块，苔少质红，脉细弦。

［中医辨证与治法］病发产后，复经手术，气血皆虚，邪热侵营，灼伤阴液，积而成聚。立养阴清营，消坚解毒之法。

［方药］大生地、北沙参、嫩白薇、海藻、昆布各12g，大麦冬、赤芍、夏枯草各9g，丹皮6g，龙葵、白英、白花蛇舌草各30g，蛇莓15g。水煎服，每日1剂。

［治疗经过及疗效］患者从1980年6月25日开始服用上方1个月，病情显好，疼痛消失，肿瘤逐渐缩小，于7月30日出院，带药继服。视其舌红已退，而面色萎黄，阴液虽渐复，而气血未充，遂去丹皮、赤芍、白薇等清营凉血之味，加潞党参、炙黄芪、熟地黄、制首乌各12g，制黄精30g，枸杞子9g以补气血而养肝肾。服至1981年1月24日，作胃肠钡剂复查，胃及小肠无明显外压现象，继续服药随访。

显效。临床症状消失，肿瘤显著缩小，1981年6月20日B型超声波探测示：3cm×3.1cm，并恢复工作。

【按语】脂肪肉瘤属中医学“癥”、“积”一类疾患。本案发生于后腹腔，且与周围组织器官粘连，故质地较硬，基底固定，手术困难。正如《诸病源候论》说：“癥病之候，腹内块，按之牢强，推之不移动是也。”又说“产后而有癥者，由脏虚余血不尽，……血则凝结而成癥也。”《活法机要》中亦认为“壮人无积，虚人则有之”，并指出“故治积者，当先养正则积自除”，“若遽以磨坚破坚之药治之，疾须去而人已衰矣。”本例乃病发于新产之后，又邪热侵营，灼伤阴液，复经手术，气血两虚更甚，立扶正祛邪，标本同治，消补兼施之法，在用药上力求扶正不留邪，祛邪不伤正，终获较为满意的疗效。

【辑者按】脂肪肉瘤为软组织中常见的间叶向脂肪细胞改变的一种恶性肿瘤。在软组织肉瘤中居第四位。男性稍多于女性，男女比例约为1.3∶1。可发生于任何年龄，但大多数在40岁以上，而且多见于中年男性。幼年和青年的脂肪肉瘤常为分化较好型，而中年及老年者多为分化不良型。本病可原发，亦可在脂肪瘤的基础上发展而来。本病可发生远处血行转移，分化不好者有30%~40%发生转移，而分化好的则较少转移。本病之诊断需要结合临床与病理活检才能确诊。西医学对本病的治疗可行外科根治性手术切除，5年生存率为59.5%。单独放疗效果不满意。

中医学对本病的认识属于“肉瘤”范畴，生于腹腔者属于“癥积”范畴。然中医学称之为“肉瘤”之病，亦有良性与恶性之分。《外科正宗》和《医宗金鉴》中所说的肉瘤“或软如绵，或硬如馒，皮色如常，不紧不宽”，显然属于良性肿瘤，即西医学脂肪瘤。但《千金方》指出“肉瘤勿疗（指手术），疗之杀人，慎之又慎。”《三因方》亦说：“瘤则有六，骨瘤、脂瘤、气瘤、肉瘤、脓瘤、血瘤，亦不可决溃，肉瘤尤不可治（亦指手术），治则杀人。”《薛氏医按》曰：“若郁结伤脾，肌肉消薄，外邪所搏而为肿者，其自肌肉肿起，按之实软，名曰肉瘤。”可见，这部分肉瘤可引起肌肉消瘦，并且不能轻易手术切除，预后较差，属于恶性肿瘤，即西医学脂肪肉瘤。《石室秘箓》又将良性者称为“肉瘤”，恶性者称为“物瘤”，曰：“肉瘤最易治，物瘤则根大最难治。”本病的病因病机亦如李梴所说“外邪生痰聚瘀”，“气血凝滞结成”（《医学入门》），外邪有寒热火毒之不同，机体有正气盛衰之殊异，治当审之。

叶老验案系脂肪肉瘤。肿瘤生于后腹腔，剖腹探查后因广泛粘连，不能切除而关腹，纯用中医治疗。热毒内蕴，炼津成痰，聚为癥积，故见腹部肿块；热毒萌发，则发热腹痛；邪热侵营，则见皮疹；灼伤阴液，则口渴便结；胃阴受损，则纳谷不佳；舌红苔少脉细弦，为邪热侵营伤阴之征。又因患者发病于产后，并经手术，大伤气血。因此，本案为邪实正虚之证，邪实为热毒侵营；阴伤痰结；正虚为气血两亏。故治宜清营凉血，清热解毒，化痰散结，益气补血，扶正祛邪。方用生地、赤芍、丹皮、白薇清营凉血，龙葵、白英、白花蛇舌草、蛇莓清热解毒，夏枯草、昆布、海藻化痰散结，沙参、麦冬养阴生津，则热退痛止，邪气已去，再加党参、黄芪、熟地、制首乌、制黄精、枸杞子益气补血，则扶正而不留邪，故获显效。

五十二、左股部滑膜肉瘤

林芹璧案

阎炳惠，女，13岁，学生。1971年10月9日初诊。

［西医学检查］1971年7月洛阳市涧西医院病理诊断（病检号：712409）：左大腿软组织恶性肿瘤。

1971年9月27日河南医学院病理教研组会诊诊断：左大腿肉瘤。肿瘤细胞呈弥漫性分布，大小不等，有异型性，并见多数多核巨细胞，少数瘤细胞，胞浆内有空泡（肿瘤分类待确定）。

1971年10月2日送切片请北京首都医院病理科会诊诊断（会诊号：7612）：左股部滑膜肉瘤。

［临床证候］患者于1971年7月左大腿上三分之一后面长一黄豆大肿块，局部疼痛，高烧达39℃以上，经服药及注射青、链霉素均无效。月余后肿块顶端色变青紫，在当地医院切开引流，流出很多紫暗色血样物，疮面迅速扩大，周围肉芽组织呈菜花样翻长，血性分泌物极多，后又切除肉芽组织前后达6次。因病情日益加重，切取患部活体组织送病检，确诊肉

瘤。省级医院劝其立即截肢，患者坚决拒绝，要求中医治疗。

患者食欲不振，近来更不思食，精神萎靡，周身乏力，逐日消瘦。左大腿伤口及腹股沟部疼痛难忍，无法行动，大便每日1～3次，稀软。舌质尖稍红，舌苔白黄厚腻，脉左沉细弱，右沉细弦。检查心、肺、肝、脾、肾均（－）。左大腿肿胀粗大，活动受限。大腿上三分之一后侧有6cm×6cm溃疡，表面有大量黄白红色分泌物，肉芽组织高低不平，呈菜花样外翻，周围青紫肿胀，按之发硬。左腹股沟有一个5cm×4cm肿块，质硬，表面不光滑，固定不移，压痛显著，活动大腿时该肿块疼痛难忍。血常规：红细胞 3.02×10^{12}/L，血红蛋白58g/L，白细胞 6.5×10^{9}/L，中性0.79。

［中医辨证与治法］肝脾失和，脾运失职，痰湿留滞，郁久化热，湿痰热毒下注，腐肉乃生。立疏肝理气，健脾和胃，清热解毒，开郁化痰，软坚散结之法。

［方药］

1方：全当归、蒲公英、板蓝根、白花蛇舌草、海藻、昆布各15g，青皮、陈皮、赤芍、白芍、半夏各9g，连翘、茯苓各12g，川郁金6g，川楝子4.5g，半枝莲、核桃树枝、神曲各30g，活蟾蜍1个（去内脏）。每日1剂，水煎服。另20%核桃树枝注射液2ml肌内注射，每日1次。

2方：金银花、连翘、生薏苡仁、土茯苓、板蓝根、蒲公英、全当归、核桃树枝各30g，海藻、昆布、玄参、焦三仙各15g，山药18g。水煎服，每日1剂。

3方：生薏苡仁、全当归、败酱草、白花蛇舌草、核桃树枝各30g，生黄芪、海藻、昆布、焦三仙各15g，赤芍、白芍、鸡内金各12g，陈皮、半夏各9g，连翘15g。水煎服，每日1剂。

［治疗经过及疗效］

1971年10月16日二诊：服1方6剂，食欲好转，大便日1次，舌尖红，苔薄黄，两寸脉浮数，两关尺脉无力，伤口已缩小三分之一。上焦热毒极盛，应以清热解毒、软坚散结立法，嘱服2方。同服维生素C 100mg，维生素 B_1 20mg，每日3次。

10月26日三诊：2方加减服9剂，腹股沟淋巴结缩小，患者之母给予贴麝香黑膏药后，伤口分泌物极多，左腿疼痛剧烈，胃纳又较前差，舌质稍红，苔薄白干，右脉濡，左寸微数，治以健脾运湿，兼清上焦热毒，改服3方，停用黑膏药，另用20%核桃树枝药水浸湿纱布外敷，每日换药1次。

11月1日四诊：食欲大增，二便正常，伤口分泌物减少，疮面1.5cm×2cm，左腹股沟淋巴结已缩至花生米大，舌质淡红，苔薄白，3方加减再服10剂。

11月14日五诊：伤口分泌物显减，疮面及腹股沟淋巴结又缩小，拟养阴清热之剂善后。

痊愈。1972年春节前伤口完全愈合，腹股沟淋巴结消失，患处残留瘢痕约5cm，脸色红润，体重增加，1975年参加工作。1983年12月随访，全日上班，身体健康，已于1983年5月结婚，今孕已5个月，无任何不适，已存活12年以上。

【按语】 四肢软组织肉瘤的发病原因，西医学认为可能和病毒有关，与中医学的“肚门痈”、“翻花疮”类似。从本案证候分析，属脾失健运，湿热毒盛，气血郁结，腐肉为脓所致。

中医治疗下肢肉瘤必须从整体观念出发，充分调动病人主观能动性，并抓住湿热病毒这个主要矛盾，运用清热利湿解毒法进行治疗，是治标之法。但只有脾运健旺，水湿之邪不得内蕴，痰湿热毒之源始能根绝，这才是治病求本。然清热利湿和健脾运湿二者是对立统一的，必须灵活辨证。本案肉瘤部位在一条足太阳膀胱经上，位于殷门穴处，而主要表现为虚证，运用“虚则补之”之法，经用黄芪等补脾益气，托毒生肌，病情迅速好转而获愈。

【辑者按】 滑膜肉瘤是起于滑膜细胞的恶性肿瘤。居软组织肉瘤的第二位，约占14.6%。男女发病数相似。患者年龄在12～66岁之间，多见于青壮年，3/4发生在20～50岁之间。肿瘤多发生于肢体关节附近，有时可发生于肌腱和筋膜上。依次为大腿、上臂、小腿、肘、前臂、手、足等，多见于下肢，占50%；也可发生在头颈部、躯干、腹膜和咽侧壁。此瘤恶性程度较高，但也有低度恶性的。本病病因不明，有良性滑膜瘤长期静止（7～30年）而突然增长恶变成滑膜肉瘤者，偶见明显外伤诱发滑膜肉瘤。

本病诊断可由病理活检确诊。西医学对本病的治疗应以手术治疗为主。已证实为滑膜肉瘤者，应作截肢；局部切除极易复发，预后不佳，复发率可高达60%以上。第一次复发平均为术后1年3个月。第二次约为11个月。复发愈频繁，时间愈短，最终出现广泛转移而死亡。5年生存率为(42.9±5.7)%，10年和15年生存率均为（35.4±6.2)%。

中医学认为本病属“筋瘤”、“缓疽”、“肚门痈”、“翻花疮”（见皮肤癌）等病范畴。《薛氏医按》曰：“若怒动肝火，血涸而筋挛者，其自筋肿起，按之如筋，久而或有血缕，名曰筋瘤。”《外科正宗》云：“筋瘤者，坚而色紫垒垒，青筋盘曲，甚则结若蚯蚓。”这些与本病表现的无痛性肿块发生于关节附近或肌腱筋膜，硬韧固定相似。又《诸病源候论》曰：“缓疽者，由寒气客于经络，致荣卫凝涩，气血壅结所成。其寒盛者，则肿结痛深，而回回无头尾，大者如拳，小者如桃李。……其肿如肉相似，不甚赤，积日不溃，久乃变紫暗色，皮肉俱烂，如牛领疮，渐至通体青暗，不作头而穿溃脓出是也。以其结肿积久而肉瘤坏迟，故名缓疽，亦名肉色疽也。缓疽急者，一年杀人，缓者数年乃死。”《医宗金鉴》指出：“缓疽由外寒深袭，血瘀凝滞而成。生于两膝上，或生于膝两旁，肿硬如馒，木痛日增，其色紫暗，积日不溃，……肿久则腐烂肌肉、皮肤。”又说“肚门痈，生于大腿肚，箕门痈生于股内近膝。初起红肿焮痛，若焮肿便秘、烦躁饮冷，脉数者，热淫于内也。”这些描述与本病有痛性肿块和晚期出血坏死相同。通上所论，可见本病由肝火热毒、寒客经络，痰凝血瘀所致。故治则肝火宜清泻，热毒宜清解，寒邪宜温散，痰凝宜化解，血瘀宜活祛。当然，正气已虚者，应立扶正祛邪之法。

林老验案系左股部滑膜肉瘤，拒绝截肢，要求中医治疗。肿瘤坏死呈菜花样，疼痛难忍，舌红苔黄腻。此乃湿热痰毒下注，邪气实也；又见形瘦乏力，神疲纳呆，脉象沉细，乃脾失健运，正气虚也。治宜清利湿热，解毒化痰以祛其邪；健脾和胃，益气养血以扶其正。方用蒲公英、板蓝根、白花蛇舌草、金银花、连翘、半枝莲、核桃树枝、败酱草、土茯苓、蟾蜍清利湿热解毒，昆布、海藻、半夏、陈皮化痰散结；黄芪、当归、白芍、山药、薏苡仁、鸡内金、焦三仙益气养血，健脾和胃。此乃扶正祛邪、标本同治之法，肉瘤愈合，已健康存活12年，并婚孕。

五十三、横纹肌肉瘤伴肺、心包及骨转移

高肇基案

李某某，女，40岁，1981年3月27日初诊，门诊号：78－19341。

[西医学检查] 1981年1月上海新华医院病理诊断：滑膜肉瘤。

1981年3月上海肿瘤医院病理诊断：横纹肌肉瘤，胚胎性。同年12月5日该院X线胸片示：近右肺门有两个核桃大小阴影。意见：恶性肿瘤肺转移灶。同年12月26日该院X线胸片示：心包积液，伴第二肋病理性骨折。

[临床证候] 1980年8月发现左腹股沟肿块，无明显疼痛，于新华医院手术切除。出院后仅1个月余，在原病灶上部又长出肿块，并渐增大至鸡蛋大小。1981年1月再次手术，病检为“滑膜肉瘤”，经草药治疗，未能控制，且予原病灶处再长出卵圆形肿块，约6cm×4.5cm×4.5cm大小。1981年3月在肿瘤医院诊治，再次活检，确诊横纹肌肉瘤，并考虑作左骨盆以下截肢术，患者拒绝，遂来中医研究所高老处求治。

左臀腿疼痛，左下腹胀，口干，尿黄，舌苔薄黄，脉细。

[中医辨证与治法] 湿热内蕴，痰凝气滞，瘀阻经络，气阴两虚。治宜先清热利湿，化痰通络，软坚散结；再补气滋阴，扶正祛邪。

［方药］

1方：夏枯草、白花蛇舌草、生牡蛎各30g，海藻、山豆根、昆布、猪苓、茯苓各15g，泽泻21g，炮山甲、炙鳖甲、路路通、木瓜、橘核、荔枝核各9g，牛膝、石斛各12g。水煎服，每日1剂。

2方：党参、石斛、忍冬藤各12g，生黄芪、夏枯草、石见穿、白花蛇舌草各30g，生白术、路路通、土鳖虫、牛膝各9g，茯苓、海藻、马鞭草各15g。水煎服，每日1剂。

3方：生晒参（另煎）、旋覆花、远志、蜂房各9g，生黄芪、白花蛇舌草、白毛藤、鱼腥草、生薏苡仁各30g，沙参、夏枯草、百部、八月札、冰球子各15g，麦冬、茯苓、当归各12g，代赭石（先煎）18g，僵蚕3条。水煎服，每日1剂。

4方：白毛藤、白花蛇舌草、生牡蛎、猪苓、茯苓、枇杷叶、生黄芪各30g，夏枯草、泽泻、冰球子、全瓜蒌各15g，炮山甲、路路通、苍术、白术、杞子、菊花各9g，天龙3条，三七片（分吞）。水煎服，每日1剂。

［治疗经过及疗效］

1981年5月5日诊：服1方6周后，症情稳定，肿块缩小，左腿沉重感，苔腻舌胖，脉细，拟扶正祛邪兼施，改服2方。

12月5日诊：服2方出入，至11月中旬病情稳定，肿块消失。但近2周来，心悸胸闷，咳嗽气促，X线胸片示：近右肺门有两个核桃大小阴影，拟诊肺部转移。舌苔腻体胖，脉细，亟宜扶正祛邪，养阴清肺，软坚散结，冀其正复邪退，嘱服3方。

12月26日诊：咳嗽胸闷胸痛均减，但动则气促，低热绵缡。X线胸片示右肺转移灶消失，但伴心包积液，在肿瘤医院两次行心包抽液均为血性，确诊为肿瘤侵袭心包，伴第二肋病理性骨折。苔薄腻，脉虚弦数。守3方加失笑散9g（包煎），枇杷叶、鸭跖草各30g，银花、连翘各12g，以清肃肺经之气，清解心肺之热。

1982年8月28日诊：复查心肺阴性，骨盆股骨、脊柱均无异常，唯头晕失眠，苔腻脉细，遂予4方善后，间服1年。

痊愈。临床症状及肿块消失，X线象阴性，至1983年5月随访，恢复工作，治后已存活2年余。

【按语】本案为恶性肉瘤，伴肺、心包、骨转移，诊断确切，病情多变，治疗复杂。患者始以肿块、疼痛、苔黄之实证明显，故治以祛邪为主。用白花蛇舌草、山豆根等清热解毒；夏枯草、牡蛎、橘荔核、昆布、海藻、僵蚕等软坚散结；山甲、鳖甲等活血消瘀；路路通、牛膝、木瓜等舒筋通络，使气行瘀消，肿块缩小。又见脉细舌胖之虚汪，故用四君、黄芪以扶正，使肿块消失。但又相继出现肺、心包、骨转移，故在扶正与祛邪这两方面均应加强。遂用生晒参大补元气，使正盛邪去；加用蜂房、僵蚕、冰球子、白毛藤、失笑散等祛风攻毒，破癥散结；再以鱼腥草、百部、枇杷叶清肃肺气；银翘、鸭跖草清热解毒。由于扶正祛邪应用得当，患者正气渐复，肿块消退，肿瘤得到治愈。

本案治法以软坚化痰散结为重点，佐以清热解毒，活血通利，与一般治恶性肿瘤以清热利湿为主有所区别。因痰核瘀结不予软坚消散，则湿热难以祛除，通利之剂亦难以奏效。

【辑者按】横纹肌肉瘤是较常见的中度到高度恶性的软组织肿瘤。肿瘤来源于横纹肌细胞或横纹肌细胞分化的间叶细胞。病理组织学分为多形性、腺泡性、胚胎性及葡萄状四型。其发病居软组织肉瘤的第三位。男性患者较多，男女比例为3∶2。任何年龄皆可发病，但以中、老年居多，50～60岁发病数最高，儿童约占20%。不同病理类型的患者，发病年龄、好发部位和恶性程度均不同。多形性多发于老年人，好发部位为下肢，以大腿为多，中度恶性；腺泡性好发于青壮年，多见于头颈、躯干和肢体等处，以上肢为多，恶性度很高；胚胎性和葡萄状型好发于幼儿及少年儿童，前者多发生在头颈部，也常见于泌尿生殖道，发生在肢体的也不少，恶性度比多形性为高。后者常发生在阴道，也可发生在膀胱、前列腺、鼻咽、眼、外耳、胆道等，以局部浸润为主。本病病因不明，少数可由横纹肌瘤恶变而来。病理活检可确诊，以冰冻切片检查为宜。西医学对本病的治疗，多形性以手术切除为主，早期应广泛切除，并清扫淋巴结，晚期应行截肢。胚胎性单纯手术的疗效很差，应辅以化疗、放疗等综合治疗。各种治疗方法的远期疗效均不佳。

本病属于中医学的“肉瘤”、“缓疽”范畴，其发病原因亦为“外邪生痰聚瘀，气血凝滞结成”（《医学入门》）。邪毒内蕴，耗伤正气，故本病亦多为虚实夹杂之证，治则多采取扶正祛邪之法。扶正与祛邪孰主孰次，当根据具体病情而定。高老验案系两次手术并病理确诊为胚胎性横纹肌肉瘤伴肺、心包及骨转移，拒绝骨盆高位截肢术，请求中医治疗。肿瘤生长于左腹股沟处，多处转移，病情危重复杂，治疗棘手困难。但高老洞察病情，抓住其证候表现有肿块，疼痛、苔黄之主症，首先断定以邪实为主，再分析其病邪性质。中医学认为，肿瘤的形成不外于寒凝、热毒、湿聚、痰结、气滞、血瘀、正虚等七种原因。本案黄苔主热，故其病因为湿热痰结，气滞血瘀。治以清解湿热，化痰散结，破滞行瘀以祛邪实。脉细舌胖，乃正虚之征，故益气健脾以扶正虚。又因其多处转移，故加强扶正与祛瘀之力，使邪去则正安，正盛邪自去。治后已存活2年余，恢复工作。

五十四、血管瘤

赵敖大案（舌体血管瘤）

李某某，女，4 岁。1981 年 4 月 10 日初诊。门诊号：813187。

［西医学检查］右舌边肿块，色略紫，质坚作痛，大如白果，舌面高凸不平，如蕈状，舌体不能转动。诊断：舌体血管瘤。

［临床证候］患儿 1 年前因右舌边起一肿块，逐渐增大，经某医院口腔科诊为舌体血管瘤，1980 年 10 月转至上海某医院行激光手术治疗，术后半年来，肿块复发。现舌肿块状况如西医学检查栏所示，伴见流涎难语，饮食难进，哭闹不安。

［中医辨证与治法］心脾积热夹痰瘀阻上窍。立清泄心脾，化痰祛瘀之法。

［方药］大生地 10g，黑山栀 5g，净连翘 10g，京赤芍 5g，粉丹皮 5g，半夏 5g，化橘红 5g，云茯苓 10g，紫丹参 10g，生甘草梢 3g，鲜芦根去节 30g。水煎服，每日 1 剂。

［治疗经过及疗效］服上方 5 剂后，舌部肿块变软，已能咀嚼进食。继进 5 剂，肿块明显缩小。三诊时原方增入川芎 5g，服 10 剂。舌边肿块已缩小如黄豆大小。再进 10 剂，肿块消除，舌软，活动灵活，说话清楚，进食如常。原方再进 7 剂以巩固疗效。

痊愈。

【按语】舌体部血管瘤，西医学以冰冻及手术治疗为主，但术后复发及术后瘢痕挛缩，殊感棘手。而中医认为舌为心之苗，脾脉系于舌本，辨证与心脾二经有关。由于心脾积热循经上冲其窍，复因手术，血络受损，瘀血与痰浊互相蕴结而成。故用生地、山栀、连翘、芦根清泄心脾积热，半夏、橘红、茯苓消痰化浊、丹参、川芎、赤芍、丹皮活血化瘀、散坚消肿，甘草梢和中解毒，调和诸药。全方配伍共奏清泄心脾，化瘀散结，祛瘀消肿之功，药证相对，故能奏效。

门纯德案（右上颌窦血管纤维瘤）

冯佃平，男，16 岁，住山西省天镇县公安局。1974 年 6 月 1 日初诊。

［西医学检查］1974 年 5 月北京首都医院颈动脉造影及病理诊断：右上颌窦青春期血管纤维瘤。

［临床证候］患者右鼻渐进性阻塞，右面部肿胀伴右眼明显突出 1 年

半，经北京309医院、301医院、日坛、友谊、首都医院检查，确诊如上。因手术难度大，故服中药治疗。

右鼻时闭，左鼻半阻塞，右眼视力下降，右耳失聪，右颧骨隆起，右侧硬软腭交界处膨隆，有触痛，压之有弹性感。面色萎黄，精神忧郁，脉沉弱无力。

［中医辨证与治法］气血郁结，败血阻滞。立活血通络，软坚化滞之法。

［方药］

1方：煅牡蛎、当归各18g，玄参15g，川贝母、辛夷各9g，夏枯草26g，莪术5g，两头尖、麻黄各3g，丹参12g，花蕊石6g。水煎服，每日1剂，饭前服。

2方：葛根12g，夏枯草33g，煅牡蛎15g，玄参18g，莪术6g，三棱、三七粉（冲服）、两头尖、辛夷各3g，花蕊石、川贝母各9g，麻黄2g，当归24g。水煎服，每日1剂，饭前服。

［治疗经过及疗效］前进1方30剂，右眼突出较前好转，右眼视力、右耳听力逐渐恢复，右鼻恢复到半闭塞，左鼻通畅。遂将1方斟增活血化瘀之品，为2方，以助化瘀生新之功。

服2方70余剂，双鼻通气如常，右眼视力、右耳听力完全恢复，仅面部略有隆起。

显效。临床症状消失，X线片示：肿瘤明显缩小，已局限于右上颌窦，破坏之骨质已恢复。至1977年随访，已3年未复发，身体健康，参加体力劳动。

秦德平案（左颈部血管瘤）

刘某某，男，70岁，工人。1974年5月11日初诊。

［西医学检查］1974年5月皖南医学院弋矶山医院肿瘤科诊断：血管瘤。

［临床证候］左颈部血管瘤已60多年，初形小，渐增大，至患者成年时，瘤体已长大如鸡卵，至今无变化，质软硬相间，固定，无痛痒。伴见头痛，目胀目赤，呼吸气臭，口苦而干，胁肋胀痛。舌质略红，苔薄黄，脉弦数有力。

［中医辨证与治法］肝胃热毒上攻，煎熬血液成块，瘀阻血脉，而成血瘤。立活血化瘀，清热解毒之法。

［方药］

（1）内服方

1方：当归尾、桃仁泥、红花、赤芍、牛膝、枳壳、柴胡、生蒲黄、炒灵脂、炒黄芩各10g，川芎、龙胆草、生甘草各6g，夏枯草15g。水煎服，每日1剂。

2方：当归尾、红花、桃仁泥、茜草根、蚤休、牛膝各10g，紫丹参、马鞭草、玄参、蛇莓、金银花各15g，土茯苓、蒲公英各30g，生甘草6g。水煎服，每日1剂。

3方：五灵脂、生蒲黄、威灵仙、生大黄、炮山甲、醋鳖甲、紫丹参各30g，制乳香、制没药、三棱、莪术名15g，生甘草10g。共研细末，炼蜜为丸，如黄豆大，每天早晚空腹时各服30丸。

4方：紫丹参、马鞭草、当归尾、蛇莓、醋鳖甲、黄药子、海藻、昆布、炒枳壳各15g，炒灵脂、生蒲黄、桃仁、红花、穿山甲各10g。水煎服，每日1剂。

5方：当归尾、丹参、茜草根、生地、党参、赤芍各30g，生黄芪、土茯苓、鸡血藤各60g，桃仁、红花、蚤休、生蒲黄各15g，生甘草10g。共研细末，炼蜜为丸，如黄豆大，每日早晚空腹时各服30~50丸。

（2）外用方

山慈菇适量，醋磨汁，外涂瘤体，每日3~5次。

[治疗经过及疗效] 1974年5月20日二诊：前进1方10剂，头痛减轻，胁痛已除，目赤口苦好转，血瘤尚无变化，舌质暗红，苔黄厚，脉弦数有力。仍拟原法，予服2、3方，汤丸并进，并外涂山慈菇汁。

5月28日三诊：服2方7剂，同服3方丸药及外涂药，血瘤已见缩小，质地反趋坚硬，方中增入软坚散结之品，改服4方。

6月1日四诊：血瘤已明显缩小，质地变软，效不更方。

6月12日五诊：又服4方10剂，血瘤已仅蚕豆大小，改拟5方丸剂缓图。

6月30日六诊：血瘤已完全消除周余，再服5方丸剂巩固。

痊愈。临床症状及肿瘤均消失，随访2年未复发。

【按语】 本案相当于中医学“血瘤”。《外台秘要》、《三因极一病证方论》等书均有证治记载，治之常以凉血活血为法。本案以血府逐瘀汤活血化瘀，失笑散活血散结，并随证或佐以清热解毒，或辅以疏肝利气，或增入软坚散结之品。辅治之法变换虽多，活血化瘀散结之法则一，终使血瘤消散，说明活血化瘀散结之法为本病重要治法之一。又因瘤在体表，局部用药可使药力直接作用于瘤体。《本草拾遗》谓山慈菇“疗痈肿疮瘘，瘰疬结核等，醋磨敷之”，故以本品醋磨汁外涂，同时增服活血化瘀、破坚消癥之蜜丸，汤丸并用，内外夹治，使瘤块见小。《内经》曰：“大毒治病，十去其六，常毒治病，十去其七……”，故在患者服活血化瘀、攻坚散结之品30余剂，瘤体明显缩小后，改以单用丸药缓图而竟全功。

宋道儒案（左肘血管瘤）

杨某某，男，48岁，已婚，四川省灌县百货公司干部。1983年1月15日初诊。门诊号：0035469。

［西医学检查］1983年1月15日灌县中医院临床检查示：左手肘内侧见3cm×4cm大小一紫红色葡萄状包块，与正中静脉相联，质硬不活动，阻断静脉回流时增大，刺激局部出血。诊断：血管瘤。

［临床证候］患者素体强壮，平时很少生病。5年前因过于劳累，曾患阵发性心动过速，经服中药治愈。1982年10月左手肘内侧长一紫红色小点，逐渐长大，疼痛不适，请西医诊治，决定手术切除。在病灶基部注射麻药时，出血甚剧，未予手术。遂邀余诊治，见肿瘤如上，余无他症。舌质红，苔黄微腻，脉象滑数。

［中医辨证与治法］痰瘀蕴热，郁血凝聚，积为血瘤。治宜祛痰散结，行气消瘀为主，辅以清热消肿，扶正祛邪。

［方药］

1方：加味温胆汤

茯苓、枳实、全瓜蒌各15g，半夏、陈皮、竹茹、三棱、莪术各12g，制南星、炙甘草各6g，白及18g。水煎服，每日1剂。

2方：球肉汤

仙人球60g，猪肉（或猪蹄）250g，炖服。

3方：当归、川芎、赤芍、丹参、降香各12g，白芍、莪术、三棱各15g，甘草3g。水煎服，每日1剂。

［治疗经过及疗效］1、2方同时服用，错时而服，治疗2个月余，连服30余剂，血管瘤全消，唯存一紫色斑痕，乃改服3方，以养血活血，消瘀散结之品巩固疗效。

痊愈。血管瘤全消，至1984年3月已1年余未复发，存留紫色斑痕亦消散。

【按语】本案属中医学“血痣”范畴，前人早有论述。清宋名医唐容川先生认为：“此由肝经怒火，郁血凝聚而成，内服丹栀逍遥散及凉血地黄汤。”（《血证论》评释）笔者根据其脉证，按痰瘀郁热论治，曾治数例，均获良效，录此一案，以冀抛砖引玉。

夏少农案1（右颈部血管瘤）

夏继鸣，男，29岁。1982年2月6日初诊，门诊号：81－166483。

［西医学检查］1982 年 1 月在上海中医学院附属曙光医院对右颈肿块行穿刺术抽出新鲜血液。超声波示：囊性肿块。诊断：血管瘤。

［临床证候］右侧颈部肿块 1 个月余，4cm × 3cm 大小，外观皮色无改变，质软，按之可缩小，肿块不随吞咽上下移动。舌质红，苔少，脉象细数。曾于周浦医院及曙光医院作过 3 次肿块穿刺，均抽出新鲜血液。

［中医辨证与治法］气阴两虚，热毒瘀阻，冲任不调。立益气养阴，凉血活血，调理冲任之法。

［方药］夏氏血管瘤方：黄芪、土茯苓各 30g，生地 12g，北沙参、刘寄奴、淫羊藿各 15g，丹皮、紫草各 10g，蜀羊泉 20g，玄参 6g。

加味：川芎、赤芍、白芍、制香附各 10g，夏枯草 12g。水煎服，每日 1 剂。

［治疗经过及疗效］服上药半月，肿块明显缩小，连续服药 42 剂后，颈部肿块消除，再服 24 剂以巩固。

痊愈。肿块消失，至 1983 年 11 月已 1 年 10 个月未复发。

夏少农案 2　左内腮及面颊部海绵状血管瘤

戚凌云，男，6 个月。1980 年 5 月 27 日初诊，门诊号：80 – 1988。

［西医学检查］1980 年 5 月上海儿童医院、肿瘤医院、市三院均诊断：海绵状血管瘤。

［临床证候］左内腮及面颊部肿块先天即有，曾作干冰疗法 3 次，注射硬化剂 3 次，均无效。现肿块渐增大，质软，色紫红。指纹红润，舌质红，脉细数。

［中医辨证与治法］气阴两虚，胎毒内攻，血热瘀阻。立益气养阴，凉血清热，行瘀攻毒之法。

［方药］夏氏血管瘤方加味：黄芪、北沙参、土茯苓各 10g，生地、丹皮、紫草、刘寄奴、蜀羊泉、淫羊藿各 8g，玄参 5g，加白芍、龙葵各 7g，水煎服，每日 1 剂。

［治疗经过及疗效］服上药 1 个月余，肿块红色逐渐减淡，肿势亦减，连续服药 1 年，红色退尽，肿势亦不显，续服原方以巩固疗效。

痊愈。肿块消失，至 1983 年 11 月随访，已 3 年半未复发。

夏少农案 3（左面颈部海绵状血管瘤）

金凤，女，70 天。1981 年 10 月 17 日初诊，门诊号：82 – 18135。

［西医学检查］1981 年 10 月上海中医学院附属曙光医院诊断：海绵状

血管瘤。

［临床证候］左面、额、颈、耳前后紫红色肿块生来即有，曾在儿童医院服激素1个月半，疗效不佳。近月来肿块生长迅速，左眼难以启合。脉细疾，指纹红润，舌质红，苔薄白。

［中医辨证与治法］气阴两虚，胎毒上犯，发为血瘤。立益气养阴，凉血解毒之法。

［方药］夏氏血管瘤方：黄芪、北沙参、土茯苓各10g，生地、丹皮、紫草、刘寄奴、蜀羊泉、淫羊藿各6g，玄参4g。水煎服，每日1剂。

［治疗经过及疗效］前进上方3个月后，肿块红色开始减退；7个月后，红色减退50%以上；服药1年余，额、颈、耳前后红色肿块已消失，面颊部尚留淡红斑，肿势亦减，左眼已能自然启合；1年半后，面部紫红色肿块已不显，家长欣喜异常，要求继续服药3个月以巩固疗效。

痊愈。肿块消失，治后至1983年11月已2年余，停药4个月未见复发。

夏少农案4（左肘部海绵状血管瘤）

郎进忠，男，41岁。1980年8月2日初诊，门诊号：80－101699。

［西医学检查］1980年7月上海中医学院附属曙光医院血管造影示：海绵状血管瘤。

［临床证候］左前臂肘部肿块7cm×7cm大小，皮色不变，质柔软，有胀痛感。舌质红，苔薄白，脉细数。

［中医辨证与治法］气阴两虚，血热郁毒，积而成瘤。立益气养阴，凉血攻毒，调理冲任之法。

［方药］同夏继鸣案。

［治疗经过及疗效］服药3个月后，肿块缩小为5.7cm×5.7cm大小；服药5个月后，肿块缩小为1.5cm×1.5cm大小；服药1年4个月，肿块消失，与对侧比较相仿，嘱继服2个月以巩固。

痊愈。肿块消失，治后至1983年已3年余未复发。

【按语】血管瘤的西医学治疗方法虽多，但均有一定的副作用和局限性。如冷冻疗法仅适宜于毛细血管；硬化剂适宜小型海绵状血管瘤；手术切除不仅遗留瘢痕和复发，且有大出血的危险，放射疗法将影响幼儿局部骨胳生长；激素疗法也有一定副作用，不宜多服。但中医中药治疗血管瘤，对瘤体本身没有什么刺激性，副作用小，对改善自觉症状，控制瘤体发展和缩小瘤体均有不同程度的疗效。其缺点是服药时间长，见效慢，如何明确中药治疗血管瘤的作用机制，从而指导用药，提高疗效，是关键所在。

血管瘤属中医学“血瘤”，在《外科正宗》中，对其症状、病因均有所描述。认为血瘤系“血热沸腾，加以外邪所搏而成”，但在临床上单用凉血清热法，疗效不显。夏老认为，此乃气不帅血，加上阴虚血热，瘀毒攻伐而成。故我们在1973～1979年应用益气养阴，凉血攻毒法治疗33例，取得一定疗效，但治愈率不高。继之，我们在总结的基础上，认为本病是气阴两虚，血瘀毒攻，故在益气养阴法中佐以调冲任之法，使其达到壮阳生阴，阳生阴长的目的。因此，气阳平复，阴分自调，瘀毒自去，临床疗效显著提高，治愈率从原来6%提高到21.15%，总有效率从84.8%提高到90.4%。

唐庆恩案（左颈部血管瘤）

朱某，男，7岁。1977年6月22日初诊。门诊号：37689。

［西医学检查］左颈部肿块病切诊断为脉管瘤。手术切除后3年复发。肿块大约5cm×6cm，质中偏硬，活动度小，与周围组织粘连，边缘不清，无触痛。

［临床证候］肿块情况如上，兼有形瘦口干，耳窍作胀，听力不聪，舌红苔少，脉细数。

［中医辨证与治法］肝肾不足，阴虚火旺，灼津为痰。立清火化痰，软坚消块之法。

［方药］生地、白芍、麦冬、花粉、象贝、连翘、山慈菇各9g，夏枯草15g，生牡蛎30g。另消散丸（炙甲片、全蝎、蜈蚣、僵蚕等药组成）5粒，一日1次。

［治疗经过及疗效］运用上方治疗，服用30剂后，颈部肿块明显缩小（约1cm×2cm）。继以上方再进72剂。肿块消除。经随访5年，未见复发。

痊愈。

【辑者按】血管瘤是一种由皮肤毛细血管增生扩张所形成的良性肿瘤。有人认为这类肿瘤在组织学上不具有肿瘤的特性，而只是血管畸形，故不是真性肿瘤。本病属先天性疾病，小儿多见，大多在出生时即有，或在出生不久发生，少数在儿童或成人时期开始发病。女性多于男性。

血管瘤最多见于皮肤或皮下，身体各处均可发生，可单发或多发。现临床上一般分为四型：①鲜红斑痣：初生或初生后不久即出现。好发于面部，其次为颈部和躯干等处，多为单侧，发展缓慢，到一定大小就不再扩大。组织病理显示真皮内毛细血管有明显扩张，但无内皮细胞增生。②毛细血管瘤：亦好发于面及头颈部，亦可见于胸、背等躯干部。通常不在出生时出现，而是在出生后数周内出现，数月内增大，生长迅速，多在1岁以内长到最大限度。组织病理显示毛细血管内皮细胞显著增生。③海绵状血管瘤：好发于婴幼儿，出生后即出现，随年龄而增长，达成年时即停止生长。常多发，位于皮下和黏膜下，也可位予肌肉、骨骼等深部组织。好发于颜面、颈、项及头部。本型有持续存在和不断增大的倾向，偶可达到惊人的大小。本型还可恶性变，继发为血管肉瘤。④混合血管瘤：由两种类型血管瘤混合存在，而以一型为主。

血管瘤一般临床诊断不难，而深在的海绵状血管瘤，往往在外科手术或活检时得到确诊。西医学对本病的治疗根据其型别、部位等具体情况而定。治疗方法有手术、冷冻、注射硬化剂、放疗、激素及激光治疗等。各疗法的效果未见明确的记载。

中医学将本病称为“血瘤”、“血痣”、“胎瘤”（红丝瘤）。《薛氏医按》说：“若怒动肝火，阴血沸腾，外邪相搏而为肿者，其自肌肉肿起，久而有赤缕，或皮俱赤，名曰血瘤。”《医学入门》曰：“心主血，劳役火动，阴火沸腾，外邪所搏而为肿曰血瘤。”《证治准绳》云：“随气凝结皮肤之中，忽然肿起，状如梅李，皮软而光，渐如盃卵，若发肿都软不痛者，血瘤。”这些描述与鲜红斑痣和毛细血管瘤相似。《外科正宗》又说：“血痣由于肝经怒火郁结，其形初起色红如痣，渐大如豆，揩之血流。”《医宗金鉴》谓：“微紫微红，软硬间杂，皮肤中隐隐若红丝纠缠，时时牵痛，误有触破，而血流不止者，名血瘤。”从这些症状的描述来看，与海绵状血管瘤很相似。《医宗金鉴》又谓：“胎瘤由胎前孕母积热，以致胞热，更兼血瘀滞结而成。多生头上及胸乳间，初如李核，渐大如馒，色紫微硬、漫肿不甚疼痛。婴儿初生即有者，……若满月后生者，……若瘤皮含血丝者，红丝瘤。”再谓：“红丝瘤一名胎瘤，发无定处，由小渐大，婴儿落草，或一二岁之间患之。瘤皮色红，中含血丝，亦有自破者。此患出先天肾中伏火，精有血丝，以气相传，生子故有此疾，终变火证，溃处亦难收敛。”这些记载明确指出此瘤为先天性疾病，与小儿毛细血管瘤和海绵状血管瘤的发病情况和证候表现完全吻合。综上可见，中医古籍中不仅描述了本病的病状，而且论述了其病因病机为肝气郁结，心肝火盛，阴虚血热，外邪相搏，肾火胞热，血瘀气结。故治当求其属而治其本，若属心火之盛，须清心降火；若属肝火血燥，须清肝凉血；若属肾火胞热，须滋肾清热；若属血瘀气结，须活血祛瘀，理气散结；若属外邪相搏，则应祛邪，又当分清寒热；若属痰聚，则应化痰消聚；若属正虚邪实，又应扶正祛邪。

本病组验案9则，男性7例，女性2例，年龄1岁以内2例，2～10岁2例，11～20岁1例，21～30岁1例，41～50岁2例，51岁以上1例，年龄最小者70天，最大者70岁。9例均确诊为血管瘤。其中4例曾经手术、激素、注射硬化剂及激光治疗无效或复发，改用中医治疗，余5例纯用中医治疗，均获较好疗效。

本组验案的临床证候和辨治规律可分以下三型论治。

一、痰热瘀滞型（赵敖大案、门纯德案、秦德平案、宋道儒案）

肿块色紫，大如葡萄或如白果，或如鸡卵，质硬疼痛，或软硬相间，固定，无痛痒，或触之易出血。舌质红、苔薄黄腻，脉象弦滑数。证属热毒痰凝，血瘀气滞。治宜清热化痰，祛瘀行滞。

赵老验案系舌体血管瘤行激光手术治疗后复发而采用中医治疗。因肿瘤生于舌，舌与心脾二经有关。故本案由心脾热毒与瘀血痰结所致。治以清泄心脾，活血化瘀，消痰散结之剂而获愈。

门老验案系右上颌窦血管纤维瘤，手术难度大，纯用中医治疗。因肿瘤生于右侧上颌窦，故见右颧肿块疼痛，由痰热阻窍、气滞血瘀所致；气道受阻，则鼻塞不通。故用夏枯草、玄参、牡蛎、贝母清热化痰，三棱、莪术破气行滞，当归、丹参、三七、花蕊石、两头尖活血化瘀，麻黄、辛夷宣肺利窍。故痰热得清，气滞得行，血瘀得化，鼻窍得利，则肿瘤明显缩小，而获显效，已3年未复发。

秦老验案系左颈部血管瘤而纯用中医治疗。患者为70岁老人，肿瘤已生长60多年，大如鸡卵，质软硬相间。并见头痛目赤，口苦口臭，舌红苔黄脉弦数，故为肝胃热毒上攻，瘀血痰结而成。方用血府逐瘀汤合失笑散理气行滞，活血化瘀为主。随证用龙胆草、金银花、蒲公英、蚤休、马鞭草、蛇莓清解肝胃热毒，夏枯草、土茯苓、威灵仙、黄药子、昆布、海藻化痰散结，三棱、莪术、穿山甲、鳖甲软坚消瘤，党参、黄芪健脾益气扶正。再用山慈菇醋磨汁外涂。内外合治而收效告瘥，已随访2年未复发。

宋氏验案系左肘部血管瘤，于局麻时出血严重而未手术，请求中医治疗。肿块如紫葡萄状，约3cm×4cm大小，质硬不活动，与血管相连，刺激易出血，舌红苔黄脉滑数。故其病因病机为痰瘀蕴热、郁血凝聚。方用温胆合导痰汤加瓜蒌清热化痰，白及消肿生肌、收敛止血（《本经》谓其“主痈肿恶疮败疽”）；三棱、莪术破气行滞。合用球肉汤，以仙人球“消肿止痛、行气活血、祛湿退热、生肌”（《湖南药物志》），猪肉益气滋阴扶正。又用四物汤养血活血，加三棱、莪术、降香、丹参消瘀散聚。共奏祛痰散结，行气消瘀，清热消肿，扶正祛邪之效。

二、气阴两虚型（夏少农案）

肿块出生即有，或发于成年，色紫红，或皮色如常，大小不定，质地柔软，或有胀痛，舌质红，苔少，脉细数，或小儿指纹红润。证属气阴两虚，热毒瘀阻，胎毒内犯，冲任失调。治宜益气养阴，凉血活血，解毒消瘀，调理冲任。

本型验案4则，均为夏老验案。患者男性3例，女性1例。年龄分别为29岁、6个月、70天和41岁。肿瘤发生部位分别为颈部、内眦及面颊部和肘部。西医学均诊断为海绵状血管瘤，中医学称为“血瘤”、“血痣”、“胎瘤”，已如上述。夏老根据其脉症，均断定为气阴两虚，热（胎）毒瘀阻、冲任失调。方用夏氏血管瘤方，药用黄芪、沙参、生地、玄参益气养阴，丹皮、紫草、刘寄奴凉血活血化瘀，土茯苓、蜀羊泉清热解毒，淫羊藿温养肾阳，调理冲任。随证加香附、川芎、赤芍、白芍行气化瘀，加夏枯草、龙葵以增清热解毒之力。全方共取益气养阴，解毒消瘀，调理冲任之功。尤以在益气养阴法中佐以调理冲任、温阳益肾之法，以冀阳生阴长，阴阳平复，则肿瘤自愈。甚合本型先天性肿瘤之肾阳不足或肾气未充之机。

三、阴虚痰热型（唐庆恩案）

肿块质中偏硬，大小不定，活动度小，边缘不清，无触痛，形瘦，口干，耳胀，听力不聪，舌红苔少，脉细数。证属肝肾阴虚，内热痰结。治宜滋阴清热，化痰散结。

唐氏验案系左颈部血管瘤，手术切除后复发而接受中医治疗。脉证如上，故方用生地、白芍、麦冬、花粉滋阴清热，夏枯草、连翘、贝母、牡蛎、山慈菇清火化痰，另消散丸软坚散结。共达滋养肝肾，清热化痰，扶正消瘤之功而效痊，随访5年未复发。

五十五、尤文肉瘤

戴求义案

朱天明，男，23岁，汉族，中国人民解放军湖北武字215部队战士，家住湖北襄阳县牛首公社牛首大队一小队。1975年9月3日初诊。病案号：122042（系武汉军区总医院住院号）。

［西医学检查］1975年4月10日武汉军区总医院X线摄片、病理活检均诊断：尤文肉瘤（病检号：26524）。1975年6月30日X线摄片复查示：左股骨上端粗隆间内下方大片边缘不规则透光区，正位片股干内侧显示放射状，骨刺向软组织内伸展。此次片与1975年4月10日片相比较，病变有些进展。

［临床证候］患者1975年春打球时，不慎跌伤左腿，同年3月又跌倒一次，即送某某部队医院，发现“左股骨上端囊肿”，后确诊为“尤文肉瘤”。患者不愿手术，于4月28日行深层X线照射治疗。每周6次。放疗后1个月，于6月30日X线摄片复查示，病情加重（见前），且患者不愿接受半骨盆骨断术，于6月30日出院。

出院3个月，病势仍在加重，经介绍前来我处求治。患者明显跛行，不能久站，面黄肌瘦，精神不振，脉沉迟弱，舌质绛红，苔黄粗厚。查股骨段有一肿块，约 10cm × 13cm 大小，压痛、质硬、不红、推之不动、无波动感。左膝关节以上肌肉萎缩，较右膝关节以上的大腿围径小 2.5cm。

[中医辨证与治法] 寒湿积累，邪克骨髓，日久化热，发为骨肉瘤。立内外皆治之法。先以清热解毒，软坚祛瘀，消肿止痛；继以扶正祛邪，攻补兼施，强身壮骨。

[方药]

(1) 内服方

1 方：青蒿、川断、木瓜、伸筋草、秦艽、当归、川芎、甘草、白英、穿山甲、银柴胡、喜树菌各 10g，桑枝、天丁、龟板、龙葵、猪殃殃、地骨皮、夏枯草各 12g，虎骨 3g，桂枝 6g，骨碎补、半枝莲、白花蛇舌草各 15g。水煎服，每日 1 剂。

2 方：太子参、川断、伸筋草、柴胡、牛膝、寻骨风、甘草各 10g，三七 3g，骨碎补 15g，当归、杜仲、川芎、地骨皮各 12g，虎骨 5g。水煎服，每日 1 剂。

3 方：当归、川断、党参各 10g，熟地、茯苓各 15g，杜仲、大活血藤、枸杞、黄芪、白芍各 12g，三七 3g。水煎服，每日 1 剂。

(2) 外用方：消肿软坚膏

梨树叶、桃树叶、搜山虎各 10kg，见肿梢、透骨梢、骨碎补、夏枯草、王不留行各 2kg，三颗针 5kg。以上草药熬成药膏，加麝香、牛黄各 10g，熊胆 5g，冰片 50g，外敷用，每日或隔日换药 1 次。

[治疗经过及疗效]

第一疗程：自 1975 年 9 月 3 日至 12 月 30 日约 4 个月，以清热解毒，软坚散瘀为治。内服 1 方，外敷药膏，自觉症状好转，行走较前明显进步，精神较好，食欲尚可。X 线摄片见病灶骨质破坏区比前片边缘清晰一些。

第二疗程：自 1975 年 12 月 30 日至 1976 年 6 月 7 日，历时约 5 个月余，治以扶正祛邪，攻补兼施。1 方加大活血藤、杜仲各 12g，并狗后腿骨 1 具，熔燥研粉，酒冲服。至 1976 年 3 月 10 日，症状继续好转，左腿行走方便，肿块基本消失，原肿块处无压痛。脉沉缓，舌质淡红，苔薄，改服 2 方。于 1976 年 4 月 13 日 X 线复查示：左股骨上端粗隆下，可见一圆形骨缺损，其缘有骨质增生及硬化现象，原股骨内侧之放射状骨刺已消失，并以骨质增生代替。

第三疗程：自 1976 年 6 月 7 日至 8 月 24 日，治以调和气血，强身壮骨，拟服 3 方，体质恢复，患肢行走方便，能打球，骑自行车，气候变化无反应。

痊愈。临床症状和肿块完全消失。1976 年 8 月 24 日 X 线摄片复查示：骨质破坏区明显长好，包块完全消失。至 1983 年 12 月底已健康存活 8

年余。

【按语】 尤文肉瘤在临床上比较少见，其病变发展迅速，恶性度高，如治疗不当，一般容易扩散转移。本病放射治疗较为敏感，但此案虽经放疗，尚不能控制，反而恶化。患者在忍无可忍的痛苦下，没有接受高位截肢术，能正确对待恶性肿瘤，调动了与疾病作斗争的积极性，长期和我们密切配合，坚持中药治疗而愈。

【辑者按】 尤文（Ewing）肉瘤即骨未分化网状细胞肉瘤，是生长迅速的原发性骨恶性肿瘤，比较少见，起源于骨髓内的原始细胞。性别差异不大，男性略多于女性。发病年龄多在10～30岁之间，好发于儿童，60%见于20岁以内，平均就诊年龄为18岁。好发部位是股骨、胫骨、尺骨和跖骨。

本病主要症状为进行疼痛，表现为持续性钝痛或刺痛。有时可显现发热、白细胞增多、血红蛋白降低，血沉增快及全身衰竭等全身症状。此瘤恶性度极高，于早期即可发生肺转移，或其他处的骨转移。本病根据临床症状有时很难诊断，必须行X线和活体组织检查，方可确诊。由于其对放疗极为敏感，故西医学对本病可进行放疗；亦有早期即进行截肢术和化疗。但预后均极差，5年治愈率为8%～20%。

骨肿瘤的病因不甚明确。一般认为与先天残存胚胎组织瘤化，发育异常及遗传因素等有关。另外，化学致癌物质（甲基胆蒽）、电离辐射（甚至放疗）、感染、外伤等亦是引起发病的因素之一。

中医学认为本病属“骨疽”、“骨瘤”、“股阴疽”范畴。《灵枢》说：“虚邪之入于身也深，寒与热相搏，久留而内著，寒胜其热，则骨疼肉枯，热胜其寒，则烂肉腐肌，为脓内伤骨，内伤骨为骨蚀，……以手按之坚，有所结深中骨，气因于骨，骨与气并，日以益大，则为骨疽。”这里“骨疼肉枯”符合本病表现的疼痛和消耗所致的恶液质。《证治准绳》引“鬼遗云：阴疽发腿髀及阴股，始发腰强，数饮不能多，七日发坚肿胀、恶疼心烦躁，死不治。”此与本病发于股骨相似，并指出其预后不良。《外科正宗》曰：“骨瘤者，形色紫黑，坚硬如石，疙瘩高起，推之不移，昂昂坚贴于骨。”《医学入门》论述其病因病机谓：“肾主骨，劳伤肾水，不能荣骨而为肿曰骨瘤。”由上可见，本病的形成，有内外二因。外因则为寒热之邪下陷肌肤，毒攻于内，伤筋蚀骨，气血凝滞，结毒成疽；内因则由肾水亏损，骨髓空虚，不能荣骨，则肾虚骨瘤。治则应分清寒热虚实、攻补相宜。

戴老验案系尤文肉瘤放疗后病情加重，拒绝骨盆高位截肢术，请求中医治疗的。肿瘤发生于左股骨上端，约10cm×13cm大小，质硬压痛，推之不移，跛行、消瘦、脉沉迟弱，舌绛红苔黄。乃寒湿袭骨，日久化热，热毒与气血互结而成，并有气血两虚，肾亏髓虚之证。故戴老拟定三疗程治疗方案：首立清热解毒，软坚散瘀之法。方用半枝莲、白花蛇舌草、龙葵、白英、猪殃殃清热解毒，喜树菌"制癌消结"（《江西中草药学》），夏枯草、青蒿、地骨皮、银柴胡、秦艽除骨蒸劳热（《本经》谓脊蒿"主恶疮，留热在骨节间"），伸筋草、木瓜、桑枝、桂枝舒筋活络，祛风胜湿止痛，当归、川芎、穿山甲、天丁活血祛瘀、软坚消瘤，川断、骨碎补、虎骨、龟板补肾填髓强骨，甘草调和诸药。全方共达祛邪存正之效。二立扶正祛邪，攻补兼施之法。方用太子参、当归、川芎、川断、杜仲、牛膝、骨碎补、虎骨益气养血、补肾健骨以扶正，柴胡、地骨皮、寻骨风、伸筋草、三七清热祛风，活络化瘀以祛邪。三立调和气血，强身壮骨之法。方用参、苓、芪、归、地、芍补益气血，枸杞、川断、杜仲、三七补肾壮骨。同时并用消肿软坚膏外敷、内外合治而愈。已健康存活8年余，患者功能正常，终获满意远期疗效。

五十六、盆骨转移性癌

屠揆先案

江素英，女，57岁，江苏常州人，住东河沿9~2号。1981年8月25日初诊。

[西医学检查] 1981年3月3日上海第二结核病院病理报告：胸骨转移性甲状腺滤泡性腺癌，未侵犯肌层。

1981年7月上海二结X线骨盆片示：骨盆两侧髂骨广泛性转移灶，尤以左侧髂骨为显著。可见左髂骨、左股骨上段及骶骨左侧大片不规则的密度减低区及溶骨性破坏。诊断：盆骨转移性癌。

[临床证候] 患者1959年因子宫内膜异位手术，1961年行甲状腺腺瘤摘除术，1980年春季起胸骨痛，在当地未治愈，于1981年3月3日在上海第二结核病院住院，行胸骨切除术，病理确诊为胸骨转移性甲状腺滤泡性腺癌。出院后，每隔3周化疗1次（环磷酰胺400mg，长春新碱1mg，5－氟尿嘧啶500mg），共8次。但1981年7月上旬起左臀部疼痛，不断加剧，遂来我处求治。

左臀剧痛，不能行走，身转侧甚难；右臀亦痛，但较左侧为轻；骶部亦有牵痛感。并胸闷口干，咽有黏痰，睡眠不佳，情绪烦躁，精神不振。脉象弦滑，舌布微黄腻苔。

[中医辨证与治法] 脾气不足，痰浊阻络，血络瘀滞。立健脾益气，祛痰化浊，利络消瘀之法。

［方药］

1方：大贝、制南星、络石藤、参三七片、人中白、桃仁、汉防己各10g，京玄参、木灵芝、茯苓、威灵仙各15g，猪苓30g，黄芪20g。水煎服，每日1剂。

2方：黄芪20g，苍术、白术、土鳖虫、宣木瓜各12g，参三七片、茯苓各10g，川连、干姜各4g，公丁香5g，川芎8g，肉桂6g（后下），猪苓30g。水煎服，每日1剂。

［治疗经过及疗效］就诊后，连续服1方20余剂，左臀部疼痛开始减轻，身体活动度及精神状态均有改善。续用1方，服至1981年11月共3个月，左臀部疼痛已止，仅右臀部尚有隐痛。至1982年4月，患者病情波动，骶部剧痛，牵及臀部，食欲减退，大便干稀不一，胸部不适，脉象弦细，舌苔微腻，拟扶正化浊，健脾利络为治，遂予2方。

自1982年4月9日服2方至7月中旬，共3个月，骶部疼痛渐轻，食欲增加，大便正常。继续服至1983年2月，骶部疼痛基本消除，但右臀部及右大腿尚有轻度疼痛。至1983年6月以来，患者之精神、体力、食欲均显著改善，臀腿部疼痛亦基本消除，能独自行走，自理生活，并能做轻家务。1985年春因感染肺炎死亡。

显效，临床症状基本消除，治后存活4年半。

【辑者按】 转移性骨肿瘤是指原发于某器官的恶性肿瘤（大部分是癌瘤，极少数是肉瘤）转移至骨而继续生长的肿瘤。占骨恶性肿瘤的很大比率。男性多于女性，男女之比约为2.3∶1。年龄分布以41～60岁最多见。成年人、特别是老年人，多从远处的癌症转移而来，10岁以前的儿童多系神经母细胞瘤的骨转移。骨转移瘤多发生于躯干各骨，其次是股骨、肱骨近端。在躯干各骨中以盆骨最为常见，四肢骨中以股骨、肱骨近端多见，很少发生于肘、膝关节平面以下的远端各骨。原发肿瘤以乳腺癌最多，其次为前列腺、肺、肾、膀胱、甲状腺、胃肠道、女性生殖器癌等。骨的转移灶多表现为骨质破坏，呈溶骨性。个别表现为成骨性（如前列腺癌）。乳腺癌和胃肠道癌可出现溶骨和成骨的混合类型。骨转移肿瘤可单发或多发，其病理多为腺癌。

本病的诊断可根据临床症状，实验室检查（包括血红蛋白低、红细胞减少、血沉增块、血清钙、血清碱性及酸性磷酸均升高等）、放射性核素扫描、X线检查和病理活检确诊。西医学对骨转移癌的治疗以姑息疗法为主，包括放疗、化疗和对症治疗。对极难忍受的疼痛，可作姑息性截肢，其预后与其原发肿瘤有密切关系。

中医学认为本病亦属于“骨疽”、“骨瘤”范畴。屠老验案系盆骨转移性癌。症见左臀剧痛，不能行走，胸闷不舒，脉象弦滑，舌苔微黄腻。乃脾虚痰凝、血络瘀滞所致。故用黄芪益气补中，灵芝益精坚骨，猪苓、茯苓、防己健脾利湿，苍术、白术健脾燥湿，贝母、南星、威灵仙化痰散结，人中白、玄参清热降火，络石藤、三七片、桃仁、土鳖虫、川芎、木瓜活络化瘀，黄连苦降泄热以和阳，干姜、丁香、肉桂辛开散痞以和阴。此乃寒热互用，辛开苦降之法以调和阴阳，顺其升降。故胃气得和，脾虚得健，痰结得散，瘀血得化，骨痛消除，则获显效，治后存活4年半。